건강한 몸과 마음을 위한 요가 수행과 이론의 모든 것

우먼즈헬스 요가 대백과

캐스린 뷰딕

프로제

차례

감사의 글	v
들어가며	vi
Chapter 1: 자, 준비하시고, '옴'	1
Chapter 2: 궁금증 해소하기	13
Chapter 3: '옴'에서 '몸'으로	23
Chapter 4: 잘 챙겨 먹는 기술	29
Chapter 5: 필수 요가 자세	41
Chapter 6: 전신 요가	163
Chapter 7: 건강을 위한 요가	211
Chapter 8: 운동선수를 위한 요가	249
Chapter 9: 정서 건강을 위한 요가	291
Chapter 10: 요가와 호르몬	331
Chapter 11: 엄마들을 위한 요가	353
Chapter 12: 섹스를 위한 요가	369
Chapter 13: 삶을 위한 요가	385

무엇이든 할 수 있다고 가르쳐준 아버지에게
이 책을 바칩니다.

감사의 말

이 책은 미셸 프로멀레이코의 애정과 성원 없이는 세상에 나올 수 없었다. 미셸은 영감을 주는 사람이자 롤모델이며 좋은 친구이다. 내게 이루 말할 수 없을 정도로 큰 힘이 되어주었다. 더불어 데이브 징크젠코와 스티브 페린에게 감사하다.

책에 시각적 즐거움과 생생함을 더해준 사진작가 베스 비쇼프에게도 대단히 감사하다. 멋진 스타일을 만들어준 애나 수, 헤어와 메이크업을 담당한 로버트 휘트론에게도 고맙다는 말을 전한다. 이 책을 만들면서 촬영장 분위기를 유쾌하게 띄워준 조지 캐러뱃소스와 로라 화이트에게도 감사하다.

이 책은 뛰어난 미모와 요가 실력으로 놀라움을 안겨준 모델들(이자 소중한 친구들)이 있었기에 완성될 수 있었다. 이 자리를 빌려 기꺼이 작업에 동참한 메리 클레어 에일로, 페이스 헌터, 지젤 마리, 리오 마스, 맥켄지 밀러에게 고마움을 전한다.

진정한 요가 수행자의 마음으로 책을 편집해준 우르술라 캐리에게도 감사하다. 아울러 로데일 출판사 직원들, 특히 에린 윌리엄스, 낸시 엘긴, 에라나 범바대토어에게 감사를 전한다.

날 붙들어주는 팀원들, 다니엘 린드버그, 에이미 스탠턴, 에릭 그린스펀에게 깊은 사랑을 담아 고마움을 전한다. 이들이 없었다면 불가능했다.

날 믿어준 멀린다 피쉬맨과 에일린 오파툿에게도 감사하다.

지식과 시간을 할애해 글을 써준 키아 밀러, 개리 골드먼, 로드 스트라이커, 데비 킴, 지나 카푸토, 질 밀러, 헤더 세네거, 애니 카펜터, 제이슨 와콥에게 감사하다. 특히 훌륭한 책 모델이자 기고자이자 친구로서 힘써준 티파니 크룩생크에게 깊은 애정을 담아 고마움을 표한다.

멋진 의상과 장신구를 협찬해준 엘리자베스로가니, 룰루레몬, 비욘드요가, 챔피언, 키라그레이스, 아디다스, 알렉스앤애니, 마리아멜린다, 브랜디멜빌 측에 감사하다. 지금까지 함께 해준 스승님들과 지도자들, 마티 에즈라티, 척 밀러, 히스 하우스, 션 콘, 노아 메이즈에게 감사하고, 요가글로 식구들을 비롯해 전 세계에서 내 수업을 듣는 학생들에게 감사한다.

내가 이 책을 쓰는 동안, 포옹과 간식과 산책 시간을 기다리면서도 보채지 않고 곁에서 물끄러미 날 바라보던 반려견 아쉬에게도 고마움을 전하고 싶다. 아쉬와 함께 하면서 세상의 모든 것이 사랑에서 비롯되며 언제 어디서든 즐거울 수 있다는 사실을 배웠다.

경이로운 내 가족은 내가 하는 모든 일의 중심이다. 언제나 내 꿈을 응원해주는 아름다운 부모님에게 감사하다. 오빠와 언니, 그리고 그들의 가족에게 사랑을 보낸다.

그리고 내 친구들, 애슐리 스와이더-세불카, 엘리 볼란드, 케이시 반 젠트, 칼리 웨이드, 키스 레빈, 캐롤라인 시아에게 고맙다. 친구들과 몇 시간씩 웃고 떠들며 인생에 대해 이야기했기에 온전해지고 영감을 얻으며 세상 앞에 맞설 수 있다.

들어가며

나는 몸매도 얼굴도 '완벽한' 사람들의 메카인 로스앤젤레스에서 8년을 살았다. 이 도시의 온갖 요란함과 화려함, 그리고 사람들의 명품 선글라스에 가려진 이면에는 아주 아름답지만 불행한 얼굴들이 숨어 있다. 치열한 할리우드 세계는 여성에게 특히 가혹하며, 나는 이 사실을 뼈아프게 경험했다. 로스앤젤레스에 도착했을 때 내 나이는 스물한 살이었다. 배우 지망생이었던 나는 시간 날 때 틈틈이 요가를 가르쳐 생활비를 마련할 생각이었다. 캐스팅 매니저와의 첫 만남은 아직도 어제 일처럼 생생하다. 그녀는 키 158센티미터에 49킬로그램 가까이 되는 내 몸을 힐끗 보더니 웃긴 주인공 친구 역에 어울리겠다고 평했다. 청순가련 여주인공이 되고 싶으면 적어도 4~5킬로그램을 빼고 오라는 것이다.

집에 돌아온 나는 혼란스럽고 속상했다. 내가 뚱뚱하다고? 주인공을 맡을 만큼 매력적이지도 날씬하지도 않다고? 나는 내 몸에 만족하는데. 다이어트를 해야 할까? 식사를 거르고 커피나 담배로 때우기라도 해야 하나? 생각할수록 굴욕적이었다. 불편한 질문이 꼬리에 꼬리를 물며 이어졌다. 이 모든 질문에 답을 제시해준 것은 결국 요가였다. 요가 스승들은 계속해서 내게 지금 모습 그대로도 완벽하다고 일깨워주었다. 게다가 매일 수련한 덕분에 몸은 점점 건강해지고 날씬해졌다. 무엇보다 요가를 통해 극단에 치우치지 않고 균형 잡힌 삶의 가치를 깨달았다. 삶은 단련과 도전의 연속이지만 그럼에도 즐거워야 하고 조화롭게 어우러져야 한다. 요가는 스스로를 받아들이고 신뢰할 때 진정한 힘과 아름다움에 이를 수 있다는 사실을 내게 보여주었다.

돌이켜 보면, 이 오디션 사건을 계기로 '세컨드 잡'이었던 요가 강사 일을 전업으로 삼게 되었으니 나로서는 대단한 행운을 잡은 셈이다. 위험을 감수하더라도 가슴을 설레게 하는 일에 뛰어드는 것이야말로 행복의 비결이며, 나는 이 사실을 비교적 이른 나이에 깨달았다. 지금도 나는 매 순간 최선을 다해 요가를 연습하고 가르친다. 그래서 매일 웃을 수 있다. 당신도 요가를 통해 가슴을 뛰게 하는 대상을 발견했으면 한다. 요가는 당신 내면에 숨겨진 잠재력을 끄집어낸다. 물구나무서기를 마스터하거나 하루 끝에 간단한 사바아사나 자세로 피로를 풀 때, 요가는 내면의 무한한 잠재력을 일깨워 당신을 그 어느 때보다 멋지게 변화시킬 것이다.

내가 요가를 가르치는 이유는 요가가 유익하기 때문이다. 요가를 수련하는 이유는 내가 완전해지기 때문이다. 이 책은 나와 같이 당신도 꿈에 그리던 인생을 살 수 있게 되기를 바라는 마음에서 쓰였다. 강인하고 평온하고 활력 넘치는 영혼을 되찾기를. 오래된 몸과 마음의 상처를 치유하고 믿을 수 없이 즐거운 시간을 누리기를!

이제 여정을 시작할 때이다. 정상에 오르기까지 험한 골짜기를 오르내려야 한다는 사실을 명심하라! 이 책에는 당신에게 황홀함을 선사하고, 당신을 점점 멋지게 변화시키고, 몸을 건강하고 탄탄하고 아름답게 만들어줄 요가 자세와 연속동작들이 실려 있다. 열심히 연습해 모든 동작을 당신의 것으로 만들라. 태양경배 연속동작이나 거꾸로 서기 자세를 하는 것만으로 당신이 얼마나 특별하고 강인한 존재인지 깨달을 것이다. 내가 가장 좋아하는 작가 오스카 와일드Oscar Wilde는 이렇게 말했다. "너 자신이 되어라. 나머지 자리는 이미 다 찼다."

모두에게, 나마스테
사랑을 담아 캐스린이

CHAPTER 1

자, 준비하시고, '옴'

이제 변화가 시작된다

이

책을 고른 당신은 아마

요가에 호기심이 생겼거나, 요가 실력을 더 키우고 싶거나, 아니면 그저 화려한 사진에 끌린 사람일 것이다. 책을 집어 든 이유가 무엇이든 간에 이 책에 당신이 원하는 답이 있다. 요가에 이제 막 입문했더라도 괜찮다. 요가를 삶 속에 받아들이기로 마음먹은 순간, 이미 당신은 요가 수행을 시작했다. 믿어도 좋다. 절대 실망하지 않을 것이다.

자, 준비하시고, '옴'

요가yoga는 산스크리트어로 '멍에', '합일', '단련'이라는 뜻으로, 수천 년 넘게 이어져 내려오고 있다. 그동안 요가는 변신의 귀재 마돈나 명함도 못 내밀 만큼 발전과 변화를 거듭했다. 이 책은 현대인이 생각하는 요가, 다시 말해 탄탄한 근육, 차분한 마음, 강인한 영혼을 만들어주는 고강도 운동으로서의 요가를 주로 다루지만, 요가의 뿌리를 이해하는 것 또한 이에 못지않게 중요하다.

"많이 알수록 무지를 깨닫게 됩니다." 스승이 내게 해준 말이다. 요가를 통해 우리는 몸과 마음과 영혼을 합일해 새 힘을 얻고, 평정을 되찾고, 세상 앞에 맞설 수 있다. 어쩌면 요가를 할 때마다 놀라운 순간을 경험할지 모른다. 몸을 단련하고 이완할 때, 마음을 비우고 시야를 넓힐 때, 그 순간은 찾아온다. 이제 당신은 인생 최고의 여행길에 올랐다. 먼저 요가의 배경을 간단히 살펴보자.

스포츠클럽 이전에 존재한 요가의 땅

초기 하드코어 요가 수행자들은 아주 진지한 태도로 요가를 대했다. 결과에 대한 기대나 집착 없이 자신의 본 모습을 발견하고 변화의 과정을 포용하는 것이 이들의 목표였다. 근본적으로 이들은 몸과 마음과 영혼의 합일을 꿈꿨다. 3,500년 전 이러한 라이프스타일을 추구하는 최고의 방법은 문명에서 동떨어진 채 합일의 과정에 모든 순간을 쏟아붓는 것이었다. 요즘 세상에 휴대폰 신호도 잡히지 않는 외딴 동굴에 들어가 산다는 것은 견딜 수 없는 일이지만, 옛 요가 수행자들은 마음의 평정을 찾고 집중력을 유지하기 위해 고독이 필요하다는 사실을 알았다.

이 책을 읽는다고 하루 루틴이 완전히 바뀌지는 않겠지만 자신을 챙기는 시간이 조금 더 많아지기를 바란다. 점심 요가 클래스를 등록해도 좋고, 아니면 그냥 15분씩 눈을 감고 조용히 휴식해도 좋다. 사소해보여도 커다란 변화를 가져다줄 것이다! 2011년 「스칸디나비아 일·환경·건강 저널」에 실린 연구에 따르면, 6주짜리 요가 프로그램에 참여한 사람들은 웰빙과 스트레스 회복탄력성이 증가하는 것으로 나타났다.

연구진은 어느 영국 대학교 직원들을 대상으로 6주 동안 한 시간씩 총 여섯 번의 요가 수업을 듣게 했다. 그 결과, 참여자들은 요가를 하지 않은 통제집단보다 웰빙 지수가 높았다. 이들은 '기분상태 조울증 정도 검사Profile of Mood States Bipolar Scale'와 '긍정심리 태도 검사Inventory of Positive Psychological Attitudes'를 바탕으로 자가 평가를 진행했다. 요가 집단은 맑은 정신, 침착함, 기쁨, 에너지, 자신감의 영역에서 스스로에게 더 높은 점수를 매겼다. 삶에 대한 목적의식과 만족도가 증가했고, 스트레스를 받는 상황에서 자신을 더 많이 신뢰했다. 그러니 아무리 바쁘더라도 요가 습관을 들인다면 결코 후회하지 않을 것이다!

아사나asana는 산스크리트어로 '편안한 자리'를 의미하며 요가 자세를 가리킨다. 요가 수행의 원형은 대부분 앉아 명상하는 자세로 이뤄졌다. 영화에 나오듯 땀을 뻘뻘 흘리게 하는 빈야사 요가 수업의 풍경과는 사뭇 다르다.

구루guru들은 우리를 짓누르는 삶의 군더더기에서 벗어나 행복해지려면 나 자신, 즉 자아가 희생되어야 한다고 가르쳤다. 희생을 강조한 이들의 가르침은 요가에 삶을 바치기로 한 자들이 지키는 일련의 규범이자 규칙으로 발전했다.

Chapter 1

요가의 여덟 개 가지

파탄잘리Patanjali는 아마 가장 유명한 요가 철학자일 것이다. 요가의 아버지로 존경받는 그의 삶은 비밀스럽고 신화적인 일화들로 둘러싸여 있다. 단순히 아버지가 아닌 '대부godfather'에 더 어울리는 사람이 아니었을까 싶다. 기원전 2세기 파탄잘리는 요가의 고전인 『요가 수트라Yoga Sutras』를 썼다. 깨달음의 경지에 도달하기 위해 삶속에서 어떻게 행동해야 하는가를 195개의 문장으로 이야기한 책이다. 파탄잘리는 여덟 개의 가지로 이뤄진 '아쉬탕가ashtanga 요가'의 창시자이기도 하다. 이 수련법을 제대로 따르면 육체적, 정신적, 정서적 고통에서 해방된다.

파탄잘리는 요가 방법을 야마yama(억제), 니야마niyama(단련), 아사나asana(몸의 자세), 프라나야마pranayama(호흡 조절), 프라티야하라pratyahara(감각 제어), 다라나dharana(집중), 드야나dhyana(명상), 사마디samadhi(해방) 단계로 나눠 설명했다. 단어들이 복잡하고 발음하기 어렵다고 부담을 가질 필요가 없다. 좋은 사람에 이르게 하는 기본 지침 정도로 생각하면 된다. 일상 속 스트레스에 어떻게 대처할지 제안하는 의견, 말하자면 종교를 떠나 누구나 따를 수 있는 십계명이라고 할 수 있다. 나 자신을 긍정할 때, 그 에너지가 삶의 나머지 부분으로 퍼져나간다.

1. 야마

'억제'라는 뜻의 야마는 요가 수행자에게 확실한 윤리적 토대를 제시한다. 『요가 수트라』는 야마의 다섯 종류로 아힘사ahimsa(비폭력), 사트야satya(진실함), 아스테야asetya(도둑질하지 않음), 브라흐마차르야brahmacharya(금욕), 아파리그라하aparigraha(무소유)를 제시한다. 무슨 뜻일까? 그리고 우리가 이 단어들을 어떻게 실천할 수 있을까? 하나씩 살펴보기로 한다.

1) 아힘사(비폭력)

아힘사는 아주 많은 의미를 내포하며 '살인하지 말라'는 십계명과도 닮았다. 직장 상사나 시어머니를 쫓아내고 싶다는 분노에 사로잡히는 순간, 아힘사는 단호하게 우리의 감정을 붙드는 동시에 너그럽게 살기의 중요성을 일깨운다. 분노는 갑작스럽게 터져나오며 폭력을 동반할 때가 많다. 이때 생각과 행동을 합일하면 분노를 잠잠히 억누르고 혐오의 감정을 몰아낼 수 있다. 나아가 아힘사는 자기 몸과 상처를 다루는 순간에도 폭력을 가해서는 안 되며 자기 몸을 성스러운 신전처럼 존중하라고 말한다.

2) 사트야(진실함)

사트야는 문자 그대로 '거짓말하지 말라'는 의미이며, 거짓으로 둘러대고 싶다는 유혹이 들더라도 진실만을 말하라고 권한다. 말을 꺼낼 때 신중하라고, 속에 없는 말은 늘 삼가라고 우리를 가르친다.

3) 아스테야(도둑질하지 않음)

아스테야는 남의 것을 훔치거나 탐내지 말라고 한 십계명과 맥을 같이 한다. 도둑질하면 안 된다는 가르침은 새로울 것이 없지만, 아스테야는 여기서 더 나아가 남의 성공이나 인생을 내 것으로 가지고 싶어 하는 욕심마저도 나쁘다고 말한다. 신화학자 조셉 캠벨Joseph Campbell은 "나 자신이 되는 것은 일생의 특권이다."라고 말했다. 아마 파탄잘리도 이 말에 고개를 끄덕였을 것이다. 자신에게 없는 것을 바라면 고통스러워지지만 이미 주어진 것들과 자기 모습에 만족하면 안정과 행복이 찾아온다.

요가 퍼스트레이디 이야기

러시아 태생의 인드라 데비Indra Devi는 1930년대 요가계에 한 획을 그은 여성 지도자이다. 인도 마이소르 왕실은 요가 구루였던 티루말라이 크리슈나마차리야Tirumalai Krishnamacharya에게 데비를 제자로 들일 것을 제안했다. 크리슈나마차리야는 마지못해 청을 수락했다. 그러나 막상 가르쳐보니 데비의 실력은 기대 이상이었고, 그는 그녀를 친구로 받아들였다. 이후 데비는 소련, 아르헨티나, 중국에 요가를 처음 소개했고 중국 상하이에 요가 학교를 열었다. 이후 유명해져 미국 로스앤젤레스에도 스튜디오를 열었고 마릴린 먼로와 그레타 가르보 같은 여배우들에게 요가를 가르쳤다. 영향력을 떨치던 그녀는 2002년 4월 세상을 떠났지만, 그녀의 유산은 아직도 세계 여성들에게 영감을 주고 있다.

3

자, 준비하시고, '옴'

4) 브라흐마차르야(금욕)

아스테야는 현대 요가 수행자들을 고민에 빠트리는 대목이다. 파탄잘리가 말한 금욕은 육체적 순결을 가리키는데, 이는 요즘 사람들의 라이프스타일이나 〈섹스앤더시티〉에피소드 같은 삶과 들어맞지 않는다. 파탄잘리가 금욕을 주장한 이유는 성욕이 요가 수련에 쏟아야 할 집중력을 흐트러뜨린다고 생각했기 때문이다. 나는 이 주장을 '무분별하게 성에 탐닉하지 말라'는 말로 재해석하고자 한다. 관계를 맺을 가치가 있고 상대를 존중할 줄 아는 사람에게만 당신을 허락해 스스로 소중히 대하라.

5) 아파리그라하(무소유)

'인간은 물질이라면 죽고 못 산다.' 쇼핑몰이 즐비한 번화가에 가보면 이 말뜻을 바로 이해할 수 있다. 물론 마음껏 쇼핑하면 기분이 좋아지고, 가끔은 누구에게나 '쇼핑 테라피'가 필요한 것은 사실이다. 그러나 손에 잡히는 물건을 행복이라고 착각해서는 안 된다. 아파리그라하는 그림의 떡인 위시리스트를 갈망하기보다 현재의 순간에 충실하라고 말한다.

요가에 필요한 것들

요가를 시작하려면 매트만 있어도 충분하지만, 새롭고 심도 있는 수련을 원한다면 주변에서 쉽게 구할 수 있는 도구들이 있다. 이 도구들은 가이암Gaiam, 만두카Manduka, 요기토즈Yogitoes의 온라인 쇼핑몰이나 대형마트에서 구매할 수 있다.

1. 요가 블록 2개

요가 블록은 폼 소재나 코르크 또는 대나무 소재로 만들어진다. 대부분 몸을 지탱하는 용도로 쓰이므로 질감을 테스트해 가장 마음에 드는 제품을 선택하면 된다. 어떤 소재를 선택하든 간에 당신이 힘을 가할 때 그 무게를 최대한 많이 견딜 수 있게 튼튼한 제품을 골라야 한다.

용도:
· 다리bridge 자세 유지
· 머리로 서기headstand 자세 유지
· 가슴 열기
· 서기 자세standing pose 에서 몸을 늘이는 동작을 보조

2. 스트레치 스트랩

신축성 있고 조절 가능한 천 재질의 고리 모양 끈을 가리키며, 근육에 힘을 준 상태에서 자세를 유지하도록 돕는다.

용도:
· 후굴backbend, 팔로 균형 잡기arm balance, 거꾸로 서기inversion 자세에서 어깨를 지탱

3. 볼스터

볼스터는 커다랗고 폭신한 곰 인형 같은 느낌을 준다. 회복 자세restorative pose에서 무척 유용하며 머리가 바닥으로 향하는 자세로 바꿀 때 '위험방지 쿠션'이 되어준다.

용도:
· 허리 보호
· 회복 자세 수행
· 안전하게 움직일 수 있도록 보호

4. 옷 벨트

버클이 있어 크고 작은 고리를 만들 수 있는 옷 벨트는 요가용 스트랩으로 널리 쓰이고 있다.

용도:
· 두 발에 고리를 걸어 전굴 forward fold 자세를 돕거나 뻣뻣한 신체 부위를 구부리도록 보조
· 회복 자세 수행
· 후굴 자세에서 어깨를 더 깊게 회전하기
· 후굴, 팔로 균형 잡기, 거꾸로 서기 자세에서 어깨를 지탱

5. 담요 1~2장

담요는 볼스터와 비슷한 역할을 하지만 너비, 길이, 두께를 조절할 수 있어 더 다양하게 활용할 수 있다.

용도:
· 허리 보호
· 어깨로 서기shoulder stand 자세 유지
· 딱딱한 바닥에서 복근 운동
· 사바아사나Savasana(보통 연속동작의 맨 마지막 자세로, 허리를 바닥에 대고 일자로 누운 채 몸을 회복하는 것) 수행

2. 니야마

스스로 억제하는 법을 터득했다면 이제 '니야마', 단련을 시작해야 한다. 니야마의 종류로는 사우차saucha(청결), 산토사santosa(만족), 타파스tapas(고행), 스바드야야svadhayaya(자기 탐구), 이스바라 프라니다나isvara pranidhana(신을 향한 헌신)가 있다.

1) 사우차(청결)

다들 어린 시절 몸을 깨끗이 하라는 가르침을 받으며 자랐을 것이다. 귀 뒤쪽, 발가락 사이사이를 꼼꼼히 씻는 것은 물론 중요하다. 사우차는 그러나 정결한 생각과 소비에 대해서도 이야기한다. 꾸준히 운동하고, 마음에서 우러나온 진실을 말하고(사트야), 온전하고 깨끗한 음식을 섭취해 각자의 성전인 몸을 청결히 보살피자.

2) 산토사(만족)

산토사는 진심을 다해 현재에 충실하자는 궁극적 원칙이다. 우리는 올지 안 올지 모르는 미래를 걱정하느라 시간을 너무 많이 허비한다. 산토사는 앞일에 대한 계획을 내려놓고 다가오는 순간순간을 만끽하자고 청한다. 어려운 요청이지만, 하루하루 만족하고 주어진 것들에 감사하기로 매번 마음먹는다면 조금씩 쉬워질 것이다.

3) 타파스(고행)

산스크리트어 탑tap은 '태우다'라는 뜻으로, 타파스는 '열기', '단련' 등을 의미한다. 타파스는 요가 자세를 수행하거나 새벽 알람시계 소리를 듣고 몸을 일으킬 때의 고된 노력에서부터 출발한다. 타파스를 실천할 때 우리는 강해지며 어려운 상황에서 더욱 빛을 발한다.

4) 스바드야야(자기 탐구)

이 단어를 세 번 빠르게 읽어보자! 이 단어는 자기 자신을 잘 알수록 행동, 생각, 감정을 더 잘 다스릴 수 있다고 주장한다. 시간을 내어 이 책을 읽고 공부하는 것도 스바드야야에 해당한다. 스바드야야는 당신을 더 나은 사회 구성원이자 책임감 있는 사람으로 만든다.

5) 이스바라 프라니다나(신을 향한 헌신)

누군가에게는 신이란 단어가 조금 거슬릴 것이다. 파탄잘리는 결코 특정 신을 콕 집어 말하지 않았다. 예수, 알라, 부처, 아니면 신령, 심지어 자기 자신, 그 누구든 자신이 믿는 신을 향해 에너지를 집중하고 헌신하라고 권했다. 이를 통해 우리는 명상에 집중할 수 있고, 모두가 서로 이어져 공존한다는 사실을 깨닫는다.

3. 아사나

드디어 모두가 잘 알고 좋아하는 요가 방법을 소개할 차례가 왔다. 파탄잘리는 고된 육체 수행에 도전하기 전에 스스로 억제하고 단련할 줄 알아야 한다고 강조했다. 요가에서 '완벽한 자세'란 편안하고 덤덤하게 유지할 수 있는 자세를 말한다. 자세가 아무리 어렵더라도 헬스장에서 벤치프레스를 들어올릴 때처럼 끙끙거려서는 곤란하다. 몸과 호흡을 연결하는 데에만 오롯이 집중할 수 있을 정도로 마음이 고요해야 한다. 사실 이것도 굉장한 힘을 요구한다. '균형'도 이와 비슷하다고 생각한다. 균형은 그냥 가만히 있는 상태가 아니라, 덜컹거리는 과속방지턱을 지나는 순간에도

자, 준비하시고, '옴'

몸의 움직임을 다스려 의식적으로 잠잠한 상태를 유지하는 행위이다. 이것이 곧 아사나의 목표이다.

4. 프라나야마

프라나prana는 '에너지' 또는 '생명력', 아야마ayama는 '억제' 또는 '통제'를 의미한다. 숙련된 요가 수행자들은 명상하기 앞서 이런저런 생각을 비워낼 수 있도록 평소에도 꾸준히 프라나야마를 수행한다. 바쁜 하루 중 잠시 시간을 내 단 1분이라도 호흡을 가다듬어보자. 이것만으로 엄청난 변화가 생길 것이다.

5. 프라티야하라

요가의 다섯 번째 가지인 프라티야하라는 오늘날 요가 수행자들에게 아주 유용하다. 우리가 사는 세상은 전화 통화, 카풀 약속, 회사 미팅, 해외 출장으로 가득 차 쉴 새 없이 돌아간다. 우리 몸의 감각은 각종 광고와 영상, 끊임없이 밀려드는 문자 메시지의 공격을 받고 있다. 마음 가라앉히기 연습은 우리를 외부 자극에서 떨어트린 다음 우리 자신의 마음을 되돌아보게 한다. 자기 내면으로 들어갈 수 있어야 주변 환경에 지배당하지 않으면서 그것을 인식할 수 있다.

6. 다라나

최선을 다해 집중하는 것은 명상의 기본 조건이다. 무용수가 스핀 동작을 할 때 넘어지지 않으려고 한곳에만 시선을 집중하듯, 요가 수행자도 자기 몸이나 주위에서 한곳을 정해 그곳에 모든 생각을 모아야 한다. 그래야 비로소 진정한 변화를 일으키는 명상에 들어설 수 있다.

7. 드야나

명상은 스트레스 지수를 낮추고 혼란스러운 일상에서 마음을 비우는 데 굉장한 효과를 발휘한다. 파탄잘리는 꾸준히 명상하면 우주의 정신과 깊숙이 이어질 수 있다고 생각했으며 또 그러하기를 바랐다. 누군가에게 분노하는 이유가 그 안에 있는 자신의 모습 때문이라는 사실을 자각하는 순간, 우리는 그에게 무작정 분노를 쏟아내지 못한다. 이는 우리를 깨달음에 이르게 하며 다음 단계로 데리고 간다.

8. 사마디

이 마지막 단계는 지금까지 기울인 모든 노력의 산물이며, 지금까지 노력해 얻고자 했던 균형의 정점이다. 이 지점에 이르면 그 무엇도 우리를 방해할 수 없다. 우리의 의지는 굳건하고 온전하며, 마음과 영혼은 충만해져 누구와도 합일을 이룰 수 있다. 이 글을 쓰고 있는 나와도 연결될 수 있다.

Chapter 1

현대 요가: 앉은 자세부터 레깅스까지의 역사

하타 요가Hatha Yoga는 오늘날의 서구식 요가를 포괄하는 용어이다. 9~10세기 등장했을 무렵에는 "편안한 자리를 찾기 위한" 명상의 형태를 띠었다. 하타는 '태양'이란 뜻의 하ha와 '달'이란 뜻의 타tha로 이뤄져 정반대 것들의 결합을 상징한다. 널리 알려진 이 상징은 하타 요가 수행이 몸과 마음과 영혼의 정반대 힘들을 하나로 묶어준다는 사실을 암시하기도 한다. 그렇다면 요가 수행자들은 언제부터 앉은 자리를 털고 일어나 움직이기 시작했을까?

14세기 탄트라 현자였던 스와미 스바트마라마Swami Svatmarama는 아사나를 상세히 설명한 최초의 책 『하타 요가 프라디피카Hatha Yoga Pradipika』를 썼다. 책에는 소화기관 정화, 좌식 명상, 에너지 자극 등을 위한 16개의 자세가 나와 있다. 19세기 말에 이르러 이 자세들은 122개로 늘어났으며, 이는 아사나만을 다룬 최초의 책 『스리탓반니디Sritattvanidhi』에 실렸다. 이 책은 기존 하타 요가 문헌들에 실린 자세들을 변형해 설명할 뿐 아니라 인도 씨름과 체조 동작까지 소개하고 있다. 이 중에는 팔 근력을 강화하는 차투랑가 단다아사나chaturanga dandasana 푸시업처럼 현대 요가 수업에서 많이 다뤄 우리에게 친숙한 자세들도 있다.

1. 빈야사vinyasa

파탄잘리가 요가의 대부라면 크리슈나마차리야는 조금 더 '힙한' 느낌을 풍기는 요가의 아버지이다. 그는 미국 땅을 밟아본 적이 없지만 서구식 요가 운동에 가장 지대한 영향력을 끼친 요가 수행자로 존경받는다. 육체 운동으로서의 요가에 매력을 느낀 그는 1930년대 인도 체육관에서 요가 수업을 열었다. 당시에는 남성만이 수업을 들을 수 있었는데, 그들은 요즘 사람들이 갈망하는 것과 같이 날씬한 몸매를 원했다. 그는 여러 운동 자세를 역동적으로 연결해 새로운 연속동작들을 개발했다. 이것이 오늘날의 '빈야사 요가'가 되었다. 인도 남부 마이소르에서 활동하는 동안 그가 배출한 수제자들로는 아쉬탕가 요가 체계를 정립한 파타비 조이스Pattabhi Jois, '요가의 퍼스트레이디'로 미국에서 요가를 가르친 인드라 데비, 몸의 정렬과 도구 활용에 중점을 둬 '아헹가 요가'를 만든 B.K.S. 아헹가Iyengar가 있다.

오늘날 우리가 수행하는 빈야사 플로우(하나의 연속 동작에 여러 자세를 연결한다는 의미에서의 '흐름 flow')는 주로 호흡과 움직임을 연결하는 행위를 말한다. 빈야사는 역동적인 운동으로 인기를 끌고 있는데,

7

자, 준비하시고, '옴'

수행하는 동안 땀이 나고 호흡이 가빠져 열심히 운동한 효과를 톡톡히 볼 수 있기 때문이다. 이제는 확실히 대중화된 덕분에 고난도 서기 자세에 집중하는 수업부터 손으로 하는 동작이나 물구나무서기에 중점을 두는 수업까지, 선택 범위가 아주 넓어졌다. 호흡법에 집중하고 몸과 마음을 연결하는 고강도 수업을 기대하고 있다면, 실망하지 않을 것이다.

2. 아쉬탕가

가장 엄격한 요가 수행법이라 할 수 있는 아쉬탕가는 운동선수나 강인한 성격의 소유자들이 주로 선호하지만, 이 밖에 누구라도 신체 단련과 칼로리 소모 운동을 찾고 있다면 아쉬탕가의 매력에 빠질 것이다. 창시자인 파타비 조이스는 2009년 세상을 떠났으나 그가 남긴 전통은 이어지고 있다. 아쉬탕가는 대중적 인지도와 별개로 약간은 신비롭고 무서운 분위기를 풍긴다. 전문 요가 수행자들은 온 힘을 다해 집중하고 깊은 자세를 연습할 수 있다는 이유로 아쉬탕가를 선택한다. 아쉬탕가가 처음이라면 강사가 지도하는 기초반부터 시작하기를 권한다. 이 놀라운 수행법을 겁먹지 않고 배울 수 있는 멋진 출발점이 될 것이다.

3. 아헹가

2004년 「타임지」 선정 '가장 영향력 있는 100인'에 이름을 올린 B.K.S. 아헹가는 큰 인기를 누린 요가 지도자이다. 조이스가 고강도 운동을 원하는 사람들을 위해 연속동작을 만든 것처럼 아헹가는 몸이 뻣뻣한 사람들을 위해 새로운 요가 체계를 만들었다. 그는 몸의 정렬을 강조했으며 자세 수행을 돕는 블록을 적극적으로 활용했다. 교육적 측면을 강조한 그의 요가 스타일은 대성공을 거뒀고 오늘날 세계 요가 강사들에 의해 활용되고 있다.

아헹가는 인도 푸네에서 계속 요가를 가르치고 있다.

요가 교실에 들어갔는데 낯선 기구들과 벽에 매달린 밧줄이 보인다면 당신은 아헹가 요가 수업을 제대로 찾아온 것이다. 아헹가는 도구 활용을 중시하는 스타일로 창의적인 방법과 도구들을 총동원해 최상의 요가 자세를 찾아낸다. 당신의 요가 레퍼토리에 아헹가를 강력히 추천한다. 아헹가 전문 강사에게 지도를 받으며 얻을 수 있는 정보는 무궁무진하다.

지금까지 살펴본 세 방법 외에도 유명한 요가 수행법들은 많다. 배런 뱁티스트Baron Baptiste와 브라이언 케스트Bryan Kest가 창시한 파워 요가power yoga, 비크람 초우두리Bikram Choudhury가 창시했으며 '핫 요가'로 잘 알려진 비크람 요가, 존 프렌드John Friend가 창시한 아누사라 요가anusara yoga, 쿤달리니 요가kundalini yoga 등. 나는 주로 빈야사를 가르치지만 모든 종류의 수행법을 골고루 접목하고 있다.

요가 수행에 반드시 정답이 있는 것은 아니다. 당신을 웃게 하고 기분 좋게 한다면 그것이 바로 정답이다. 자세나 연속동작에 서툴다 해도 괜찮다. 그냥 넘어가도 좋다. 나는 항상 학생들에게 요가를 하면서 웃지 못한다면(적어도 재밌는 표정을 지을 수 없다면) 요가를 잘못 생각하고 있는 것이라고 말한다. 다행히 오늘날 요가 수행자들은 베스킨라빈스에서 아이스크림을 고르는 꼬맹이보다도 운이 좋다. 고를 수 있는 요가의 맛과 조합이 무한대이기 때문이다. 그러니 당신은 요가를 계속하기만 하면 된다!

Chapter 1

요가로 인생은 어떻게 달라지는가?

"양배추만 먹으면 살이 빠지고 기분도 좋아진답니다!", "이 기적의 알약을 삼키면 스트레스도 지방도 사라집니다." '기적'의 치료법을 홍보하는 광고들이 하루가 멀다하고 쏟아지고 있다. 어느 순간 우리는 이 공허한 약속들에 넘어가곤 하지만 기적이 오래 가지 않으리라는 것을 알고 있다. 그런데도 사람들은 살 빼기, 돈 많이 벌기, 진짜 행복 찾기처럼 평생을 걸쳐 노력해야 할 문제를 한 방에 해결해줄 방법을 찾아 헤매고 있다.

요가가 놀라운 이유는 순식간에 기분을 좋게 하는 것은 물론, 문제의 근원으로 들어가 과거의 나쁜 기억을 지우고 이로써 행복하고 만족스러운 현재를 살게 하기 때문이다. 얼마나 고마운지!

마음에 유익한 요가

요가는 아주 좋은 스트레스 해소제이다. 매일 우리를 안전한 곳으로 데려다주기 때문이다. 요가 매트는 휴대폰 알림, 목표, 해야 할 일을 잠시 잊게 하는 작은 섬이 되어 그 위에서 우리는 호흡에 집중하고, 자신의 존재와 이어지고, 몸 밖을 떠돌던 에너지를 온전히 몸 안에 머물게 한다. 호흡과 명상 수련은 맥박과 마음을 안정시키고 여백을 만들어준다. 이 수련을 매일 반복

구루

로스앤젤레스의 어느 요가 스튜디오에는 보란 듯 굵은 글씨로 "노 챈팅, 노 그래놀라, 노 구루. 당신의 구루는 바로 당신입니다."라는 문구가 쓰여 있다. 그리고 그 옆에는 당신이 제대로 자세를 잡고 호흡할 때까지 당신을 못살게 굴 것만 같은 여성의 사진이 걸려 있다. '영적인 안내자'란 뜻의 구루는 어딘지 모르게 신비롭게 느껴진다. 구루는 산스크리트어로 '어둠'이란 뜻의 구gu와 '빛'이란 뜻의 루ru가 합쳐진 단어로, 균형을 이룬 자, 어둠을 몰아내는 계몽자를 의미한다. 『요가 수트라』는 애초 제자들을 가르치는 구루들을 위해 쓰였다. 지금도 구루는 존재하지만 일반적인 '멘토'를 가리키는 경우가 많다.

내 구루인 마티 에즈라티 Maty Ezraty는 저명한 요가 웍스YogaWorks 스튜디오 그룹을 공동 창립한 분이다. 이 152센티미터의 작은 거인은 엄청난 강인함과 사랑으로 나를 사로잡았다. 매일 요가를 하고 싶어진 것도 그녀의 매력에 푹 빠진 덕분이다! 고백하건대, 그녀의 가르침이 없었다면 지금의 나도 없다. 나도 나 자신을 믿지 못하던 때 그녀는 내 안에 있는 잠재력을 보았고, 막 수련을 끝낸 나를 바로 가르침의 길로 이끌었다. 나는 요가를 가르치면서 이것이 내 천직이라는 사실을 곧장 깨달았으며 지금까지 매 순간을 즐기고 있다. 여느 초보 선생님처럼 뿌듯할 때도 실망할 때도 있지만 그녀의 가르침을 새기며 올바른 방향으로 나아갈 수 있다. 나는 매일 마음속 영감이 필요할 때마다 그녀를 떠올리고, 어떨 때는 혼자 마음속으로 고맙다는 말을 건네기도 한다. 요가 교실이나 회사에서 만날 수 있는 이러한 종류의 관계는 모두에게 유익하다. 자존심을 내려놓고 열린 자세로 가르침을 받아들인다면 배움의 과정과 함께 더 높이 도약할 수 있다.

자, 준비하시고, '옴'

하면 정신없이 돌아가는 상황에서도 평정심을 지킬 수 있다.

사랑과 공포, 우리는 삶 속에서 상반된 두 가지 선택 앞에 놓인다. 우리의 공포는 어린 시절 침대 아래 사는 괴물을 무서워하던 것에서부터 출발해 대인관계, 진로 선택, 심지어 자기 정체성 문제와 마주하며 서서히 진화한다. 공포를 선택하는 것은 사랑을 선택하는 것과 달리 우리를 혼란, 외로움, 두려움으로 밀어 넣는다. 2011년 학술지인 「생물심리사회 의학」에 실린 연구에 따르면, 요가를 오래 할수록 공포, 분노, 피로가 눈에 띄게 감소했다. 연구진은 일반 여성들을 대상으로 기분 상태를 점검하는 설문조사를 진행했는데, 2년 넘게 요가를 한 집단과 요가 경험이 없는 집단으로 나눠 결과를 대조했다. 요가를 오래 한 집단은 그렇지 않은 집단보다 평균적으로 정신질환, 긴장으로 인한 불안, 분노로 인한 적개심, 피로함에 대한 자가 진단율이 낮았다.

요가를 할 때 걱정은 저 멀리 사라진다. 요가를 마치고 매트를 말아 교실을 나가는 순간, 우리 곁에는 사랑, 잠재력, 희망이 감돈다. 요가는 매일 무서운 대상을 피하기보다 원하는 대상을 좇으라고 우리를 격려한다. 당신이 어디에 있고 어떤 사람이더라도 괜찮다고, 이미 완벽하다고 말해준다. 공포가 사라질 때 우리는 더 높이 날 수 있다.

팁: 요가 하는 동안에는 통신 기기를 모두 꺼놓기로 다짐하자. 휴대폰과 컴퓨터가 아예 없는 방에 가거나, 최소한 그 기계들을 꺼놓은 채 요가를 시작하라(진동 모드는 반칙이다!). 이 짧은 시간을 오직 당신을 위해서만 써라. 힘든 일상 속 작은 휴가를 만끽하자.

몸에 유익한 요가

"팔 근육이 멋지시네요. 웨이트 하시나 봐요?" 사람들이 요가 수행자들을 보면 으레 묻는 말이다. 이런 질문에 우리 같은 사람은 슬며시 웃으며 "아니요, 요가 해요."라고 말한다. 육체 운동으로서 요가가 특별한 이유는 웨이트 도구나 다른 운동기구 하나 없이, 자기 몸을 들어올리고 지탱할 수 있는 힘만 있으면 가능하다는 것에 있다. 요가를 하면 몸이 튼튼해지는 것은 물론 더 유연해지고 태도가 당당해진다. 2011년 메이오 클리닉Mayo Clinic의 예비연구에 따르면, 직원들을 대상으로 요가에 기초한 종합 건강 프로그램을 실시하자 체중 감소, 혈압 감소, 유연성 강화, 체지방률 감소, 전반적인 삶의 질 향상 등의 결과가 나타났다.

요가는 과도한 벌크업 없이도 힘이 느껴지는 몸, 동시에 날씬하고 길고 우아한 몸을 만들어준다. 끝내주는 몸매와 더불어 신체적으로나 정신적으로 인내력과 자신감을 불어넣는다. 이야말로 요가가 '섹시'한 이유이다!

요가는 몸을 늘씬하고 매력적으로 가꿀 뿐 아니라 성욕을 키우기도 한다! 2010년 「성의학 저널」에 실린 연구에 따르면, 요가는 여성의 욕망, 흥분, 윤활작용, 오르가즘, 성적 만족도를 높여주고 성관계 시 고통을 덜어준다고 한다. 이제 야한 속옷을 고르느니 파트너와 함께 요가 수업을 들어보라! 관계할 때 더 깊이 교감하며 최상의 기분을 맛볼 것이다.

헬스장이 감옥이라면 요가 교실은 놀이터와 같다. 요가는 수없이 많고 창의적인 자세로 이뤄져 매번 색다른 동작이 가능하다. 게다가 모든 자세마다 변형 자세가 있어 자세 하나를 마스터하고 나면 다음 단계로 도약할 새로운 자세를 연이어 시도할 수 있다. 발전하고 재미를 느낄 가능성이 끝도 없이 펼쳐진다!

Chapter 1

팁: 주 3~4회 꾸준히 요가를 하기로 결심했다면, 이제 정말 중요한 결단을 내려야 한다. '체중계를 멀리 할 것!' 2주 동안 체중계는 아예 쳐다보지도 말고, 그저 당신의 몸을 관찰하고 느껴라. 몸무게 숫자는 걱정하지 않아도 된다. 요가 수행자는 누구보다 현재에 충실하고 결과에 연연하지 않는다. 또 주위에서 가장 '핫'하고 몸 좋은 사람들이다! 몸무게 숫자를 낮추려 아등바등하기보다 기분을 좋게 하기 위해 요가를 활용하자. 믿어도 좋다. 체중계와의 이별은 정말 근사할 것이다.

영혼에 유익한 요가

우리는 신체 운동으로 요가를 시작하지만, 진지하게 몰두하는 순간 결국 요가를 우리 삶의 방식으로 받아들이게 된다. 이러한 관점의 변화는 매우 영적인 변화를 일으키기도 한다. 요가는 인생이란 배의 선장이 곧 우리 자신이며, 가장 멋진 모습을 만들어낼 도구가 우리 손에 쥐어졌음을 일깨운다. 무엇을 하든 꾸준히 요가를 수행하라. 어느 날에는 깜짝 놀랄 만큼 만족스럽다가도 다른 날에는 지독히 고통스러울 것이다. 그러나 마지막 순간에는 행복, 평온, 영혼의 충만함을 어김없이 보상받는다. 유명 가수였던 지미 딘Jimmy Dean은 이렇게 말했다. "바람의 방향을 바꿀 수는 없지만, 배의 돛을 조정하면 언제나 목적지에 도착할 수 있다." 빛나는 희망으로 향하는 통로로 요가를 활용하라. 희망은 이미 당신 곁에 있으니까! 어쩌면 매트 아래에 숨어 있거나 레깅스 바지에 끼어 있을지 모르지만, 깊이 숨을 들이쉬고 꿋꿋이 자세를 유지하며 요가에 전념하다 보면 마침내 그 희망을 발견할 것이다.

팁: 앞으로 짜증이 치미는 상황이 오면 깊이 숨을 들이마셨다 내쉰 다음 잠시 모든 일을 멈추고 찬찬히 상황을 판단해보라. 지금 무슨 일이 벌어지고 있는가? 상대가 한 말을 내가 진정으로 경청하고 있는가? 너무 섣불리 반응하거나 판단하려 하지 말라. 아무리 안 좋은 상황일지라도 긍정적인 면을 찾아보자. 눈앞에 불쑥 닥친 상황보다 더 큰 그림을 바라보라. (그리고 호흡하기를 잊지 말라!)

당신의 생각은?

이 칸에 실린 문항들로 당신의 요가 수행을 점검하라. 요가를 시작하기 전 아래 질문들에 답을 적은 다음, 앞으로 이 내용이 어떻게 달라지는지 주기적으로 살펴보라. 아래 질문들을 실력 향상, 건강 증진, 자아 성장을 위한 지침으로 삼아라.

1. 내가 요가를 하는 이유: _____
2. 생각하면 가장 행복해지는 것: _____
3. 다음 달 목표: _____
4. 내년에 이루고자 하는 계획: _____
5. 가장 어려운 요가 자세 두 가지: _____
6. 요가 매트에서 겸허함을 느낀 순간: _____
7. 내가 무서워하는 것: _____
8. 내가 사랑하는 것: _____
9. 날 웃게 하는 것: _____
10. 내 몸에서 가장 마음에 드는 부분: _____
11. 내게 주어진 재능 다섯 가지: _____
12. 가장 좋아하는 요가 자세: _____
13. 덜 좋아하는 요가 자세: _____

CHAPTER 2

궁금증 해소하기

요가에 관해 궁금한 모든 것
(그리고 그 이상!)

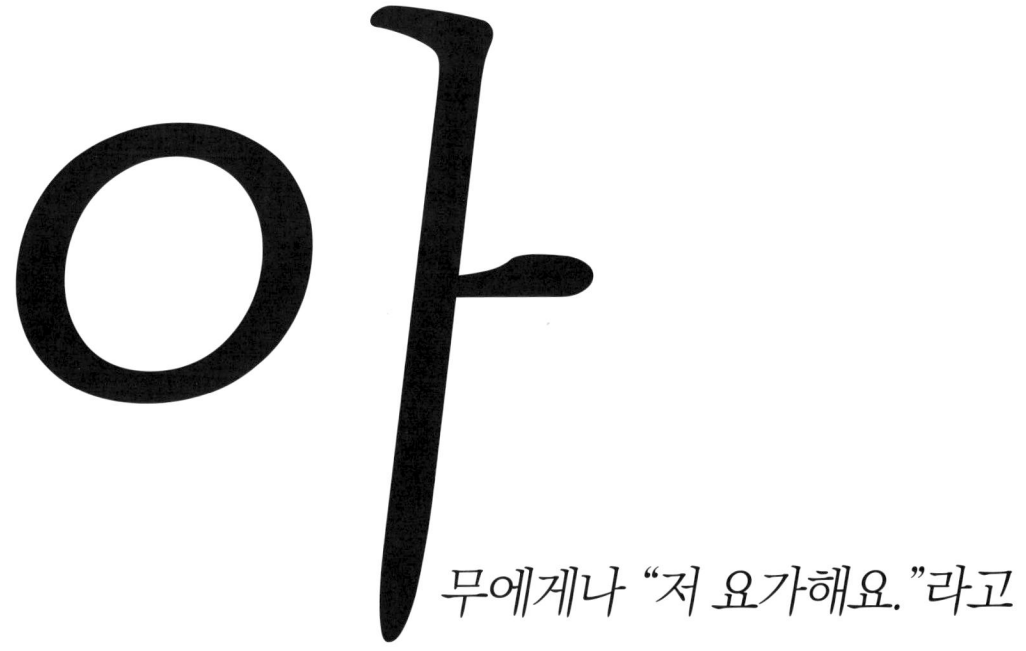

아

무에게나 "저 요가해요."라고

말을 꺼내면 저마다 한 마디씩 답할 것이다. "저는 제 발끝도 못 건드리는데 대단하시네요", "건강식에 집착하고 이상한 주문을 외우고 겨드랑이 털도 안 미는 히피 같은 거잖아요? 저랑은 안 맞아요.", "와, 저랑 데이트 하실래요?" 나는 이런 말들을 들어봤다. 요가는 역사가 오래된 만큼 이를 둘러싼 소문과 미신도 많다. 이 장에서 나는 그것들을 바로잡고자 한다. 마음의 안정, 탄탄한 몸매, 에너지 충전, 새로운 도전, 당신이 요가를 통해 얻고자 하는 것이 무엇이든 간에 이 장에서 모든 궁금증을 해소할 수 있다.

궁금증 해소하기

꼭 유연해야 하나?
대중문화에 비친 요가 수행자는 마돈나처럼 탄탄한 근육질 팔에 다리가 쭉쭉 늘어나는 '검비(Gumby, 초록색 찰흙인형 모습을 한 미국의 유명 만화 캐릭터—옮긴 이)' 같은 존재들이다. 물론 그렇게 되는 것이 아주 불가능하지는 않지만 모두가 처음부터 그 정도 내공을 가지고 시작할 필요는 없다. 유연하지 못해 요가를 할 수 없다는 말은 몸이 너무 지저분해 샤워할 수 없다는 이야기와 똑같다! 요가를 해야 몸도 마음도 유연해진다. 물론 시간이 조금 걸리겠지만 목표 부위에 맞춰 요가 루틴을 꾸준히 실행하다보면 아무리 뻣뻣한 근육이더라도 서서히 풀리기 시작할 것이다. 비결은? 인내심에 있다. 로마제국이 하룻밤 만에 세워지지 않은 것처럼, 도무지 내려가지 않던 당신의 손이 갑자기 무릎 아래로 쑥 내려가 땅을 짚을 수는 없다. 천천히 시작해 불편함을 견디며 호흡법을 익혀라. 그러면 어느새 '검비' 못지않게 유연하고 탄력 있는 몸을 완성할 수 있다.

요가는 효과적인 운동일까?
이상하게 들리겠지만, 나는 덩치 큰 근육남이 내가 가르치는 요가 고급반에 들어와 도발하는 순간을 즐긴다. 정중하게 입문반을 권해도 그는 언제나 "이까짓 것쯤이야" 하는 태도로 자신만만해 한다. 그럼 어디 한 번 맛을 보여줄 수밖에! 결국 그는 20분도 안 돼 땀을 한 바가지 흘리면서 아기 자세를 하면 안 되냐고 애걸복걸하고 만다.

효과 좋은 유산소 운동을 찾고 있다면 요가는 탁월

반다BANDHA

'잠금'이란 뜻의 반다는 요가 수행을 확장하고 몸과 마음을 더 깊이 연결하는 데 필요한 보조 기술이다. 반드시 구사해야 하는 것은 아니지만, 조금 더 어려운 과제에 도전하고 싶을 때 일반 요가 자세와 함께 수행하면 좋다. 몸을 들어올릴 때에는 물라 반다mula bandha를, 아래로 향한 개Downward Facing Dog 자세나 누워서 하는 복근 운동을 할 때에는 웃디야나 반다uddiyana bandha가 유용하다.

마스터하기까지 시간이 꽤 걸리므로 우선 요가 동작과 분리해 따로 연습하기를 권한다. 아무 느낌도 나지 않거나 오래 유지할 수 없다고 너무 실망할 필요는 없다. 요가 자세를 하지 않고 가만히 앉아 있거나 등을 대고 누웠을 때, 또는 명상할 때 반다를 연습하라. 방법을 제대로 터득했다면 그때부터 차근차근 요가 자세에 반다를 적용하라.

1. 물라(뿌리) 반다
물라 반다는 생식기와 항문 사이에 있는 부위를 수축하는 것으로 우리 몸에서 가장 낮은 잠금을 의미한다. 이 반다는 질 근육을 강화하는 케겔 운동과 유사하다. 여성들은 소변을 참을 때의 느낌을 떠올리면 정확하다. 남성들의 경우에는 얼음장 같은 물속에 들어갔을 때 그곳이 '쪼그라드는' 느낌과 비슷하다고 들었다. 이 부위의 근육을 단련하면 새로운 에너지가 생기고 몸이 가벼워져서 마치 붕 뜨는 것과 같은 느낌이 들기 때문에 몸을 띄울 때 효과적이다. 잠자리에서의 재미를 더해주기도 한다! 다만 과도하게 힘주는 것은 추천하지 않는다. 당신이 안쪽 근육을 쥐어짤 때 굳이 옆 사람이 눈치 챌 필요는 없으니까.

2. 웃디야나(중앙) 반다
웃디야나 반다는 당신의 배 안에서 일어난다. 이를 수행하기 위해서는 코어 안의 호흡을 전부 비워낼 때까지 숨을 내뱉은 후 배꼽을 척추에 닿게 한다는 느낌으로 끌어당겨야 한다. 마치 누군가 당신의 아랫배에 진공청소기를 갖다 대 모든 내용물이 흉곽 쪽으로 빨려 들어간다는 느낌이 들 것이다. 이 반다는 안정감을 주며 코어의 탄력 강화와 정화에도 아주 좋다. 이 부위의 근육을 쓰기 시작하면 체내 열이 발생해 지방을 빨리 태울 수 있고, 가득 쌓인 긴장을 완화할 수도 있다.

3. 잘란다라(목구멍) 반다Jalandhara Bandha
마지막으로 잘란다라 반다는 턱과 가슴을 연결하며 가장 높은 잠금을 의미한다. 가슴을 끌어 올리는 동시에 턱을 내려 잠금 상태를 만든다. 이는 에너지가 상체에서 빠져나가는 것을 막으며, 프라나야마(호흡 조절)를 수행할 때 특히 유용하다.

Chapter 2

한 선택이다. 예컨대 빈야사 플로우 요가는 수업 내내 고난도 서기, 비틀기, 거꾸로 서기 자세를 연속 수행해 몸을 덥히고 심장박동수를 높이도록 만들어졌다. 내 경우에는 90분 수업으로 최대 400칼로리를 소모한다! 몸매 유지를 위해 요가 말고 다른 운동을 하느냐는 질문을 많이 받곤 한다. 평소 나는 요가 수행에 도움이 되도록 오래 걷기와 하이킹을 하고 가끔 필라테스도 한다. 그러나 따로 시간을 내 헬스장을 찾지는 않는다. 요가에 입문하고 나면 헬스장에 작별을 고할 수 있다. 요가는 칼로리와 지방을 태우고 근육 유연성과 탄력을 높인다. 무엇보다 중요한 것은 정신적으로 유익하고, 스트레스를 없애주며, 그 자체로 재미있다는 사실이다.

이상한 주문을 꼭 외워야 하나? '옴'의 의미는?

주문이나 구호를 외운다는 뜻의 챈팅chanting은 요가의 전통 요소이지만 반드시 따르거나 수업에 넣을 필요는 없다. 일반적으로 챈팅은 명상과 변화를 돕기 위한 단어들인 '만트라mantra'로 이뤄졌다. 일부 강사들은 수업을 시작하거나 끝낼 때, 혹은 두 경우에 모두 챈팅을 한다. 옴Om은 '우주의 소리'라는 의미로, 이것을 다 같이 소리 내어 부르는 목적은 수행자들을 하나로 연결한다는 것에 있다. '옴'을 챈팅할 때에는 총 세 번 반복하는 경우가 흔하며, 강사가 선창하면 학생 전체가 따라 부르는 식이다.

처음에는 엉터리처럼 느껴질 수 있지만, '옴' 챈팅은 머릿속 소음을 몰아내고 간단한 것에 에너지를 집중시키는 데 정말 효과를 발휘한다. 물론 내키지 않는다면 챈팅하지 않고 가만히 있어도 좋다. 요가는 누군가를 판단하지도 우열을 가르지도 않으며, 결코 당신을 불편하게 만들지 않는다. 챈팅은 요가 수행의 일부분에 지나지 않으므로 이를 받아들이지 말지는 철저히 당신에게 달렸다. 다만 열린 마음으로 챈팅을 대하라. 어떤 날에는 운동만 하고 싶다가도 다른 날에는 '옴' 챈팅이 큰 도움이 될지 모른다.

'나마스테'란? 왜 기도하듯이 손을 모으고 이 말을 할까?

나마스테namaste는 인도인들이 매일 나누는 인사말로 "내 안의 신성(神性)이 당신 안의 신성을 존중하고 경배합니다."라는 의미로 번역할 수 있다. 제임스 카메론의 블록버스터 흥행작 〈아바타〉를 보면 "아이 씨 유(I see you)"라는 대사가 나오는데, 나마스테는 이와 유사하지만 훨씬 더 심오한 뜻을 담고 있다. 가슴 앞에 두 손을 모으는 동작은 '안잘리 무드라anjali mudra'라고 부르며 존중과 합일(두 손바닥의 결합)을 상징한다. 기독교인들이 기도할 때 두 손을 모으는 행위와 상관없이, 이미 수천 년 전부터 인도에서 전해 내려온 전통 인사법이다. 어떠한 종교적 의도도 없이 상대를 존중하는 제스처인 셈이다. 다시 말해 나마스테는 누군가에게 인사를 건네는 아주 아름다운 방법이다. 그러한 뜻에서, 나마스테!

요가는 종교적인가?

요가는 영적이지만 종교적이지는 않다. 몸, 호흡, 영혼, 마음이 서로 이어지도록 도울 뿐, 따라야 하는 교리나 의식은 없다. 즉 요가는 우리 몸과 마음의 합일을 위해 존재한다. 뿌리가 인도이다 보니 요가 하면 힌두교를 연상하는 사람들이 많다. 일부 요가 스튜디오는 쉬바Shiva, 하누만Hanuman, 가네샤Ganesha 등 힌두교 신들의 그림이나 조각으로 실내를 꾸미기도

궁금증 해소하기

한다. 그렇다고 그 신들을 숭배하지는 않는다. 요가 수행자들은 그 신들의 이야기를 통해 깨달음을 얻고 활기 넘치는 삶의 방식을 배울 뿐이다. 예컨대 가네샤는 '장애물을 파괴하는 신'이다. 일부 강사들은 학생들에게 어려운 자세를 가르칠 때 가네샤 이야기를 곁들인다. 인도 문화의 영향을 전혀 받지 않은 스튜디오도 많다.

기억하자. 요가는 영적 존재를 경배하는 행위가 아니라 몸을 단련하는 운동이다. 수행 과정에 심오한 영적 의미를 부여할지는 각자의 선택에 달렸다. 이 책이 다루는 자세와 연속동작들은 체형을 잡아주고, 마음을 비워내고, 최고의 모습에 이르도록 에너지를 부여하는 것에 목적을 둔다.

요가를 하려면 꼭 비건이 되거나 육식을 끊어야 할까?

그렇지 않다. 물론 이 문제에 관해서는 요가 수행자들 사이에서도 의견이 극명히 갈린다. 요가는 아힘사(비폭력)를 원칙으로 한다. 이는 다양하게 해석될 수 있지만 주로 육식을 끊는 근거가 된다. 가장 오래된 하타 요가 경전인 『하타 요가 프라디피카』에서는 올바른 요가 수행을 다음과 같이 설명한다. "음식은 수행자에게 해롭다. 쓰고 시고 짜고 매운 음식, …… 정신을 흐리게 하는 술, 생선, 고기 등……. 이 모두를 금해야 한다."

한번 생각해보자. 요가 직전 티본 스테이크 한 접시를 비웠다면 몸이 꽤 무거워질 것이다. 최대한 채식 위주로 식사하고 가공식품을 멀리 한다면 건강은 확실히 좋아질 것이다. 그렇지만 육식을 즐긴다는 이유로 요가를 주저할 이유는 전혀 없다. 의식적으로 음식을 챙겨 먹을 수 있는 방법은 어느 때보다 다양해지고 있다. 가까운 지역에서 생산된 로컬푸드나, 풀을 뜯어 먹으며 인도적으로 사육된 유기농 고기는 식료품 마트에서 어렵지 않게 구할 수 있다. 개인적으로 나는 신선한 채소를 비롯해 퀴노아, 과일, 생선을 즐겨 먹고 이따금 고기를 섭취한다. 육식 여부를 떠나 각자 할 수 있는 선에서 가장 건강하고 자연적인 음식을 챙겨 먹기를 권한다.

변화를 느끼려면 얼마나 자주 요가를 해야 할까?

목표에 따라 답은 아주 달라질 수 있다. 내 조언은 이러하다. '당신의 몸에 귀를 기울여라.' 요가는 매일 해도 안전하다. 처음 요가를 시작한다면 어디에서라도 좋으니 일주일에 3~4일씩 20분에서 최대 90분 동안 요가를 연습하는 것이 바람직하다. 처음에는 몸에 익을 때까지 루틴을 반복하고 스스로 결과를 확인할 수 있게 몇 가지 자세에만 집중하라. 요가 실력은 서서히 발전하므로 한 자세를 '완벽히' 마스터한 후 다음 자세로 넘어가겠다고 마음먹어서는 안 된다. 어제보다 몸을 조금 더 깊이 숙였을 때, 머리로 서기 자세를 처음 성공했을 때, 당신은 커다란 성취감을 맛볼 것이다.

실망하지 않으려면 거시적으로 결과를 판단하는 것이 중요하다. 누구에게나 도무지 집중할 수 없고 평소와 달리 에너지가 부족한 날이 있기 마련이다. 당신의 요가 실력은 시간이 흐르면서 자연스레 나타날 것이므로 하루하루 결과에 너무 연연하지 않아도 된다. 다른 스포츠와 마찬가지로 목표를 정한 후 연습하라! 특히 자세 두세 개를 정해 집중적으로 연습하라. 꾸준히 하다 보면 실력이 얼마나 늘고 있는지 확실히 파악할 수 있다. 파타비 조이스는 이렇게 말했다. "요가는 99%

Chapter 2

의 수련과 1%의 지식으로 이뤄진다. 그러니 수련하라. 모든 것이 따라오리라."

정말 살이 빠질까?

물론이다! 장담하건대 건강한 식단과 함께 꾸준히 요가를 하면 몸이 변하기 시작한다. 감량 목표를 2킬로그램, 5킬로그램, 7킬로그램, 또는 그 이상으로 잡아도 좋다. 요가는 확실히 칼로리를 태우고, 근육 탄력을 높이고, 날씬하고 섹시한 몸매를 만들어준다. 특히 빈야사와 파워 플로우는 칼로리 소모를 목표로 어려운 자세를 버티면서 많은 양의 땀을 배출하도록 유도하기 때문에 체중 감량에 아주 효과적이다. 또 요가는 스트레칭과 체력 강화 요법을 접목한 것이어서 요가 수행자 특유의 유연하고 군살 없는 몸매를 만들어준다.

다만 나쁜 식습관을 고치지 않으면 어떤 종류의 요가를 하더라도 변화를 기대하기 어렵다. 4장에서 요가 효과를 높이는 건강 식단 팁을 알아보기로 한다.

생리할 때 요가를 해도 괜찮을까?

나는 애정을 듬뿍 담아 여성의 생리 주간을 '레이디스 홀리데이'라고 표현한다. 생리는 매달 돌아와 우리를 괴롭히지만, 우리 몸을 정화해주기에 소중히 다뤄져야 한다. 처음 며칠은 몸이 아주 힘들 것이다. 하지만 몸을 움직이면 생리통이 나아지고, 벽에 다리 올리기 Leg Up the Wall(145쪽)처럼 쉬운 요가 자세가 도움이 될 수도 있다.

생리 기간에 거꾸로 서기를 해도 괜찮은지에 대해서는 의견이 갈린다. 몸을 위아래로 뒤집으면 혈류가 막히거나 몸에 부작용이 생긴다는 이야기도 많다. 생

만트라와 챈팅

만트라는 거듭 반복되는 단어 또는 구절을 가리킨다. 본래 의미는 "소리를 통해 창의적으로 마음을 투사하는 것"이다. 만man은 '마음'을, 트라tra는 '파동' 또는 '투사'를 의미한다.

우리 몸은 에너지와 파동과 진동으로 가득하다. '소리의 요가'란 뜻의 나아드 요가naad yoga는 소리 울림이 몸과 마음과 영혼에 어떻게 영향을 끼치는지에 주목한다. 이를테면 입천장에는 무려 84개의 경혈이 존재하는데, 챈팅할 때 혀가 움직이면서 특정 경혈을 건드리면 뇌에서 욕망의 에너지를 활성화하는 화학작용이 일어나 에너지가 필요한 순간에 당신을 북돋우고 평정을 찾아야 할 때에는 함께 잠잠해진다.

산타모니카에서 쿤달리니 요가를 가르치는 키아 밀러 Kia Miller는 이렇게 말한다. "모든 생각은 진동 또는 파동과 함께 전달된다. 어떤 생각은 그것만의 고유한 진동을 지니고 있어 우리가 어떻게 느끼고 무엇에 투사할지를 결정한다. 마음속으로 또는 소리 내서 만트라를 챈팅하는 것은 의식적으로 마음을 다스리고, 궁극적으로는 정신의 안정과 평화를 도모한다. 고대 만트라는 에너지를 끄집어내 조화를 이루는 암호로 여겨졌다(아마 요가 수행자는 셜록 홈즈처럼 암호를 해독하는 사람인지 모른다). 만트라는 제각각의 에너지 상태를 유발하지만 결국에는 자신과의 더 깊은 교감으로 우리를 인도한다. 만트라는 마음속의 소음을 뛰어넘어 무한한 힘과 하나가 되게 하는 곳으로 우리를 이끈다."

여기서는 간단히 시도할 수 있는 만트라를 몇 가지 소개하고자 한다.

1. 옴
참신하지 않아도 시작으로는 적절하다. 옴은 '우주의 소리'라는 의미로, 제자리에 머물면서 주변과 교감하기에 좋은 방법이다.

2. 소훔so hum
명상할 때 자주 쓰이는 만트라이다. '나는I am', '그것은that is'이라는 말로 번역된다.

3. 사트남sat nam
"진실이 곧 나입니다."

4. 옹소훙ong so hung
"나는 내가 되고자 하는 바로 그 존재입니다."

5. 브라마리brahmari
벌이 윙윙대는 소리와 비슷하다. 소리를 낼 때 입과 입술의 떨림이 느껴져야 한다.

5. 로카 사마스타 수키노 바반투 loka samasta sukhino bhavantu
길지만 그만큼 아름다운 메시지를 담고 있다. 풀이하자면 "모든 곳의 모든 존재가 행복하고 자유롭기를, 내 삶의 생각과 말과 행동이 어떤 식으로든 모든 존재의 행복과 자유에 보탬이 되기를."이라는 뜻이다.

17

궁금증 해소하기

리 주기는 여성에게만 찾아오는 신성한 경험으로, 몸에서 무언가 배출되는 이 시기에 굳이 몸을 뒤집어 혈류 방향을 바꿀 필요는 없다. 그러므로 생리 시작 후 처음 며칠은 거꾸로 서기 자세를 건너뛰고, 생리가 끝나갈 때 즈음부터 짧게 시도할 것을 권한다. 물론 생리할 때 거꾸로 서기를 한다고 정말 혈류가 막혀 큰일이 벌어지지는 않을 것이다. 만일 물구나무서기를 하고 싶다면 시도해도 괜찮다!

생리 기간에 평소처럼 똑같이 요가를 수행할지는 철저히 당신의 생각에 달렸다. 몸에 무리가 가지 않게 필요하다면 간단한 동작들로 대체해도 좋다. 한 달에 한 번 돌아오는 '홀리데이'를 즐기는 마음으로 단 것을 먹으며 여유를 즐기자. 하루 이틀만 지나면 다시 평소처럼 요가를 수행할 수 있다.

요가를 하면 스트레스가 풀릴까? 요가 호흡법은?

요가 덕분에 날아가는 스트레스를 병에 담아 판매할 수만 있다면 날개가 돋친 듯 팔릴 것이다! 요가는 스트레스 해소를 덤으로 주는 아주 좋은 운동이다.

요가로 스트레스 해소가 가능한 이유는 요가의 호흡법 덕분이다. 프라나야마(호흡 조절)는 모든 자세에 적용된다. '웃자위Ujjayi 호흡'은 입을 가볍게 다문 상태에서 코로 숨을 들이마시고 내쉬는 호흡법을 말한다. 이 호흡법은 생각이 많아지거나 자세가 어려워지는 순간에 집중력을 붙들어준다. 요가를 할 때에는 자세를 유지하는 동시에 호흡에도 집중해야 하는데, 이것이야말로 스트레스 해소의 비결이다. 이를 통해 우리는 머릿속 소음을 비워내며, 평온하고 중심 잡힌 마음의 상태로 나아간다. 요가 스튜디오나 집, 어디에 있든 간에 요가는 혼잡한 일상에서 우리를 꺼내 안식처로 데려간다. 요가는 타인이 우리에게 요구하는 것들에 신경을 끄게 하고, 우리를 우리 자신과 다시 연결해주는 신체적·정신적 활동이다. 요가 수행을 처음부터 끝까지 할 시간이 부족하다면 단 5분이라도 하던 일을 멈추고 호흡을 가다듬어보라. 나머지 하루가 180도 바뀔 것이다. 맥박이 안정을 찾고, 마음이 차분해지고, 스트레스가 사라질 것이다.

추천 방법: 하루를 마무리하면서 진짜 자신의 모습으로 돌아갈 수 있는 조용하고 편안한 장소를 확보하라. 등을 꼿꼿이 세운 채 편안하게 책상다리 자세로 앉는다. 그리고 눈을 감는다. 마음속으로 4초를 세며 숨을 천천히 들이마신 다음 4초 동안 숨을 참았다가 다시 4초를 세며 숨을 천천히 내쉰다. 이 연속동작을 1분에서 5분 동안 반복한다. 그런 다음 눈을 떠보라. 놀랄 정도로 편안해졌을 것이다. 단 5분만으로 하루의 결말이 달라질 수 있다!

요가 전 무엇을 먹어야 할까?

요가는 깊게 비틀고, 점프하고, 자세를 바꾸고, 거꾸로 서기를 하는 등 몸을 아주 많이 쓰는 운동이다. 그러므로 되도록 빈속으로 요가 매트에 설 수 있게 최소 2시간 전부터 음식을 먹거나 마시지 않는 것이 좋다. 만일 아침에 일어나자마자 요가를 하는데 아무것도 먹지 않아 힘이 부친다면, 프로틴바나 아몬드 버터를 바른 토스트 정도로 간단히 배를 채운 다음 시작해도 괜찮다. 그렇지 않은 경우에는 '2시간 금식' 규칙을 지키도록 하라. 또 요가를 마친 후 물을 충분히 마시고 한 시간 정도 기다렸다가 식사하는 것이 바람직하다.

무엇을 입어야 할까?

Chapter 2

예쁜 요가 팬츠는 편하게 입는 일상복이 됐지만, 요가 매트 위에서는 기능성을 무시할 수 없다. 대부분의 요가는 다양한 동작을 포함하기 때문에 딱 달라붙는 옷차림을 요한다. 몸을 움직일 때 동작을 방해하지 않는 옷이 적절할 것이다. 스판덱스 재질의 레깅스나 일자 요가팬츠를 추천한다. 상의도 선택 범위가 넓은데 대부분 브라 일체형 탑이나 스포츠브라를 선호한다. 노출이 부담스럽다면 딱 달라붙는 티셔츠도 괜찮다. 힐렁한 티셔츠는 곤란하다! 아래로 향한 개 자세나 거꾸로 서기 자세를 할 때 티셔츠가 얼굴을 뒤덮어 버리고 말 것이다.

물론 인yin 요가처럼 회복에 초점을 둔 요가를 수행할 때에는 몸을 조이지 않고 편안한 옷을 선택해도 무방하다.

추천 브랜드:
1. 룰루레몬Lululemon: 캐나다에서 건너온 이 브랜드는 하체를 돋보이게 하는 디자인과 개성 있는 색깔로 미국을 사로잡았다. 룰루레몬의 요가 팬츠를 입으면 왠지 모르게 뒤태가 살아난다.

2. 하드테일포레버Hard Tail Forever: 이 캘리포니아 브랜드의 제품들은 백화점에서 찾아볼 수 있으며 상상할 수 있는 모든 색깔과 패턴을 선보인다.

3. 비욘드요가Beyond Yoga: 이 브랜드 제품은 우아한 디자인과 우수한 원단을 고집하며 섬세한 라인을 잘 살려준다.

4. 갭Gap, 올드네이비Old Navy, 타깃Target: 합리적인 가격에 아주 편안한 요가 의류를 취급한다.

복장을 갖췄다면 요가 매트, 블록, 스트랩도 마련하자. (판매 사이트 정보는 391쪽 '기타 요가 장비 브랜드'와 4쪽 '요가에 필요한 것들' 부분을 참고.)

팁: 요가를 수행할 때 반드시 멀리해야 하는 것이 있다. 바로 휴대폰이다. 휴대폰이나 노트북에서 나오는 벨과 진동 소리, 각종 알림과 깜박임은 집중력을 흐트러뜨려 제대로 된 요가 수행을 방해한다. 장담하건대, 휴대폰이 없다고 세상이 무너질 일은 없다. 15분이든 1시간이든 잠시 시간을 내어 일상의 문제들을 차단해보자. 그 대가로 자신과 다시 연결될 수 있다.

궁금증 해소하기

AIM TRUE

'진실을 겨냥하다'라는 뜻의 '에임 트루AIM TRUE'는 내 좌우명이다. 내가 누구인지, 어떤 사람이 되려 하는지, 어떤 것에 마음이 움직이는지, 이에 대해 진실하겠다는 확고한 의지로 하루하루 시작한다는 말이다. '에임 트루'는 지극히 개인적이어서 받아들이는 사람마다 다르게 받아들이며, 나는 바로 이러한 이유에서 이 표현을 좋아한다. 여기서 내가 제시하는 원칙들을 살펴보면서 당신의 요가 수행과 일상에 어떻게 적용할지 직접 고민하기를 바란다. 진실을 겨냥해야 과녁을 꿰뚫을 수 있다. 그리고 이를 가능케 하는 것이 바로 요가이다.

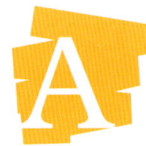

ASANA(아사나)

흐트러짐 없는 요가 자세, 즉 완벽한 아사나처럼 감탄을 자아내는 것은 없다. 수행자가 노력 끝에 얻은 매력적인 몸매는 말할 것도 없고 요가 자세 자체에서도 아름다움이 흘러나온다. 아사나는 또한 정신을 맑게 하고 스트레스를 풀어준다. 아무리 신경이 곤두섰거나 피곤하거나 속상한 일이 있더라도 요가 수업을 듣고 나면 틀림없이 활력을 되찾을 수 있다. 호흡하며 자세를 유지하는 것은 마음을 안정시키는 즉효 약과 같으며, 여러 자세를 연달아하는 것은 체력을 기르고 독소를 배출한다. 즉 아사나는 몸과 마음을 동시에 강화한다.

INTENTION(목적)

정상급의 프로 운동선수들은 대부분 자기 '존zone'을 정해놓고 훈련한다. 이 존에 들어서는 순간, 선수들은 완벽히 현재에만 집중하는 마음 상태에 이른다. 완벽한 속구를 던지거나 새 기록으로 결승선을 통과하기 위해 선수들은 자기 존에서 기술을 갈고 닦는다. 요가에서는 이를 쉽게 '목적'이라고 부른다. 요가 수행에 앞서 늘 자신의 목적을 정하자. 구체적이어도 좋고("방금 남자친구와 다툰 일을 잊고 싶어."), 약간은 심오해도 좋다("강한 몸과 태도를 만들고 싶어"). 요가가 멋진 이유는 매번 요가를 시작할 때마다 자신의 목적을 떠올리게 된다는 것에 있다. 목적을 유념할 때 우리는 더 의식적이고 자각적으로 변한다. 즉 요가는 체형을 잡아주고 스트레스를 줄여줄 뿐 아니라 더 자비로운 사람이 되도록 해 여러모로 우리를 변화시킨다.

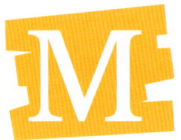

MANIFESTATION(발현)

"내 행복은 내가 만든다. 그러니 당신은 나가봐도 좋다." 에이브러햄 힉스 Abraham Hicks의 이 명언은 읽을 때마다 웃음을 자아낸다. 우리는 행복이 외부적인 것들, 예를 들어 고소득 직장, 결혼반지, 드림카에서 비롯된다고 믿는 경향이 있다. 우리에게 없는 것에 에너지를 허비한 나머지 이미 우리 곁에 있는 것들을 잊고 사는 것이다! 요가는 우리 내면의 잠재력이 생각보다 훨씬 더 강력하다고 이야기한다. 우리는 그 사실을 마음에 새기며 내면의 잠재력을 어떻게 활용할지 배우기만 하면 된다.

어쩌면 당신은 팔로 균형 잡기나 머리로 서기를 머릿속에 그려본 적이 한 번도 없을 것이다. 아래로 향하는 개 자세를 따라해본 적도 없을 것이다. 그러나 당신은 지금 이곳에 있으며 이 책을 펼쳐 지금까지 읽었다! 이제 요가 자세를 머릿속으로 그려보라. 그리고 그 자세를 할 때 어떤 느낌일지 상상해보라. 머릿속으로 자세를 수행한 후 이를 현실로 옮기는 것이다. 얼토당토않다고 생각할 수 있지만 이러한 발현은 강력한 효과를 발휘한다(론다 번Rhonda Byrne의 『시크릿』을 아는 독자라면 내가 하려는 말을 정확히 이해할 것이다!). 당신의 몸은 천천히 변하기 시작할 것이다. 땀 한 방울 흘리지 않고도 머리로 서기를 절반쯤 성공한 셈이다. 이제 당신은 벽에 기댄 채 균형 잡기 연습을 하다가 방 한가운데에서 가뿐히 머리로 서기에 성공하면 된다. 이것이 곧 발현이다. 마음속으로 바람을 상상하면 정말로 이뤄진다.

추천 방법: 요가 일기를 써라. 당신을 자극하거나 겁주는 '어려운 자세' 두세 가지를 골라보자. 그리고 그 자세가 무서운 이유('어깨를 다칠까 봐', '넘어질까 봐' 등)를 적어보라. 그날그날의 성공과 실패를 기록하면서 목표를 달성한 다음 당신이 얼마나 발전했는지 돌아보라. 실수는 참 많은 교훈과 더불어 두고두고 기억날 에피소드를 남긴다! 그러니 당신의 여정을 즐겨라. 만일 부상을 입었다면 의사나 물리치료사와 상의해 특정 자세를 연습해도 괜찮을지, 아니면 몸 상태에 맞춰 자세를 조금 바꿔야 할지 결정하라.

Chapter 2

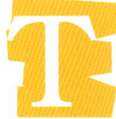 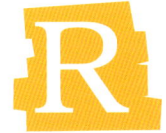 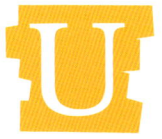 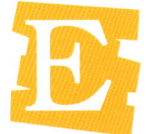

THANKFULNESS(감사함)

감사함은 요가를 통해 서서히 만들어진다. 요가 강사들은 늘 학생들에게 감사하라고 말한다. 요가를 할 수 있어서, 몸을 비틀고 뒤집을 수 있어서 참 감사하다고 말이다. 요가를 수행하면 힘과 유연성이 함께 높아져 손으로 발끝 건드리기나 후굴 자세에서 가슴을 펴기처럼 간단해 보여도 대다수는 못하는 일을 할 수 있게 된다. 이렇게 움직일 때 우리 몸은 좋은 기운을 받으며 우리 또한 자신의 신체능력에 만족해 기분이 좋아진다.

또 감사함을 표현할 때 우리는 진정으로 남을 존중하게 된다. 방법은 간단하다. 예를 들어 비행기 승무원과 눈을 마주치고 진심으로 고마움을 표하는 것. 당신의 이 행동으로 그 승무원은 진상 고객을 대하느라 힘들었던 하루를 보상받았다고 느낄지 모른다. 아니면 소중한 누군가에게 그가 얼마나 매력적인 존재인지 말해주면 어떨까. 엄마에게 전화를 걸어 "고마워요, 엄마. 엄마가 최고예요. 사랑해요."라고 말해보자. 사람들은 당신의 행복 비결을 궁금해 할 것이다. 그들에게 당신이 무엇을 깨달았는지 나누자! 요가를 통해 감사함을 깨닫고, 그 경험을 다른 사람들과 나누자.

RELAXATION(휴식)

끊임없이 변하는 세상을 보고 있으면 머리가 핑핑 도는 듯이 아찔해진다. 너무 많은 것을 처리하느라 과부하에 빠진 몸과 마음은 언젠가 고장 나 완전히 무너지고 만다. 이럴 때 요가는 당신의 긴장을 확실히 풀어준다. 단 몇 분이라도 호흡에 집중하거나 회복을 위한 연속동작을 수행하는 것만으로 충분하다. '승리 호흡victorious breath'이라고 불리는 웃자위 호흡법(25쪽)은 마음을 위한 스팀 다리미에 비유할 수 있다. 구겨지고 찌그러져 시야를 흐리는 마음속 생각들을 바르게 펴주기 때문이다. 또 회복 자세는 엉덩이, 허리, 햄스트링, 가슴의 긴장을 풀어줘 아주 편안한 상태에 이르게 한다. 몸이 편해지고 나면 마음도 덩달아 평온해질 것이다. 잠시 하던 일을 멈추고, 숨을 들이마신 다음 그대로 내쉬어 보낸다.

추천 방법: 잠들기 전 베개 두 개나 볼스터 하나를 벽에 기댄 다음 5~10분 동안 벽에 다리 올리기 자세(145쪽)를 수행하자. 수건이나 안대로 눈을 가린 채 천천히, 길게 숨을 들이마시고 내뱉어보자. 그리고 그 소리에만 귀 기울이며 나머지 생각을 머릿속에서 모두 몰아낸다. 호흡을 마쳤으면 고요한 마음 상태를 유지하며 그대로 깊은 잠을 청한다. 컴퓨터나 다른 전자기기를 만지지 말고, 옆 사람과 이야기하지도 말라.

UNITY(합일)

요가를 번역하면 '멍에'가 되는데, 이 표현은 요가의 진정한 능력을 정확히 포착한다. 요가는 몸과 마음과 영혼을 합일한다. 이러한 일을 할 수 있는 운동법은 거의 없다. 요가는 몸과 마음과 영혼을 부드럽게 하나로 연결해 우리에게 만족감이라는 굉장한 선물을 선사한다. 산스크리트어로 '산토샤santosha'로 불리는 만족감은 요가 매트 위에서, 또 삶속에서 흐름에 몰두할 수 있는 능력을 우리에게 부여한다. 한발로 서기 자세를 수행할 때, 언제든 올린 다리를 내려도 괜찮고 다시 시도할 수 있다고 생각하면 부담을 느낄 이유가 전혀 없다. 이와 마찬가지로 최선을 다했다는 사실을 스스로 알고 있으면 동료의 모진 말도 가볍게 넘길 수 있다. 요가를 통해 몸과 마음과 영혼의 합일에 이르면, 감사와 자신감이 우리를 따라오며 주변의 모든 문이 활짝 열리는 경험을 맛보게 된다.

ENJOYMENT(재미)

이제 다소 갑작스러운 이야기를 꺼내려 한다. '요가는 원래 재미있는 운동이다!' 흔히 요가는 조용히 몰두해야 하는 단련법, 따라서 홀로 진지하게 해야 하는 운동으로 묘사된다. 하지만 나는 요가가 오히려 정반대에 가깝다고 생각한다. 꾸준히 요가를 하면 매일 아침 춤을 추며 일어난다 해도 놀랄 일이 아니다. 안 될 이유가 무엇이겠는가?

아쉬탕가 요가 수련생이던 시절, 나는 너무 수다스럽고 웃음이 헤프다는 이유로 자주 지적받았다. 재미있는 사실은 내 성격이 끝내 변하지 않았다는 것이다. 나는 자세를 연습하다 막힐 때면 항상 웃음을 터뜨렸다. (그런 일은 꽤 자주 있었는데, 당시 나는 요가에 아주 심취한 학생이었기 때문이다.) 나는 이 시절의 에너지와 열정을 지금껏 포기하지 않은 나 자신에게 고맙다. 바로 이 에너지와 열정 덕분에 사랑이 넘치고 이해심 많고 유쾌한 요가 강사로 성장했기 때문이다. 나는 유머를 통해 요가를 쉽게 가르치는 법을 배웠고, 요가 수업을 지도하면서 여러 학생들과 우정을 쌓았다. 나는 항상 학생들에게 요가하면서 웃지 못한다면, 적어도 재미있는 표정을 지을 수 없다면, 요가를 잘못 생각하고 있는 것이라고 말한다. 살다보면 우리를 멈칫하게 하고 눈살을 찌푸리게 하는 장애물을 많이 만난다. 그러나 요가에는 그러한 장애물이 전혀 없다! 요가를 통해 모든 것에 존재하는 희망을 발견하고, 모든 일에 숨어 있는 유머와 아름다움을 발견하라. 당신의 삶을 받아들이고 마음껏 즐겨라!

CHAPTER 3

'옴'에서 '몸'으로

요가로 몸매 가꾸기

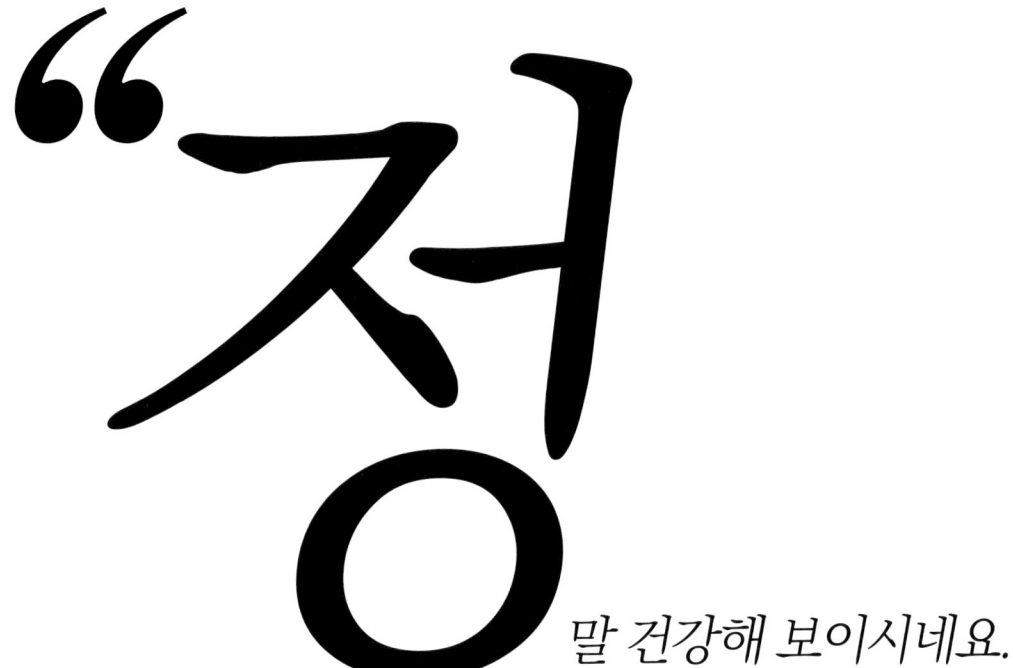
"정말 건강해 보이시네요.

요가 말고 다른 운동은 뭘 하나요?"
이 질문을 들을 때마다 1달러씩 돈이 쌓이면 얼마나 좋을지! 일반적으로 요가를 떠올리면 몸을 유연하게, 가뿐하게, 늘씬하게 가꿔주지만 다른 운동만큼 '피트니스fitness' 효과는 없다고들 생각한다. 하지만 그렇지 않다! 우선 피트니스가 무엇을 의미하는지 알아보도록 하자.
메리엄웹스터 대학생용 사전은 '피트fit'를 "몸과 마음이 건강한" 상태라고 정의한다. 마치 요가의 효과를 받아 적어 놓은 것 같다. 미국대학스포츠의학회는 건강 유지를 위해 필수적인 세 유형의 피트니스로 심혈관 건강, 근력과 근육 탄력, 유연함을 꼽는다.

요가로 몸매 가꾸기

1. 심혈관 건강

이 유형의 피트니스는 사람들이 흔히 생각하는 건강의 의미에 가장 가까우며, 몸을 숨차게 움직여 심장박동수를 높이는 운동을 통해 강화된다. 심혈관 운동은 심장, 폐, 혈관을 강화하고, 체력을 키우며, 심장병과 일부 암 발병의 위험을 낮춘다.

요가를 통해 심혈관 기능을 강화할 수 있을지는 어떤 종류의 요가를 선택하느냐에 달렸다. 빈야사와 파워 요가는 끊임없이 몸을 움직여 땀을 내게 하고 이로써 심장을 요동치게 하는 동작으로 이뤄졌다. 이러한 종류의 요가는 물 흐르듯 동작을 연결하는 '플로우' 요소와 더불어 서기, 균형 잡기, 비틀기 자세를 오래 버텨야 하는 특성으로 심장박동수를 높인다.

심혈관 건강을 위해 중요한 또 다른 요소는 호흡법이다. 피곤하지 않게 몸을 움직이려면 산소를 최대한 많이 흡입해야 한다. 즉 얼마나 호흡을 잘 들이마시느냐에 따라 운동 효과가 달라진다. 건강할수록 더 잘 호흡할 수 있다. 모든 요가는 종류를 불문하고 움직임과 호흡을 연결하는 것에 중점을 둔다. 웃자위 호흡법(25쪽 '승리 호흡' 내용을 참고)은 입을 살짝 다문 상태에서 코로 숨을 들이마시고 내쉬는 방법이다. 이 호흡법의 목표는 앉아서 명상할 때나 태양경배 자세를 열 번 반복할 때, 어느 때든 호흡을 침착하게 유지하는 것이다. 요가를 수행할수록 호흡을 잘 다스릴 수 있으며, 궁극적으로 심혈관 건강을 개선할 수 있다.

저명한 요가 지도자 존 슈마허John Schumacher는 요가의 피트니스 효과를 증명하기 위해 52살의 나이에 연구를 진행했다. 그는 미국 메릴랜드주 게이더스버그에 있는 연구소에서 신체기능 테스트를 받고, 심장과 운동능력 회복률을 측정하는 여러 종류의 건강테스트를 받았다. 그 결과 그가 심장병에 걸릴 가능성은 1% 미만으로 나타났다. 그가 하는 운동이라고는 요가와 호흡법뿐이었는데도 말이다!

추천 자세:
태양경배Sun Salutation(44쪽)
전사Warrior II(72쪽)
전사III(74쪽)
물구나무서기Handstand(116쪽)
보트Boat(139쪽)
비튼 의자Revolved Chair(89쪽)

2. 근력과 근육 탄력

이 유형의 피트니스는 근육의 실제 힘과 지구력에 해당한다. 의학적으로도 검증됐듯이 나이가 들수록 골밀도와 근육량은 감소한다. 이는 누구든 피할 수 없는 변화이지만 요가를 통해 효과적으로 대처할 수는 있다. 요가 자세를 반복하면서 근력을 향상할 수 있고, 무게를 지탱하는 동작을 유지하면서 골밀도를 높일 수 있으니 말이다. 게다가 근육이 있으면 운동하지 않더라도 1파운드(약 0.45킬로그램)당 25~50칼로리를 매일 소모하게 된다. 그러니 지금 당장 근육을 만들 이유는 충분하다!

요가의 커다란 매력 중 하나는 덤벨, 헬스 기구, 이 밖에 근력 운동을 위한 비싼 장비 없이도 가능하다는 것이다. 미끄러지지 않는 바닥만 있으면 누구나 요가를 할 수 있다. 수동 변속기로 운전해야 차를 더 잘 이해하고 통제할 수 있듯이, 맨몸으로 운동하면 몸을 더 정확히 알 수 있다. 요가는 스스로 몸을 정렬하고 마음을 가다듬는 방법을 알려주기 때문에 당신은 시작하겠다고 마음먹기만 하면 된다. 이것이 바로 요가의 힘이다.

추천 자세:
- 푸시업Pushup(143쪽)
- 플랭크Plank(141쪽)
- 의자Chair(53쪽)
- 여신Goddess(157쪽)
- 물구나무서기(116쪽)

3. 유연함

요가를 하면 몸이 유연해진다는 사실에는 논란의 여지가 없다. 요가는 확실히 우리의 관점과 몸에 유연함을 더해준다. 영국 요크대 연구진이 중년 여성을 주요 대상으로 실시한 연구에 따르면, 12주 동안 요가를 한 사람들은 영국 국민건강서비스(NHS)의 정기 관리를 받는 사람들보다 허리 기능과 유연함이 큰 폭으로 개선됐다. 나이가 들면서 우리 몸은 수축해 짧아진다. 이렇게 몸의 기동성이 감소하는 것은 만성 통증과 부상을 유발한다. 예컨대 고관절 굴곡근이나 햄스트링 근육이 수축하면 허리가 계속 긴장상태에 놓여 십중팔구 통증에 느끼게 된다. 안 좋은 자세로 인해 굽고 처진 어깨는 목 근육의 피로를 유발하고 턱관절을 굳게 한다. 책상에 앉아 하루 종일 일하는 사람이라면 동의할 것이다! 이럴 때 꾸준히 요가를 하면 근육을 강화하고 늘여 균형 잡힌 몸을 만들 수 있다.

따라서 요가는 완벽한 피트니스 루틴이라고 할 수 있다. 플로우 중심의 동작으로 심혈관 기능을 강화하고, 오랫동안 자세 버티기로 근육 탄력을 키우고, 거의 모든 자세를 통해 유연함을 기를 수 있으니 말이다. 또 요가는 철저히 개인 맞춤형 운동이다. 심장박동수를 높이고 사우나에 온 것처럼 땀을 흘리고 싶으면 빈야사나 파워 요가를 선택하면 된다. 오래 버티기 연습을 하고 싶으면 아헹가 요가가 있다. 그런가 하면 인 요가는 회복 자세를 오래 유지해 몸을 열고 긴장을 푸는 과정에 집중한다. 누구나 자신에게 가장 잘 맞는 요가를 찾을 수 있다.

요가로 피트니스 효과를 보고 싶다고? 그렇다면 실망하지 않을 것이다. 요가의 이점은 이뿐만이 아니다.

승리 호흡

웃자위 호흡: 동작을 멈추고 호흡을 천천히 가라앉힌다. 입을 가볍게 다문 상태에서 코로 들이마시고 내쉬는 호흡을 의식한다. 목구멍 뒤에서 파도 같은 진동이 살짝 느껴질 수 있지만, 최대한 자연스럽게 반응한다. 호흡을 차분하게 가다듬는 행위에만 집중한다.even, relaxed, and smooth.

요가와 다이어트

체중 감량에 성공했다가 요요현상을 겪어본 사람이라면, 다이어트의 세계가 중요한 장면을 잘라낸 〈섹스앤더시티〉 편집본처럼 우리를 좌절시킨다는 말에 공감할 것이다.

바지 위로 불룩 튀어나온 뱃살이 빠지긴 하는 걸까? 2킬로그램만 더 빼면 되는데, 도대체 왜 빠지질 않을까? '왜 살을 빼지 못하는가?'라는 막연한 질문을 스스로에게 던지기에 앞서, 지금 당신의 삶에 어떤 일이

요가로 몸매 가꾸기

벌어지고 있는지를 먼저 둘러보라. 회사에서 스트레스를 받고 있는가? 너무 바빠 헬스장에 가지 못하는가? 건강한 음식 대신 자극적인 음식만 골라 먹고서는 자책하고 있는가? 우리는 다이어트에 성공하고 또 실패한다. 그러나 영원히 롤러코스터를 타듯 성공과 실패를 반복할 수는 없다. 이번에도, 요가가 우리를 구원할 것이다!

2005년 미국 국립암연구소는 건강한 중년 남녀 1만 5,500명을 두 그룹으로 나눠 요가의 효능을 비교 연구했다. 같은 기간 동안 요가를 수행한 집단은 약 2.3킬로그램을 감량했다. 반면 요가를 하지 않은 집단은 약 6.3킬로그램이 늘었다.

요가를 꾸준히 수행하면 체중 증가의 근본 원인일 수 있는 몸의 불균형 문제가 어디서 비롯되는지 알 수 있다. 몸과 마음을 정렬할 때 우리는 마음의 평온을 얻고 중심을 되찾는다. 그리고 예전보다 긍정적이고 건강한 선택을 내려 살이 찌는 이유를 아예 차단할 수 있다. 요가는 태도를 변화시키는 것은 물론, 살을 쉽게 뺄 수 있는 몸 상태를 만든다. 예컨대 요가는 비활동, 긴장, 또는 스트레스로 인해 경직된 근육을 이완한다. 또 근력을 키우고 움직임의 범위를 늘리며 심혈관 건강을 효과적으로 보조한다.

모든 요가는 근육을 길고 탄탄하고 강하게 만들어준다. 하지만 살을 빼려면 무엇보다 칼로리를 태워야 한다! 움직임과 호흡을 자세와 연결하는 빈야사식의 요가 수행은 몸에 열을 내 많은 양의 칼로리를 태워준다. 아쉬탕가와 파워 요가도 효과는 비슷하지만 조심해야 한다. 강도가 아주 세고 입문자에게는 특히 힘들 수 있어 섣불리 선택했다가 잔뜩 겁을 먹어 요가에 영영 발길을 끊게 될지 모른다.

입문자이든 중급자이든 서두를 필요는 없다. 정신 없이 이어지는 연속동작과 낯선 자세를 시도하기에 앞서 기존 자세들을 확실히 이해하는 것이 중요하다. 이는 자기 몸에 폭력을 가해서는 안 된다는 아힘사의 가르침을 따르는 것이기도 하다. 자기 몸을 아끼는 마음으로 합리적인 선택을 차근차근 따르는 것이야말

요가 다이어트에 성공한 실제 사례

임신했을 때 나는 152센티미터에 52킬로그램이었다. 처음 석 달은 단 하루도 빠짐없이 아침 입덧이 올라와 그야말로 악몽이었다. 입덧은 빈 속일 때 특히 심했기에 2시간마다 음식을 먹어 배를 채웠고 구역질이 너무 심해 아무 일도 할 수 없었다. 하루 대부분을 거의 누워서 보냈다. 나머지 일곱 달은 수월했다. 병원을 방문할 때마다 꾸준히 3~4.5킬로그램이 찐 것만 빼면. 마지막 달 몸무게는 79킬로그램까지 불어나고 말았다. 태어날 아기가 20킬로그램이 넘었으면 좋겠다는 생각까지 들 정도였다. 살이 찔수록 몸과 마음은 무거워지고 둔해졌다.

2010년 3월 13일, 건강하고 아름다운 여자아이를 낳았다. 이전에 요가 수업을 들으면서 익혔던 깊은 호흡법이 출산 과정에 엄청난 도움이 되었다. 산파와 함께 한 산후 진료에서 몸무게를 재보니 70킬로그램에 조금 못 미쳤다. 실망스러웠다. 나는 최대한 긍정적으로 생각하려 애썼다. 주변 사람들은 모유수유를 하면 자연스레 살이 빠질 것이라며 날 위로했다. 그러나 그런 일은 내게 일어나지 않았다. 산후 9개월 동안 빠진 살은 겨우 1.8킬로그램이었다.

시간이 흐르면서 나는 내 모습을 혐오하는 나 자신을 견딜 수 없어졌다. 그래서 새해 목표로 식습관을 바꾸고 요가를 시작하기로 결심했다. 온라인 강좌와 스튜디오 수업을 통해 일주일에 서너 번 요가를 연습했다. 느리지만 분명히 살이 빠지기 시작했다. 집에서 요가를 할 수 있다는 것이 무엇보다 마음에 들었다. 딸아이 돌이 지난 후로 내 외형은 눈에 띄게 달라지기 시작했다. 겉모습이 멋지게 변한 것은 물론 기분도 훨씬 나아졌다. 단순히 살만 빠진 것이 아니라 작은 체구에 마구 들러붙은 살 때문에 느꼈던 통증도 함께 사라졌다. 지금까지 나는 18킬로그램을 감량하는 것에 성공했다! 요가가 내 몸과 삶을 변화시켰고 자존감을 되찾아줬다. 무엇보다 내가 바라던 대로 활기찬 엄마가 될 수 있어 기쁘다. 딸이 닮고 싶어 하는 엄마가 된 것 같아 정말 자랑스럽다.

-로라 헬름스(28), 오리건주 포틀랜드

로 살을 빼고 몸매를 유지하는 최상의 방법이다. 이렇게 한번 생각해보자. 수영할 줄 모르는 사람이 호기롭게 다이빙 자세로 수영장에 첨벙 뛰어들었다. 그는 물에서 허우적대는 순간, 멍청해 보이는 팔 튜브를 챙겼어야 했다고 후회할 것이다. 가치 있는 일에는 그만큼 시간을 투자해야 한다는 사실을 기억하며 자존심은 잠시 치워두자.

스트레스 요인

스트레스는 누가 뭐래도 살을 찌우는 최대 원인 중 하나이다. 스트레스가 부신에서 나오는 호르몬 코티솔cortisol의 분비를 촉진한다는 것은 과학적으로 검증된 사실이다. 스트레스가 보통 수준일 때 코티솔은 포도당 대사작용을 돕고 혈압을 조절하며 혈당, 면역력, 염증반응(위협을 인식했을 때의 '투쟁-도피' 반응)을 일정 수준으로 유지한다. 하지만 몸이 높은 수준의 스트레스에 만성적으로 노출되면 코티솔 분비량이 급격히 늘어나 갑상선 기능을 저해하고 골밀도와 근육량을 점차 감소시키며 면역력을 감퇴시킨다. 더구나 복부 지방조직을 두껍게 만들기까지 한다. 그렇다. 스트레스가 당신의 뱃살을 찌우고 있다.

코티솔은 지방과 탄수화물 대사 작용을 촉진해 식욕을 늘린다. 만성적인 스트레스에 노출되면 코티솔 분비량 또한 만성적으로 증가해 식욕이 자꾸만 늘어난다. 이로 인해 당신은 칼로리를 소모하기 위해 예전보다 더 많이 운동해야 한다. 연구에 따르면 코티솔은 유독 복부 지방을 찌우는 경향을 띤다. 복부비만 여성을 대상으로 한 연구들을 살펴 보면, 복부비만 여성은 둔부비만 여성에 비해 코티솔 분비량이 많았고 스트레스를 유발하는 환경에 처한 확률이 높았다.

스트레스를 받는 것 때문에 스트레스를 받는 악순환에 빠져 있다면, 앞으로는 하던 일을 잠시 멈추고 호흡을 가다듬어보자! 그리고 스스로에게 질문을 던져보자. 이 스트레스는 어디서 왔으며 내 행동에 어떤 영향을 미치고 있는가? 스트레스 유발 환경에 놓이면 폭식, 흡연, 음주, 불량음식 섭취 등 건강하지 않은 행동에 빠지기 쉽다. 그러나 이제 우리에게는 최고의 건강보조제인 요가가 있으니 이런 것들에 의존할 필요가 없다.

요가는 '나쁜 습관 파괴자'로 불려야 마땅하다. 단 몇 주만 해도 스트레스 때문에 형성된 나쁜 습관들을 거의 바로잡을 수 있다. 2011년 어느 연구에 따르면, 영국 대학교 직원들을 대상으로 6주 동안 한 시간씩 총 여섯 번의 요가 수업을 듣게 하자 참여자들의 웰빙과 회복탄력성이 증가했다. 또 참여자들은 요가를 하지 않은 사람들에 비해 맑은 정신, 에너지, 자신감의 영역에서 스스로에게 더 높은 점수를 매겼다. 마음을 차분하게 하고 자신을 되돌아보게 하는 요가는 마음을 안정시키고, 집중력을 높이고, 스트레스 통제력을 강화한다. 그러니 이제 깊이 호흡하며 요가 매트를 펼친 다음, 단 15분이라도 요가를 수행하자. 그러면 스트레스가 달아나고 건강이 찾아올 것이다.

CHAPTER 4

잘 챙겨 먹는 기술

요가를 시작으로 식습관 바로잡기

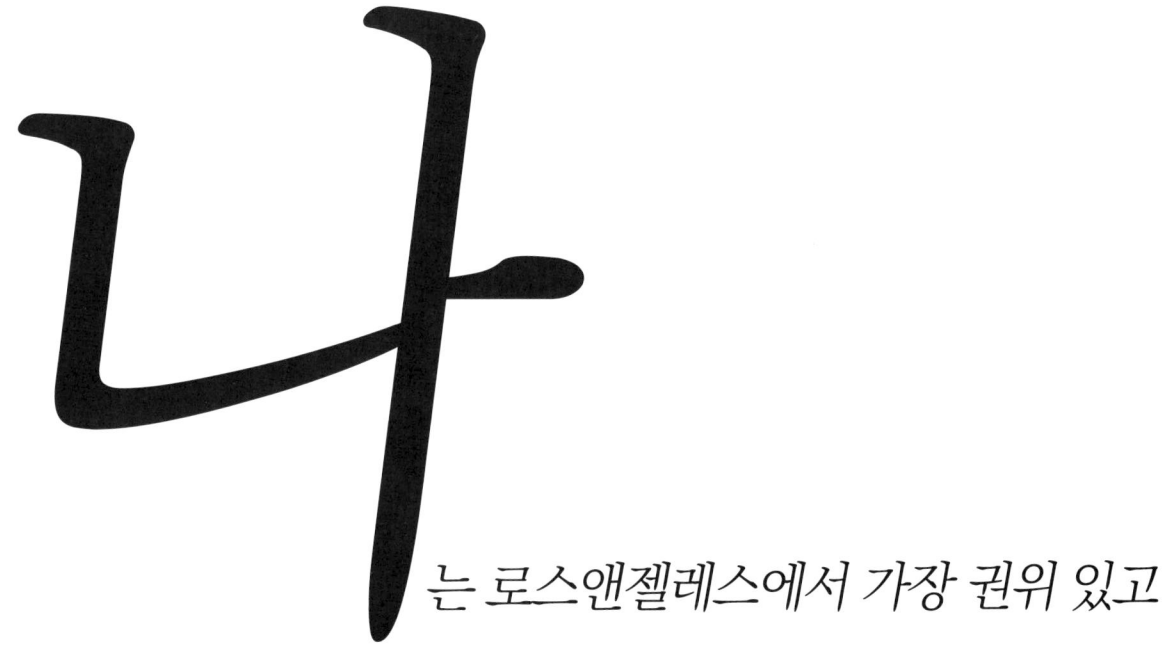

나는 로스앤젤레스에서 가장 권위 있고 최상급 요가 수행자들이 모인 요가 스튜디오에서 요가를 배웠다. 이곳 사람들은 체형도 키도 제각각이었지만 남녀 할 것 없이 모두 아름다웠으며 바리시니코프(구소련 출신의 세계적인 무용가―옮긴 이)처럼 우아하게 몸을 쓸 줄 알았다. 잔 근육이 잡힌 그들의 몸은 흠잡을 데 없이 완벽하게 허공을 가로질렀다. 나는 감탄하며 그 광경을 지켜보았다. 한 수행자는 내게 대학을 갓 졸업한 몸이 변하는 것을 두 눈으로 똑똑히 보게 될 것이라고 말했다. 그리고 단 6개월 만에 정말 그런 일이 일어났다! 허리 치수가 2인치 줄어들었고, 전에 없던 근육이 자리 잡았으며, 지구력이 갈수록 강해졌다.

요가를 시작으로 식습관 바로잡기

이러한 신체적 변화는 요가가 가져다준 반가운 결과였지만 달라진 식습관 덕분이기도 했다. 나는 대학생 때부터 파스타, 맥앤치즈, 크림치즈 샐러드, 멕시코 음식을 즐겨 먹었다. 그런데 요가를 진지하게 수행하면서 입맛이 바뀌기 시작했다. 언젠가부터 신선한 과일, 푸른 채소, 스무디, 기름지지 않은 음식이 당겼다. 맛집에서 저녁 식사를 거하게 먹거나 벤앤제리스(유명 아이스크림 브랜드—옮긴 이) 아이스크림 한 통을 다 비우고 난 다음 날에는 몸이 무거워져 요가 수행을 망치기까지 했다.

요가를 계속 수행하면서 나는 내 몸이 진짜 원하는 것에 귀 기울이기 시작했다. 이를테면 '허기'와 '갈증'을 구분할 수 있게 됐고, 언제 특정 영양소가 부족하다고 느끼는지 깨달았다. 전부 다 먹어치울 작정으로 식당 메뉴를 훑어보거나 보이는 대로 음식을 무조건 해치우고 보던 과거와 달리, 내가 얼마나 배부른지를 스스로 판단하기 시작했다.

「미국영양학회 저널」에 실린 한 연구는 대부분 여성으로 구성된 참여자 집단을 대상으로 마음챙김 식사mindful eating 설문조사(MEQ)를 실시했다. 그 결과, 요가는 다른 운동들에 비해 MEQ 점수가 높았다. 걷기를 비롯해 적절하거나 격렬한 수준의 신체활동은 MEQ 점수가 높지 않았다. 우리의 최종 목표는 각자 몸과 하루 스케줄에 맞춰 생활 루틴을 짜고, 이를 의식적이고 건강한 식습관으로 보완하는 것이다. 요가를 시작하면 이 두 가지를 아주 효과적으로 결합할 수 있다. 우리는 3장에서 요가 자세들이 건강을 어떻게 강화하는지 알아보았다. 요가는 스트레스를 해소하기도 해 우리가 음식 앞에서 조금 더 균형 잡히고 현명한 선택을 내릴 수 있도록 한다. 이제 요가가 어떻게 식욕을 억제하고 당신의 미각을 바꿔 스마트한 선택을 내리게 하는지 알아보자.

요가 수업 전, 먹을까 말까?

모범 답안은 요가 전 2시간부터 아무 것도 먹거나 마시지 말라는 것이다. 수영 전 음식을 먹지 말라고 하는 것과 같은 이유에서다. 수영장 바닥이나 요가 매트 위에서 속이 뒤틀리기를 바라는 사람은 없을 테니 말이다. 배가 부른 채 몸을 움직이면 그 자체로 불편하기도 하고, 그 상태에서 깊숙이 비틀기, 거꾸로 서기, 후굴 자세까지 하게 되면 주체할 수 없을 정도로 심각한 소화 문제를 겪게 된다! 내 말을 믿어도 좋다. 수업 도중 가스를 참느라 곤욕을 치르거나, 속에서 부글대는 소리로 옆 사람 눈치를 보고 싶지는 않을 것이다. 또 과식은 몸을 굼뜨게 한다. 기운과 체력을 뺏어가 몸의 움직임과 깊은 동작을 방해한다.

너무 배고파서 머리가 멍해지거나 아침에 요가를 수행하고 싶다면, 음식을 섭취하되 간단하게 해결하라. 과일, 아몬드 버터, 차, 또는 약간의 요거트 정도면 충분하다. 제대로 된 식사는 요가 후로 미루되 요가를 끝내자마자 바로 달려 들어서는 안 된다. 요가 직후 과식은 메스꺼움을 유발할 수 있기 때문이다. 우선 몸의 열기를 식혀라. 물을 충분히 마시고 샤워한 다음에 건강한 식사를 하라. 몸이 당신에게 고마워 할 것이다.

'2시간 금식' 규칙은 음료수 섭취에도 똑같이 적용된다. 배에 물이 가득 차 있으면 뱃속이 출렁거린다는 느낌이 들고, 화장실을 자주 들락날락하느라 요가 플로우를 깨트리게 된다. 게다가 다른 수행자들의 플로우까지 방해하고 말 것이다. 요가 수행 도중 물을 마시는 것도 그다지 권하지 않는다. 지금까지 항상 물병을 들고 다닌 사람에게는 날벼락 같은 소리일 것이다.

Chapter 4

하지만 이렇게 권하는 데에는 분명한 이유가 있다. 우선 요가는 몸 안에 열을 내는 것이 주된 목표이다. 단련을 통해 발생하는 열은 마음속 잡념과 몸속 칼로리를 태운다. 그런데 물을 마시면 이 열기가 가라앉고 만다. 그러니 요가를 수행하면서 계속 물을 찾기보다 몸안에 열이 계속 쌓이도록 내버려두라! 몸이 더워져 땀이 나는 것은 몸속에서 '디톡스'가 일어나고 있다는 뜻이다. 이제 이 디톡스에 대해 이야기하고자 한다.

술과 요가

놀지도 못하고 일과 요가만 한다면 우리 인생은 정말 따분할 것이다. 게다가 밤에 밖에서 신나게 놀아서는 안 될 이유도 없다. 물론 다음 날 요가를 하며 독소를 빼낼 때 몸에서 마가리타 향이 올라올 것을 감수해야 하지만. 처음 20분은 그야말로 죽을 맛이겠지만, 견뎌야 한다! 그 고통을 겪어야 땀이 배출된다. 비틀기 자세로 몸의 독소를 짜내면 결국 몸이 더 맑고 깨끗해질 것이다. 224쪽에 나와 있는 '숙취 연속동작'을 참고하면 술 마신 다음 날에도 푹 자고 일어난 주말 아침 같은 기분을 느낄 수 있다.

요가는 파티 다음 날의 디톡스를 돕는 것은 물론, 건강을 지키면서 술을 적당히 마시도록 해준다. 요가를 계속 하다 보면 최상의 몸 상태에서 요가를 수행하고 싶다는 욕심이 생긴다. 늦게까지 과음하면 다음 날 고난도 자세를 유지하는 몸의 능력에 문제가 생긴다는 것을 잘 알기에 과음 욕구가 자연스레 줄어든다. 즉 요가 자세는 샤프롱 부인(사교장에 나가는 젊은 여성을 보살피는 사람—옮긴이)처럼 애정을 담아 우리를 보살피며 옳은 길로 이끈다.

육식동물의 딜레마

하드코어 요가 수행자들은 '비폭력'을 의미하는 아힘사를 철저히 따라 비건 또는 비육식주의자가 되는 경우가 많다. 아힘사는 다양하게 해석되지만, 일반적으로 동물을 죽이거나 육류 내지 육류 부산물을 섭취하지 말아야 할 근거가 된다. 나는 기분을 좋게 하는 음식을 먹어야 한다고 굳게 믿고 있지만, 무엇이든 요가 수행자의 관점에서 바라볼 수밖에 없으며 음식 문제도 예외가 아니다. 채식 경험이 없으나 호기심을 갖고 있다면, 바로 지금이 채식을 시도할 타이밍이다. 요가는 몸의 움직임에 집중하므로 붉은 고기처럼 몸을 무겁게 하는 음식에 대한 욕구를 줄여줄 수 있다. (물론 정반대로 욕구를 더 키울지도 모른다!) '고기 없는 월요일' 운동에 동참해 육류 소비를 줄이면서 몸의 반응을 살펴보라. womenshealthmag.com에 가면 유용한 레시피와 아이디어를 아주 많이 확인할 수 있다.

결론은 몸에 가장 좋은 선택을 하되 '잘' 선택하자는 것이다. 즉 의식적으로 선택해야 한다. 샐러드를 한 접시 가득 먹든 두꺼운 스테이크를 썰어 먹든 간에 그 음식 재료가 어디서 왔고, 몸에 어떤 변화를 일으키며, 나아가 이 사회에 어떤 영향을 미치는지 의식하자.

의식적으로 먹기

입을 벌리고 음식을 집어넣는 순간, 우리의 사고 회로는 그대로 멈춰 버리곤 한다. 씹고, 삼키고, 또 먹고. 그저 기분을 전환하고 싶어 아무 생각 없이 먹는다. 또 음식에 관해서는 '혼수상태'에 빠져 그 음식이 어디서 왔고 무엇으로 이뤄졌는지 전혀 알지 못한다. 육류를 소비할 때 이러한 무지에서 벗어나는 것이 무엇

요가를 시작으로 식습관 바로잡기

보다 중요히다. 우리가 섭취하는 육류 대부분은 소규모 농장이 아니라 대형 가축 공장에서 생산된다. 공장에서 동물들은 비자연적인 환경에 놓인다. 비좁은 공간에 갇힌 채 영양분과 옥수수 같은 비육제를 공급 받으며, 비정상적인 환경에서도 건강을 유지할 수 있도록 항생제, 비타민 보충제, 성장 호르몬을 주입 받는다. 이렇게 생산된 고기를 소비하는 것은 공장식 축산 시스템을 지지하는 것과 다르지 않다.

좁은 공간에 여러 마리의 동물을 몰아넣는 것은 환경 보호 관점에서도 부적절하다. 축산업은 많은 양의 대기와 수질 오염을 유발하며, 사육장을 짓기 위해 벌채되는 산림은 연간 세계 벌채량의 80%에 달한다. 또 가축 공장에서 육류를 생산한 다음 운송·가공해 유통하는 과정에서 화석연료를 많이 소비하게 되는데, 이 화석연료는 빠르게 고갈되고 있을 뿐 아니라 기후변화에 악영향을 미친다. 한 마디로 정리하자면, 일반 축산업은 단단히 잘못됐다. 그렇다면 우리는 무엇을 할 수 있을까? 친환경적인 방식으로 육류를 소비하는 세 가지 방법을 알아보자.

1. 유기농 고르기

항생제, 첨가 호르몬, GMO, 기타 약물을 주입 받지 않고 만들어진 고기를 소비하자.

유기농으로 자란 동물은 사육 과정에서 질병에 걸리지 않는 이상 약물을 주입 받지 않는다. 또 유전자 조작 사료를 먹지도, 유전자 조작 과정을 거치지도 않는다. 가축 공장에서 자라는 동물들보다 훨씬 더 건강한 환경에서 사육되고, 실험실 시험관에서 만들어진 사료보다 훨씬 나은 유기농 사료를 공급 받는다. 앞으로는 식품 포장지에 유기농 인증이 붙어 있는지 확인하자.

2. 인도적·윤리적인 사육 방식을 지지하기

공장식 축산의 광경은 끔찍하다. 동물은 철저히 상품으로만 취급돼 태어나 죽을 때까지 비좁은 케이지에 갇혀 살거나 한 우리에 빽빽하게 모여 단 한 발자국도 움직이지 못한다. 식품 라벨에 '방목', '케이지 프리', '목초 사육' 같은 표현이 있는지 확인하라. 이러한 라벨이 붙은 상품은 조금 비싼 편이지만, 당신은 그 돈을 인도적으로 생산된 먹거리와 당신의 건강에 값지게 쓸 수 있다.

3. 로컬푸드 찾아 먹기

가까운 지역 농장에서 만들어진 육류를 구매하면 탄소발자국(사람의 활동이나 상품을 생산·소비하는 과정에서 발생하는 이산화탄소의 총량—옮긴 이)을 줄이는 것에 기여할 수 있다. 농장이 가까울수록 식품을 실어 나르는 거리가 짧아지고, 결과적으로 화석연료 소비량이 줄어든다. 또 규모가 작거나 가족끼리 운영하는 농장에서는 소와 닭 같은 가축을 단순히 도축하기 위해 사육하기보다 다양한 목적으로 기르는 경우가 많다. 식료품점이나 농산물 직판장에서 로컬푸드를 구매할 때, 당신이 지불한 돈은 다국적 식품 기업이 아니라 지역 경제에 환원된다. 그러니 가능하면 가까운 지역에서 생산된 유기농 육류를 골라 먹자. 당신의 선택이 당신의 건강, 지역사회, 나아가 온 세계를 이롭게 한다.

신선한 시작

육식주의자, 비육식주의자, 비건 중 어느 유형이든, 무엇을 먹을지 결정하는 데 유용한 정보는 그 어느 때보다 차고 넘친다! 「우먼즈헬스」나 womenshealthmag.com, 또는 mindbodygreen.com에 있는 내 블로그를

Chapter 4

방문하면 유용한 레시피와 건강 정보를 충분히 얻을 수 있다. 요가 루틴과 함께 마음챙김 식사를 시작할 준비를 마쳤다면, 새로운 것을 받아들일 공간을 만들기 위해 오래된 것을 비워내는 작업이 필요하다. '청소cleanse'를 해야 한다는 말인데, 여기서 청소가 옷장 정리를 이야기하는 것은 당연히 아니다! '전신 청소'는 독소를 배출하고 과거의 나쁜 습관을 깨부수기에 아주 좋은 방법이다. 보통 요가 수행자들을 1년에 몇 차례씩 이 요법으로 몸을 비워낸다. 새로워지기 좋은 때인 환절기에 많이들 실시하는데, 그 목적은 몸 시스템을 재부팅하고, 질병을 치유하고, 꿈쩍 않는 몸무게를 감량하고, 몸의 본래 리듬과 식사 패턴을 회복하는 것에 있다.

이미 알려진 몸 청소 요법은 아주 많다. 그 중 무엇이 가장 좋은지 어떻게 알 수 있을까? 널리 알려진 방법으로는 '메이플 시럽 다이어트'로 알려진 마스터 클렌즈Master Cleanse요법이 있다. 마스터 클렌즈는 메이플 시럽, 레몬, 카옌페퍼 등을 넣은 정제수를 이용해 몸을 청소하는 방법이다. 가령 아침에 일어나 소금물을 마신 다음, 종일 메이플 시럽 물을 마시다가 변비에 좋은 차로 하루를 마무리한다. 할 수 있겠는가? 보통은 이틀에서 많게는 2주 동안 이 요법을 따르는데, 하루 이틀만 지나도 몸 안의 모든 독소를 빼내기에 충분하다. 평소 활동량이 많은 사람에게는 이 요법을 권하지 않는다. 그러나 몸을 정말 재부팅하고 싶고, 시간이 조금 걸리더라도 인내심을 갖고 몸의 본래 방향을 되찾고 싶다면 이 요법을 추천한다.

마스터 클렌즈 못지않게 유명한 해독주스juice cleansing 요법은 정말 간편하다! 딱딱한 음식과는 잠시 결별하기로 하고, 착즙기 또는 믹서기를 꺼낸다. 온갖 종류의 과일, 채소, 허브를 다양하게 조합해 갈아 마시면 끝이다. 이러한 재료에는 필수 영양소가 대부분 들어 있어 해독하는 동안 체력을 유지할 수 있다. 해독주스 요법은 3~10일 동안 지키는 것이 좋다. 이 요법에 앞서 생채소와 신선한 과일 섭취량을 늘려 몸을 적응시키고, 요법을 끝내고 난 후 다른 음식 섭취량을 서서히 늘려나가는 것이 이상적이다. 또 식이섬유 섭취가 부족할 수 있으니 잠들기 전 변비에 좋은 차나 식이섬유 음료, 차전자피 등을 챙겨 마시기를 권한다. 효소와 항산화물질로 가득 찬 이 청소 요법은 안전한 방식으로 몸을 치유하고 체내 독소를 배출한다.

해독주스 요법을 진행하는 동안 당을 과다 섭취하지 않도록 조심하라. 흔히 입문자들은 건강식이라고 안심해 달달한 과일주스를 마음껏 마시곤 하는데, 그러다 보면 설탕과 칼로리를 과다 섭취하기 쉽다.

벌써부터 씹어 먹는 음식 맛이 그리워지는가? 물론 이해한다. 개인적으로 나는 몸 청소 요법의 굉장한 팬이지만 영양부족에 걸리고 싶지는 않다. 그래서 로스앤젤레스에 거주하는 홀리스틱 영양학자 데비 킴 박사와 함께 '미니 청소minicleanse' 요법을 개발했다. 이는 당신의 몸을 재부팅하고, 나쁜 식습관을 억제하고, 음식에 대한 관점을 바꿀 것이다. 즉 단순히 몸을 청소하는 것에 그치지 않고 음식을 선택할 때 당신의 생각을 재조립할 것이다. 음료 마시기를 통한 청소 방법은 대단한 효과를 발휘하지만, 다른 음식을 다시 먹기 시작했을 때 무엇을 먹어야 좋은지 알려주지는 않는다. 여기서 제안하고자 하는 몸 정화 프로그램은 신선하고 균형 잡힌 느낌의 스무디와 맛있고 깨끗한 음식을 소개한다.

처음에는 3일을 목표로 잡고 이후에도 체력이 괜찮으면 10일 동안 이 요법을 수행하라. 최종 목표는 21

요가를 시작으로 식습관 바로잡기

일 동안 요법을 지키는 것으로, 옛 습관을 깨부수고 새 습관을 만들기 위해서는 적어도 이 정도 시간이 필요하다고 한다. 이 요법에 도전하고 싶은 독자를 위해 아래 표에 3일 동안 따라할 수 있는 레시피와 지침을 정리했다.

미니 청소 요법은 기본적이고 건강한 유기농 식품으로 만드는 요리 레시피를 소개하며, 과도하게 가공되거나 달달한 음식을 멀리할 수 있도록 정보를 제공한다. 당신은 이 요법을 다양한 목적, 이를테면 체중 감량, 소화기능 회복, 에너지 증진, 혈당 균형 잡기, 혈압 관리, 정신·정서적 건강 균형 잡기, 피부 개선 등을 위해 활용할 수 있다. 무엇보다 이제 막 자리 잡은 요가 습관과 더불어 좋은 식습관을 형성하고 건강히 먹는 방법을 터득할 수 있다.

킴 박사와 캐스린이 추천하는 3일 청소 요법

이 요법을 지키는 동안 가공식품을 멀리하라. 박스, 병, 캔에 포장된 음식을 입에도 대지 말아야 한다. 신선한 음식, 가능하다면 유기농 식품만을 먹는 것이 이 요법의 목표이다. 아래 내용에 구애 받지 않고 창의적으로 레시피를 만들어도 좋다. 수프나 본식을 먹을 때 샐러드를 곁들이거나 다른 변화를 주는 것은 좋지만, 꼭 신선한 재료를 쓰도록 하라. 아침이나 간식용으로 스무디 두 잔을 만들어도 괜찮다. 당신이 스무디를 얼마나 잘 만들 수 있는지 시험해보라. 스무디에 기본 재료(잎채소, 아마인유, 단백질 파우더)를 넣고 난 다음에는 마음껏 창의력을 발휘해도 좋다!

1일차			2일차			3일차		
아침: 스무디 (36쪽) **간식:** 쏘쿨 오이 샐러드 (37쪽)	**점심:** 아스파라거스 수프와 시금치 샐러드 (38쪽과 37쪽) **간식:** 디핑 소스를 곁들인 채소 1컵 (37쪽 드레싱 중 택일)	**저녁:** 햄 없이 만든 그린에그 (39쪽) **밤참:** 믹스베리 1컵	**아침:** 스무디 (36쪽) **간식:** 레몬 디핑 소스를 곁들인 아티초크 찜 (39쪽)	**점심:** 생토마토 바질 수프와 아루굴라 샐러드 1컵 (38쪽과 37쪽) **간식:** 완숙 또는 반숙 달걀	**저녁:** 간편히 손질한 맛있는 연어와 퀴노아 (39쪽) **밤참:** 스무디 (36쪽)	**아침:** 스무디 (36쪽) **간식:** 디핑 소스를 곁들인 채소 1컵 (37쪽 드레싱 중 택일)	**점심:** 고구마 수프와 케일 샐러드 (38쪽과 37쪽) **간식:** 스무디 (36쪽)	**저녁:** 크런치 샐러드와 킴 박사표 그린 수프 (37쪽과 38쪽) **밤참:** 믹스베리 1컵

Chapter 4

오늘도 날씬해 보이는 각도를 찾고 있는가?

나는 스물한 살에 로스앤젤레스에 도착했다. 요가 강습으로 생활비를 벌면서 배우의 꿈을 좇을 생각이었다. 캐스팅 매니저와의 첫 만남은 아직도 어제 일처럼 생생하다. 그녀는 키 158센티미터에 49킬로그램 가까이 되는 내 몸을 힐끔 보더니 웃긴 주인공 친구 역에 어울리겠다고 평했다. 주인공을 맡으려면 적어도 4~5킬로그램을 빼고 오라는 것이다. 감사하게도 요가는 내게 극단에 치우치지 않은 균형 잡힌 삶의 가치를 일깨워주었다.

2009년 「대체의학회지」에 실린 연구에 따르면, 요가 수행은 폭식 문제로 힘들어 하는 여성들에게 도움이 된다. 연구진은 폭식 장애를 겪는 여성들을 무작위하게 두 집단으로 나눠 연구를 진행했는데, 12주 동안 요가 프로그램을 받은 집단에게서 폭식 증상이 감소했다.

내 가까운 친구인 애슐리 스와이더-세불카는 이 문제를 직접 경험했다. 그녀는 초등학교에서 괴롭힘을 당한 열한 살 때부터 심각한 섭식장애를 앓았다. 해가 거듭할수록 상태는 계속 나빠졌고, 급기야 몸무게가 34킬로그램이 될 지경에 이르러 병원에 입원하기까지 했다. 스무 살 요가를 시작하기 전까지 두어 차례 더 병원 신세를 졌다. 처음에 그녀는 몸을 완벽하게 가꿔주는 새로운 방법 정도로 요가를 생각했다. 하지만 요가를 계속하면서 자신의 태도가 바뀌는 것을 경험했다. "요가를 통해 나는 다른 사람들에게 인정받기 위해 완벽한 몸매를 가꿀 필요가 없다는 것을 깨달았습니다. 나는 이미 이 모습 그대로 받아들여졌고 사랑 받고 있으니까요. 무엇보다 내가 나 자신을 사랑하니까요."

섭식장애는 어떠한 정신질환보다 사망률이 높다. 특히 거식증은 15~24세 여성들의 목숨을 앗아가는 최대 사망원인으로, 이 연령대에서 거식증으로 인한 사망률은 다른 사망원인에 비해 12배나 높다. 만일 섭식장애를 앓고 있다면, 종합적인 치료법과 함께 요가를 병행해 병을 이겨내고 스스로를 사랑하는 방법을 터득했으면 한다. 당신의 몸과 영혼을 받아들여라. 몸무게가 변해도 그 안에 존재하는 당신의 진짜 모습은 변하지 않는다. 그 모습을 되찾고 당신이 얼마나 강인하고 아름다운 존재인지에 기뻐하라!

자신감이 떨어진다고 느낄 때 다음과 같은 만트라를 기억하자.

- 내 몸은 완벽하다.
- 4~5킬로그램이 찌든 빠지든 나는 여전히 멋지다.
- 나는 내 힘과 몸의 주인이며 그것에서 자신감을 얻는다.
- 아름다움은 그것을 보는 자의 눈에 존재하며, 내 눈에는 내가 최고다.

레시피

새로운 식습관 세우기는

진실하고 오래가는 건강의 바탕을 이룬다. 그러나 탄수화물, 칼로리, 지방 함량, 콜레스테롤 중 무엇에 신경 써야 할지 결정하기란 쉽지 않다. 이 장에서 소개할 간편 레시피들을 참고하면 맛과 만족도를 포기하지 않으면서 자연식 위주의 식단을 꾸릴 수 있다. 유기농과 동물복지 식품을 최대한 사용하도록 항상 의식하자.

간편 스무디 만들기

스무디는 만들기 쉽고 맛도 좋다! 스무디를 만들 때 항상 이 재료들을 첨가하라.

- 케일, 적근대, 콜라드 그린, 비트 이파리, 시금치와 같은 잎채소 1~2컵
- 샐러리 1대
- 작은 페르시안 오이 1개
- 아마인유 1~2작은술
- 단백질 파우더와 슈퍼푸드 파우더 1숟갈씩

기호에 따라 과일 1컵과 물 또는 코코넛워터 1컵을 넣은 뒤 간다.

내가 가장 선호하는 조합을 소개한다. 여기에 구애받지 말고 자신만의 레시피를 만들어도 좋다!

- 파파야와 파인애플
- 딸기와 블루베리(원한다면 그레이프프루트 ½개 첨가)
- 바나나와 라스베리(원한다면 라임즙 첨가)

샐러드

Chapter 4

케일 샐러드

재료:
적당한 크기로 자른 케일 1묶음, 올리브오일 2큰술, 소금, 귤 1개, 아보카도 ½개

1. 큰 그릇에 자른 케일을 넣고 올리브오일과 소금을 넣어 버무린다. 잎의 숨이 가라앉도록 10분 동안 기다린다.
2. 귤과 아보카도를 잘라 넣어 케일과 섞는다.
3. 드레싱과 곁들여 먹는다 (아래 레시피 참고).

드레싱:
사과식초 ¼컵, 천연 아가베 시럽 1큰술, 참기름 1큰술, 소금 약간(손가락으로 한 번 집은 정도)
작은 그릇에 위 재료를 넣고 잘 섞는다.

*이 샐러드를 식사 대용으로 먹을 때에는 익힌 퀴노아 1컵을 첨가한다.

시금치 샐러드

재료:
시금치 1봉지, 손질해 적당한 크기로 자른 회향, 완숙 달걀 슬라이스, 적당한 크기로 자른 적환무 조각, 구운 연어

1. 그릴 팬에 올리브오일을 두른 후 팬을 달군다. 연어 양면에 올리브오일, 소금, 후추를 가볍게 뿌린다.
2. 연어를 앞뒤로 각각 4~5분씩, 또는 표면이 불투명해질 때까지 익힌다.
3. 중간 크기 그릇에 시금치, 회향, 달걀, 적환무를 넣고 섞는다.
4. 전통 아보카도 드레싱과 잘 버무린 다음 연어 위에 얹어 내놓는다(아래 레시피 참고).

전통 아보카도 드레싱:
올리브오일 ½컵, 증류 화이트 식초 ¼컵, 저민 마늘 2쪽, 말린 타임 1작은술, 말린 오레가노 1작은술, 라임즙(1개), 아보카도 ½개, 소금 약간

믹서기에 위 재료를 넣고 잘 섞는다.

아루굴라 샐러드

재료:
아루굴라 1봉지, 뼈와 껍질을 제거한 구운 닭가슴살 ½조각, 적당한 크기로 자른 아보카도 ¼조각, 딸기 2~3개 슬라이스

1. 중간 크기 그릇에 위 재료를 넣고 잘 섞는다.
2. 라스베리 사과식초 비네그레트 드레싱을 따로 곁들여 내놓는다(아래 레시피 참고).

라스베리 사과식초 비네그레트 드레싱:
사과식초 ⅓컵, 올리브오일 ½컵, 라스베리 ⅓컵, 레몬즙(½개), 아가베시럽 1작은술

믹서기에 위 재료를 넣고 잘 섞는다.

크런치 샐러드

재료:
적당한 크기로 자른 로메인 상추, 사과 ¼조각, 적당한 크기로 자른 페르시안 오이 ½개, 뼈와 껍질을 제거한 구운 닭가슴살 ½조각

1. 중간 크기 그릇에 위 재료를 넣는다.
2. 크림치즈 느낌이 나는 스위트 아보카도 드레싱을 넣고 잘 섞는다(아래 레시피 참고).

크림치즈 느낌이 나는 스위트 아보카도 드레싱:
아보카도 ½개, 저민 마늘 1쪽, 레몬즙(½개), 소금 약간, 브래그스 프리미엄 영양효모 시즈닝Bragg's Premium Nutritional Yeast Seasoning 1큰술, 아가베 시럽 1작은술

믹서기에 위 재료를 넣고 잘 섞는다.

쏘쿨 오이 샐러드

재료:
페르시안 오이 3개, 그레이프토마토(또는 방울토마토) 12~15알

1. 오이 끝을 손질한 다음 세로로 4등분하고 잘게 썰어 그릇에 담는다.
2. 같은 방식으로 그레이프토마토를 손질한 후 그릇에 함께 담는다.

드레싱:
엑스트라버진 올리브오일 2큰술, 씨를 제거한 다음 잘게 자른 붉은 할라페뇨 고추 ½개(손질할 때 비닐장갑을 꼭 착용할 것), 잘게 자른 민트잎 1큰술, 잘게 자른 샬롯(작은 양파) ½개, 사과식초 1큰술, 소금, 간 후추

1. 병에 엑스트라버진 올리브오일, 붉은 할라페뇨 고추, 민트잎, 샬롯, 사과식초를 담고 잘 섞은 후 오이와 토마토 위에 붓는다.
2. 내용물을 잘 버무린 다음 소금과 후추로 맛을 낸다.

37

요가를 시작으로 식습관 바로잡기

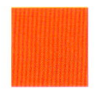 ## 수프

생토마토 바질 수프

재료:
속을 파낸 토마토 2개, 마늘 3쪽, 씨를 제거한 할라페뇨 고추 ½~1개(손질할 때 비닐장갑을 꼭 착용할 것), 신선한 바질 1컵, 노란 양파 또는 단 양파 ¼개, 엑스트라버진 올리브오일 ¼컵, 소금 ½ 작은술, 간 후추, 물 1컵, 라임즙 (선택사항)

믹서기나 만능 조리기구에 위 재료를 넣고 잘 섞는다. 라임즙은 기호에 따라 빼도 무방하다.

고구마 수프

재료:
고구마 1개, 버터 2큰술, 적당한 크기로 자른 샐러리 2대, 적당한 크기로 자른 양파 ½개, 적당한 크기로 자른 당근 3개, 저민 마늘 2쪽, 소금 약간, 유기농 닭고기 육수 2½컵, 계피가루 1 작은술, 커민 1작은술

1. 176도(°C)로 예열한 오븐에 고구마를 1시간 또는 푹 익을 때까지 굽는다. 다 익은 고구마의 껍질을 벗겨낸다.

2. 팬에 버터를 녹인 다음 샐러리, 양파, 당근, 마늘을 7~10분 동안 볶아 부드럽게 만든다. 육수를 부은 다음 5~10분 동안 끓인다.

3. 내용물을 믹서기 또는 만능 조리기구에 옮겨 담은 다음 으깬 고구마, 계피가루, 커민을 넣는다. 걸쭉해질 때까지 잘 섞거나 조리한다.

아스파라거스 수프

재료:
올리브오일 ¼컵, 껍질을 벗긴 다음 적당한 크기로 자른 양파 ½~1개, 소금, 간 후추, 딱딱한 끝을 잘라낸 아스파라거스 1묶음, 저민 마늘 3쪽, 닭고기 또는 채소 육수 2컵, 영양효모 시즈닝 1 큰술(선택사항)

1. 팬에 올리브오일을 두르고 중불에서 열을 가한다. 부드러워질 때까지 양파를 볶는다. 마늘을 첨가해 1~2분 더 볶는다. 소금과 후추로 맛을 낸다. 아스파라거스를 넣고 줄기가 밝은 녹색이 될 때까지 볶는다. 육수를 부은 다음 10분 동안 끓인다.

2. 내용물을 믹서기 또는 만능 조리기구에 옮겨 담은 다음 걸쭉해질 때까지 잘 섞거나 조리한다.

킴 박사의 그린 수프

재료:
적근대와 시금치 2컵씩, 3등분한 주키니 호박 1개, 깨끗이 씻어 손질한 그린빈 1컵, 파슬리 ¼컵

1. 냄비에 채소, 주키니, 그린빈을 넣고 채소가 잠길 만큼(3~4컵) 물을 넣은 다음 센 불로 끓인다. 채소가 선녹색을 띠면 불을 약하게 줄인다. 파슬리를 넣은 다음 불을 끄고 잠시 식힌다.

2. 내용물을 믹서기 또는 만능 조리기구에 옮겨 담은 다음 걸쭉해질 때까지 잘 섞거나 조리한다.

3. 기호에 따라 양파, 마늘, 허브, 기타 향신료를 추가해도 좋다.

*이 수프는 배변 활동을 도와 변비로 고민하는 사람들에게 아주 좋다.

본식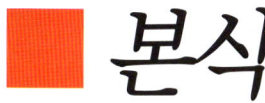

햄 없이 만든 그린에그

재료:

레드·화이트·블랙 퀴노아 믹스 1컵, 닭고기 육수 1¾컵, 엑스트라버진 올리브오일 2큰술+1작은술(드리즐용), 물 2컵, 벨루가 렌틸 1컵, 커민 1작은술, 카레 가루 1작은술, 계피가루 1작은술, 저민 마늘 3~4쪽, 유기농 어린 시금치 1봉지, 고춧가루 ½작은술, 소금, 간 후추, 달걀 1개, 줄기 부분을 잘게 자른 쪽파 2뿌리 또는 부추 1묶음

1. 퀴노아를 물에 담가 10분 동안 물을 충분히 흡수시킨다. 물에서 꺼내 가볍게 두드려 물기를 제거한다. 중간 크기 냄비를 중불과 센 불 사이에서 가열한 후 말린 퀴노아를 넣는다. 필요할 경우 저어가며 향이 올라올 때까지 5분 동안 굽는다. 그 위에 육수를 붓고 약간의 소금과 올리브오일을 끼얹는다. 저어가며 끓이다 불을 줄인다. 뚜껑을 닫은 다음 15분 동안, 또는 내용물이 물기를 모두 흡수하고 퀴노아가 보슬보슬해질 때까지 끓인다.

2. 또 다른 중간 크기 냄비에 물과 렌틸을 넣고 센 불로 가열한다. 적당히 끓이다가 약한 불로 계속 끓인다. 커민, 카레 가루, 계피가루를 추가한다. 20분 동안, 또는 내용물이 물기를 모두 흡수하고 렌틸이 익을 때까지 계속 끓인다. 큰 그릇에 퀴노아와 렌틸을 함께 넣어 섞는다. 촉촉한 맛을 좋아한다면 마지막에 올리브오일 1작은술을 끼얹어라.

3. 팬에 올리브오일 2큰술을 두르고 중불과 센 불 사이에서 가열한다. 1~2분 동안 마늘을 볶다가 노릇해지면 시금치, 고춧가루, 소금, 후추를 추가한다. 내용물을 저어가며 볶고, 특히 채소 이파리를 푹 익힌다. 이파리가 충분히 익어 처음보다 3분의 1 가까이 줄어들었으면 기름을 뺀 내용물을 옮겨 담는다.

4. 접시에 시금치를 담고 그 위에 퀴노아와 렌틸 믹스를 보기 좋게 올린다. 팬을 중불로 다시 달군 다음 달걀을 깨트려 5분 동안, 또는 흰자가 충분히 익을 때까지 조리해 써니사이드업(한쪽만 익힌 반숙 달걀—옮긴 이)을 만든다. 완성된 달걀을 퀴노아와 렌틸 믹스 위에 얹고 쪽파 줄기 등을 고명으로 얹어 꾸민다.

간편히 손질한 맛있는 연어

재료:

아가베시럽 2작은술, 알래스카산 야생연어 1덩어리, 소금

1. 연어 양면에 아가베시럽을 바른 다음 소금을 뿌린다.

2. 가스레인지 또는 그릴을 사용해 그릴 팬 또는 일반 팬을 센 불에서 예열한다. 중불과 센 불 사이에서 연어를 앞뒤로 각각 4~5분씩 구워 표면이 불투명해질 때까지 익힌다.

레몬 디핑 소스를 곁들인 아티초크 찜

재료:

다진 마늘 2쪽, 월계수잎 1장, 손질한 아티초크 1개, 엑스트라버진 올리브오일 ¼컵, 레몬즙(1개), 영양효모 시즈닝 3~4큰술, 말돈Maldon 소금 약간

1. 찜기에 물과 함께 마늘과 월계수잎을 넣는다. 끓기 시작하면 아티초크를 채반 위에 놓고 30~45분 동안 익혀 부드럽게 만든다.

2. 작은 그릇에 올리브오일, 레몬즙, 영양효모 시즈닝, 소금을 넣고 섞는다.

아티초크 잎과 속을 레몬 디핑 소스에 찍어 먹으면서 음미한다.

CHAPTER 5
필수 요가 자세
몸과 마음을 행복하게 하는 모든 동작들

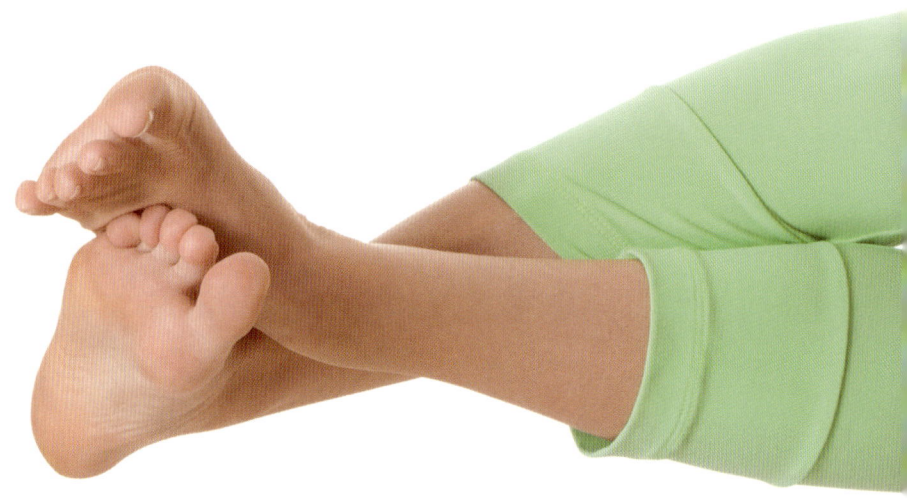

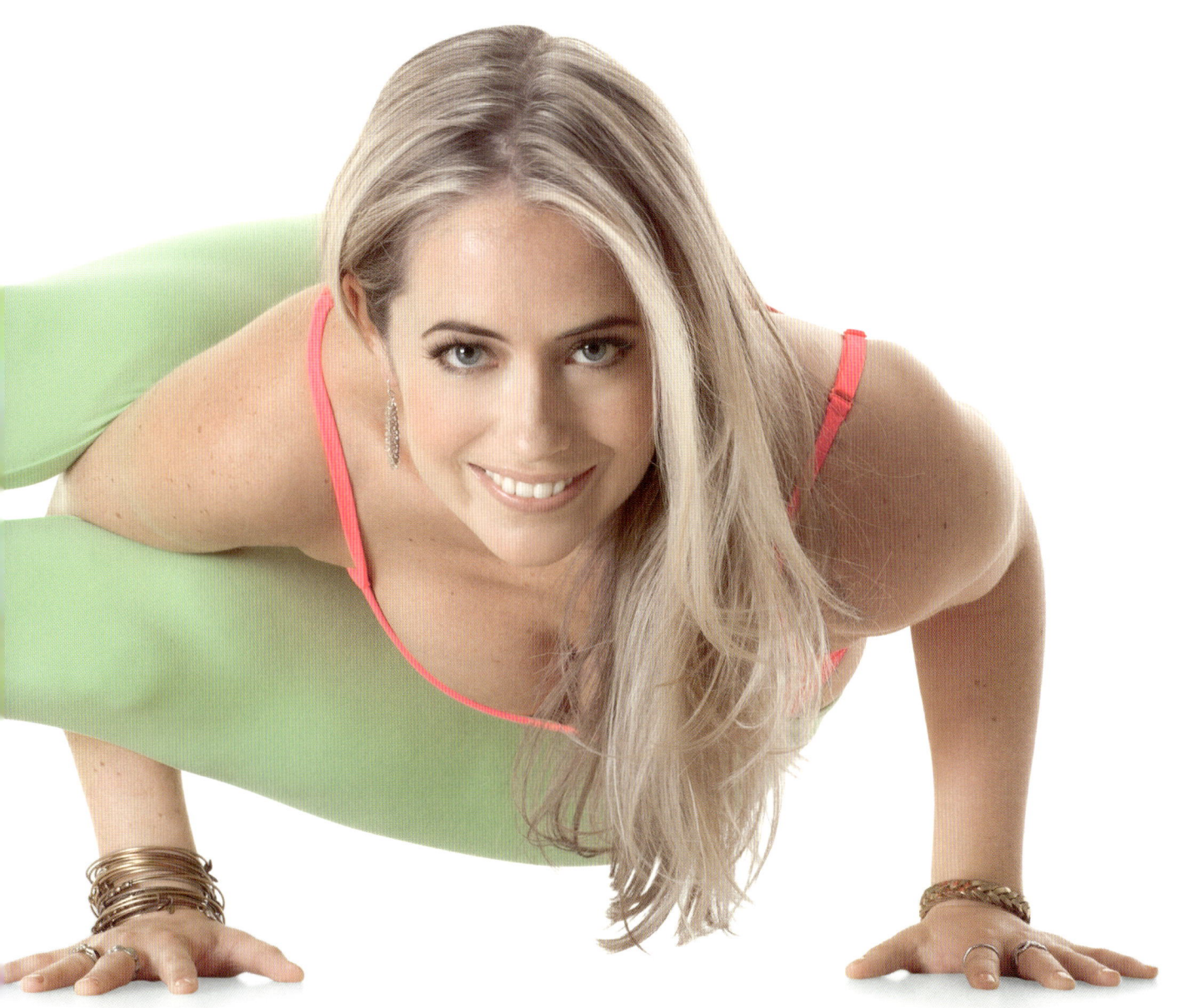

이제 매트를 펼치고 요가를 시작할 시간이다!

이 장은 핵심 요가 자세들을 태양경배, 서기 자세, 앉은 자세, 거꾸로 서기, 팔로 균형 잡기, 후굴, 코어, 회복 자세 등 다양한 종류로 묶어 소개한다. 대부분의 자세마다 변형 자세가 함께 나와 있으므로 각자 몸 상태에 따라 조절하길 바란다.

    다시 한 번 명심하라. 로마제국은 하룻밤에 세워지지 않았다! 충분히 시간을 투자해 자세와 연속동작을 익혀라. 언제나 유머감각을 잃지 말고, 기분이 좋아지기 위해 요가를 한다는 사실을 유념하라. 좌절감이 든다면 잠시 멈춰도 좋다. 다양한 시간대에 요가를 연습해 언제 가장 효과적인지도 알아보아라. 당신의 요가 여정은 이제 시작이다!

Chapter 5

필수 자세와 연속동작

태양경배 A (44쪽)

산Mountain
머리 위로 팔을 뻗은 산Mountain with Arms Overhead
서서 하는 전굴Standing Forward Fold
서서 하는 반 전굴Half Standing Forward Fold
플랭크
푸시업
위로 향한 개Upward Facing Dog
아래로 향한 개
서서 하는 반 전굴
서서 하는 전굴
머리 위로 팔을 뻗은 산
산

태양경배 B (52쪽)

산
의자Chair
서서 하는 전굴
서서 하는 반 전굴
플랭크
푸시업
위로 향한 개
아래로 향한 개
전사 I
푸시업
위로 향한 개
아래로 향한 개
전사 I
푸시업
위로 향한 개
아래로 향한 개
서서 하는 반 전굴
서서 하는 전굴
의자
산

서기 자세 (66쪽)

산
아래로 향한 개
소Cow와 고양이Cat
화환Garland
전사 I
전사 II
초승달Crescent
전사 III
역전사Reverse Warrior
사이드 앵글Side Angle
비튼 사이드 앵글Side Angle Revolved
삼각Triangle
비튼 삼각Revolved Triangle
반달Half Moon
사탕수수Sugar Cane
비튼 반달Revolved Halfmoon
서서 다리 찢기Standing Split
물구나무서기
다리 넓게 벌린 전굴Wide-Leg Forward Fold
엄지발가락 잡고 서기Standing Big Toe Extension
의자
비튼 의자
나무Tree
독수리Eagle

앉은 자세 (92쪽)

편안히 앉기Comfortable Seat
막대Staff
앉은 전굴Seated Forward Fold
무릎 향해 머리 숙이기Head to Knee
비틀어 무릎 향해 머리 숙이기 Revolved Head to Knee
앉아서 비틀기Seated Twist
앉은 반 물고기Seated Half-Fish
다리 넓게 벌려 앉은 전굴Wide-Angle Seated Forward Bend
다리 넓게 벌려 균형 잡기Wide-Leg Balance
바운드 앵글Bound Angle
소 얼굴Cow Face
영웅Hero
찢기Split
외비둘기Single Pigeon
쌍비둘기Double Pigeon
바늘에 실 꿰기Thread the Needle
행복한 아기Happy Baby
가볍게 척추 비틀기Simple Spinal Twist

거꾸로 서기 (110쪽)

돌고래Dolphin
머리로 서기Headstand
두 팔과 머리로 삼각 서기Tripod Headstand
팔뚝으로 균형 잡기Forearm Balance
전갈Scorpion
물구나무서기
물구나무서서 전갈Handstand Scorpion
쟁기Plow
어깨로 서기Shoulder Stand

팔로 균형 잡기 (120쪽)

까마귀Crow
측면 까마귀Side Crow
사이드 플랭크Side Plank I
사이드 플랭크 II
하늘을 나는 비둘기Flying Pigeon
팔에 힘줘 균형 잡기Arm Pressure Balance
반딧불이Firefly

후굴 (128쪽)

코브라Cobra
위로 향한 개
메뚜기Locust
활Bow
낙타Camel
다리
떠받친 다리Supported Bridge
위로 향한 활Upward Facing Bow
와일드 싱Wild Thing
춤의 왕King Dancer

코어 (138쪽)

보트
반 보트Half Boat
플랭크
포어암 플랭크Forearm Plank
푸시업

회복 자세 (144쪽)

벽에 다리 올리기
누워서 엄지발가락 잡기Reclined Big Toe
누워서 바운드 앵글Reclined Bound Angle
송장Corpse(사바아사나)
아기 자세Child's Pose

기타 필수 자세 (150쪽)

아랫배 올리기Lower-Belly Lifts
와이퍼 복근 운동Windshield-Wiper Abs
손끝 복근 운동Fingertips Abs
비틀며 복근 운동Twisted Lowering Abs
작은 꾸러미Tiny Little Package
앉아서 가볍게 비틀기Gentle Seated Twist
여신
코를 향해 무릎 숙이기Knee-to-Nose
벽에 기댄 반 강아지Half Dog at Wall
손가락 스트레칭Finger Stretches

태양경배 A

태양경배는 요가 수업을 시작할 때 몸의 온도와 유연성을 높이기 위해 주로 수행되는 기본 연속동작이다. 일상이나 운동을 시작하기에 더할 나위 없이 좋은 방법이다. 이 동작을 수행하면 지난 날의 문제들을 떨쳐내 활기차게 새로운 날을 시작할 수 있다.

이제 나올 자세들을 하나씩 따라하며 함께 태양을 경배해보자! 이 루틴을 익히면 몸을 모든 방향으로 움직여 이완하고 강화할 수 있으며, 더 긴 호흡의 요가를 수행할 수 있게 된다. 이 자세들을 연속 수행할 때에는 몸이 리듬에 따라 움직일 수 있도록 순서를 따라야 한다. 그리고 자세를 바꿀 때 언제 숨을 들이마시고 내뱉어야 하는지 기억하라. 절대 서둘러서는 안 된다! 자세를 바꾸기 전 모든 호흡을 마무리해야 한다. 자, 이제 이 과정을 즐길 차례다!

팁: 각자 몸 상태에 맞춰 동작을 변형해도 좋다. 허리가 약한 사람은 서기 자세를 할 때 무릎을 살짝 구부려라. 상체를 숙이는 자세에서 손으로 땅을 짚는 것이 힘들면 정강이를 잡거나 블록을 이용해도 된다.

팁

각자 몸 상태에 맞춰 동작을 변형해도 좋다. 허리가 약한 사람은 서기 자세를 할 때 무릎을 살짝 구부려라. 상체를 숙이는 자세에서 손으로 땅을 짚는 것이 힘들면 정강이를 잡거나 블록을 이용해도 된다.

1 산

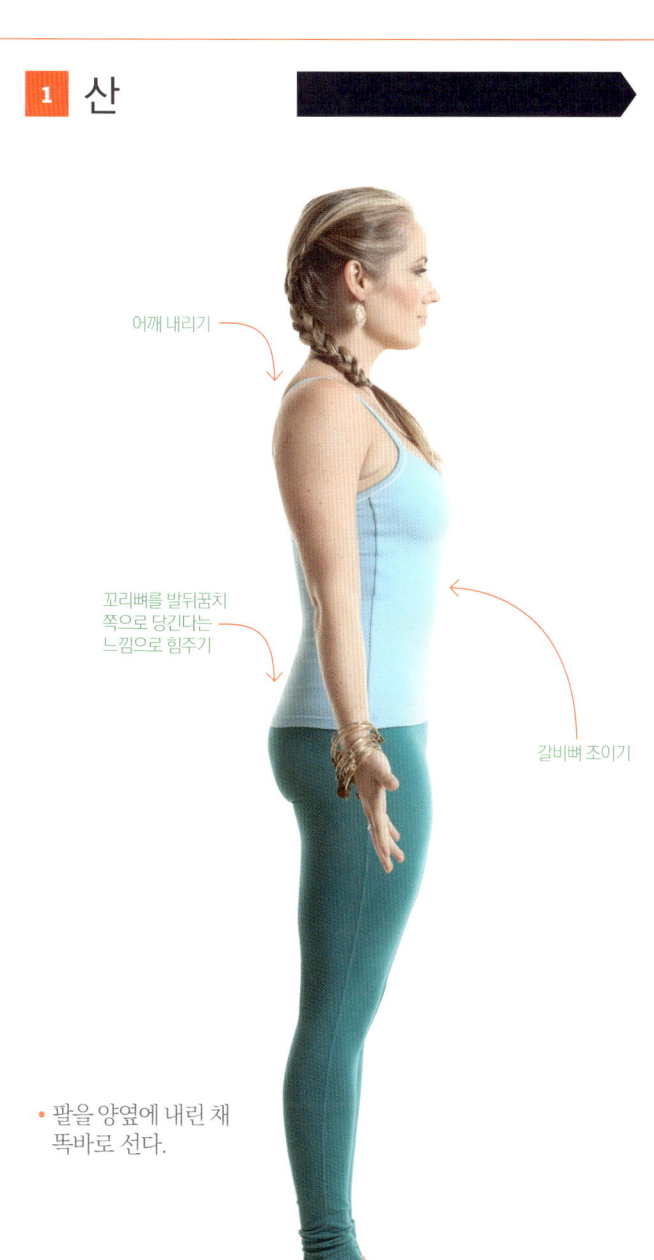

- 어깨 내리기
- 꼬리뼈를 발뒤꿈치 쪽으로 당긴다는 느낌으로 힘주기
- 갈비뼈 조이기

• 팔을 양옆에 내린 채 똑바로 선다.

2 머리 위로 팔을 뻗은 산

Chapter 5

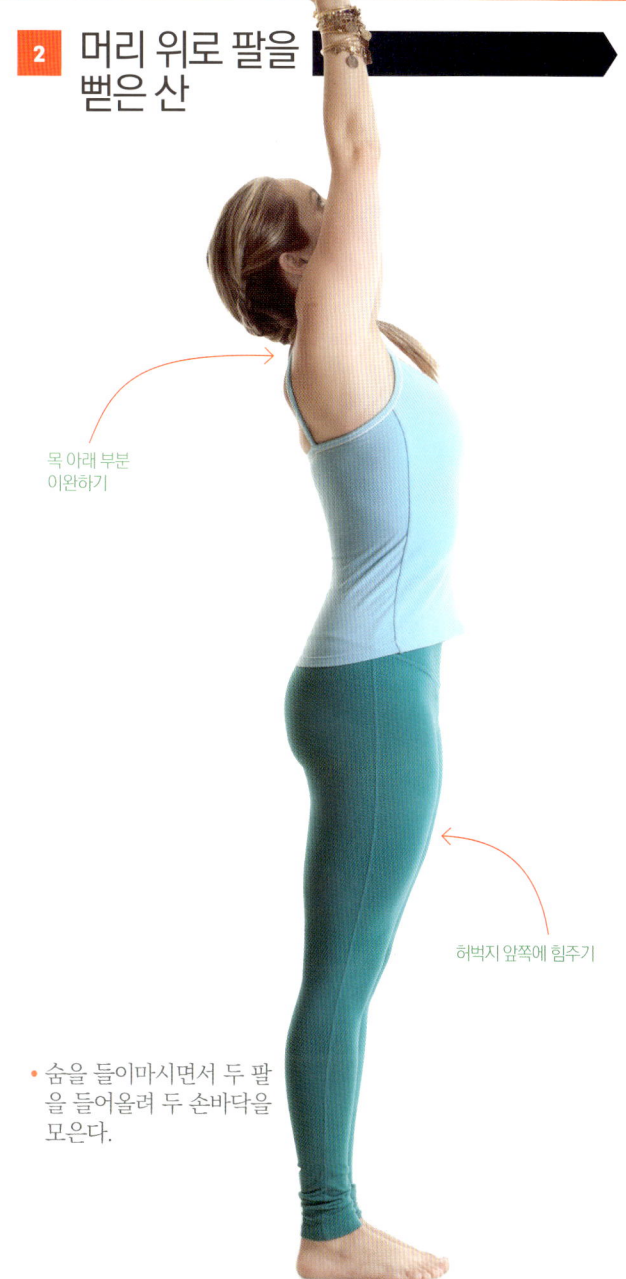

- 목 아래 부분 이완하기
- 허벅지 앞쪽에 힘주기

• 숨을 들이마시면서 두 팔을 들어올려 두 손바닥을 모은다.

태양경배 A

3 서서 하는 전굴

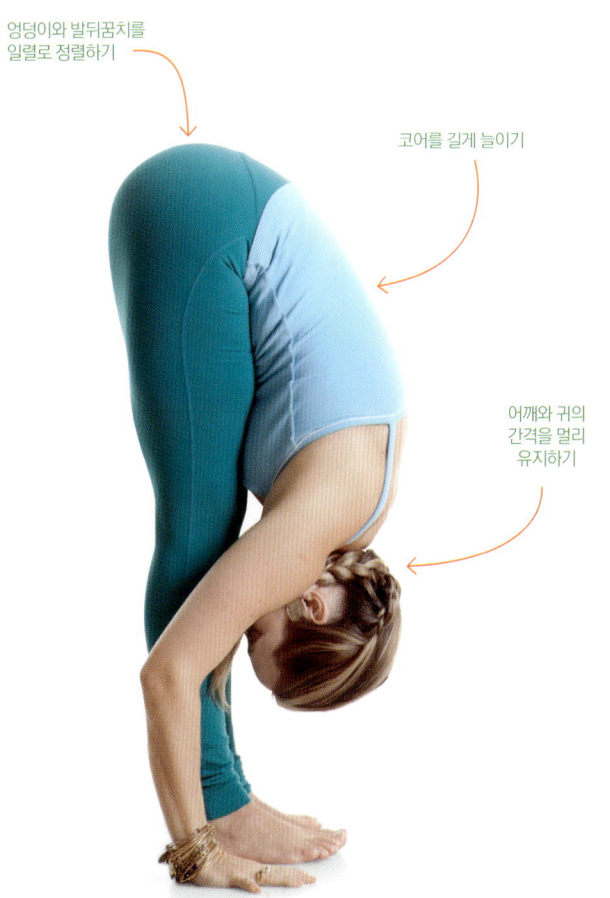

- 엉덩이와 발뒤꿈치를 일렬로 정렬하기
- 코어를 길게 늘이기
- 어깨와 귀의 간격을 멀리 유지하기

• 숨을 내쉬면서 엉덩이에서부터 상체를 앞으로 숙여 다리를 일자로 유지한 채 손으로 바닥을 짚는다.

4 서서 하는 반 전굴

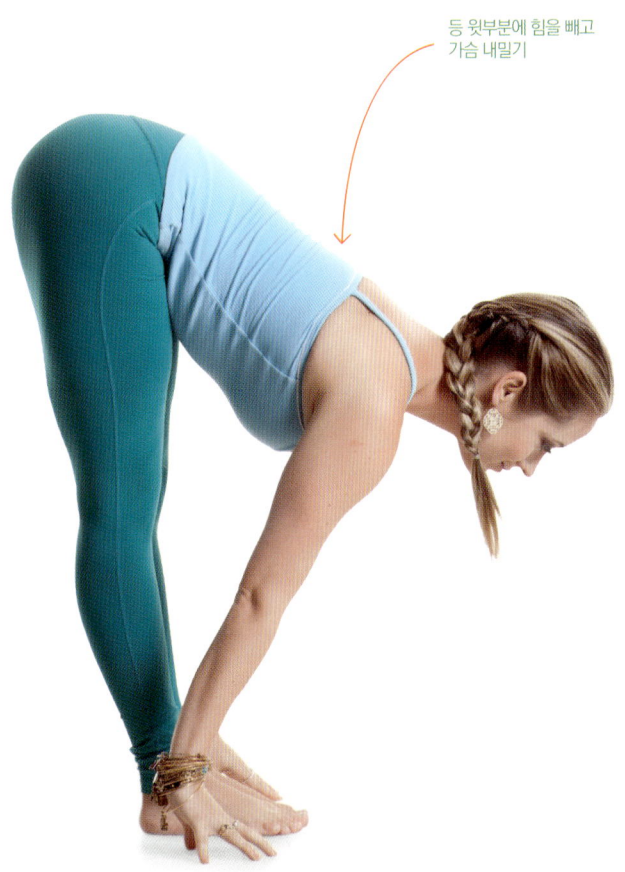

- 등 윗부분에 힘을 빼고 가슴 내밀기

• 손을 바닥에 둔 채 숨을 들이마시면서 정면 바닥을 보고 가슴을 내민다.

Chapter 5

5 플랭크

- 손바닥으로 바닥을 평평하게 짚은 다음 숨을 내쉬면서 뒤로 걸어가 플랭크 자세를 만든다.

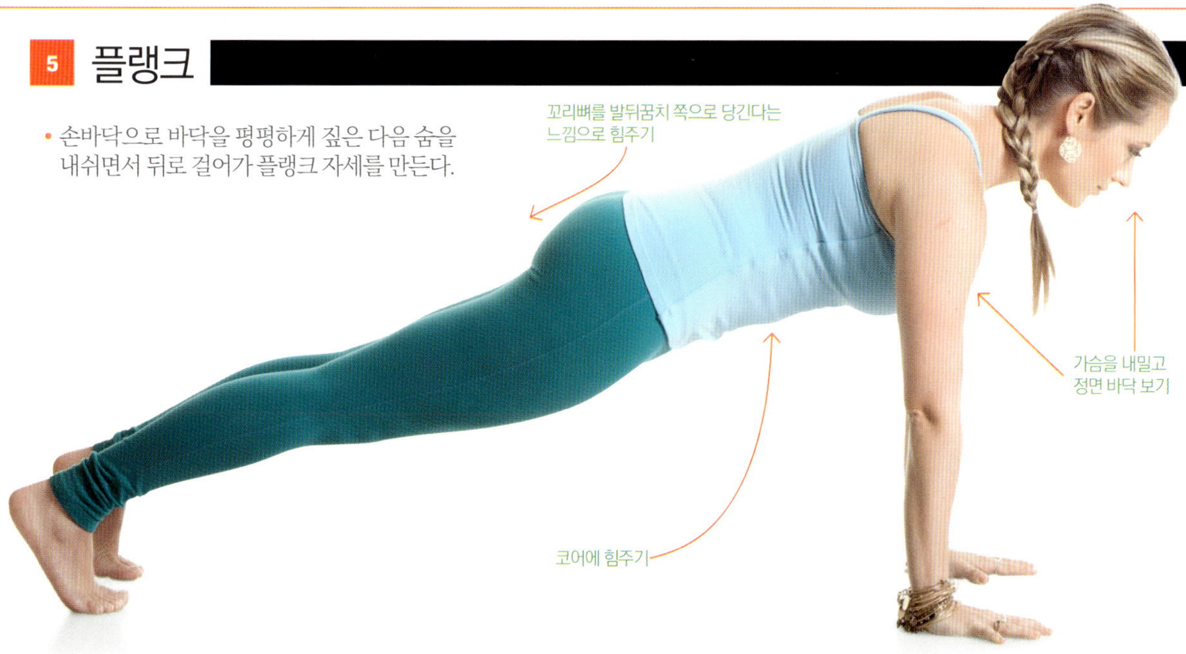

꼬리뼈를 발뒤꿈치 쪽으로 당긴다는 느낌으로 힘주기

가슴을 내밀고 정면 바닥 보기

코어에 힘주기

6 푸시업

- 자세를 낮춰 푸시업을 실시한다. 4번 자세(서서 하는 반 전굴)에서 바로 푸시업 자세로 넘어가도 된다.

목 아래 부분은 그대로 두고 시선만 정면 바닥으로 향하기

어깨뼈 끝을 등으로 끌어내리기

허벅지에 힘주기

팔꿈치를 갈비뼈 쪽으로 당기기

가슴 내밀기

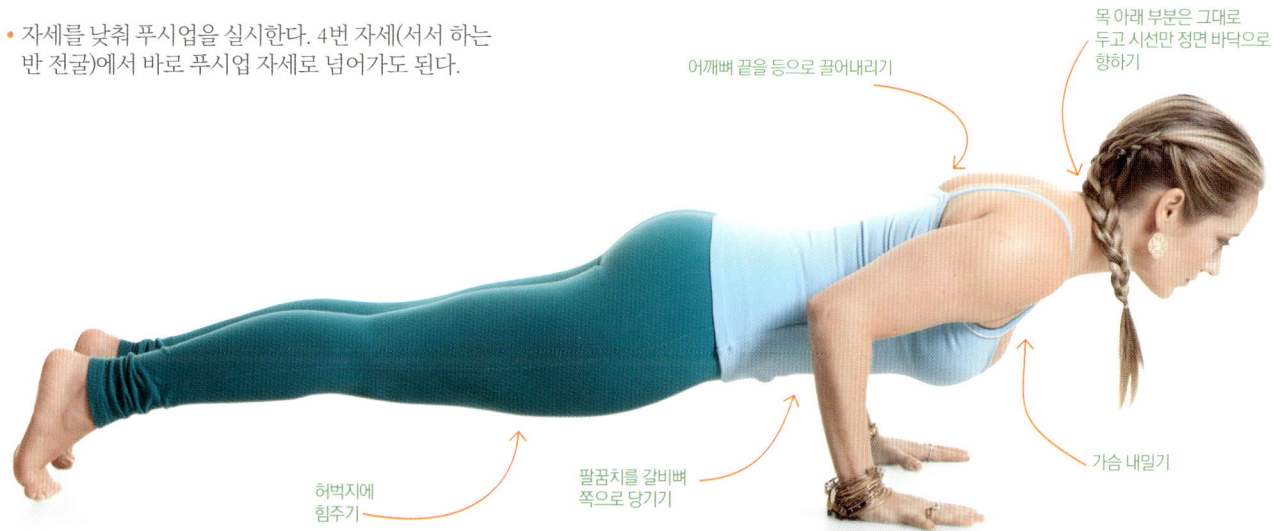

태양경배 A

7 위로 향한 개

- 숨을 들이마시면서 발등과 발가락을 바닥에 내려놓고 바닥을 밀며 가슴을 위로 들어올린다.

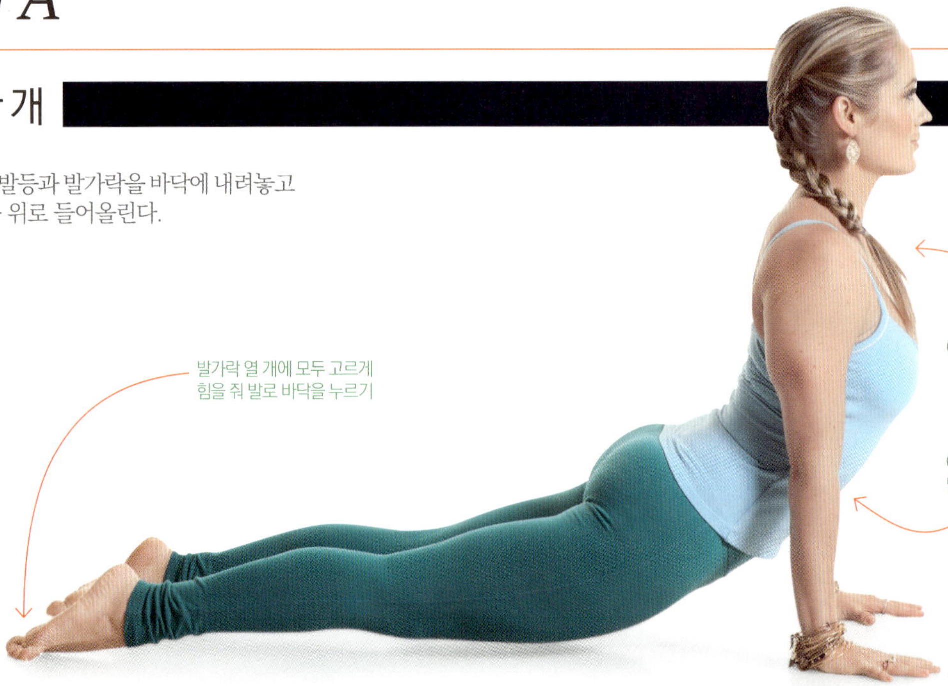

발가락 열 개에 모두 고르게 힘을 줘 발로 바닥을 누르기

어깨를 뒤로 말아 젖히기

아랫배를 함께 밀어 올리기

8 아래로 향한 개

- 숨을 내쉬며 다시 발바닥으로 서면서 엉덩이를 일으켜 뒤로 보낸다.
- 호흡을 5번 반복한다.

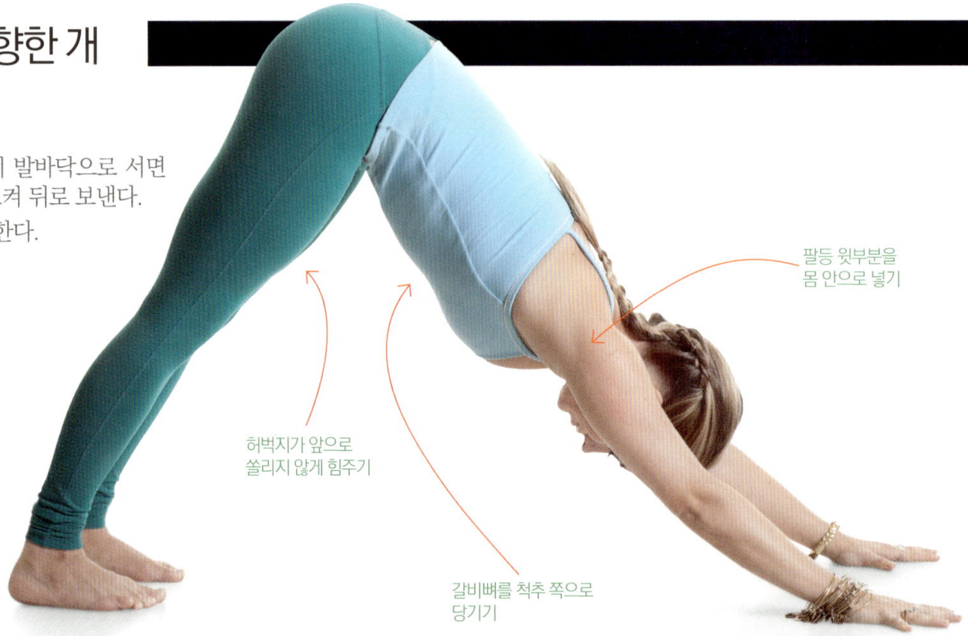

팔등 윗부분을 몸 안으로 넣기

허벅지가 앞으로 쏠리지 않게 힘주기

갈비뼈를 척추 쪽으로 당기기

Chapter 5

10 서서 하는 전굴

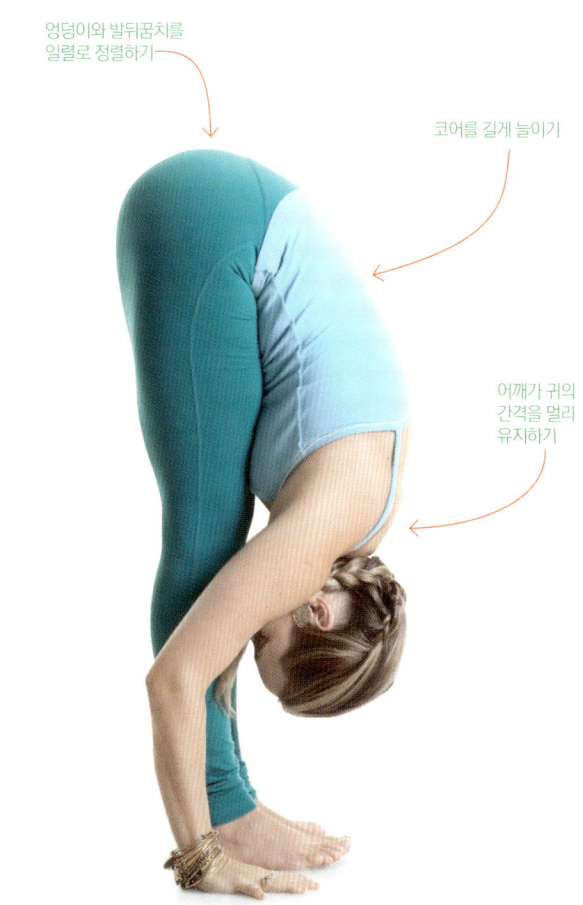

- 엉덩이와 발뒤꿈치를 일렬로 정렬하기
- 코어를 길게 늘이기
- 어깨가 귀의 간격을 멀리 유지하기

• 숨을 내쉬면서 상체를 다리 앞으로 숙인다.

9 서서 하는 반 전굴

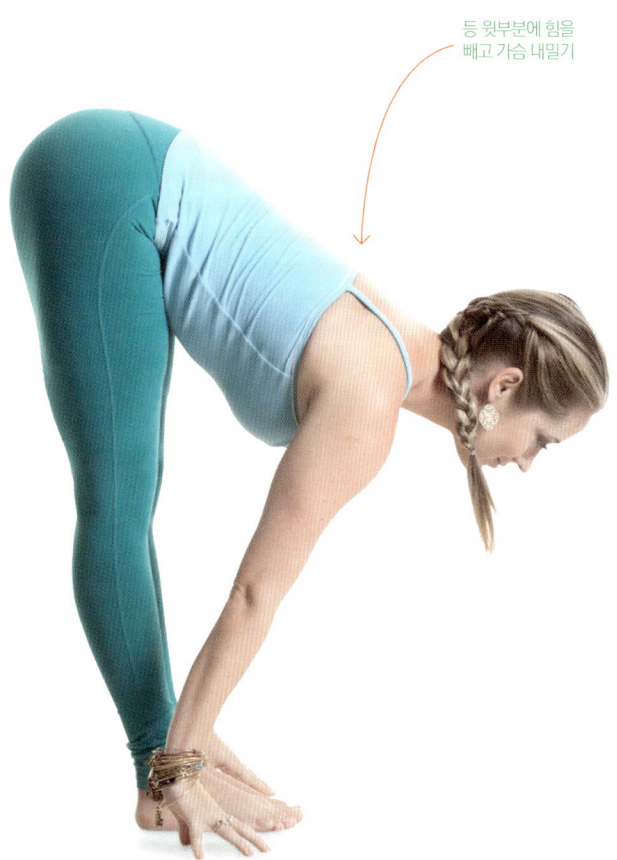

- 등 윗부분에 힘을 빼고 가슴 내밀기

• 숨을 들이마시고, 다리 뒤쪽으로 팔을 길게 뻗고 무릎을 구부리면서 앞을 바라본다.
• 숨을 내쉬고, 발을 내딛거나 앞으로 점프하며 뒤로 뻗은 두 손을 맞잡도록 해본다.
• 시선과 가슴을 펴면서 숨을 내쉰다.

49

태양경배 A

11 머리 위로 팔을 뻗은 산

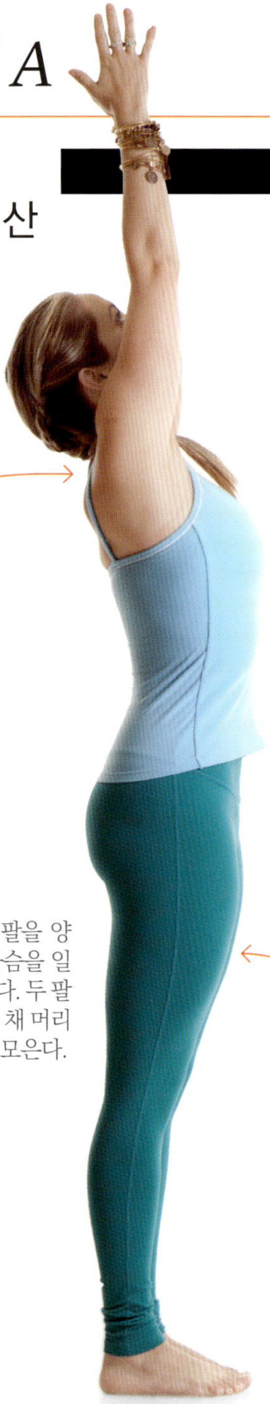

- 목 아래 부분 이완하기
- 허벅지 앞쪽에 힘주기

• 숨을 들이마시면서 팔을 양 옆으로 넓게 뻗고 가슴을 일으켜 세워 똑바로 선다. 두 팔을 꼿꼿이 위로 뻗은 채 머리 위에서 두 손바닥을 모은다.

12 산

- 어깨 내리기
- 꼬리뼈를 발뒤꿈치 쪽으로 당긴다는 느낌으로 힘주기
- 갈비뼈 조이기

• 숨을 내쉬면서 두 팔을 다시 내려 처음 산 자세로 돌아온다.

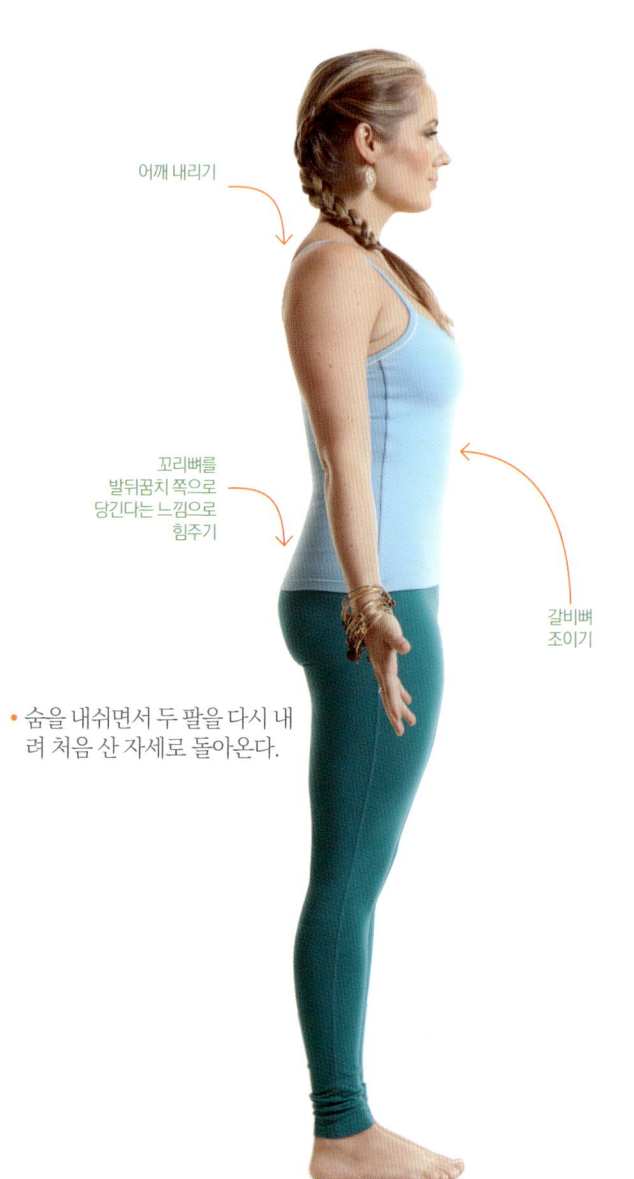

Chapter 5

그냥 호흡하기

"숨 쉬세요!" 요가 수업에서 가장 자주 하는 말이 아닐까 싶다. 자세에 집중하다 보면 자신도 모르게 호흡하기를 까먹는다. 수업을 진행하다 보면 숨을 크게 들이마시고 다시 내뱉는 법을 잊은 것 마냥 그대로 숨을 참는 학생들이 더러 있다. 그 결과 몸이 긴장하고 스트레스를 받으며 얼굴은 터질 듯 벌게진다.

호흡을 다스릴 줄 알면 몸과 삶도 통제할 수 있다. 우리는 호흡하기에 하루하루 살고 있다. 평온할 때의 호흡은 빵에 발리는 버터처럼 부드럽지만, 스트레스를 받을 때의 호흡은 크리스찬루부탱 구두의 힐처럼 날카롭다. 이처럼 호흡은 우리가 주변 환경에 어떻게 반응하는지를 측정하는 계량기와 같다. 호흡을 다스리는 순간, 우리는 자신에 대한 주도권을 되찾는다. 이는 아주 대단한 일이다. 몸 안에서 일어나는 신체적·정신적 변화를 느끼게 할뿐 아니라, 호흡과 몸을 연결해 집중하는 행위만으로도 가능하기 때문이다. 호흡은 엄청난 묘약이다. 이 묘약을 활용하는 간단한 방법을 소개하겠다.

승리 호흡(웃자위)

요가에서 가장 일반적으로 사용하는 호흡법이다. 차분하고 길고 고르게 숨을 들이마셨다가 내쉰다. 목구멍 뒤에서 약한 파도가 밀려오는 것 같은 소리가 난다고들 한다.

방법: 입을 닫은 채 코로 숨을 깊이 들이마시고 내쉰다.

효과:
- 심장박동수를 낮춘다.
- 마음을 안정시킨다.
- 활력을 준다.

번갈아 가며 하는 비강호흡 ALTERNATE NOSTRIL BREATHING

명상하거나 수업을 마무리할 때 몸을 차분하게 가라앉히기 위해 주로 사용한다. 양쪽 콧구멍은 각각 태양(뜨거움)과 달(차가움)을 상징해 몸의 상반된 통로를 의미한다.

방법: 오른손 검지와 중지를 접는다. 약지를 왼쪽 콧방울에, 엄지를 오른쪽 콧방울에 갖다 댄다. 엄지로 오른쪽 콧방울을 눌러 콧구멍을 막고 왼쪽 콧구멍으로 숨을 들이마신다. 약지로 왼쪽 콧방울을 눌러 콧구멍을 막고 오른쪽 콧구멍으로 숨을 고르게 내쉰다. 오른쪽 콧구멍으로 다시 숨을 들이마신다. 다 들이마셨으면 오른쪽 콧구멍을 막고 왼쪽 콧구멍을 열어 숨을 내쉰다.

효과:
- 마음을 안정시킨다.
- 심장박동수를 낮춘다.
- 두통을 완화한다.
- 새로운 시야를 열어준다.

명상 호흡 MEDITATION BREATH

집중력이 흐트러지거나 과부하에 걸렸다고 느낄 때 이 호흡법을 사용한다. 원래는 만트라와 병행하는 것이 정석이다. 숨을 들이마실 때 '사타나마Sa Ta Na Ma'를 마음속으로 외우고, 숨을 참을 때 사타나마를 네 번, 숨을 내쉴 때 두 번 반복한다. 만트라와 함께, 또 만트라 없이 이 호흡법을 시도해 무엇이 더 잘 맞는지 확인하라.

방법: 마음속으로 4를 세며 코로 빠르게 숨을 들이마신다. 16을 세며 숨을 참는다. 2를 세며 코로 숨을 내쉰다. 이 과정을 반복한다.

효과:
- 마음을 비운다.
- 집중력을 높인다.

불의 호흡 BREATH OF FIRE

이 강렬한 호흡법은 숨을 강하게 뱉어내 복부를 정화하고 복근 탄력을 강화한다. 쿤달리니 요가를 수행하거나, 몸의 열을 끌어올려 고강도 수련을 하고 싶을 때 주로 쓰인다. 앉은 자세를 비롯해 어떤 자세에서도 가능하다.

방법: 편안히 앉기 자세(난도를 높이고 싶으면 의자나 플랭크 자세)에서 숨을 깊이 들이마신다. 횡격막을 움직여 코로 모든 호흡을 빠르게 뱉어낸다. 누군가 당신의 배를 가볍게 치는 것처럼 횡격막을 수축하고 위로 움직여 공기를 강제적으로 빼낸다. 빠르게 내쉬기를 30초에서 2분 동안 반복한다. 이때 들이마시기는 자연스럽게 일어난다. 242쪽에 실린 에너지 강화를 위한 연속동작에서 이 호흡법을 어떻게 적용할 수 있는지 소개하고 있다.

효과:
- 마복근 탄력을 강화한다.
- 소화를 촉진한다.
- 열과 에너지를 만든다.
- 화를 누그러뜨린다.

태양경배 B

태양경배 B는 태양경배 A보다 동작이 크고 역동적이다. 이 연속동작은 하체를 강화하는 의자와 전사 I 자세를 포함해 태양의 열기를 더 가까이 느끼게 해준다! 땀을 흘리고 싶거나 집중력을 다잡고 싶을 때 수행하면 확실히 효과를 볼 수 있다.

팁
각자 속도에 맞춰 자세들을 수행하라. 속도를 늦추고 싶다면 전사 I 대신 로우 런지나 초승달 자세를 넣어라. 속도를 높이고 싶다면 푸시업 전에 까마귀 자세를 수행하라.

Chapter 5

1 산

- 어깨 내리기
- 꼬리뼈를 발뒤꿈치 쪽으로 당긴다는 느낌으로 힘주기
- 갈비뼈 조이기

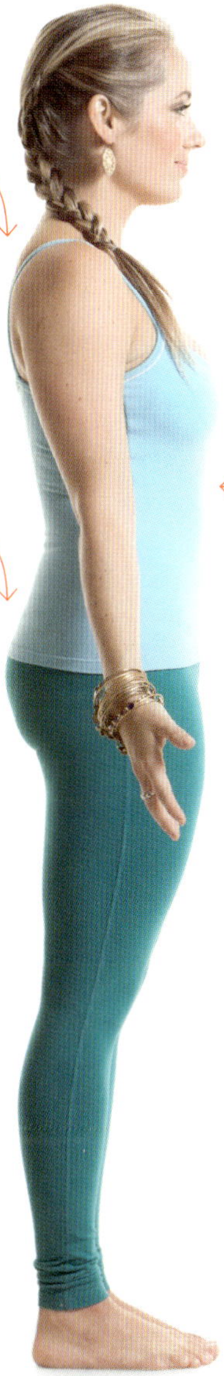

• 팔을 양옆에 내린 채 똑바로 선다.

2 의자

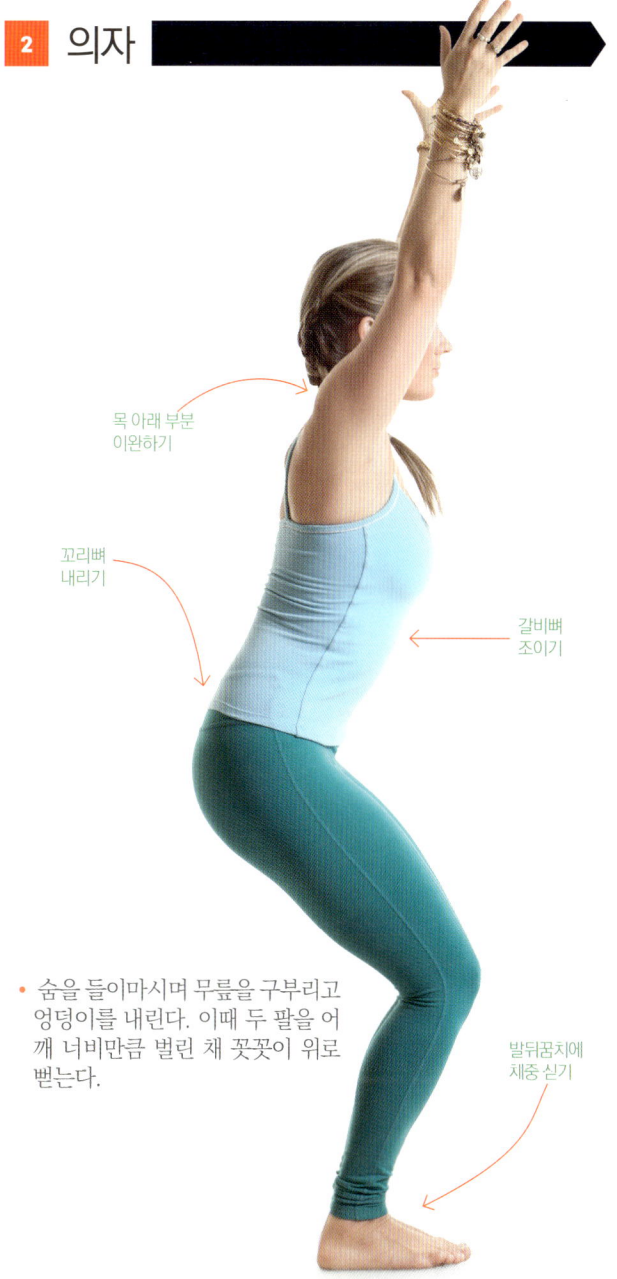

- 목 아래 부분 이완하기
- 꼬리뼈 내리기
- 갈비뼈 조이기
- 발뒤꿈치에 체중 싣기

• 숨을 들이마시며 무릎을 구부리고 엉덩이를 내린다. 이때 두 팔을 어깨 너비만큼 벌린 채 꼿꼿이 위로 뻗는다.

태양경배 B

3 서서 하는 전굴

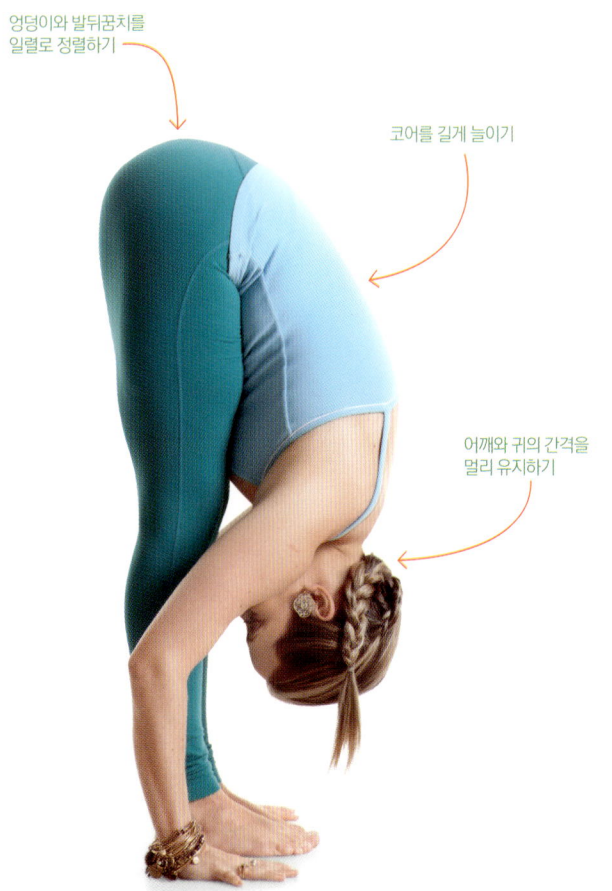

엉덩이와 발뒤꿈치를
일렬로 정렬하기

코어를 길게 늘이기

어깨와 귀의 간격을
멀리 유지하기

- 숨을 내쉬면서 엉덩이에서부터 상체를 앞으로 숙여 다리를 일자로 유지한 채 손으로 바닥을 짚는다.

4 서서 하는 반 전굴

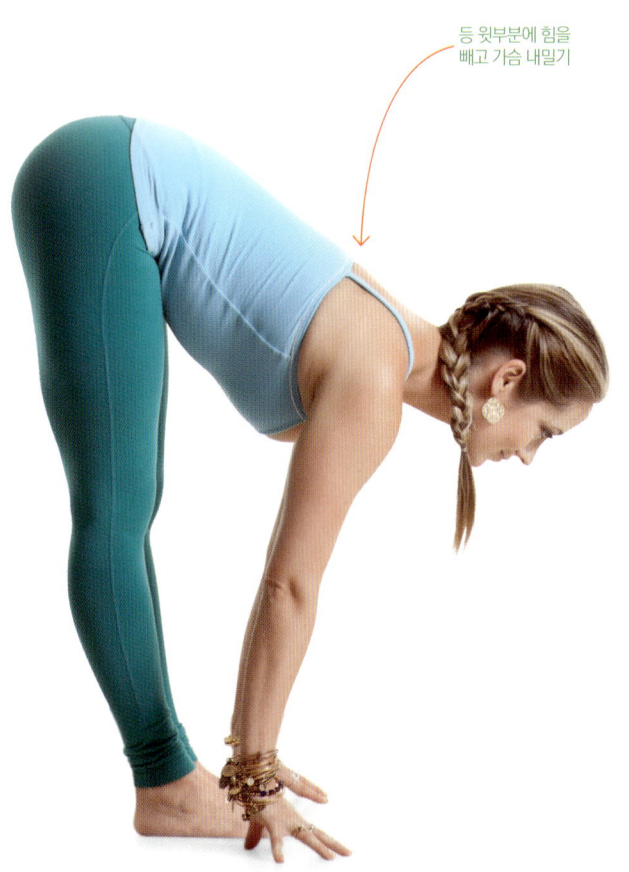

등 윗부분에 힘을
빼고 가슴 내밀기

- 손을 바닥에 둔 채 숨을 들이마시면서 정면 바닥을 보고 가슴을 내민다.

Chapter 5

5 플랭크

- 숨을 내쉬면서 뒤로 걸어가 플랭크 자세를 만든다.

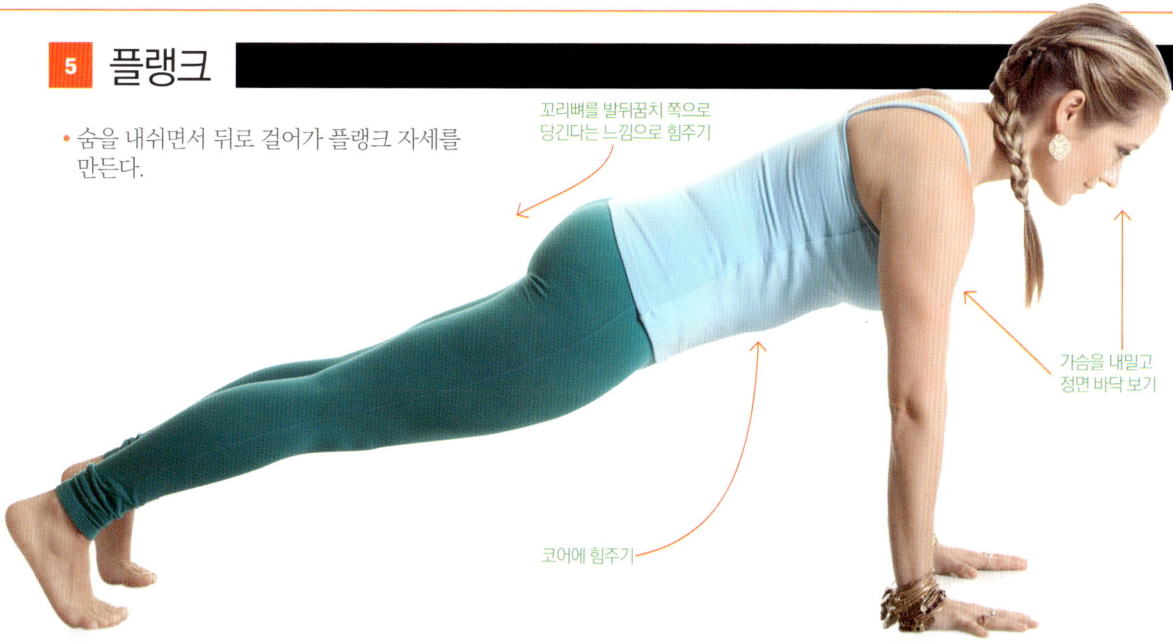

꼬리뼈를 발뒤꿈치 쪽으로 당긴다는 느낌으로 힘주기

가슴을 내밀고 정면 바닥 보기

코어에 힘주기

6 푸시업

- 자세를 낮춰 푸시업을 실시한다. 4번 자세(서서 하는 반 전굴)에서 바로 푸시업 자세로 넘어가도 된다.

어깨뼈 끝을 등으로 끌어내리기

목 아래 부분은 그대로 두고 시선만 정면 바닥으로 향하기

허벅지에 힘주기

가슴 내밀기

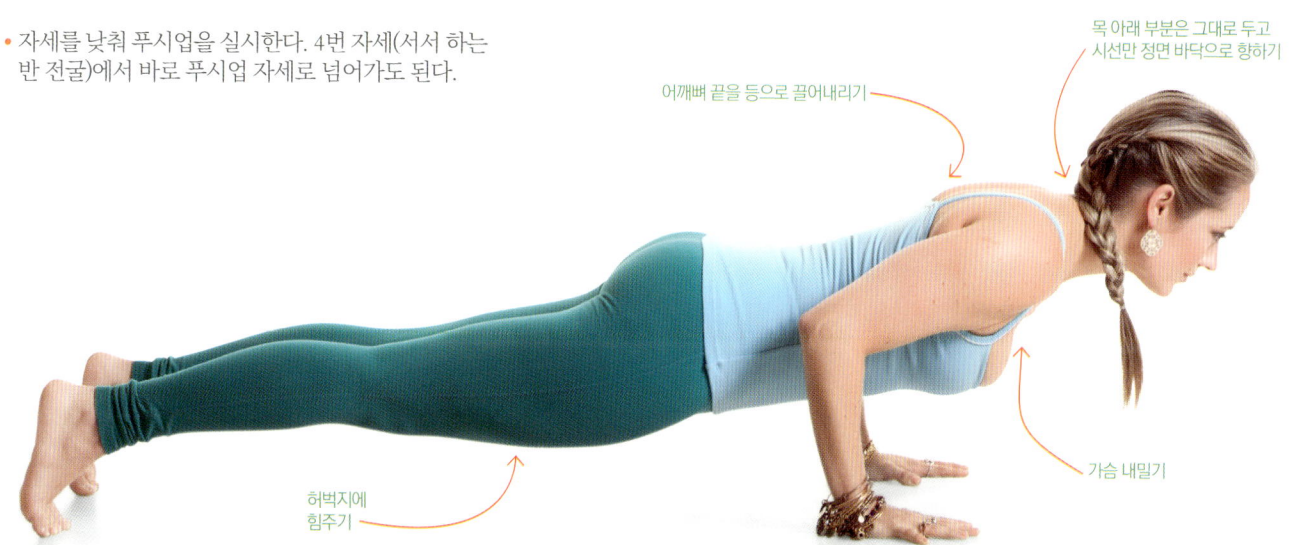

태양경배 B

7 위로 향한 개

- 숨을 들이마시면서 발등과 발가락을 바닥에 내려놓고 바닥을 밀며 가슴을 위로 들어올린다.

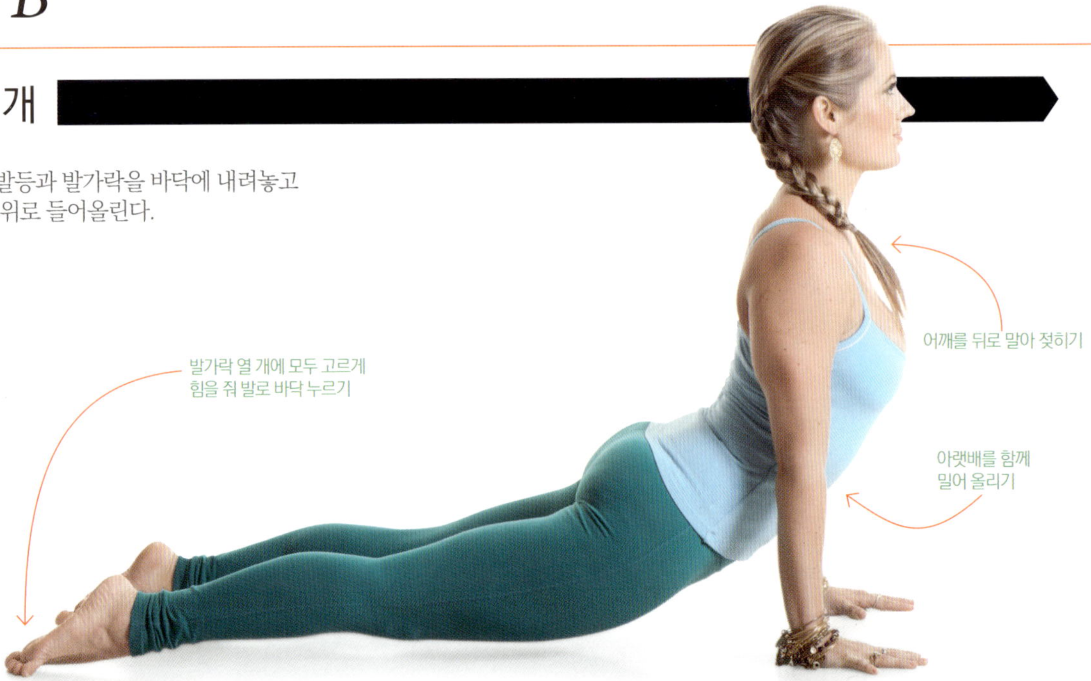

발가락 열 개에 모두 고르게 힘을 줘 발로 바닥 누르기

어깨를 뒤로 말아 젖히기

아랫배를 함께 밀어 올리기

8 아래로 향한 개

- 숨을 내쉬며 다시 발바닥으로 서면서 엉덩이를 일으켜 뒤로 보낸다.

팔등 윗부분을 몸 안으로 넣기

허벅지가 앞으로 쏠리지 않게 힘주기

갈비뼈를 척추 쪽으로 당기기

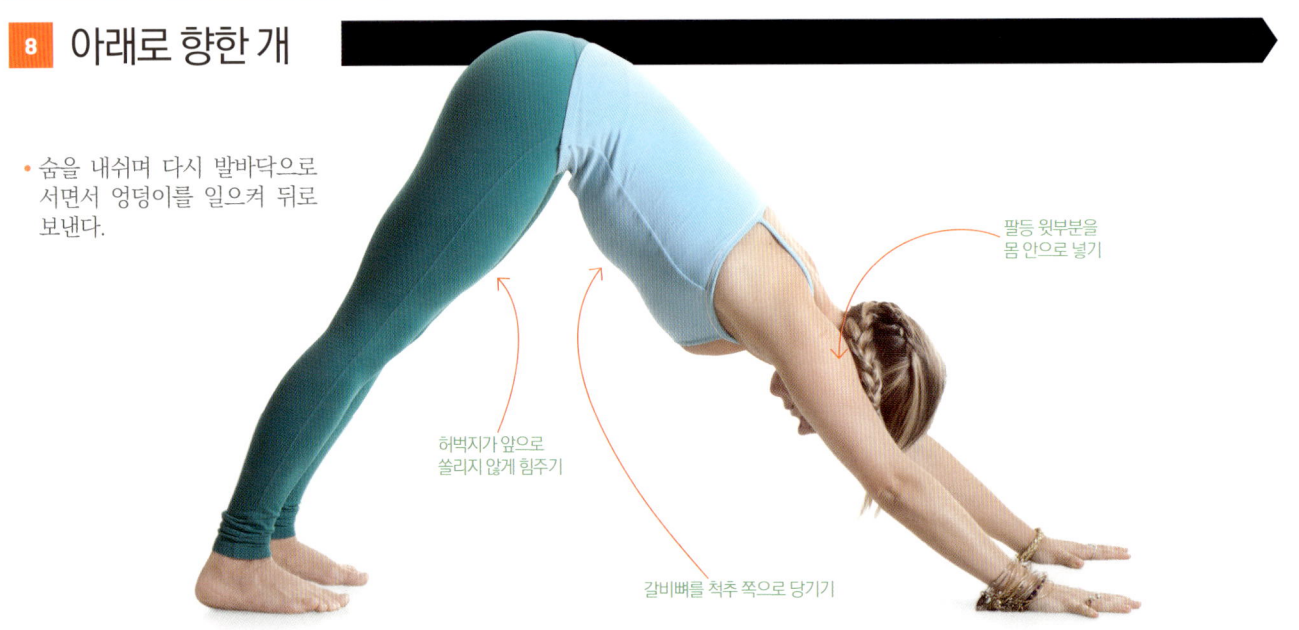

Chapter 5

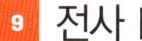 전사 I

- 계속 숨을 내쉬면서 오른발을 앞으로 가져가 두 손 사이에 놓고, 왼발 뒤꿈치를 틀어 두 발 뒤꿈치가 일직선이 되게 한다.
- 오른다리 무릎을 구부리고 왼다리를 쭉 편 상태에서 숨을 들이마신다. 상체를 곧게 세운 채 정면을 보면서 두 팔을 위로 뻗는다.

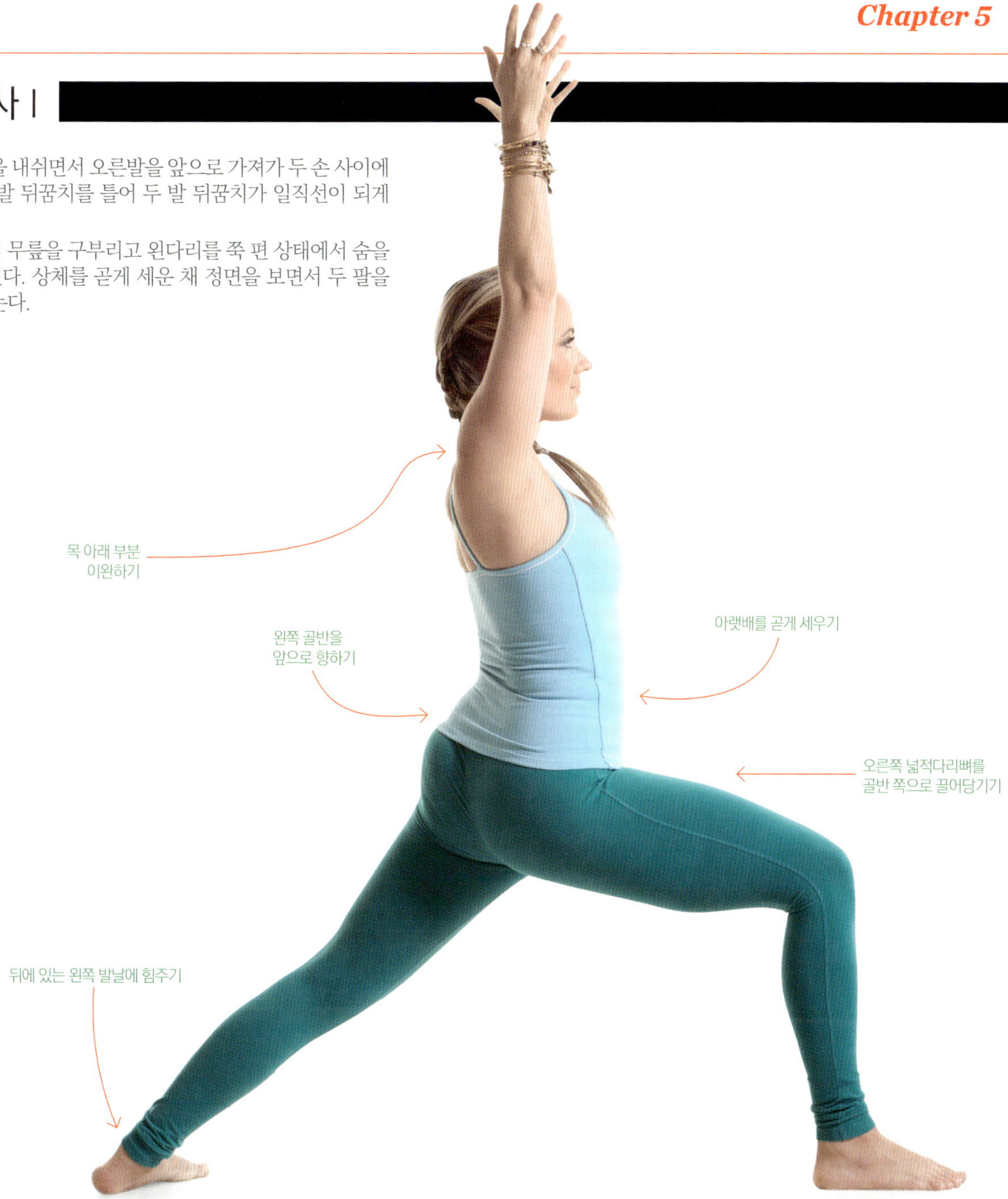

목 아래 부분 이완하기

왼쪽 골반을 앞으로 향하기

아랫배를 곧게 세우기

오른쪽 넓적다리뼈를 골반 쪽으로 끌어당기기

뒤에 있는 왼쪽 발날에 힘주기

태양경배 B

10 푸시업

- 숨을 내쉬며 두 팔을 내린 다음 플랭크 자세로 돌아가 푸시업을 실시한다. 이때 허리와 다리가 일직선이 되게 한다.

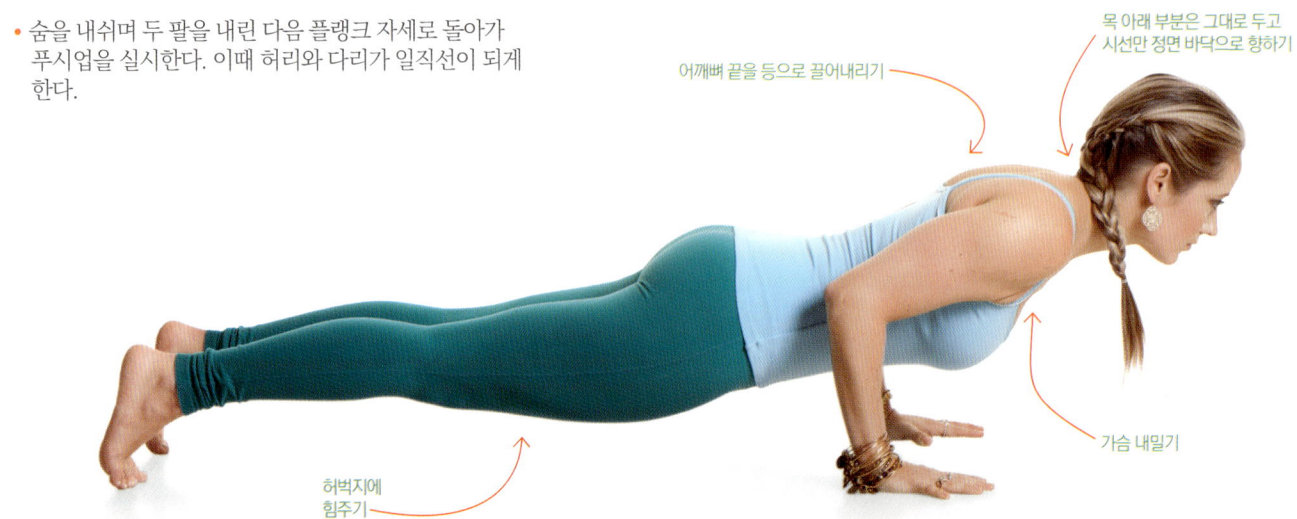

목 아래 부분은 그대로 두고 시선만 정면 바닥으로 향하기

어깨뼈 끝을 등으로 끌어내리기

가슴 내밀기

허벅지에 힘주기

11 위로 향한 개

- 숨을 들이마시면서 발등과 발가락을 바닥에 펴고 팔 힘을 이용해 바닥을 밀며 가슴을 위로 들어올린다.

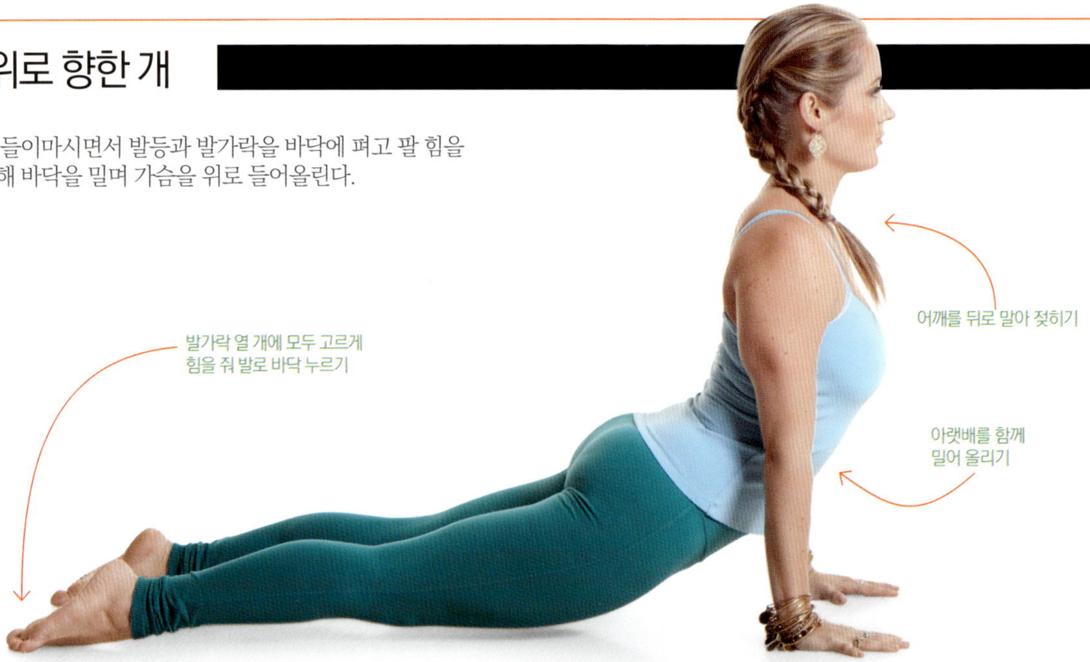

발가락 열 개에 모두 고르게 힘을 줘 발로 바닥 누르기

어깨를 뒤로 말아 젖히기

아랫배를 함께 밀어 올리기

12 아래로 향한 개

- 숨을 내쉬며 다시 발바닥으로 서면서 엉덩이를 일으켜 뒤로 보낸다.
- 호흡을 5번 반복한다.

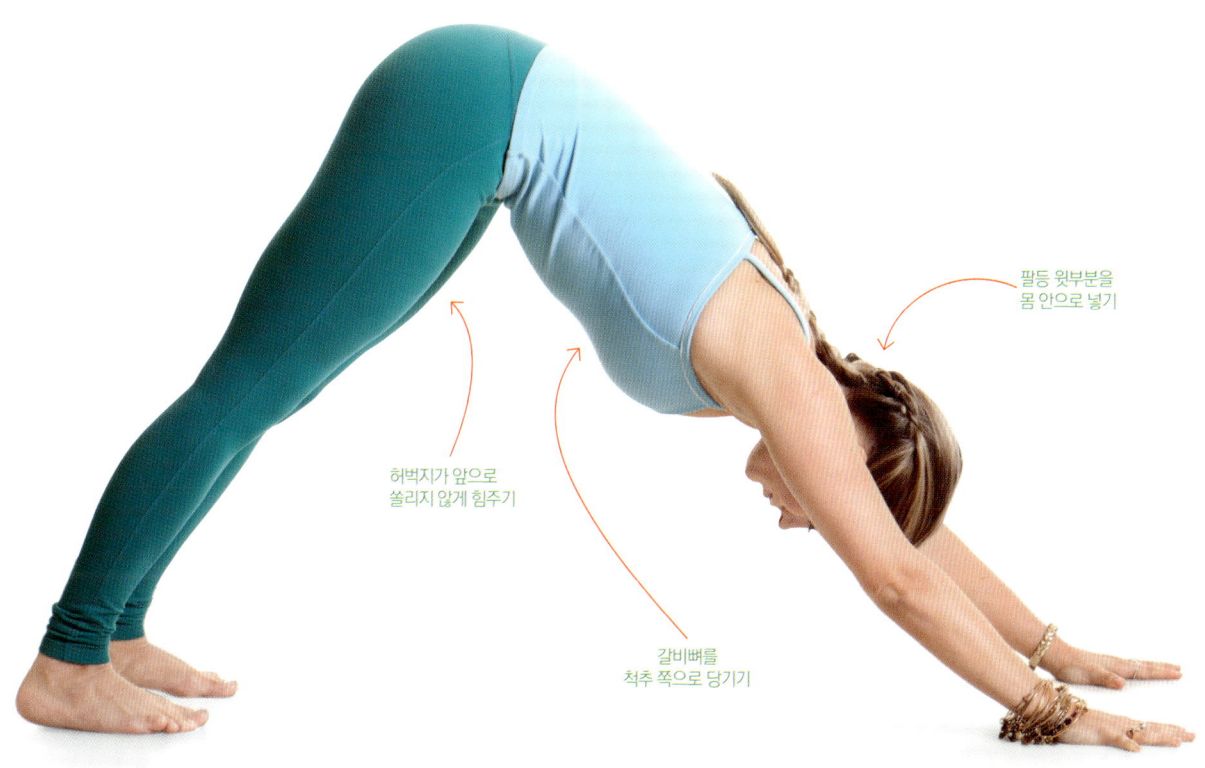

팔등 윗부분을 몸 안으로 넣기

허벅지가 앞으로 쏠리지 않게 힘주기

갈비뼈를 척추 쪽으로 당기기

태양경배 B

13 전사 I

- 계속 숨을 내쉬면서 왼발을 앞으로 가져가 두 손 사이에 놓고, 오른발 뒤꿈치를 틀어 두 발 뒤꿈치가 일직선이 되게 한다.
- 왼다리 무릎을 구부리고 오른다리를 쭉 편 상태에서 숨을 들이마신다. 상체를 곧게 세운 채 정면을 보면서 두 팔을 위로 뻗는다.

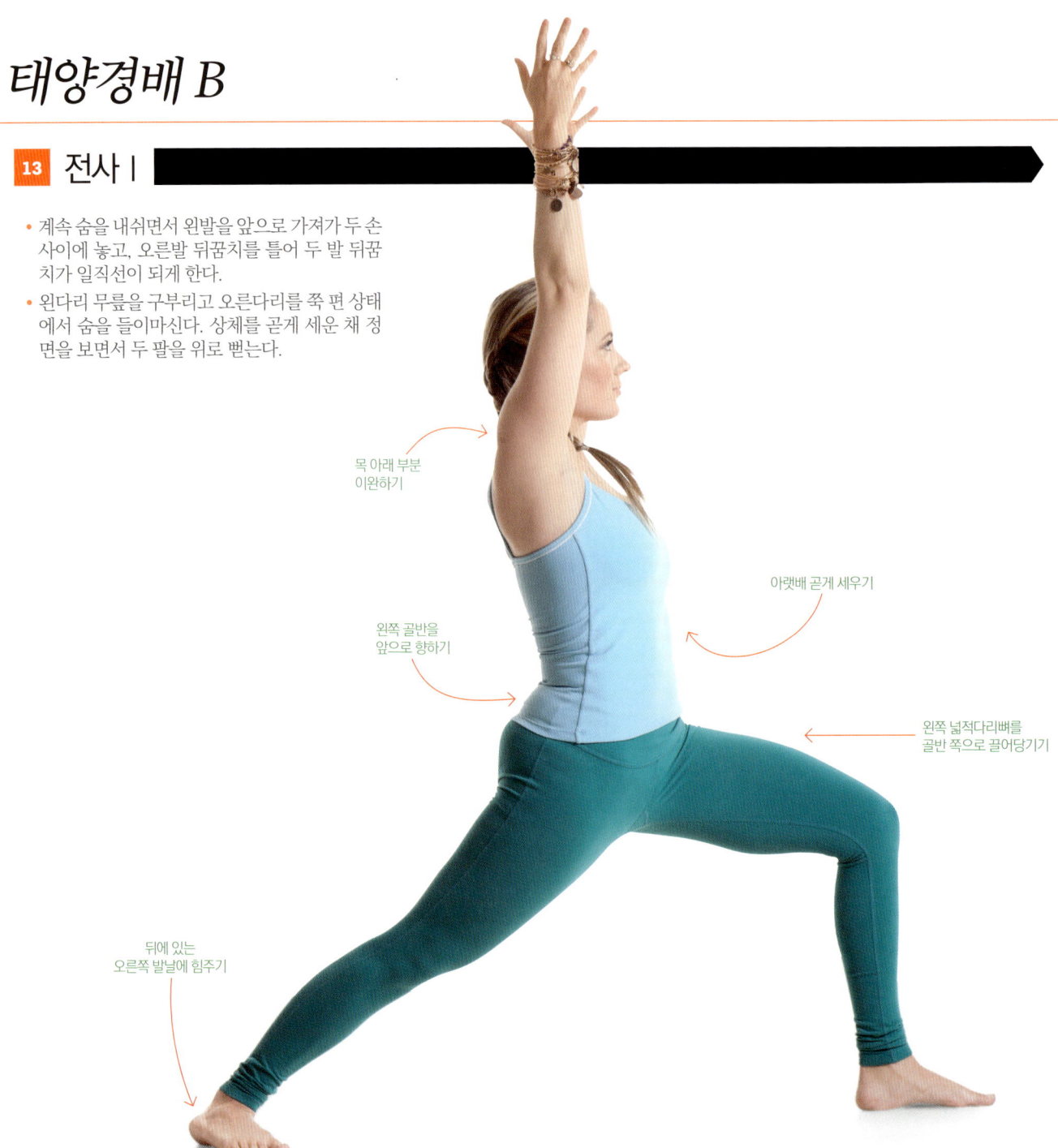

목 아래 부분 이완하기

아랫배 곧게 세우기

왼쪽 골반을 앞으로 향하기

왼쪽 넓적다리뼈를 골반 쪽으로 끌어당기기

뒤에 있는 오른쪽 발날에 힘주기

Chapter 5

14 푸시업

- 숨을 내쉬며 두 팔을 내린 다음, 플랭크 자세로 돌아가 푸시업을 실시한다. 이때 허리와 다리가 일직선이 되게 한다.

15 위로 향한 개

- 숨을 들이마시면서 발등과 발가락을 바닥에 펴고 팔 힘을 이용해 바닥을 밀며 가슴을 위로 들어올린다.

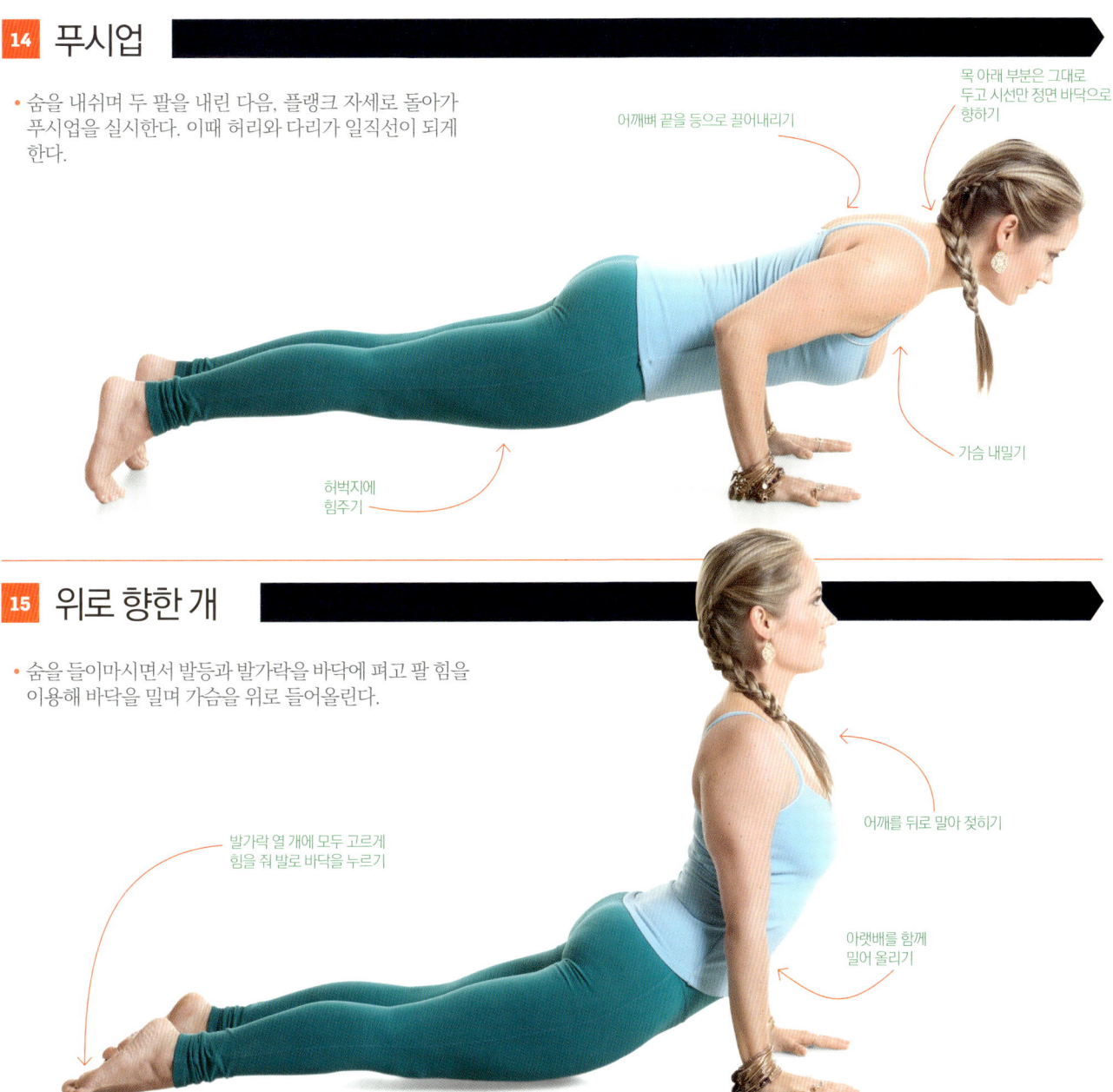

어깨뼈 끝을 등으로 끌어내리기

목 아래 부분은 그대로 두고 시선만 정면 바닥으로 향하기

가슴 내밀기

허벅지에 힘주기

발가락 열 개에 모두 고르게 힘을 줘 발로 바닥을 누르기

어깨를 뒤로 말아 젖히기

아랫배를 함께 밀어 올리기

태양경배 B

16 아래로 향한 개

- 숨을 내쉬며 다시 발바닥으로 서면서 엉덩이를 일으켜 뒤로 보낸다.
- 호흡을 5번 반복한다.

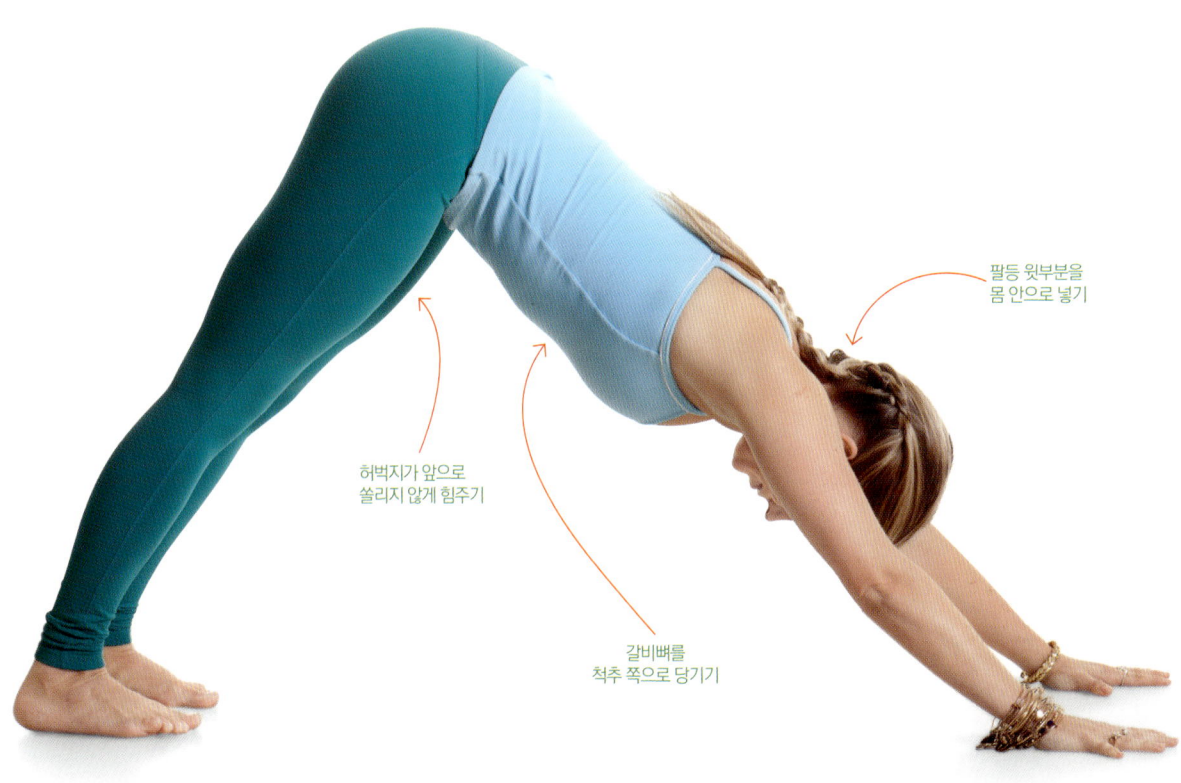

팔등 윗부분을
몸 안으로 넣기

허벅지가 앞으로
쏠리지 않게 힘주기

갈비뼈를
척추 쪽으로 당기기

Chapter 5

17 서서 하는 반 전굴

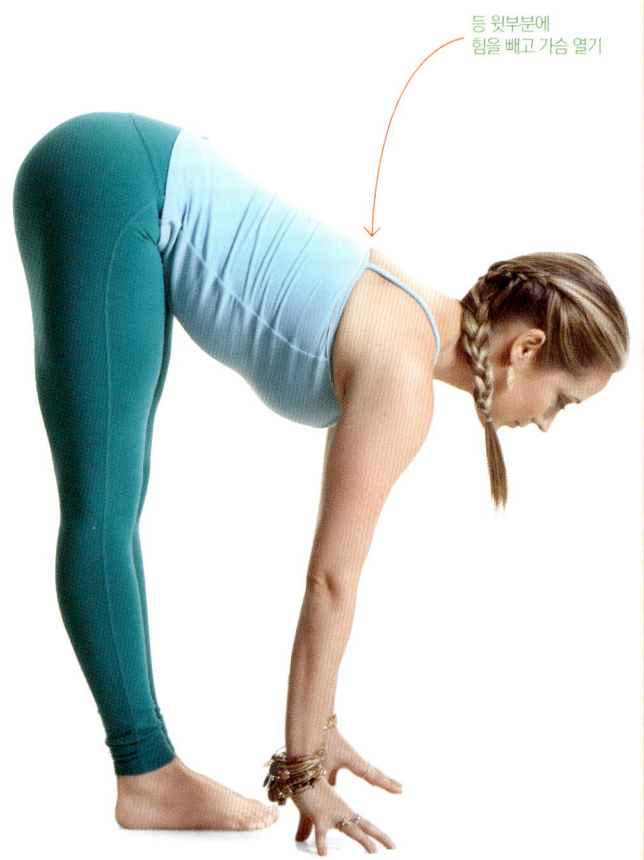

등 윗부분에 힘을 빼고 가슴 열기

- 숨을 내쉬면서 점프를 하거나 한 발자국씩 앞으로 걸어가 두 손 사이에 발을 둔다.
- 숨을 들이마시면서 손으로 바닥을 짚은 채 정면 바닥을 보고 가슴을 내민다.

18 서서 하는 전굴

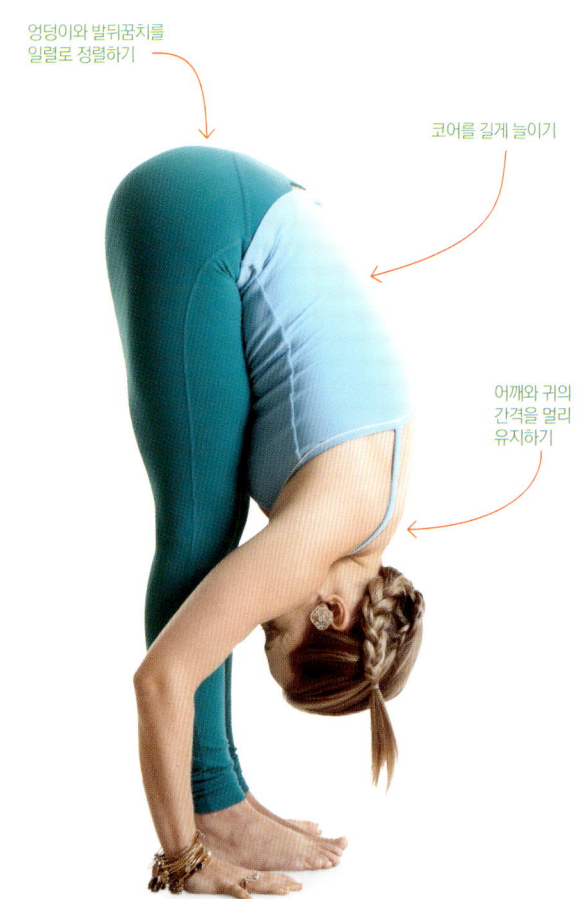

엉덩이와 발뒤꿈치를 일렬로 정렬하기

코어를 길게 늘이기

어깨와 귀의 간격을 멀리 유지하기

- 숨을 내쉬면서 상체를 다리 앞으로 숙인다.

태양경배 B

19 의자

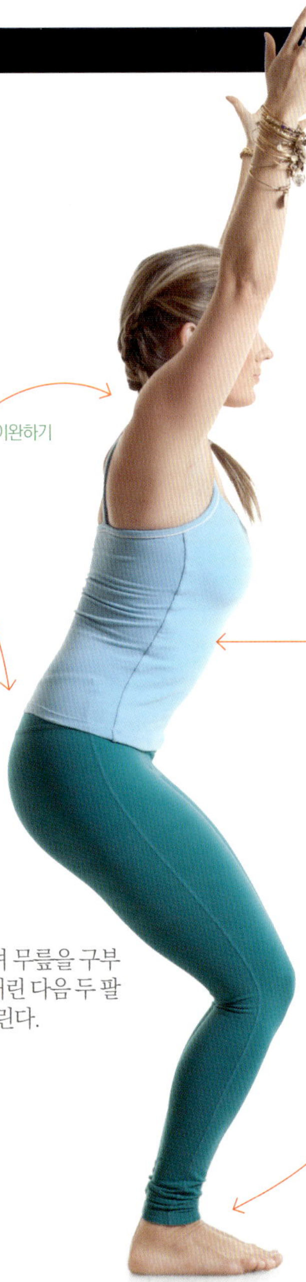

- 목 아래 부분 이완하기
- 꼬리뼈 내리기
- 갈비뼈 조이기
- 발뒤꿈치에 체중 싣기

• 숨을 들이마시며 무릎을 구부리고 엉덩이를 내린 다음 두 팔을 머리 위로 올린다.

20 산

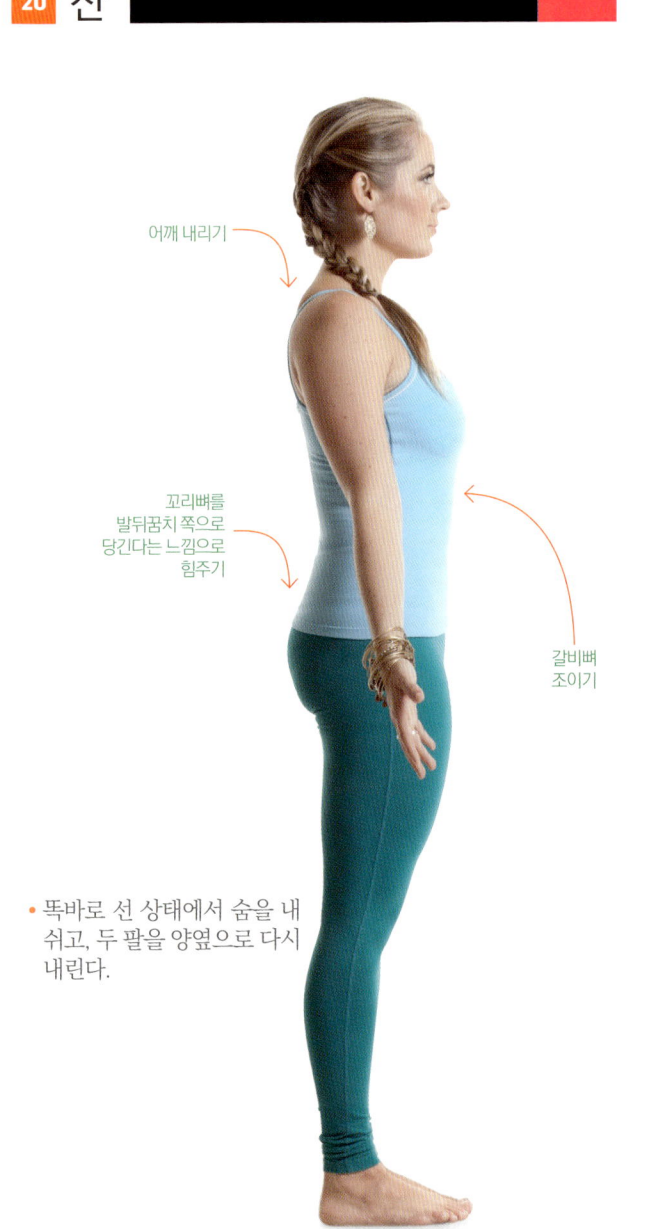

- 어깨 내리기
- 꼬리뼈를 발뒤꿈치 쪽으로 당긴다는 느낌으로 힘주기
- 갈비뼈 조이기

• 똑바로 선 상태에서 숨을 내쉬고, 두 팔을 양옆으로 다시 내린다.

Chapter 5

"이 세상에 무엇이 필요한지 묻지 마라.
무엇이 당신을 살아나게 하는지 고민하고 그것을 실천하라.
이 세상은 바로 그러한 사람을 필요로 한다."

하워드 서먼 *Howard Thurman*

서기 자세

서기 자세를 수행할 때 우리는 땅과 연결된다.

또 서기 자세는 체형을 잡아주고 탄력을 높여 매력적인 몸매와 당당한 태도를 가꿔준다. 아사나 수행의 필수 요소인 이 자세는 원하면 어디서든 가능하며, 단 한 번의 호흡에 끝내거나 몇 분 동안 유지할 수 있다. 요가 수업에서는 여러 개의 서기 자세를 연결해 강도 높은 플로우를 가르치기도 한다. 집중력을 다잡아야 할 때, 여기저기 돌아다니느라 에너지가 분산된다고 느낄 때, 제대로 된 운동을 하고 싶을 때, 이 자세를 시도하라.

팁
집중할 수 없고 마음이 복잡하고 일상의 질서가 흐트러졌다면, 여기 소개된 자세 하나하나를 최소 1분 동안 유지하라. 자신과 다시 이어지는 느낌을 받으면서 힘과 자신감을 회복할 수 있다.

Chapter 5

산(타다아사나 TADASANA)

- 엄지발가락 안쪽이 맞닿게 두발을 모아 선다.
- 발의 네 모서리 부분에 힘이 고르게 퍼지도록 체중을 싣는다.
- 어깨를 이완하고 목을 곧게 편다.
- 팔을 양옆으로 편하게 내린 채 손바닥과 시선을 정면으로 향한다.

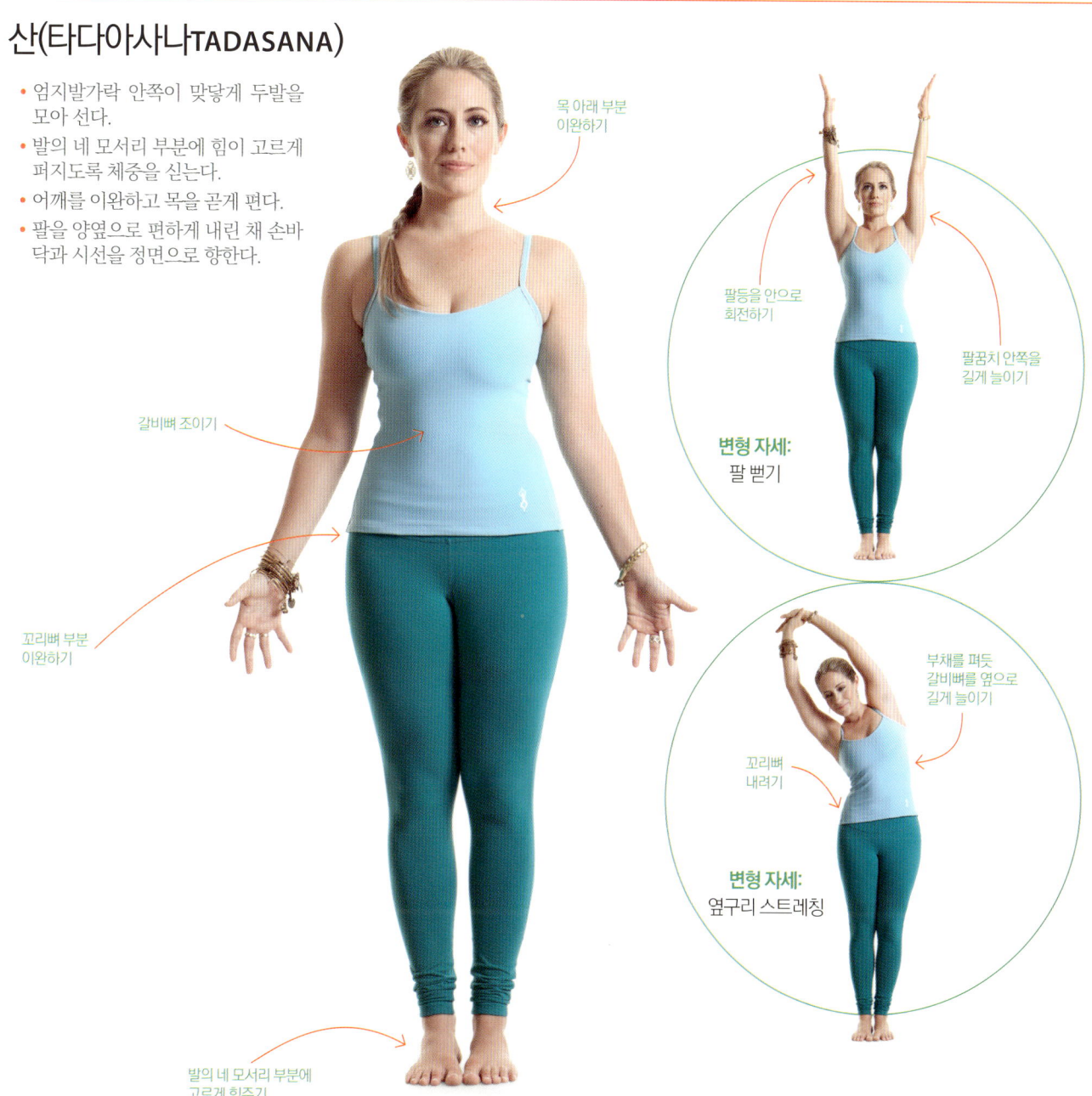

목 아래 부분 이완하기

갈비뼈 조이기

꼬리뼈 부분 이완하기

발의 네 모서리 부분에 고르게 힘주기

팔등을 안으로 회전하기

팔꿈치 안쪽을 길게 늘이기

변형 자세: 팔 뻗기

부채를 펴듯 갈비뼈를 옆으로 길게 늘이기

꼬리뼈 내려기

변형 자세: 옆구리 스트레칭

서기 자세

아래로 향한 개(아도 무카 스바나아사나 ADHO MUKHA SVANASANA)

- 기는 자세에서 무릎을 골반 너비만큼, 두 손을 어깨 너비만큼 벌린다.
- 엉덩이와 무릎, 어깨와 손목을 일렬로 정렬한다.
- 두 손을 앞으로 보내 어깨보다 조금 앞에 둔다.
- 발을 뒤집어 발가락을 바닥에 둔 채 엉덩이를 치켜 들고 다리에 힘을 준다.
- 골반을 더 높이 올릴 수 있게 손바닥으로 바닥을 눌러 하체에 힘을 전달한다.
- 열 손가락에 고르게 체중을 싣는다
- 두 팔을 일자로 뻗은 채 팔등 윗부분을 몸 안으로 회전해 등 윗부분을 넓힌다.
- 흉곽 앞부분을 조이고 다리를 뒤로 누른다.
- 발뒤꿈치를 발가락과 멀어지게 늘이고 바닥으로 내린다.

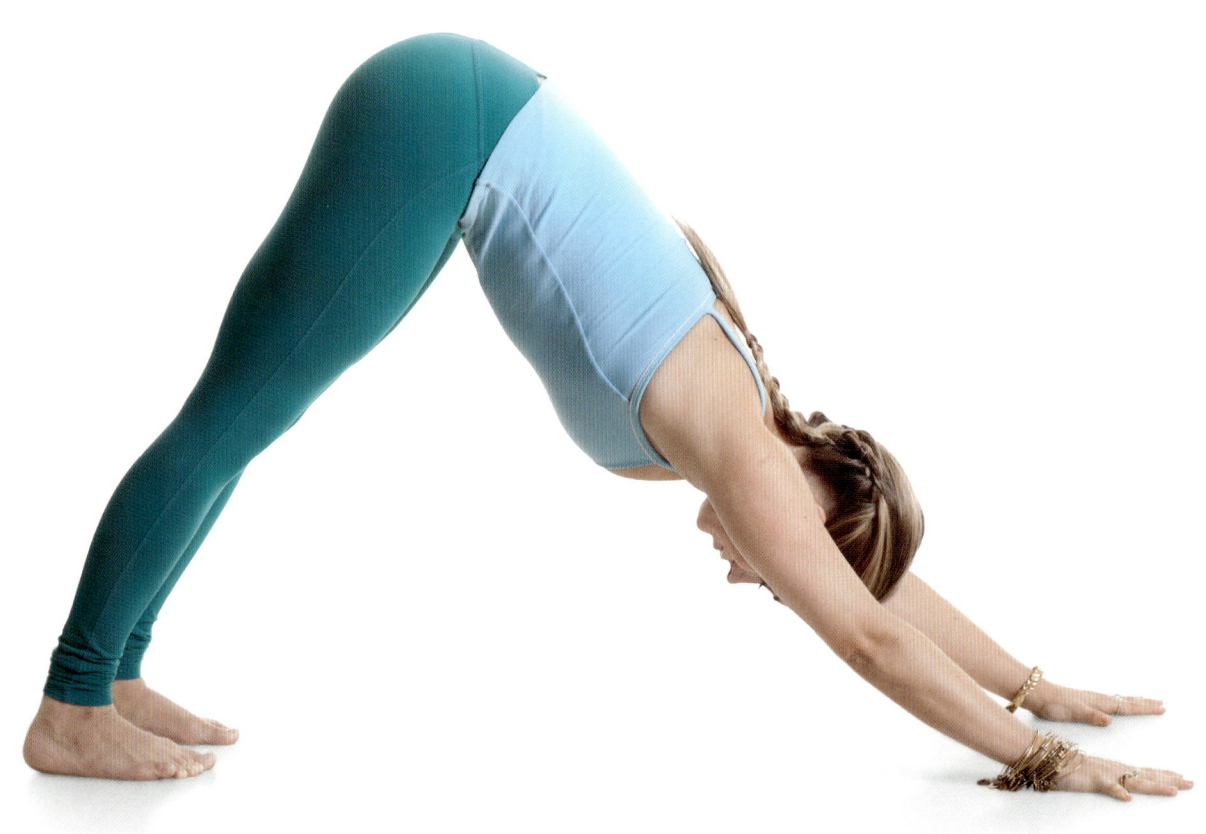

Chapter 5

소(비틀라아사나 BITILASANA)와 고양이(마르자리아사나 MARJARYASANA)

- 기는 자세에서 엉덩이와 무릎, 어깨와 손목을 일렬로 정리한다.
- 두 팔을 일자로 뻗은 상태에서 숨을 들이마시면서 복부를 아래로 떨어트리고 어깨는 뒤로 젖힌다 (소 자세).
- 숨을 내쉬면서 손바닥에 힘을 주고 등 윗부분을 둥그렇게 말아 올리면서 꼬리뼈는 아래로 내린다 (고양이 자세).
- 이 동작을 여러 번 반복한다. 숨을 들이마실 때 소 자세, 내쉴 때 고양이 자세를 취해 척추를 부드럽게 이완한다.

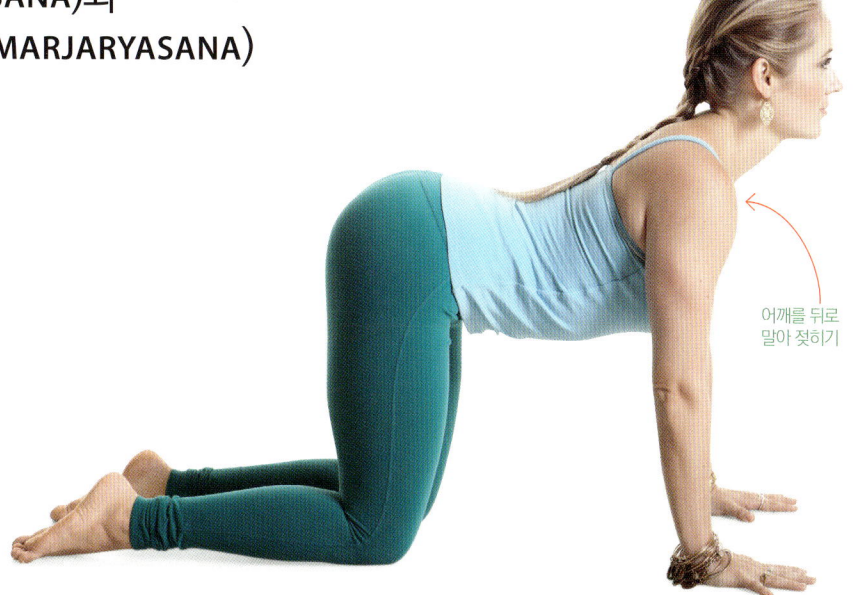

어깨를 뒤로 말아 젖히기

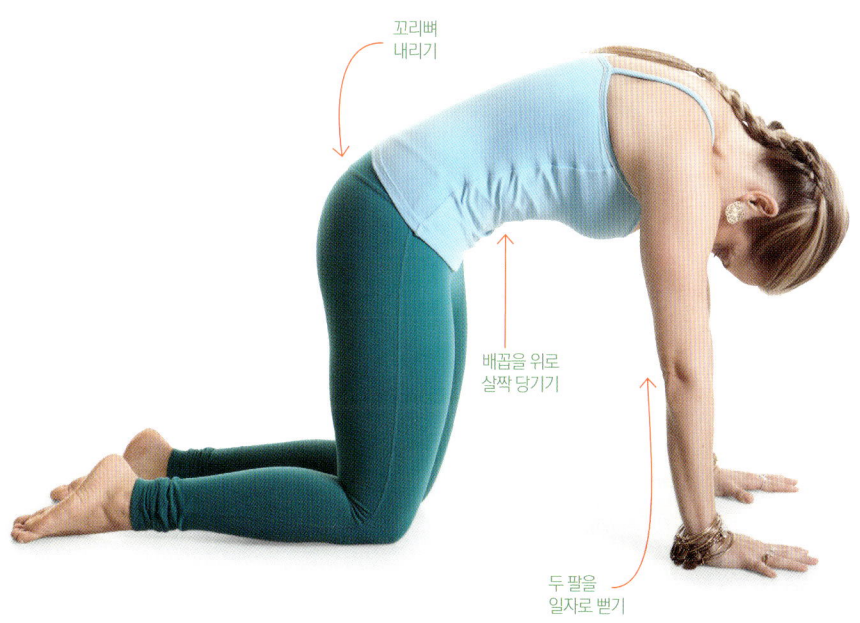

꼬리뼈 내리기

배꼽을 위로 살짝 당기기

두 팔을 일자로 뻗기

서기 자세

화환(말라아사나 MALASANA)

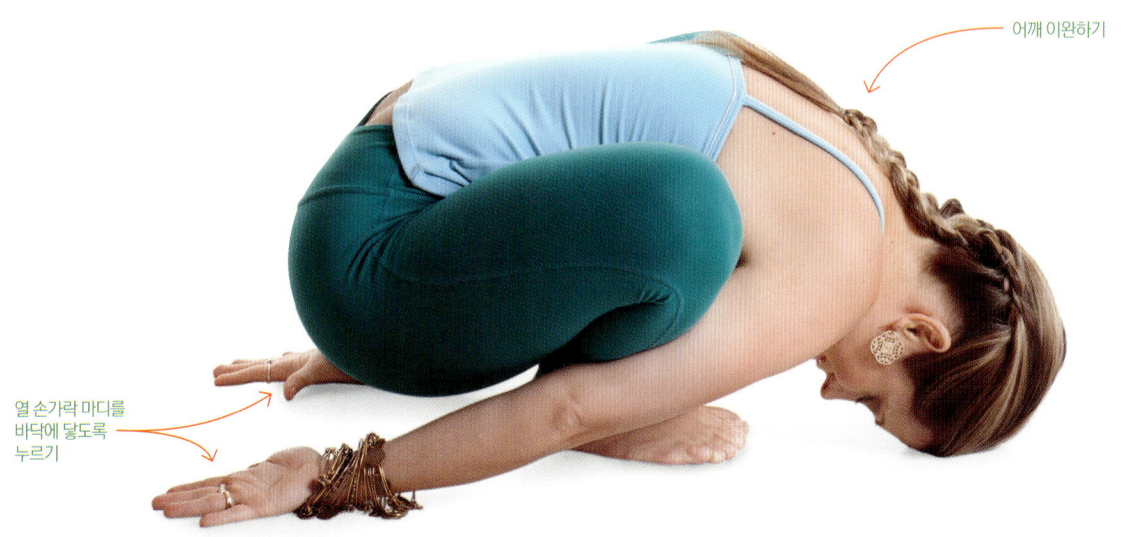

어깨 이완하기

열 손가락 마디를 바닥에 닿도록 누르기

- 두 발을 모은 상태에서 쪼그려 앉는다.
- 무릎 간격을 넓게 벌리고 상체와 두 팔을 다리 사이에 놓는다.
- 어깨를 회전하면서 팔을 엉덩이 뒤로 보내 일자로 뻗는다.
- 팔을 어깨 너비만큼 벌린 채 손바닥을 위로 향하게 놓은 상태에서 이마와 발뒤꿈치를 바닥으로 내린다.

변형 자세:
- 골반 너비보다 조금 더 넓게 두 발을 벌린 상태에서 쪼그려 앉는다.
- 발뒤꿈치를 몸 안쪽으로, 발가락을 몸 바깥쪽으로 돌린다.
- 두 팔을 허벅지 안쪽으로 가져온 다음 가슴을 조금씩 앞으로 내밀어 팔 윗부분이 허벅지 안쪽과 맞닿게 한다.
- 가슴 앞에서 손바닥을 맞잡은 다음 서로를 밀어내듯 힘을 주고, 가슴 윗부분을 최대한 들어올리면서 어깨와 둔부를 개방한다.

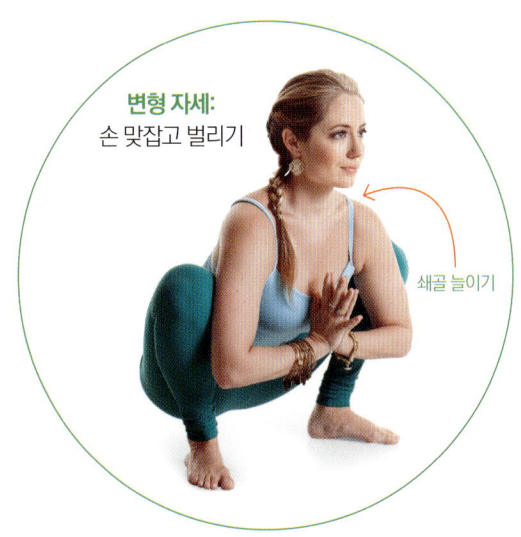

변형 자세: 손 맞잡고 벌리기

쇄골 늘이기

전사 I (비라바드라아사나 VIRABHADRASANAI)

- 다리를 넓게 벌리고 두 발을 나란히 놓는다.
- 오른발을 바깥쪽으로 90도, 왼발을 안쪽으로 45도 회전하고, 두 발뒤꿈치가 일직선에 있는지 확인한다.
- 오른다리 방향을 향해 엉덩이와 상체를 틀고, 오른다리 무릎을 굽혀 허벅지와 바닥이 평행을 이루게 한다.
- 꼬리뼈를 내리고 앞 골반을 곧게 세운다. 두 팔을 어깨 너비만큼 벌린 채 꼿꼿이 위로 뻗는다. 팔 윗부분을 몸 안으로 회전해 등 윗부분을 넓힌다. 목을 곧게 펴고 정면을 본다.
- 다리를 바꿔 위 동작을 반복한다.

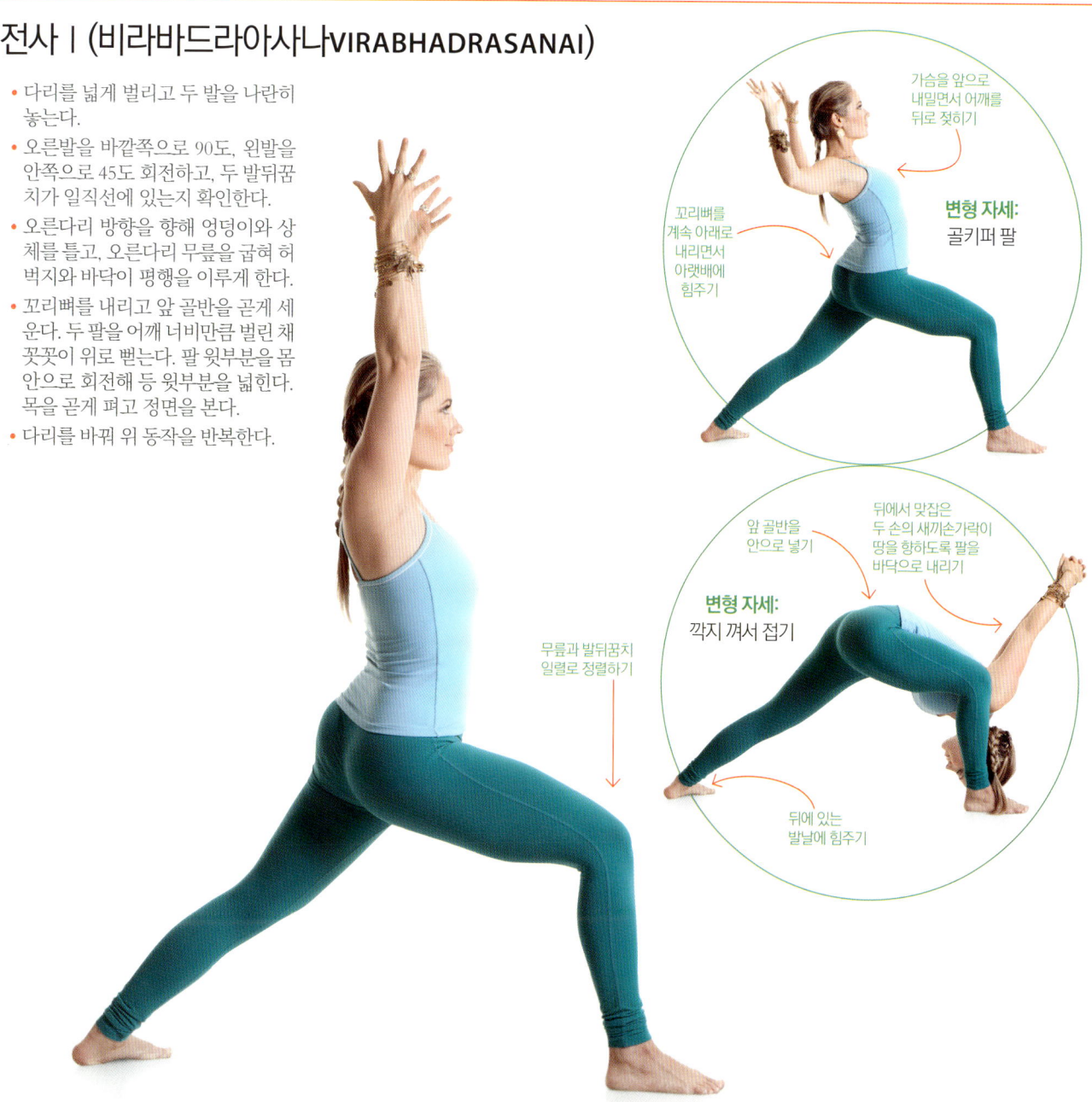

서기 자세

전사 II (비라바드라아사나 VIRABHADRASANA II)

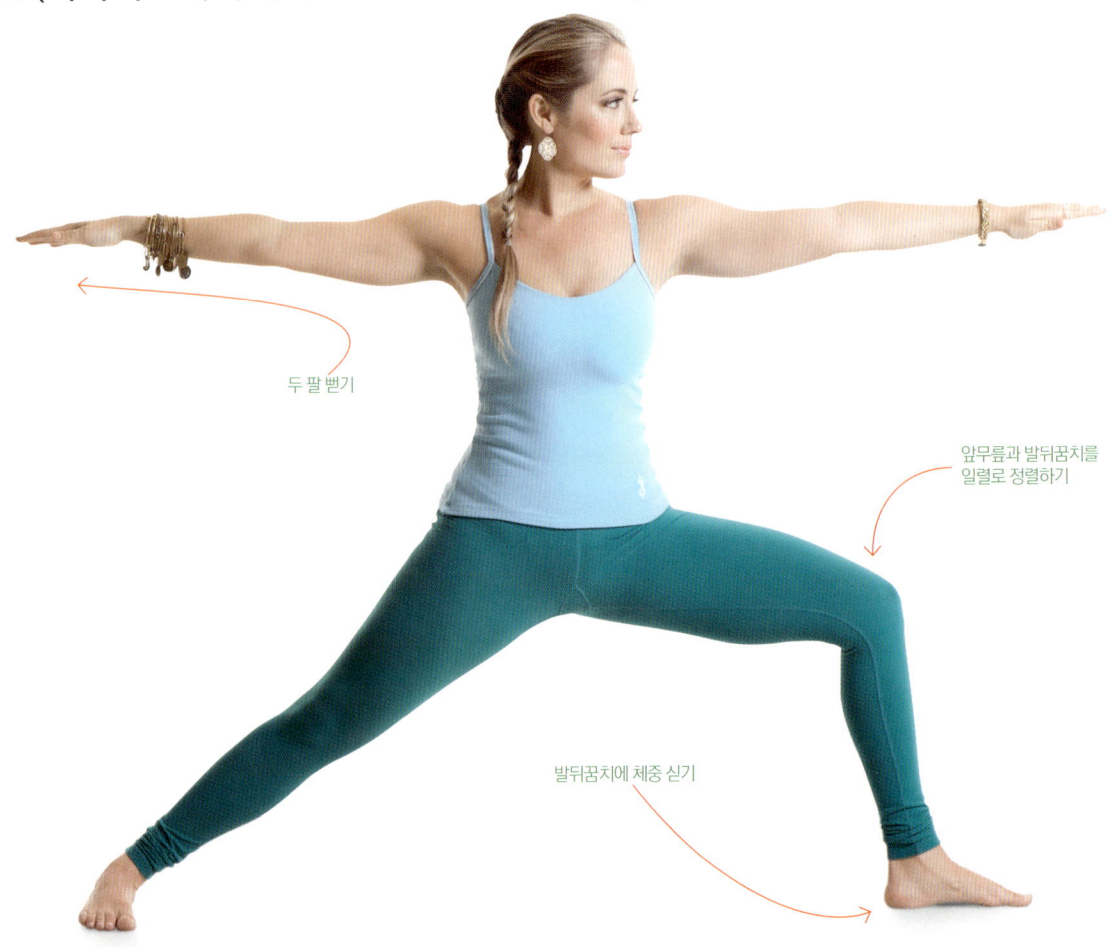

두 팔 뻗기

앞무릎과 발뒤꿈치를 일렬로 정렬하기

발뒤꿈치에 체중 싣기

- 다리를 다리 한쪽 길이만큼 벌리고 두 발을 나란히 놓는다.
- 왼발을 바깥쪽으로 90도, 오른발을 안쪽으로 살짝만 회전해 왼발 발꿈치와 오른발 아치를 일직선에 둔다.
- 왼다리 무릎을 굽혀 허벅지와 바닥이 평행을 이루도록 하고, 무릎과 발뒤꿈치를 일렬로 정렬한다.
- 골반을 중립 상태에 놓고 그 위에 상체를 똑바로 세운다.
- 허리를 이완하며 앞 갈비뼈를 끌어당긴다.
- 안쪽 팔꿈치를 길게 뻗은 상태에서 두 팔이 바닥과 평행을 이루도록 높이를 유지한다.
- 정면을 향한 손끝 너머를 바라본다.
- 다리를 바꿔 위 동작을 반복한다.

초승달(안자네야아사나 ANJANEYASANA)

- 산 자세(67쪽)에서 시작한다. 왼발을 다리 한쪽 길이만큼 뒤로 보내면서 오른다리 무릎을 90도로 구부린다.
- 두 발 간격을 골반 너비로 유지한 채 오른발 뒤꿈치와 왼쪽 발볼에 체중을 싣는다.
- 아랫배에 힘을 줘 허리를 곧게 세우고 두 팔을 어깨 너비만큼 벌린 채 머리 위로 들어올린다.
- 팔 윗부분을 몸 안으로 회전해 등 윗부분을 넓히고 정면을 본다
- 어깨와 팔이 벌어지지 않게 유지하면서 두 손바닥을 맞잡는다.
- 다리를 바꿔 위 동작을 반복한다.

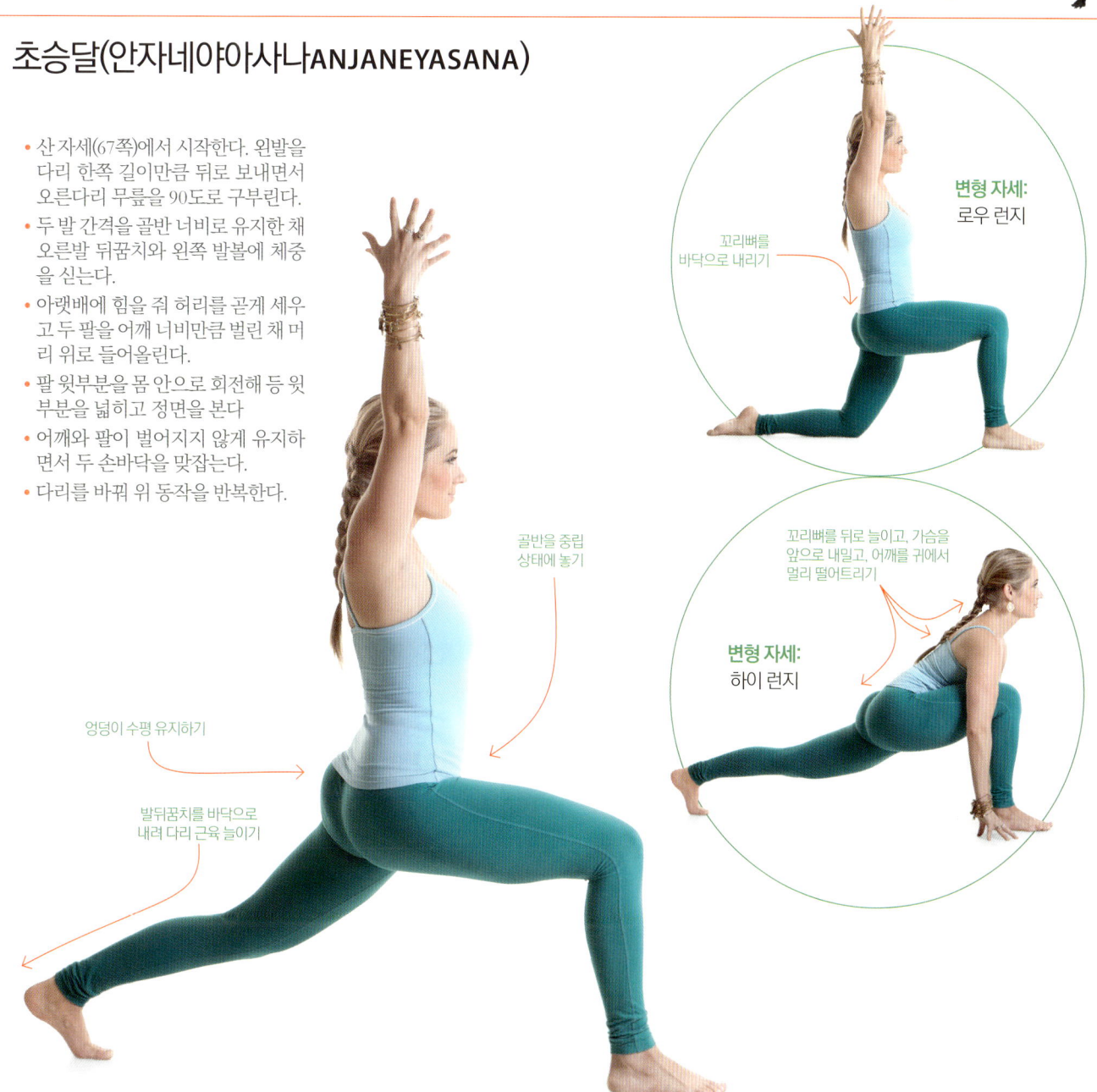

서기 자세

전사 III (비라바드라아사나 VIRABHADRASANA III)

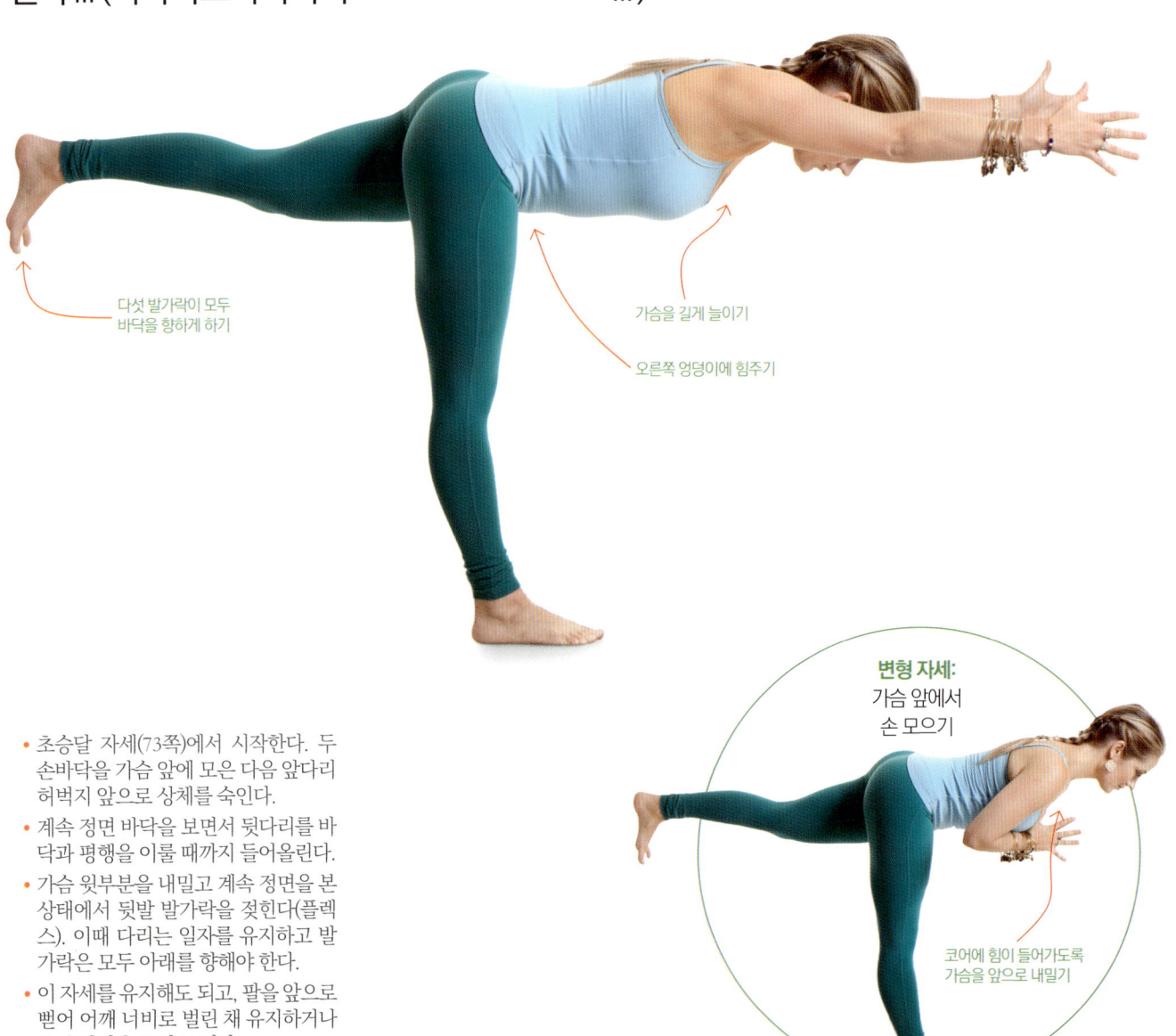

다섯 발가락이 모두 바닥을 향하게 하기

가슴을 길게 늘이기

오른쪽 엉덩이에 힘주기

변형 자세: 가슴 앞에서 손 모으기

코어에 힘이 들어가도록 가슴을 앞으로 내밀기

- 초승달 자세(73쪽)에서 시작한다. 두 손바닥을 가슴 앞에 모은 다음 앞다리 허벅지 앞으로 상체를 숙인다.
- 계속 정면 바닥을 보면서 뒷다리를 바닥과 평행을 이룰 때까지 들어올린다.
- 가슴 윗부분을 내밀고 계속 정면을 본 상태에서 뒷발 발가락을 젖힌다(플렉스). 이때 다리는 일자를 유지하고 발가락은 모두 아래를 향해야 한다.
- 이 자세를 유지해도 되고, 팔을 앞으로 뻗어 어깨 너비로 벌린 채 유지하거나 두 손바닥을 모아도 된다.
- 다리를 바꿔 위 동작을 반복한다.

역전사
(비파리타 비라바드라아사나 VIPARITA VIRABHADRASANA)

- 전사 Ⅱ(72쪽) 자세에서 하체 위치를 그대로 유지한다.
- 앞쪽에 있는 팔을 회전해 손바닥이 하늘을 향하게 한다. 원을 그리듯 팔을 위로 뻗어 뒤로 보낸다.
- 뒤에 있는 손을 가볍게 뒷다리 허벅지 또는 종아리에 갖다 댄다.
- 가슴을 활짝 개방하고 허리에 무리가 가지 않도록 꼬리뼈를 내린다.
- 다리를 바꿔 위 동작을 반복한다.

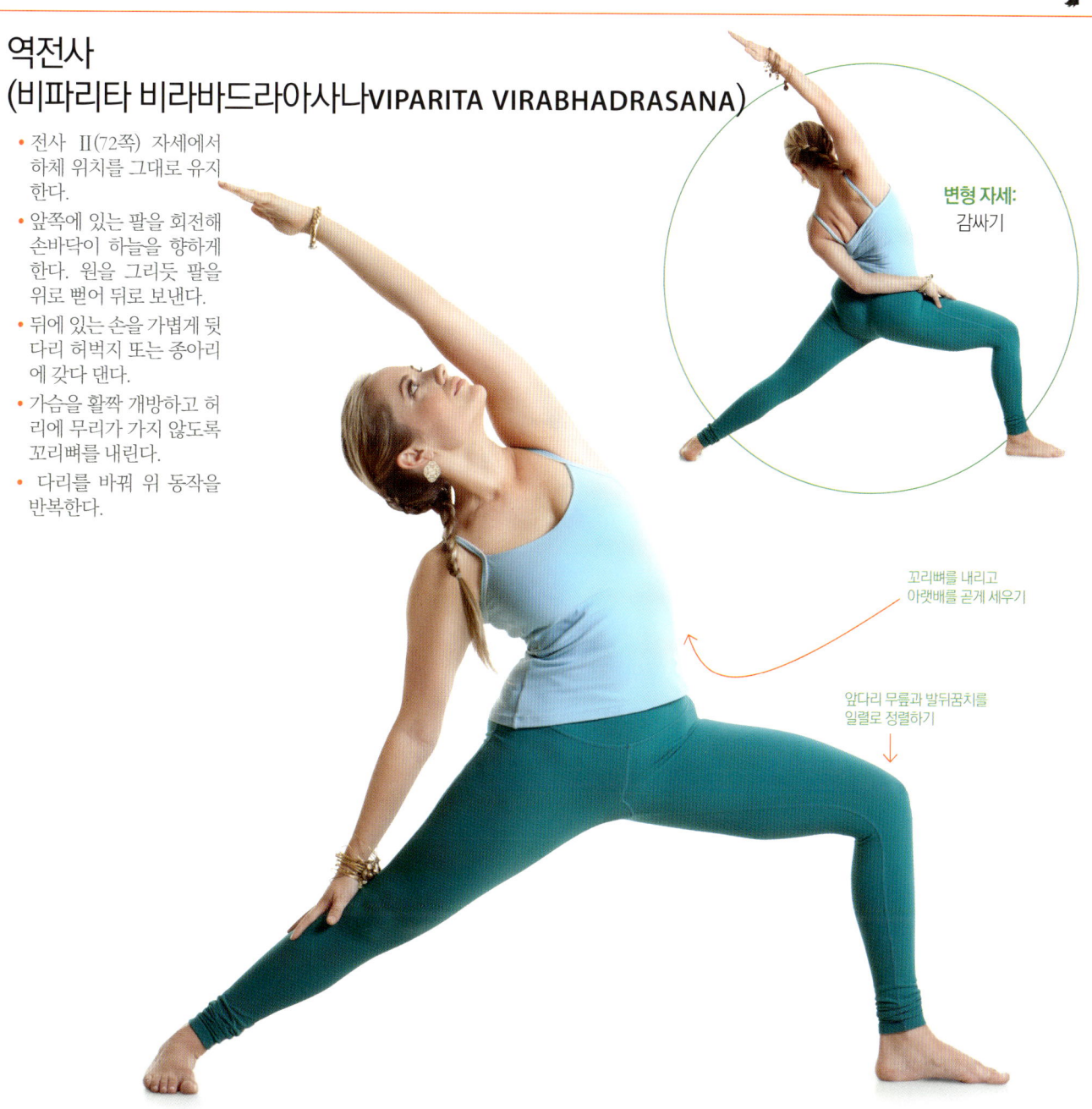

변형 자세: 감싸기

꼬리뼈를 내리고 아랫배를 곧게 세우기

앞다리 무릎과 발뒤꿈치를 일렬로 정렬하기

서기 자세

사이드 앵글 (파르스바코나아사나 PARSVAKONASANA)

- 전사 II(72쪽) 자세에서 시작한다. 왼쪽 전신을 왼다리 위로 숙이면서 왼손 손가락을 왼다리 바깥 바닥에 내려놓는다.
- 오른팔을 머리 너머로 뻗어 오른다리와 일직선이 되게 한다. 이때 팔등을 몸쪽으로 돌려 승모근 윗부분을 이완한다.
- 가슴을 개방한다.
- 다리를 바꿔 위 동작을 반복한다.

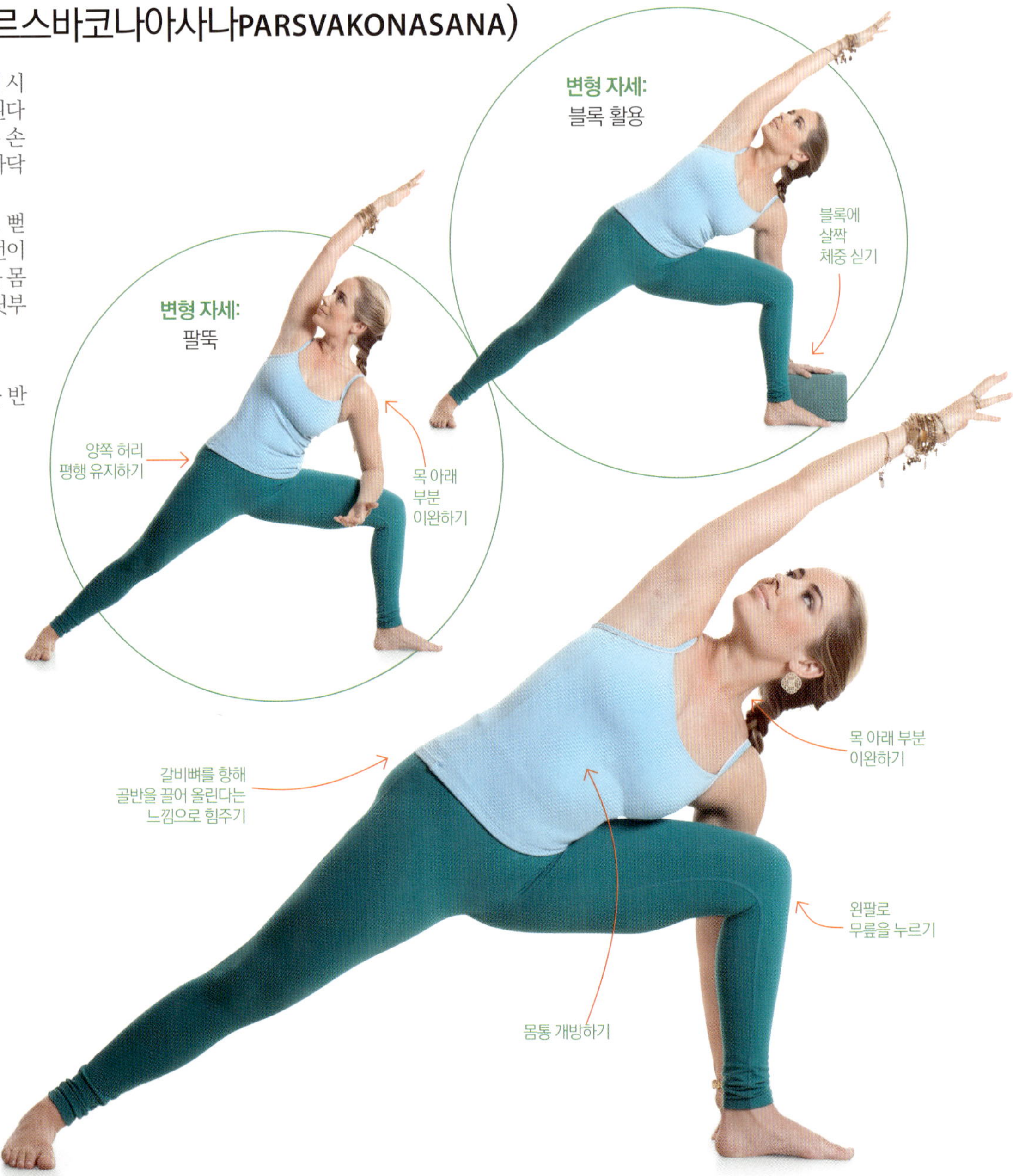

변형 자세: 팔뚝

변형 자세: 블록 활용
블록에 살짝 체중 싣기

양쪽 허리 평행 유지하기
목 아래 부분 이완하기

갈비뼈를 향해 골반을 끌어 올린다는 느낌으로 힘주기

목 아래 부분 이완하기

왼팔로 무릎을 누르기

몸통 개방하기

비튼 사이드 앵글

- 왼다리가 앞에 있는 초승달 자세(73쪽)에서 시작한다.
- 뒤에 있는 오른발 발가락이 바깥을 바라보도록 발뒤꿈치를 45도 돌려 바닥에 평평하게 둔다. 이때 두 발 발꿈치는 일직선에 있어야 한다.
- 오른손을 왼발 바깥쪽에 내려놓고 왼팔을 하늘로 쭉 뻗어 뒤에 있는 오른다리와 완벽히 일직선을 이루게 한다.
- 오른발 발날을 매트에 단단히 고정하고 골반 수평을 유지한다.
- 다리를 바꿔 위 동작을 반복한다.

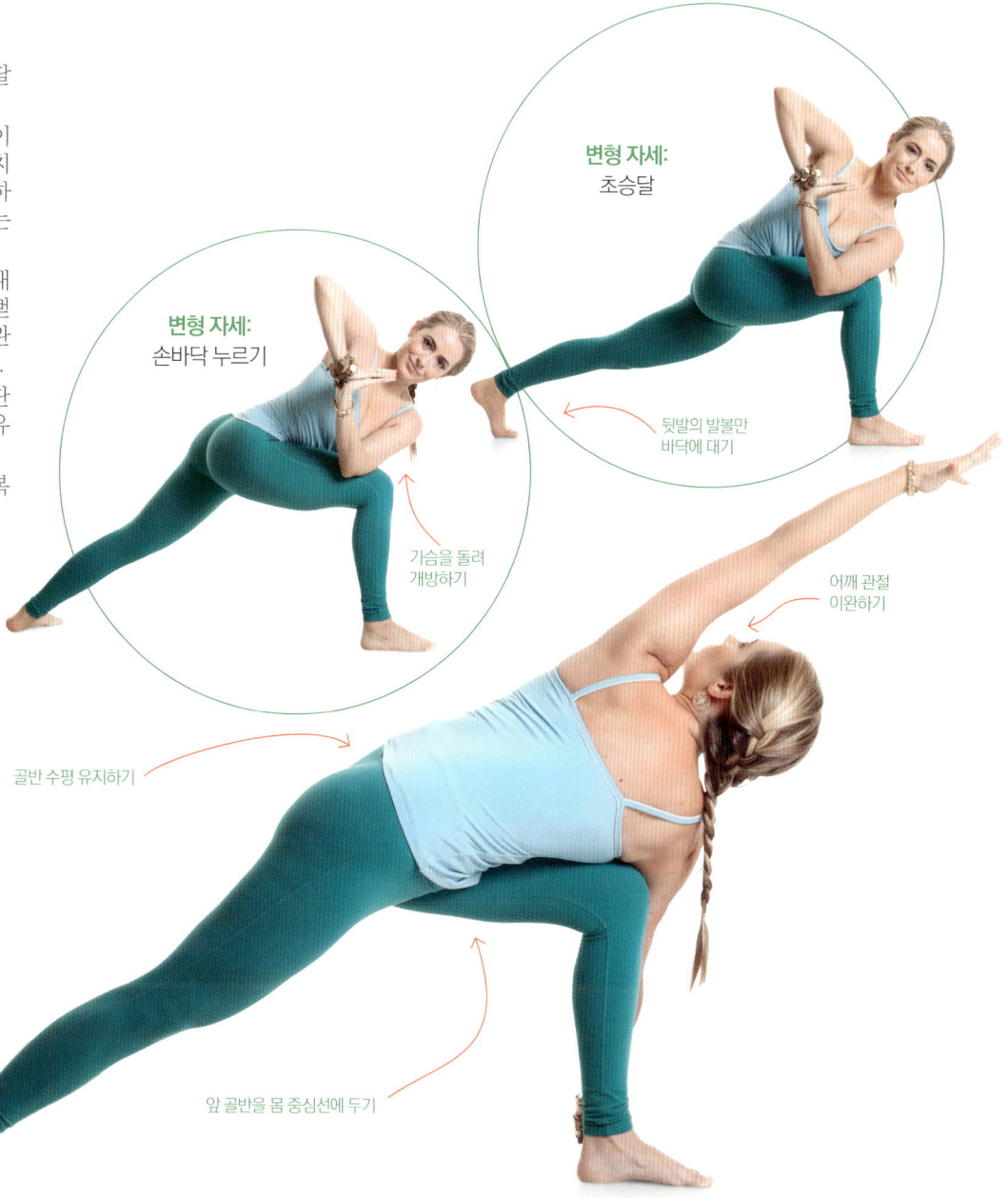

서기 자세

삼각(트리코나아사나 TRIKONASANA)

- 다리를 다리 한쪽 너비만큼 벌리고 두 발을 나란히 놓는다.
- 왼발을 바깥쪽으로 90도, 오른발을 안쪽으로 45도 돌린다. 이때 두 발 뒤꿈치는 일직선에 있어야 한다.
- 두 팔을 바닥과 직각이 되도록 뻗는다. 왼팔과 왼쪽 허리를 내려 왼손으로 왼쪽 발목의 바깥 바닥을 짚는다.
- 오른팔을 위로 곧게 뻗어 오른쪽 어깨와 왼쪽 어깨를 일렬로 정렬한다.
- 몸통을 돌려 개방하고 양쪽 허리 길이가 똑같아지게 한다.
- 아랫배에 힘을 주고 두 다리를 일자로 편다.
- 다리를 바꿔 위 동작을 반복한다.

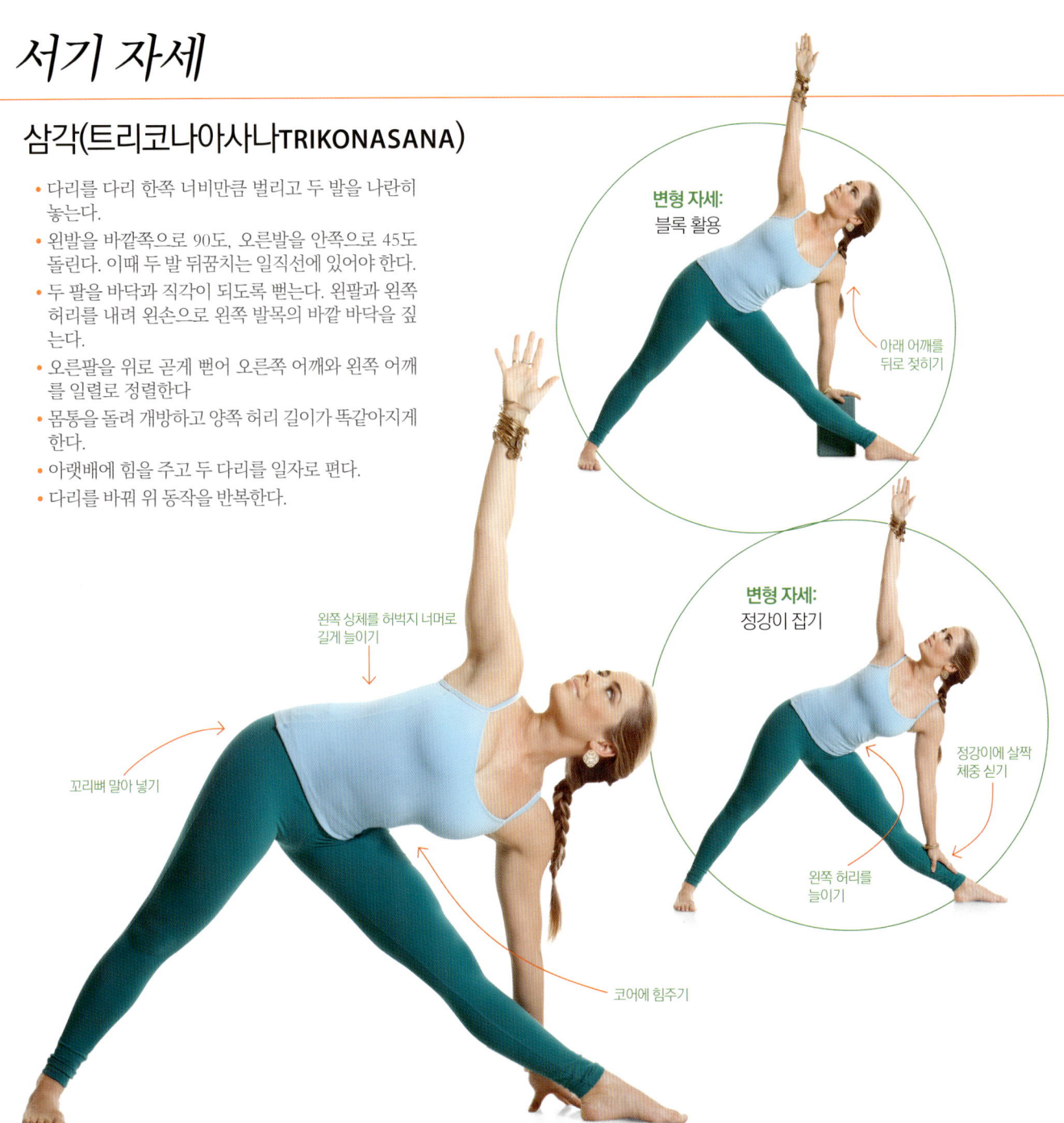

왼쪽 상체를 허벅지 너머로 길게 늘이기

꼬리뼈 말아 넣기

코어에 힘주기

변형 자세: 블록 활용

아래 어깨를 뒤로 젖히기

변형 자세: 정강이 잡기

정강이에 살짝 체중 싣기

왼쪽 허리를 늘이기

비튼 삼각(파리브르타 트리코나아사나)
PARIVRTTA TRIKONASANA)

- 산 자세(67쪽)에서 시작한다. 왼다리를 뒤로 보내 두 다리를 다리 한쪽 길이만큼 벌리고, 왼발을 바깥쪽으로 45도 돌린 다음 두 발뒤꿈치를 일직선에 둔다.
- 골반 수평을 유지하며 오른손을 골반 위에 놓는다.
- 왼팔을 쭉 펴서 상체와 함께 앞으로 숙인다. 이때 허리와 팔이 일자를 유지해야 한다.
- 왼손을 오른발 바깥 바닥에 내려놓는다.
- 가슴을 내민 상태에서 왼손으로 바닥을 눌러 가슴을 개방한다. 천장을 향해 오른팔을 뻗는다.
- 양쪽 어깨를 일렬로 정렬하고 시선을 위로 향한다.
- 다리를 바꿔 위 동작을 반복한다.

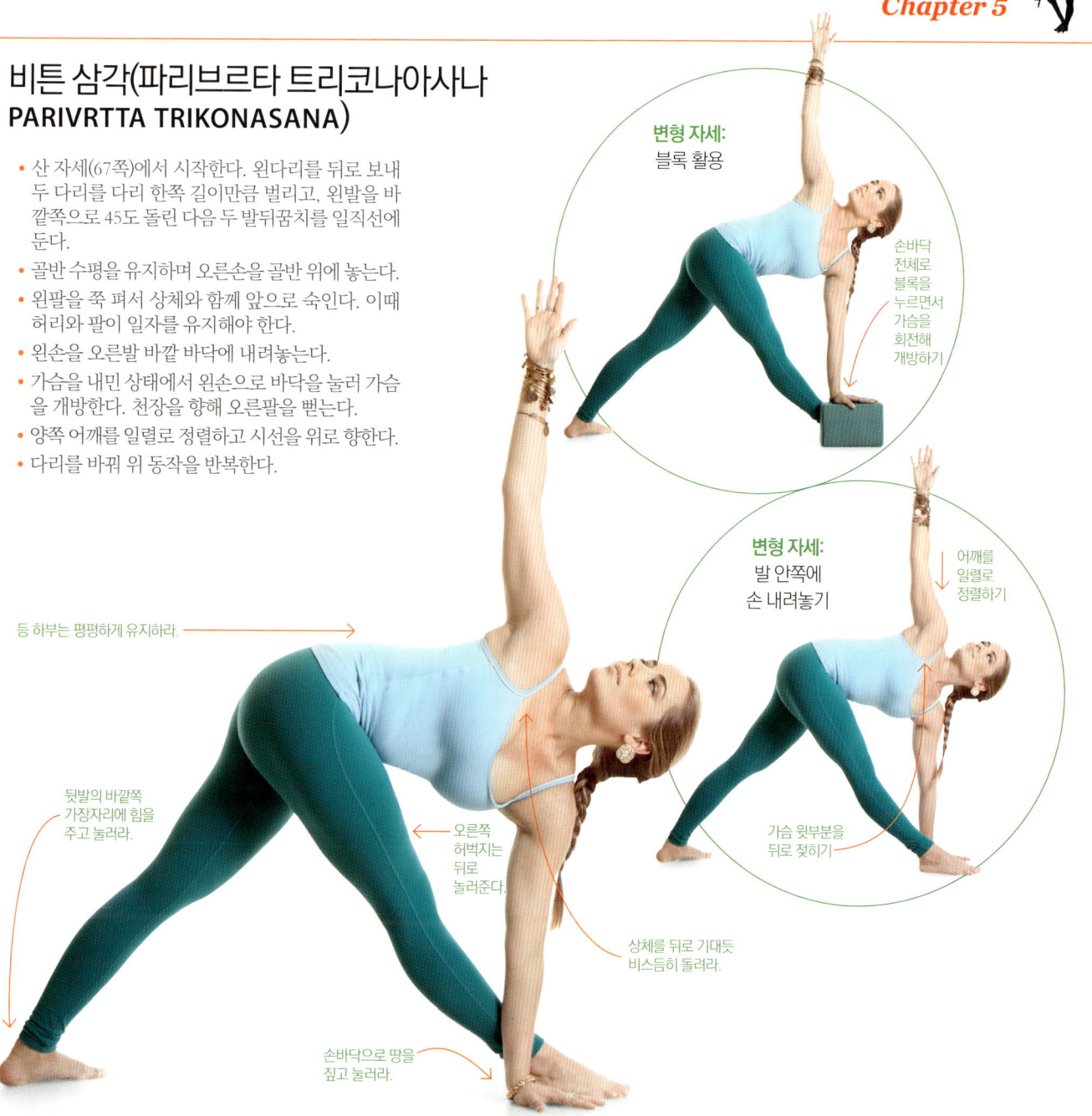

서기 자세

반달(아르다 찬드라아사나 ARDHA CHANDRASANA)

- 삼각 자세(78쪽)에서 시작한다. 시선을 아래에 둔 채 왼다리 무릎을 구부리면서 앞쪽에 둔 팔을 더 앞으로 가져가 손끝으로 발가락 약 20센티미터 앞쪽 바닥을 짚는다.
- 오른다리를 들어 바닥과 평행을 이루도록 한다.
- 왼다리를 일자로 편 상태에서 왼쪽 둔근을 안으로 끌어당겨 골반을 개방한다.
- 위로 뻗은 팔을 일자로 유지한 채 양쪽 어깨를 일렬로 정렬한다.
- 균형 잡는 연습을 더 하고 싶다면 시선을 위로 향한다.
- 다리를 바꿔 위 동작을 반복한다.

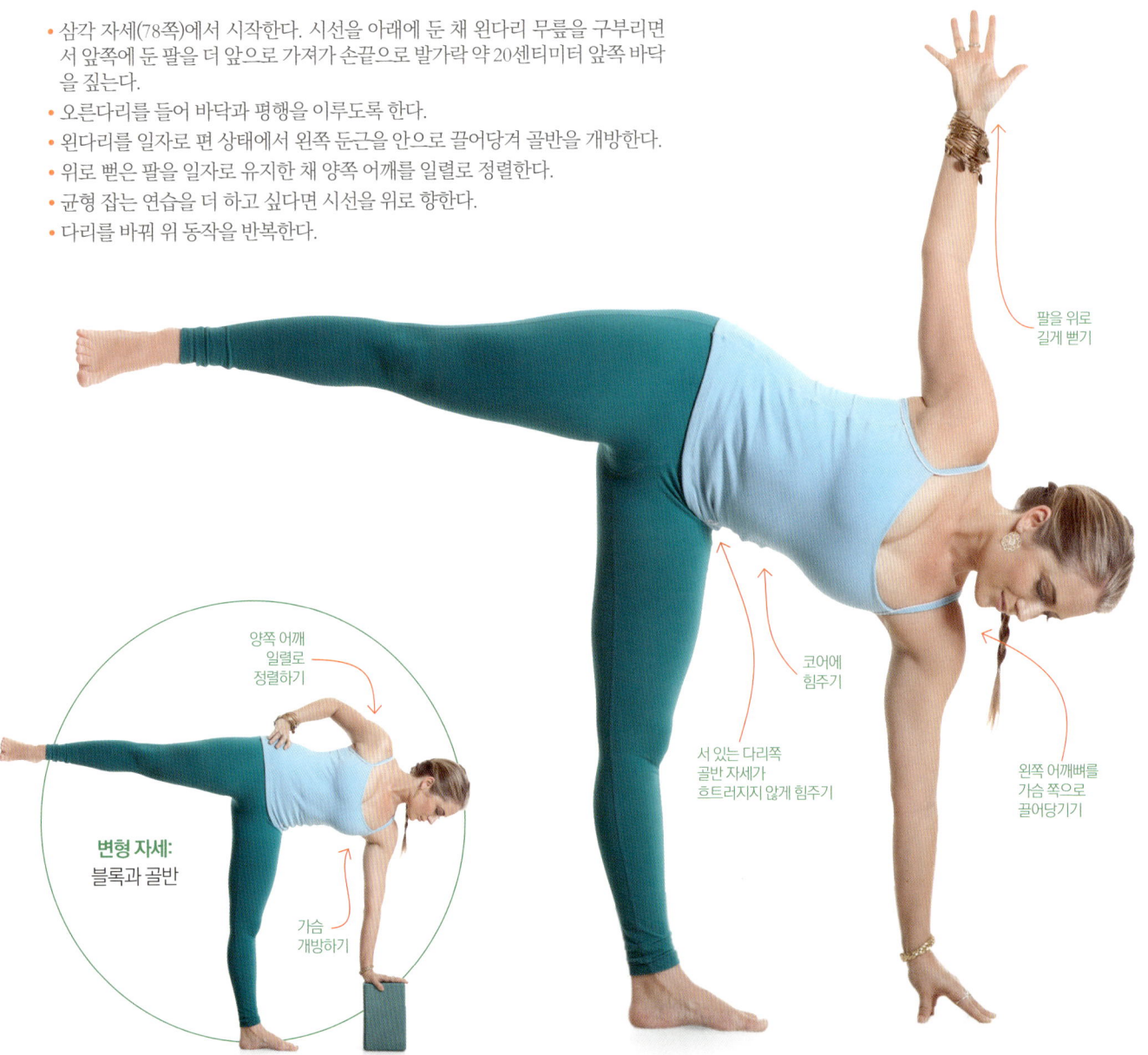

팔을 위로 길게 뻗기

양쪽 어깨 일렬로 정렬하기

변형 자세: 블록과 골반

가슴 개방하기

코어에 힘주기

서 있는 다리쪽 골반 자세가 흐트러지지 않게 힘주기

왼쪽 어깨뼈를 가슴 쪽으로 끌어당기기

사탕수수(초파아사나 CHOPASANA)

- 반달 자세(80쪽)에서 시작한다. 올린 오른다리를 접어 발뒤꿈치가 몸 뒤편으로 가게 한다.
- 위로 올린 팔의 손바닥을 뒤집은 다음 오른다리의 발을 가볍게 잡는다.
- 손으로 발을 누르면서 가슴을 개방한다.
- 바닥 한 곳에 시선을 고정하며 균형을 잡는다. 고난도 자세를 원한다면 시선을 위로 향한다.
- 다리를 바꿔 위 동작을 반복한다.

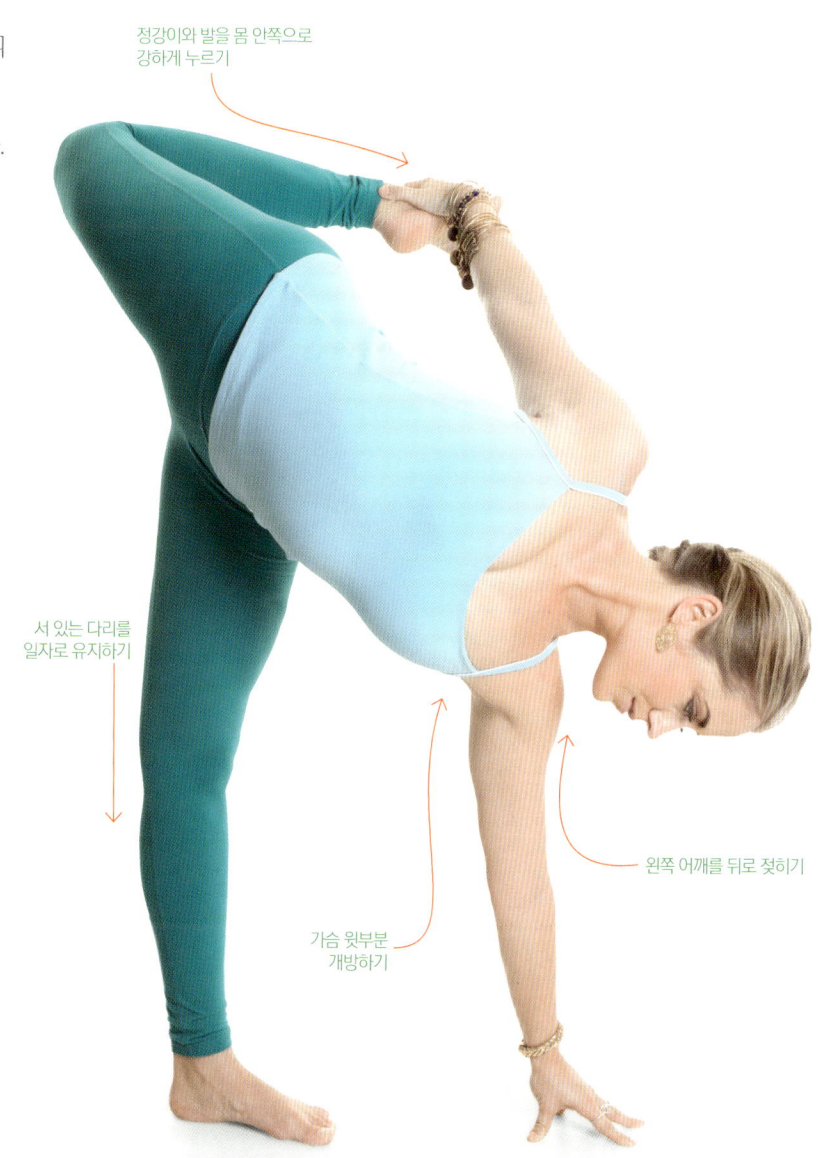

정강이와 발을 몸 안쪽으로 강하게 누르기

서 있는 다리를 일자로 유지하기

가슴 윗부분 개방하기

왼쪽 어깨를 뒤로 젖히기

서기 자세

비튼 반달(파리브르타 아르다 찬드라사나 PARIVRTTA ARDHA CHANDRASANA)

- 서서 하는 전굴 자세(49쪽)에서 시작한다. 손가락끝을 바닥에 댄 채 오른다리를 90도로 들어올린다.
- 골반 수평을 유지한 상태에서 오른손을 오른쪽 어깨 밑에 둬 팔이 일직선을 이루게 한다.
- 왼손을 허리로 가져가 골반 수평을 확인한다.
- 가슴을 왼쪽으로 돌리면서 오른쪽 어깨뼈를 안쪽으로 끌어당겨 가슴을 개방한다.
- 왼팔을 천장을 향해 쭉 뻗는다. 양쪽 어깨를 일렬로 정렬하고 골반 수평을 유지한다.
- 다리를 바꿔 위 동작을 반복한다.

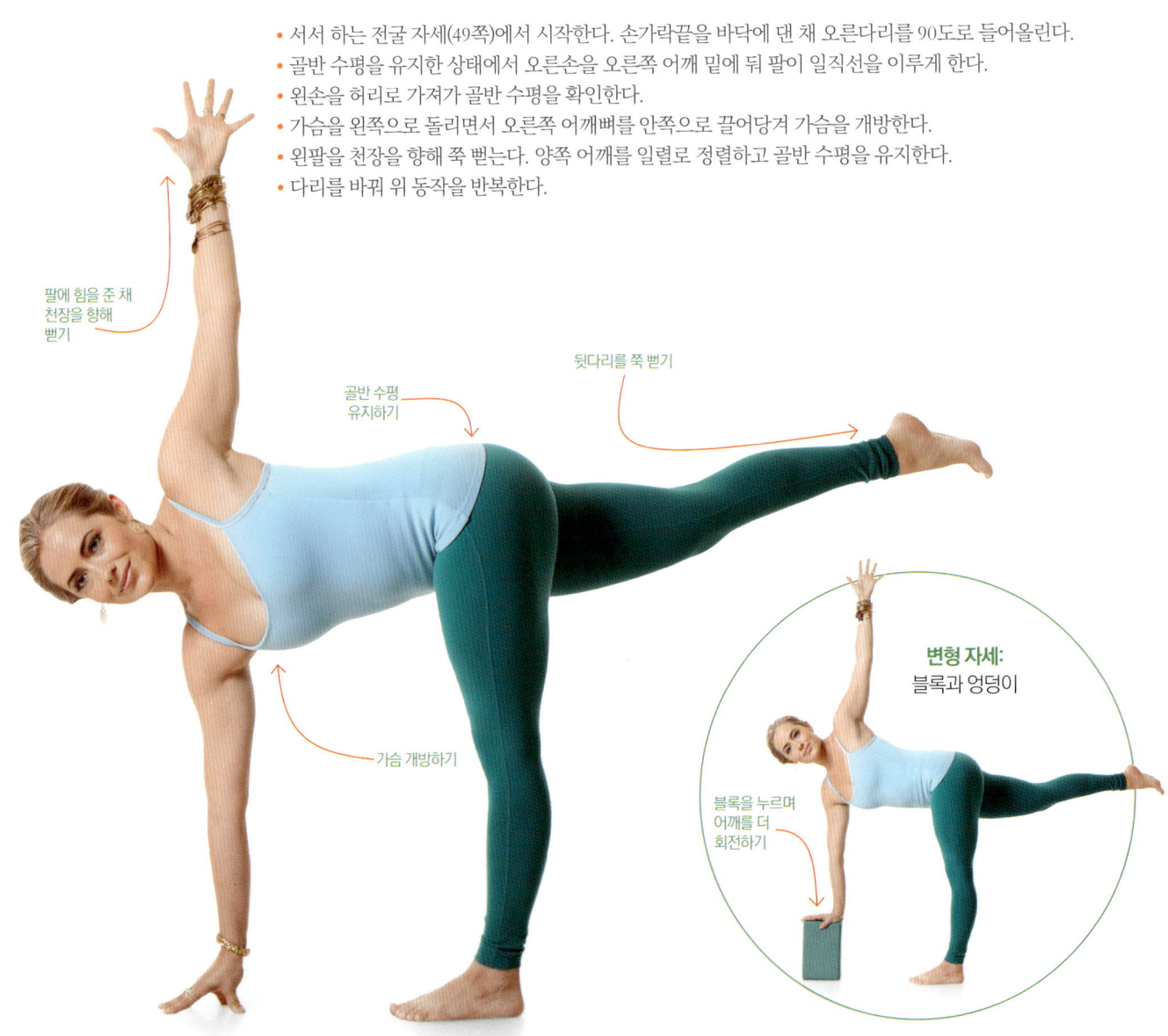

팔에 힘을 준 채 천장을 향해 뻗기

골반 수평 유지하기

뒷다리를 쭉 뻗기

가슴 개방하기

변형 자세: 블록과 엉덩이

블록을 누르며 어깨를 더 회전하기

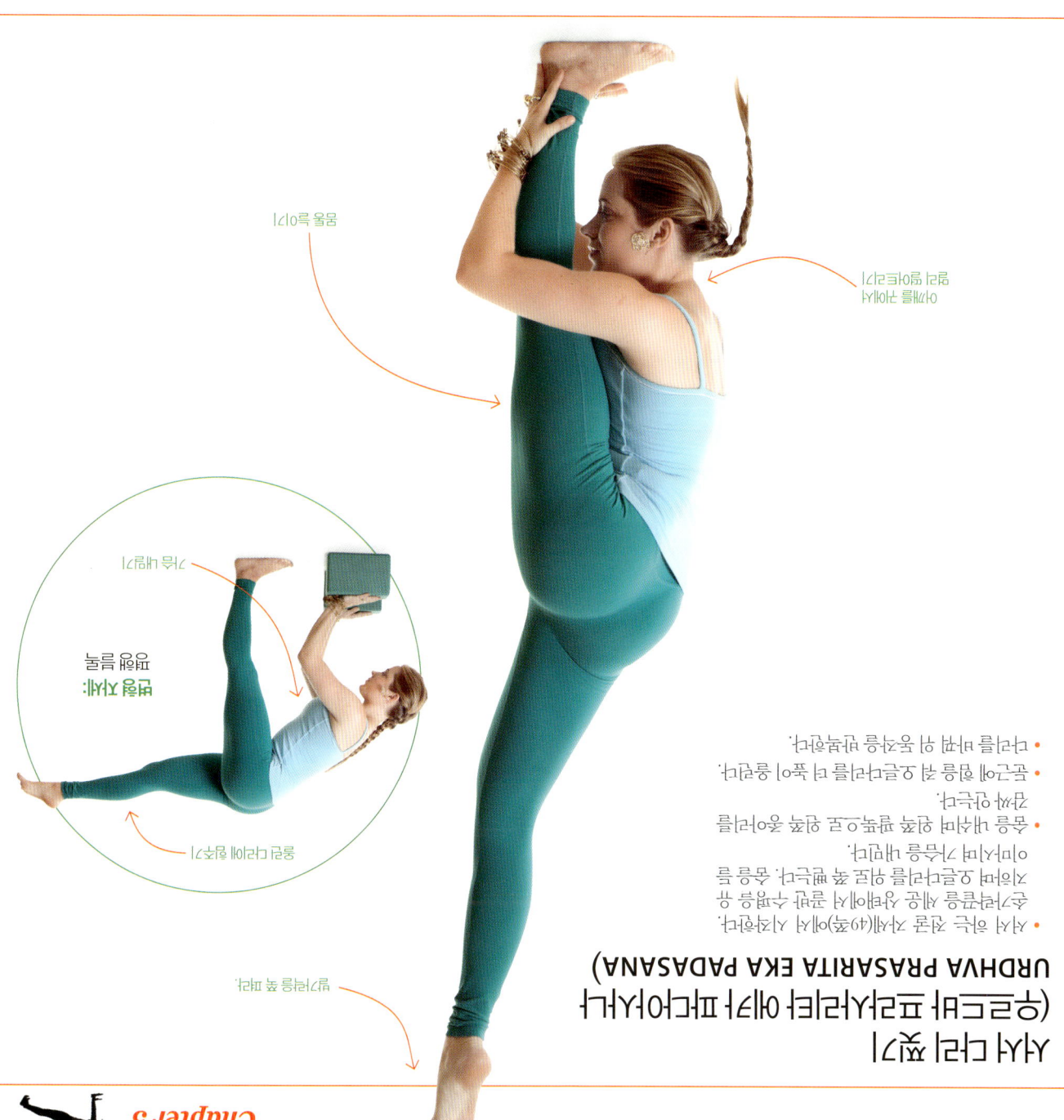

사기 자세

다리 벌려 잡은 각도 (숩타 파르시바 코나 파다 프라사리타 파도타나사나 / SUPTA PARSVA KONA PADA PRASARITA PADOTTANASANA)

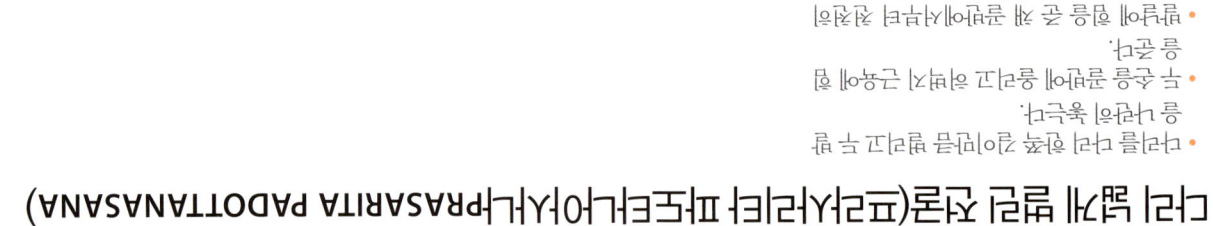

- 팔을 뻗어 양손으로 발가락 끝을 잡고 다리를 들어올린다.
- 숨을 내쉬면서 팔꿈치를 펴서 손으로 발을 확실히 잡고, 숨을 마시며 다리를 들어올려 바닥으로 내려놓는다.
- 숨을 들이마시면서 무릎을 펴고 발을 잡은 팔을 곧게 편다.
- 숨을 내쉬면서 양발가락을 90도로 벌리고 양 팔을 뻗어 가슴을 펴고 양쪽 발바닥을 바라보며 호흡한다(한쪽 발가락 끝을 잡기 힘든 사람은 먼저 종아리나 무릎 뒤 오금을 잡는다).
- 숨을 마시면서 양 발끝을 모으고 다리를 들어 올린다.

포인트
- 목을 길게 늘어뜨리기
- 어깨를 들어 올려 귀에서 멀리하기
- 양 무릎 펴고 발끝 당기기
- 손으로 발가락을 잡고 팔 쪽 펴기

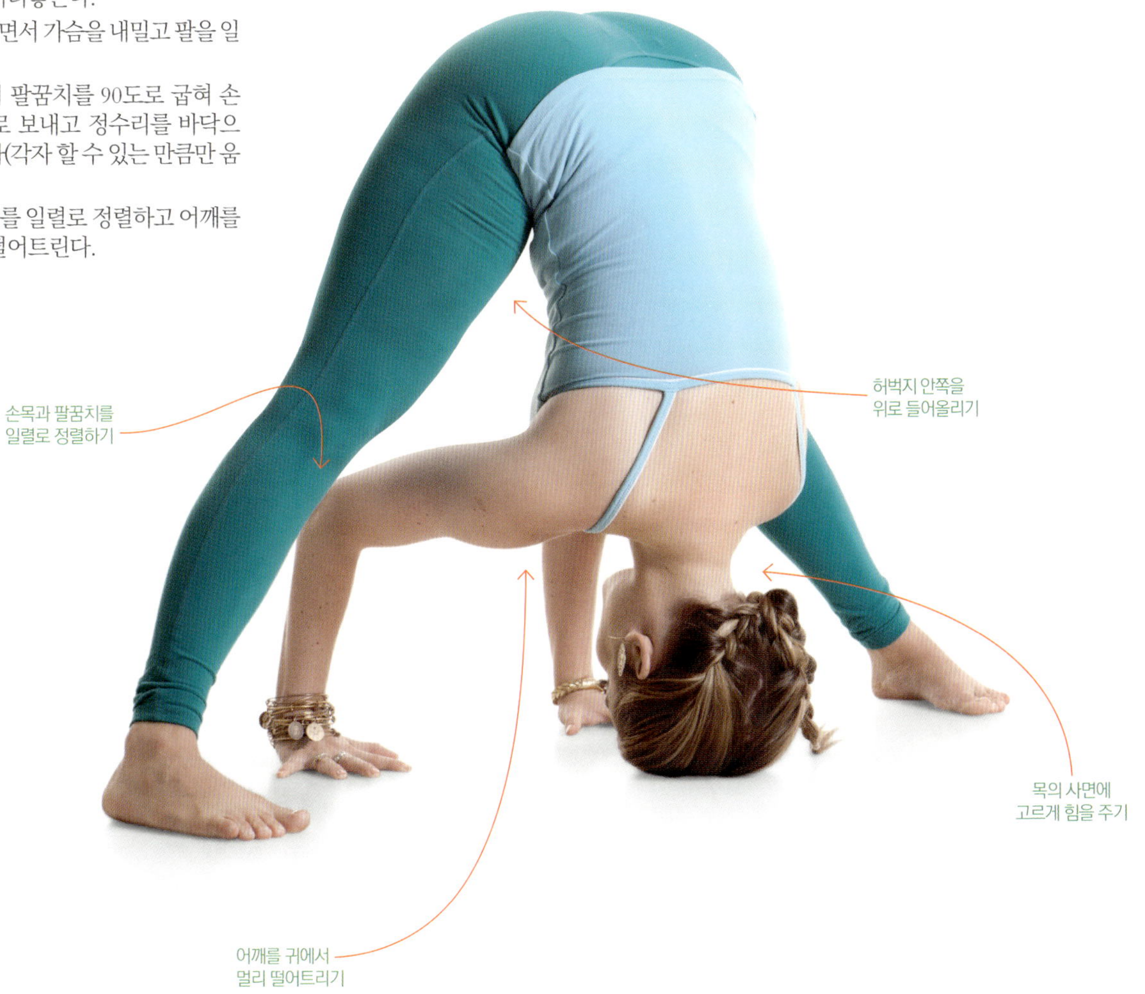

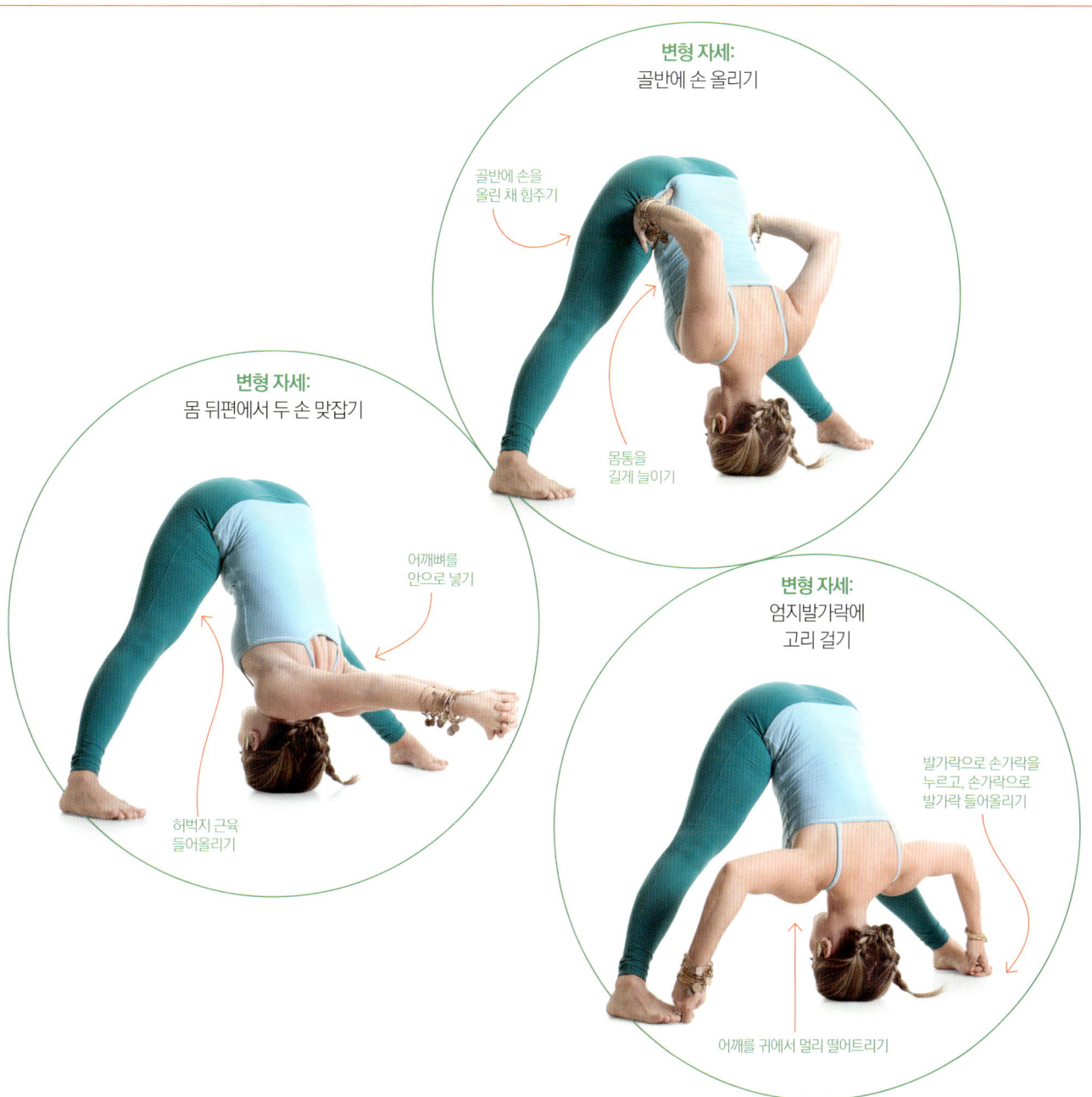

서기 자세

엄지발가락 잡고 서기
(우티타 하스타 파당구스타아사나)
UTTHITA HASTA PADANGUSTASANA

- 산 자세(67쪽)에서 시작한다. 오른쪽 무릎을 구부린 다음 오른손 엄지, 검지, 중지로 오른발 엄지발가락을 감싼다.
- 왼손을 왼쪽 골반에 올려놓고 자세를 유지한다.
- 어깨를 이완하면서 오른다리를 몸 앞으로 길게 뻗는다.
- 엄지발가락을 계속 붙들 수 있거나 어깨에 무리가 가지 않을 때까지만 다리를 뻗는다. 골반 수평을 유지하고 가슴을 곧게 편다. 들어올린 엄지발가락 너머에 시선을 둔다. 서 있는 다리는 일자를 유지한다.
- 다리를 바꿔 위의 동작을 반복한다.

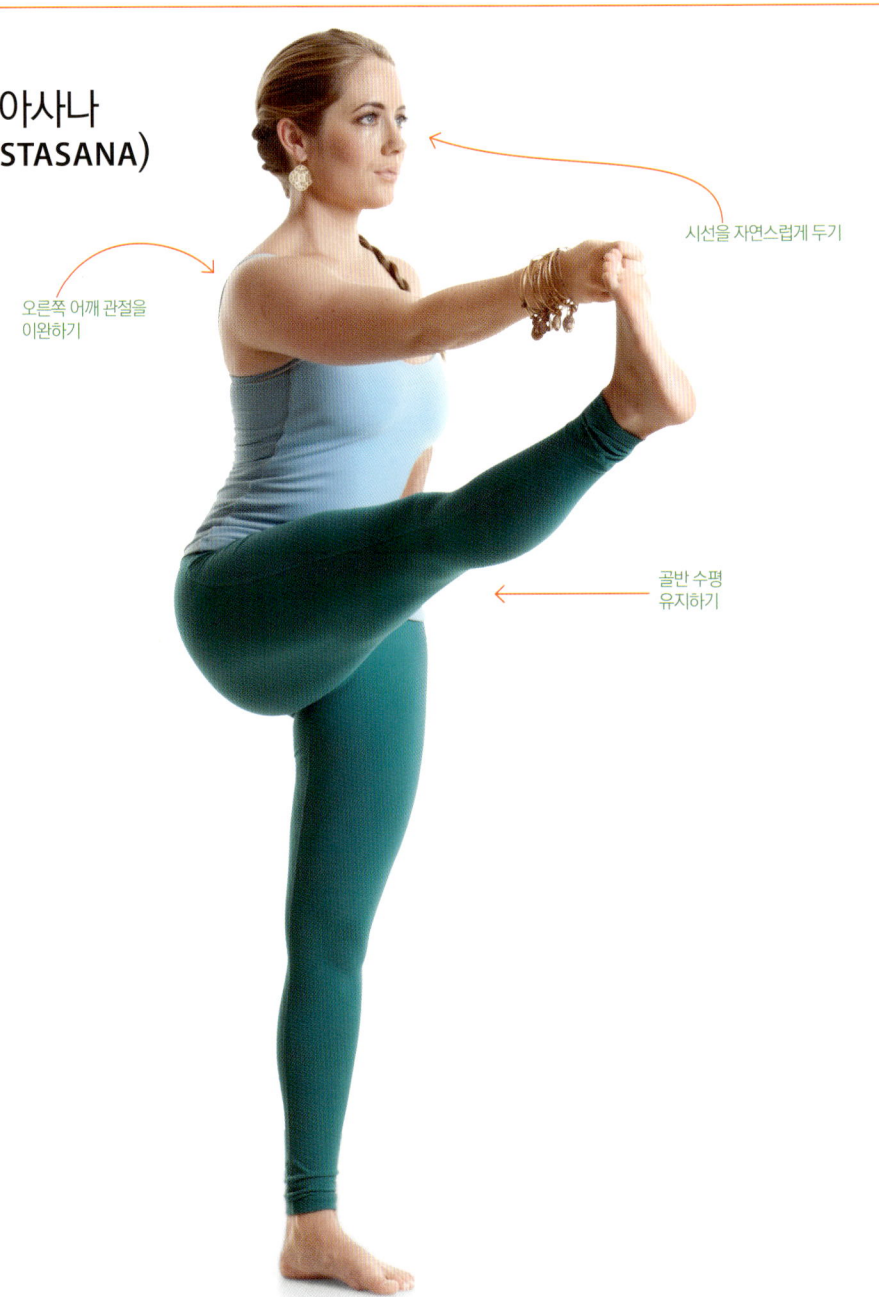

오른쪽 어깨 관절을 이완하기

시선을 자연스럽게 두기

골반 수평 유지하기

Chapter 5

변형 자세:s

1) 골반 열기
- 엄지발가락 잡고 서기 자세에서 시작한다. 골반 수평을 유지한 채 오른쪽 골반을 밖으로 돌려 다리를 오른쪽으로 올린다.
- 시선은 왼쪽 어깨 너머에 둔다.

2) 비틀기
- 골반 열기 자세에서 손을 바꿔 왼손으로 오른발 모서리를 잡는다.
- 오른팔을 몸 뒤로 뻗고 가슴을 함께 돌리며 개방한다.
- 골반 수평을 유지한 채 정면으로 향한다. 어깨를 이완한다. 시선은 정면에 두거나, 균형 잡는 연습을 더 하고 싶다면 측면에 둔다.

3) 접기
- 비틀기 자세에서 오른다리를 계속 정면에 둔 채 다리를 바닥과 평행을 이루도록 한다.
- 두 손으로 오른발을 붙잡고, 팔꿈치를 굽혀 다리 위로 몸통을 숙인다.
- 입술을 정강이에 갖다 댄다.

4) 공중에서 멈추기
- 접기 자세에서 올린 다리를 계속 앞으로 뻗은 채 두 팔을 어깨 위로 들어 올린다.

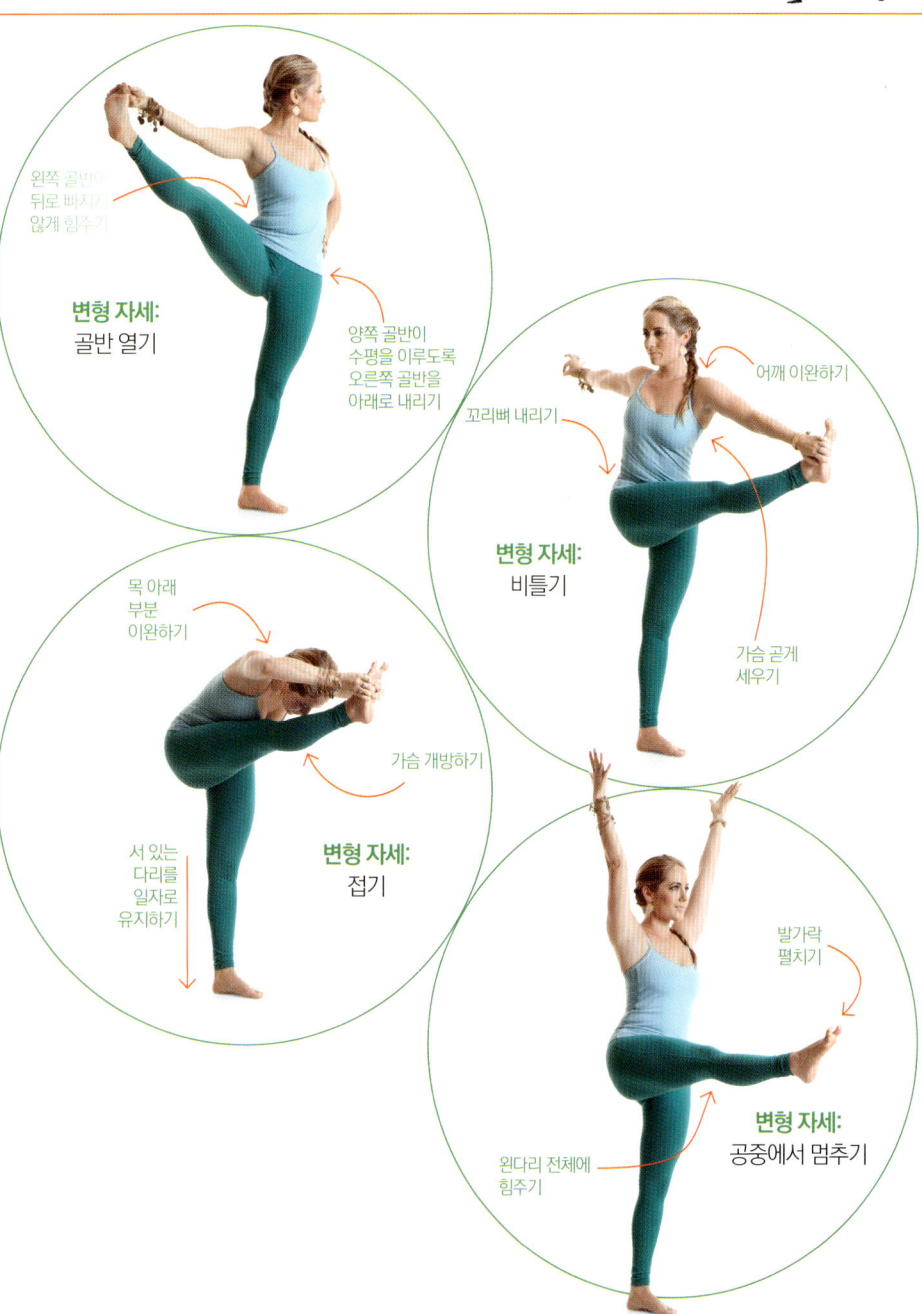

변형 자세: 골반 열기

왼쪽 골반이 뒤로 빠지지 않게 힘주기

양쪽 골반이 수평을 이루도록 오른쪽 골반을 아래로 내리기

변형 자세: 비틀기

어깨 이완하기
꼬리뼈 내리기
가슴 곧게 세우기

변형 자세: 접기

목 아래 부분 이완하기
가슴 개방하기
서 있는 다리를 일자로 유지하기

변형 자세: 공중에서 멈추기

발가락 펼치기
왼다리 전체에 힘주기

87

서기 자세

의자
(웃카타아사나 UTKATASANA)

- 산 자세(67쪽)에서 시작한다. 무릎을 구부리고 골반을 아래로 내려 발뒤꿈치에 체중을 싣는다.
- 종아리를 뒤로 빼 아래를 내려다 봤을 때 발가락이 보이도록 한다.
- 꼬리뼈를 내리고 앞 갈비뼈를 안으로 집어넣는다. 두 팔을 어깨 너비로 벌린 다음 위로 들어올린다.
- 어깨 관절을 이완하고 두 팔등을 몸 안으로 회전시켜 등 윗부분을 넓힌다.
- 시선을 위로 향한다.

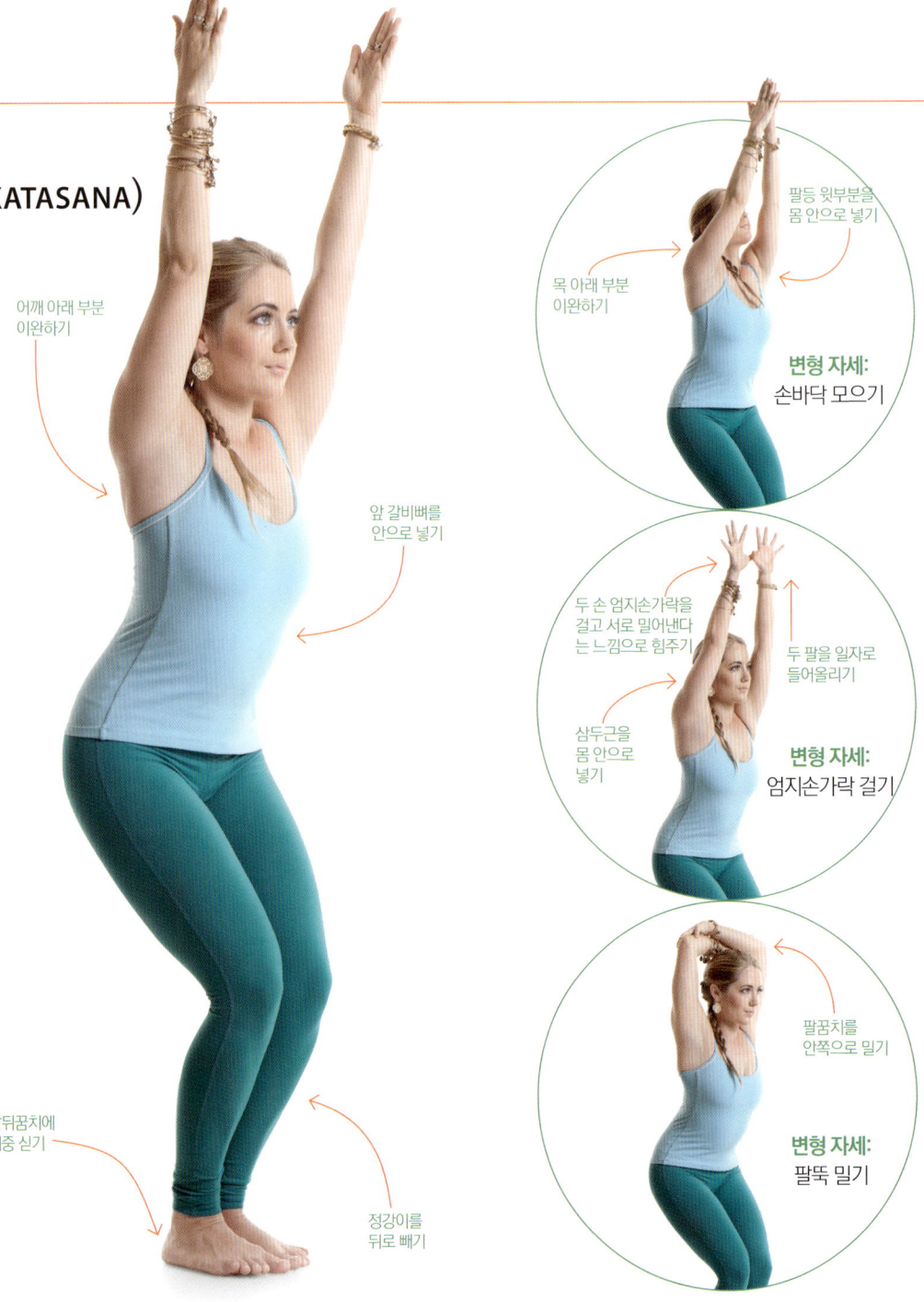

어깨 아래 부분 이완하기
앞 갈비뼈를 안으로 넣기
발뒤꿈치에 체중 싣기
정강이를 뒤로 빼기

변형 자세: 손바닥 모으기
- 팔등 윗부분을 몸 안으로 넣기
- 목 아래 부분 이완하기

변형 자세: 엄지손가락 걸기
- 두 손 엄지손가락을 걸고 서로 밀어낸다는 느낌으로 힘주기
- 두 팔을 일자로 들어올리기
- 삼두근을 몸 안으로 넣기

변형 자세: 팔뚝 밀기
- 팔꿈치를 안쪽으로 밀기

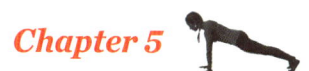

비튼 의자(파리브르타 웃카타아사나 PARIVRTTA UTKATASANA)

- 의자 자세(88쪽)에서 시작한다. 왼쪽 팔꿈치 또는 삼두근을 오른쪽으로 돌려 오른쪽 허벅지 위에 둔다.
- 손바닥을 서로 밀어내듯 힘을 주며 오른쪽 팔꿈치를 천장으로 향하게 한다.
- 골반 수평을 유지한 상태에서 오른쪽 어깨를 뒤로 젖혀 가슴을 개방한다.
- 방향을 바꿔 위 자세를 반복한다.

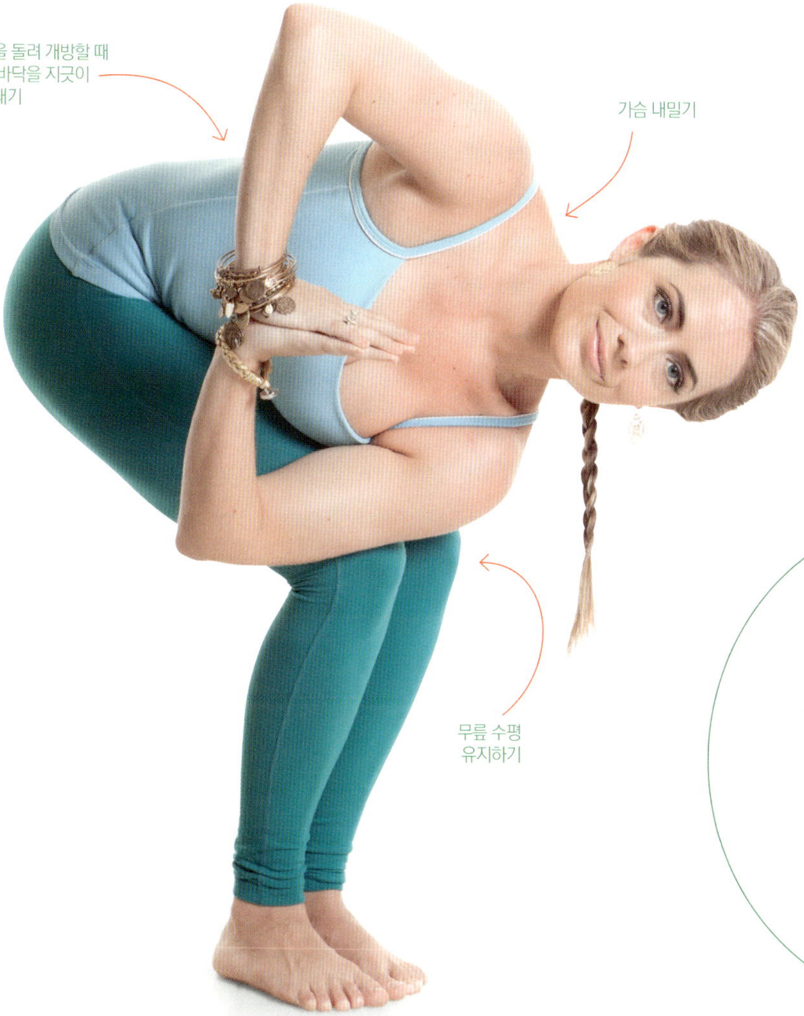

가슴을 돌려 개방할 때 두 손바닥을 지긋이 밀어내기

가슴 내밀기

무릎 수평 유지하기

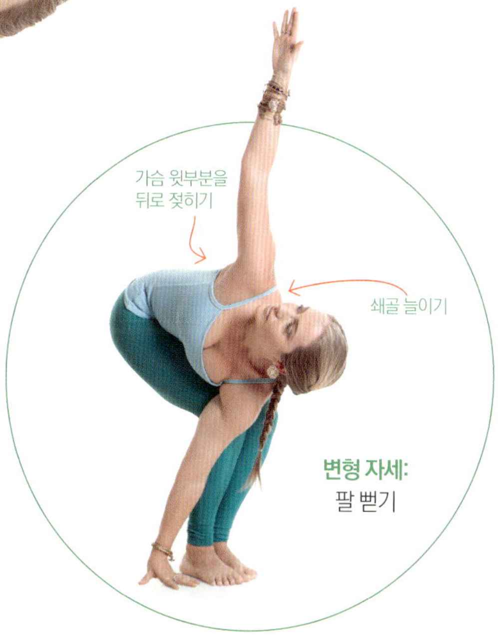

가슴 윗부분을 뒤로 젖히기

쇄골 늘이기

변형 자세:
팔 뻗기

89

서기 자세

나무(브륵샤아사나 VRKSASANA)

- 산 자세(67쪽)에서 시작한다. 오른쪽 무릎을 구부리면서 발을 들어올려 오른손으로 발목 안쪽을 잡는다.
- 오른발 발바닥을 왼쪽 허벅지 안쪽에 가져간다. 발바닥과 허벅지가 서로 밀어낸다는 느낌으로 힘을 준다.
- 코어에 힘을 준 상태에서 두 팔을 어깨 너비로 벌린 다음 위로 올린다. 이때 팔은 일자로 펴고 두 팔등을 몸 안으로 회전시켜 등 윗부분을 넓힌다.
- 고난도 자세를 원한다면 시선을 위로 향한다.
- 방향을 바꿔 위 동작을 반복한다.

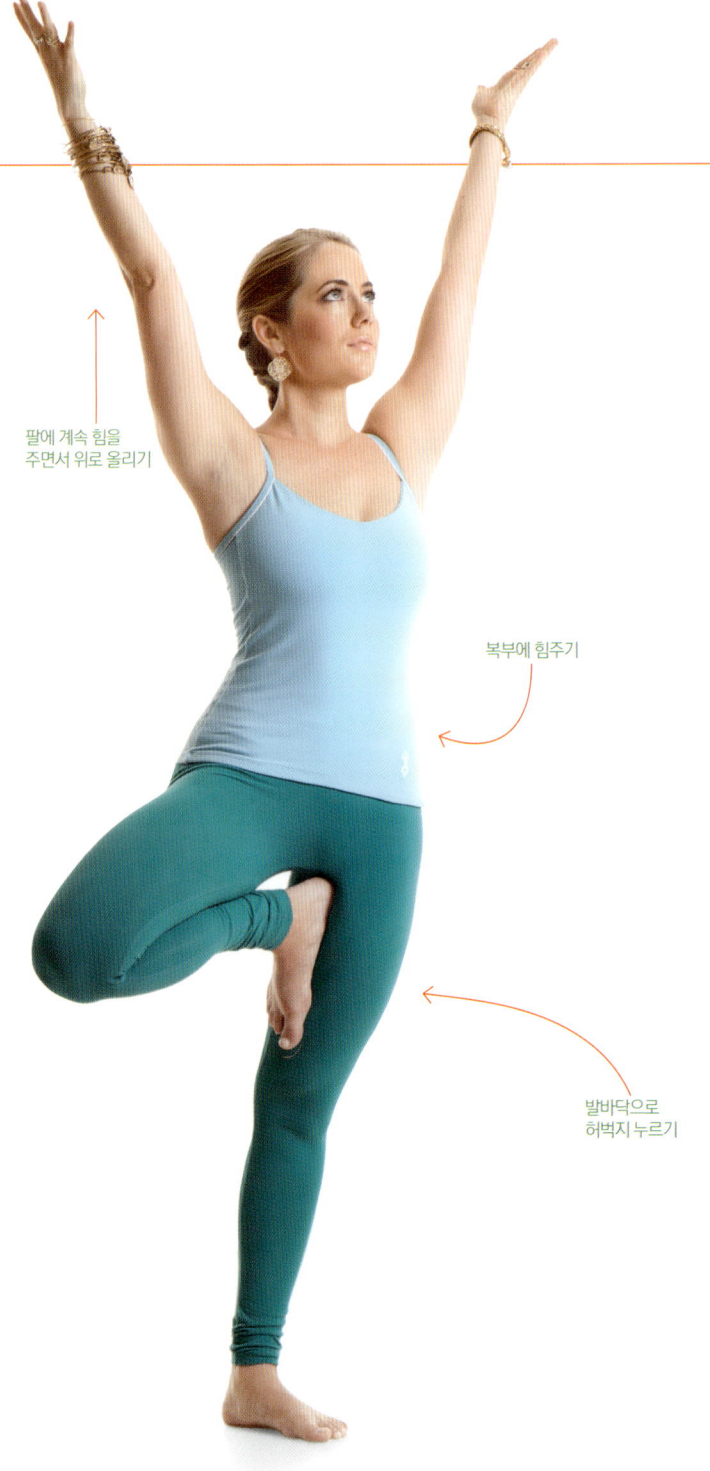

팔에 계속 힘을 주면서 위로 올리기

복부에 힘주기

발바닥으로 허벅지 누르기

독수리(가루다아사나 GARUDASANA)

- 산 자세(67쪽)에서 시작한다. 양쪽 무릎을 살짝 굽히면서 다리를 꼬고 앉을 때처럼 왼쪽 허벅지로 오른쪽 허벅지를 감싼다.
- 왼발로 오른쪽 종아리를 감싸 안거나, 발가락으로 종아리 뒤쪽을 누른다.
- 양쪽 팔꿈치를 90도로 구부린 다음 오른팔을 왼팔 아래로 가져가면서 손목을 꼬아 두 손바닥을 맞잡는다.
- 방향을 바꿔 위 동작을 반복한다.

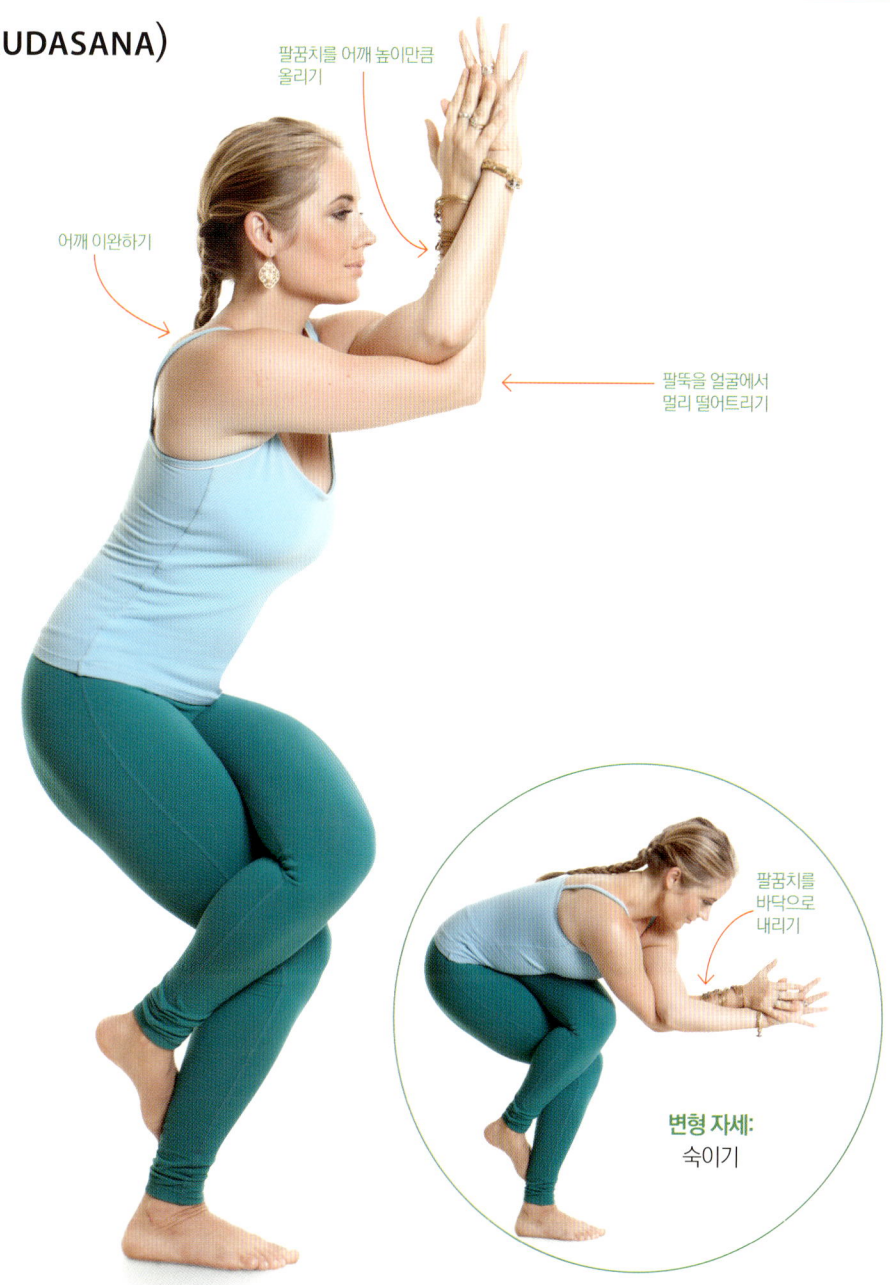

팔꿈치를 어깨 높이만큼 올리기

어깨 이완하기

팔뚝을 얼굴에서 멀리 떨어트리기

팔꿈치를 바닥으로 내리기

변형 자세: 숙이기

앉은 자세

앉은 자세와 비틀기 자세는 놀라울 정도로 몸의 유연성을 길러준다. 골반의 긴장을 풀어주고 하루 동안 몸과 마음에 쌓인 피로를 없애준다. 이 자세들은 연속동작을 할 때 몸에 열을 내거나 식히는 데에도 아주 좋다. 최소 여덟 번의 호흡을 반복하며 몇 분 동안 자세를 유지해야 가장 효과적이다. 골반 열기 자세를 시도할 때 몸의 감각을 느끼되 무릎 통증이 느껴진다면 몸에 무리가 간다는 뜻이니 조심하라. 도구를 사용하거나 몸의 위치를 약간 조절해 통증이 느껴지지 않게 자세를 변형해도 좋다.

약간 도움이 필요하다면?

몸을 숙여 손으로 발을 잡는 것이 힘들거나 햄스트링이 불편할 정도로 당긴다면 스트랩, 담요, 블록 등을 활용해 자세를 변형하라. 필요할 때 언제든 도구를 활용해도 좋다!

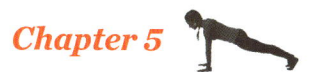

Chapter 5

편안히 앉기(수카아사나 SUKASANA)

- 다리를 위아래로 겹쳐 앉은 상태에서 발뒤꿈치를 무릎 아래에 두고 발가락을 뒤로 젖힌다.
- 골반을 바닥에 밀착해 척추를 곧게 편다.
- 손바닥을 양쪽 무릎에 가볍게 올려놓는다.

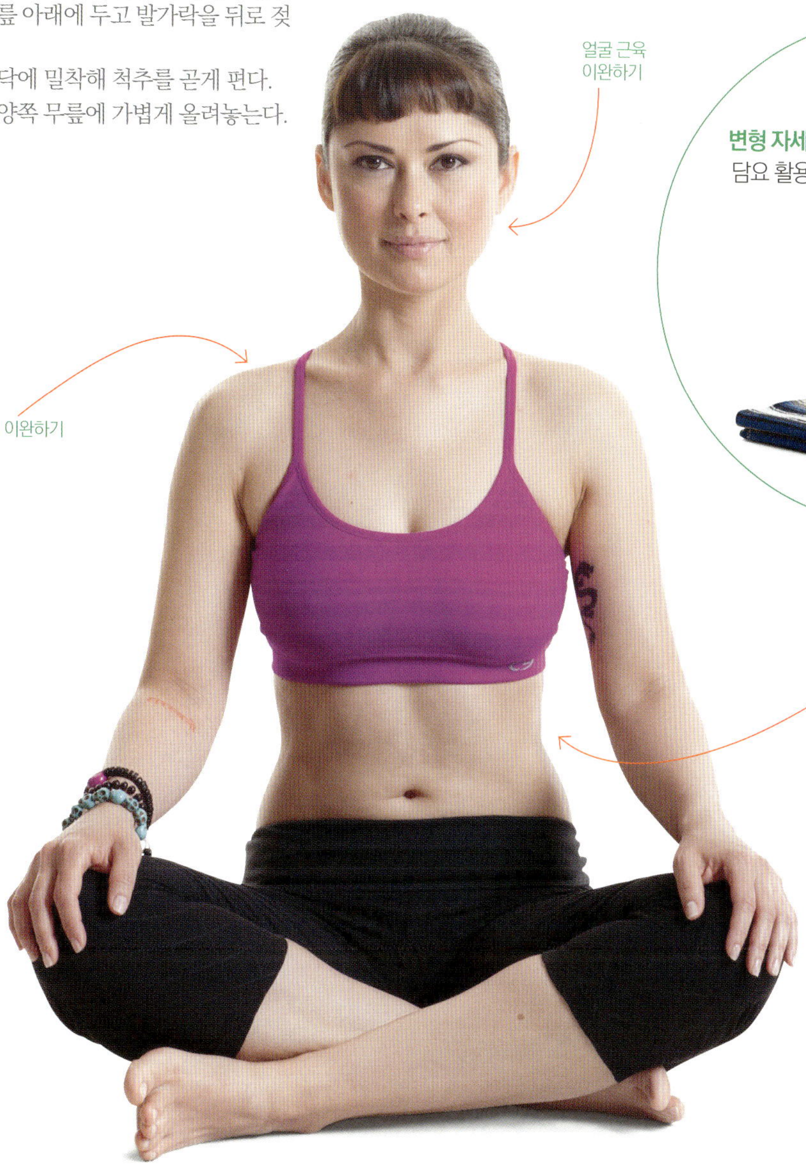

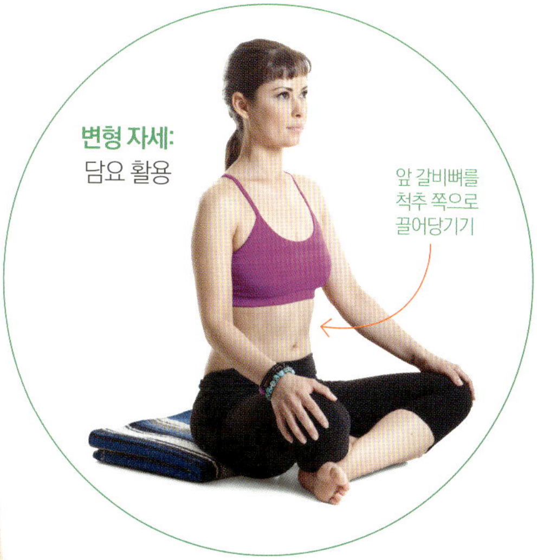

얼굴 근육 이완하기

어깨 이완하기

변형 자세: 담요 활용

앞 갈비뼈를 척추 쪽으로 끌어당기기

척추 늘이기

93

앉은 자세

막대(단다아사나 DANDASANA)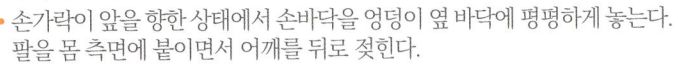

- 앉은 자세에서 두 다리를 모아 앞으로 뻗는다.
- 발가락을 뒤로 젖히면서 골반을 바닥에 밀착해 척추를 곧게 편다.
- 손가락이 앞을 향한 상태에서 손바닥을 엉덩이 옆 바닥에 평평하게 놓는다. 팔을 몸 측면에 붙이면서 어깨를 뒤로 젖힌다.
- 앞 갈비뼈를 안으로 집어넣고 어깨뼈를 아래로 내린다.
- 정면을 본다.

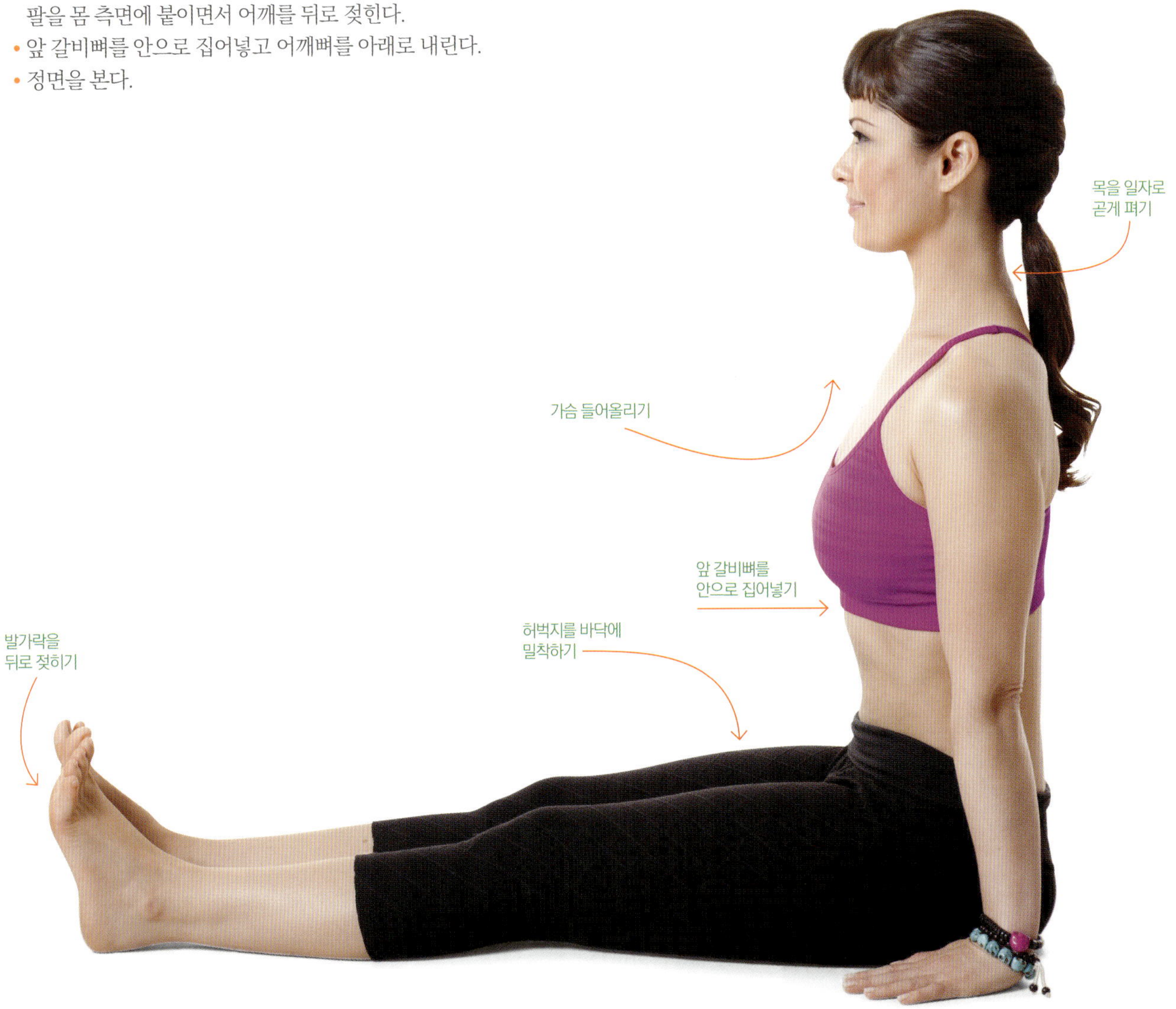

- 목을 일자로 곧게 펴기
- 가슴 들어올리기
- 앞 갈비뼈를 안으로 집어넣기
- 발가락을 뒤로 젖히기
- 허벅지를 바닥에 밀착하기

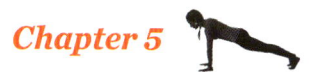

앉은 전굴
(파스치모타나아사나 PASCHIMOTTANASANA)

- 앉은 자세에서 두 다리를 모아 앞으로 뻗는다.
- 골반을 바닥에 밀착하고 가슴을 들어올린다.
- 척추를 길게 늘인 채 앞으로 숙여 발날을 잡거나 왼손으로 오른쪽 손목을 잡는다.
- 숨을 들이마시며 가슴을 내민다.
- 숨을 내쉬며 등이 굽지 않게 몸통을 더 길게 늘인다.
- 목과 어깨를 이완한다.
- 허벅지를 바닥에 밀착하고 발가락을 계속 뒤로 젖힌다.

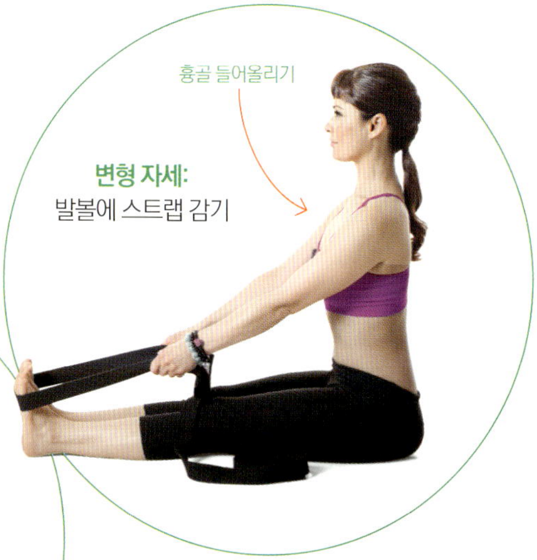

변형 자세: 담요 활용해 지탱하기

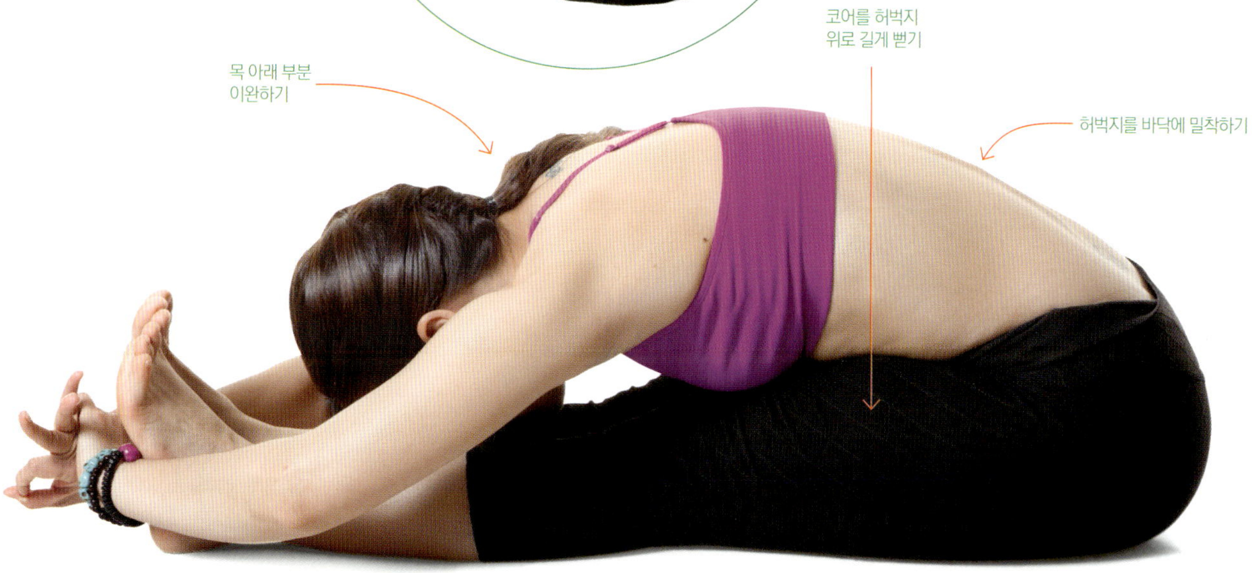

변형 자세: 발볼에 스트랩 감기

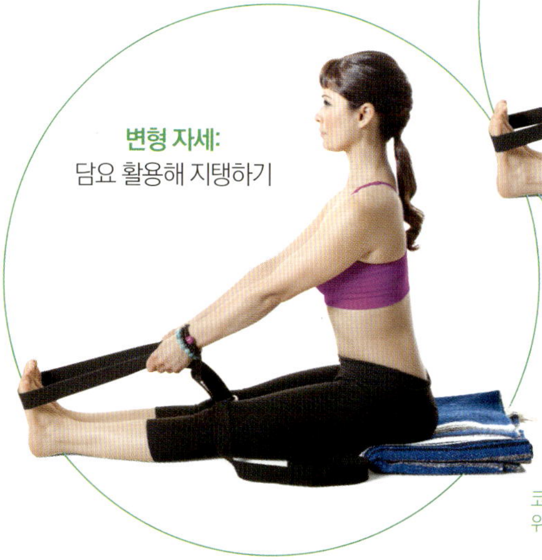

흉골 들어올리기

코어를 허벅지 위로 길게 뻗기

목 아래 부분 이완하기

허벅지를 바닥에 밀착하기

앉은 자세

무릎 향해 머리 숙이기(자누 시르사아사나 JANU SIRASANA)

- 앉은 자세에서 왼다리를 앞으로 뻗고 오른쪽 무릎을 구부린다.
- 오른쪽 발바닥을 왼다리 허벅지 안쪽에 붙인다. 숨을 들이마시며 척추를 늘인다.
- 숨을 내쉬며 가슴을 왼쪽 무릎 위로 숙이고 왼쪽 발날을 잡거나 왼손으로 오른쪽 손목을 잡는다.
- 숨을 들이마시며 다시 척추를 늘인다.
- 숨을 내쉬며 몸통을 왼다리 위로 숙이면서 팔꿈치를 바깥쪽으로 구부리고 목 아래 부분을 이완한다.
- 방향을 바꿔 위 동작을 반복한다.

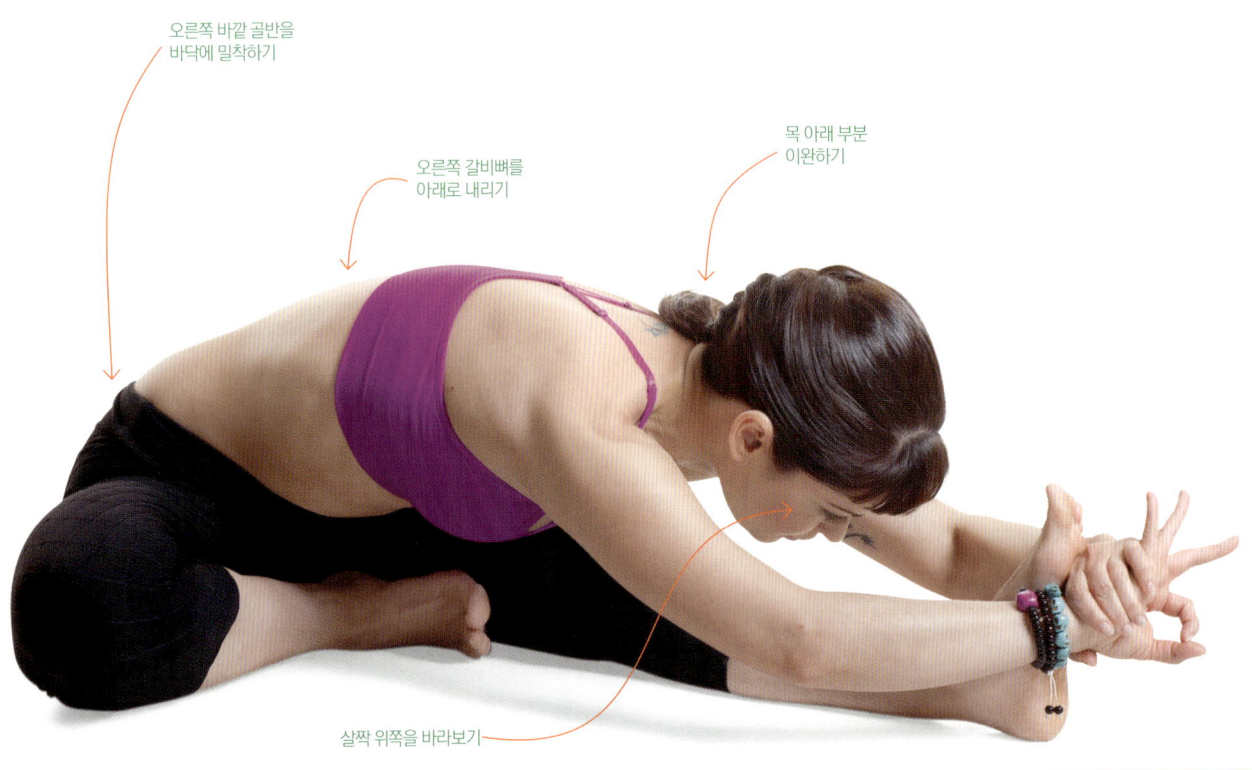

오른쪽 바깥 골반을 바닥에 밀착하기

오른쪽 갈비뼈를 아래로 내리기

목 아래 부분 이완하기

살짝 위쪽을 바라보기

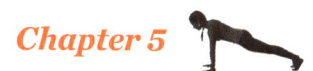

비틀어 무릎 향해 머리 숙이기
(파리브르타 자누 시르사아사나 PARIVRTTA JANU SIRSASANA)

- 다리를 넓게 벌려 앉는다. 오른쪽 무릎을 구부려 오른발 뒤꿈치를 왼쪽 골반 쪽으로 가져간다.
- 왼팔을 왼다리 안으로 가져간 다음 왼발 안쪽을 손으로 잡는다. 오른팔을 같은 방향으로 쭉 뻗어 가슴을 개방한다.
- 오른쪽 손바닥을 회전해 왼발에 갖다 대거나 손으로 발날을 잡는다.
- 가슴을 개방하며 오른팔 너머 위쪽을 바라본다.
- 방향을 바꿔 위 동작을 반복한다.

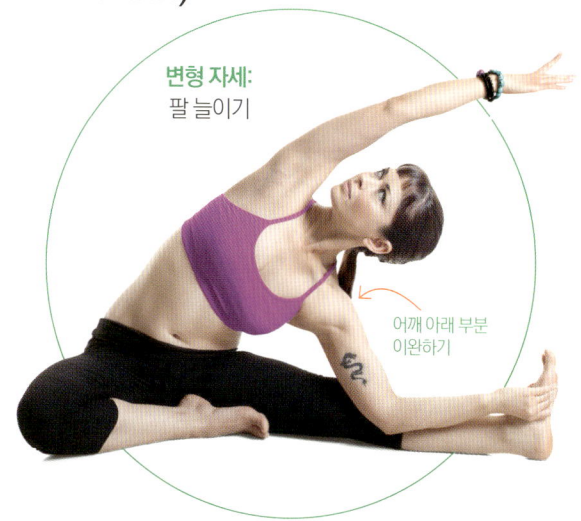

변형 자세:
팔 늘이기

어깨 아래 부분 이완하기

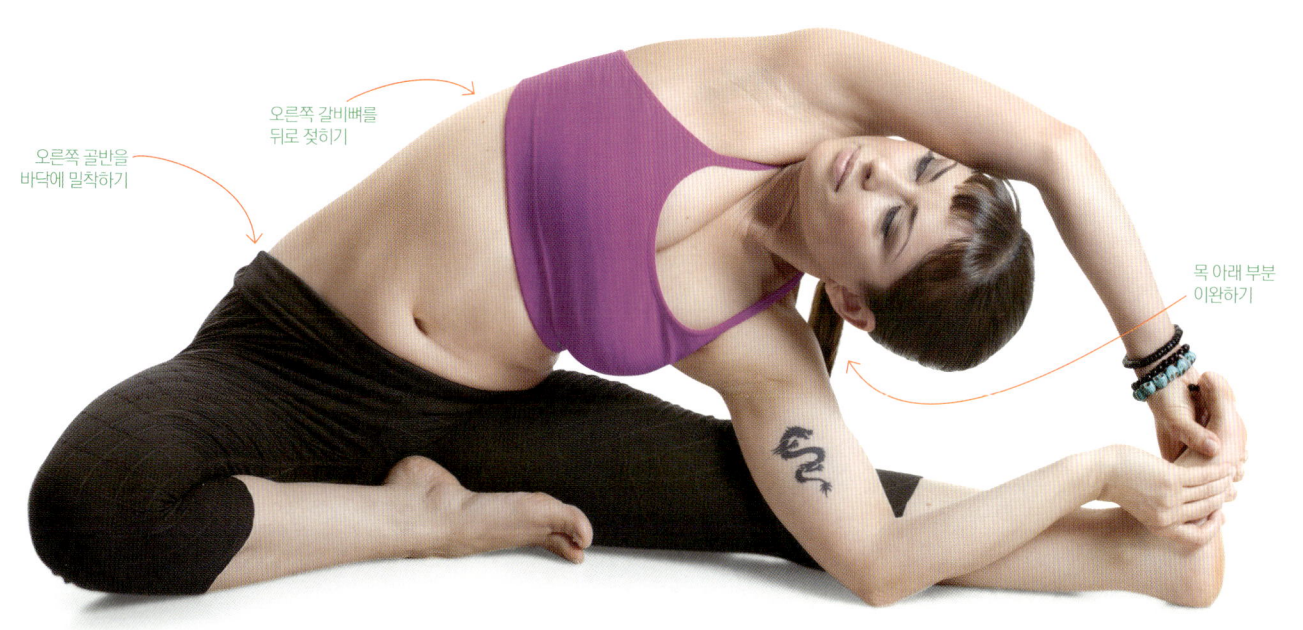

오른쪽 골반을 바닥에 밀착하기

오른쪽 갈비뼈를 뒤로 젖히기

목 아래 부분 이완하기

97

앉은 자세

앉아서 비틀기(마리챠아사나 MARICHYASANA C)

- 막대 자세(94쪽)에서 시작한다. 왼다리를 일자로 뻗은 상태에서 오른쪽 무릎을 세운 다음 오른발을 바닥에 평평하게 두고 오른쪽 좌골과 일렬로 정렬한다.
- 숨을 들이마시며 상체를 곧게 펴고 왼팔을 일자로 들어올린다.
- 숨을 내쉬며 상체를 오른쪽으로 비틀고 왼팔을 오른쪽 허벅지 바깥쪽에 갖다 댄다.
- 왼팔 팔꿈치를 굽혀 손가락이 위를 향하게 한다.
- 오른쪽 어깨를 뒤로 젖히면서 가슴을 개방하고 등을 계속 곧게 편다.
- 방향을 바꿔 위 동작을 반복한다.

팁: 몸을 비틀 때 등의 아래 부분은 고정하고 윗부분만 움직여야 한다. 등 아래 부분까지 비틀 경우 천골이나 척추 밑에 압박이 가해져 통증이 생긴다. 골반 균형을 이룬 상태에서 가슴으로 호흡하며 가슴과 어깨를 비틀어야 등 아래 부분이 편안해진다.

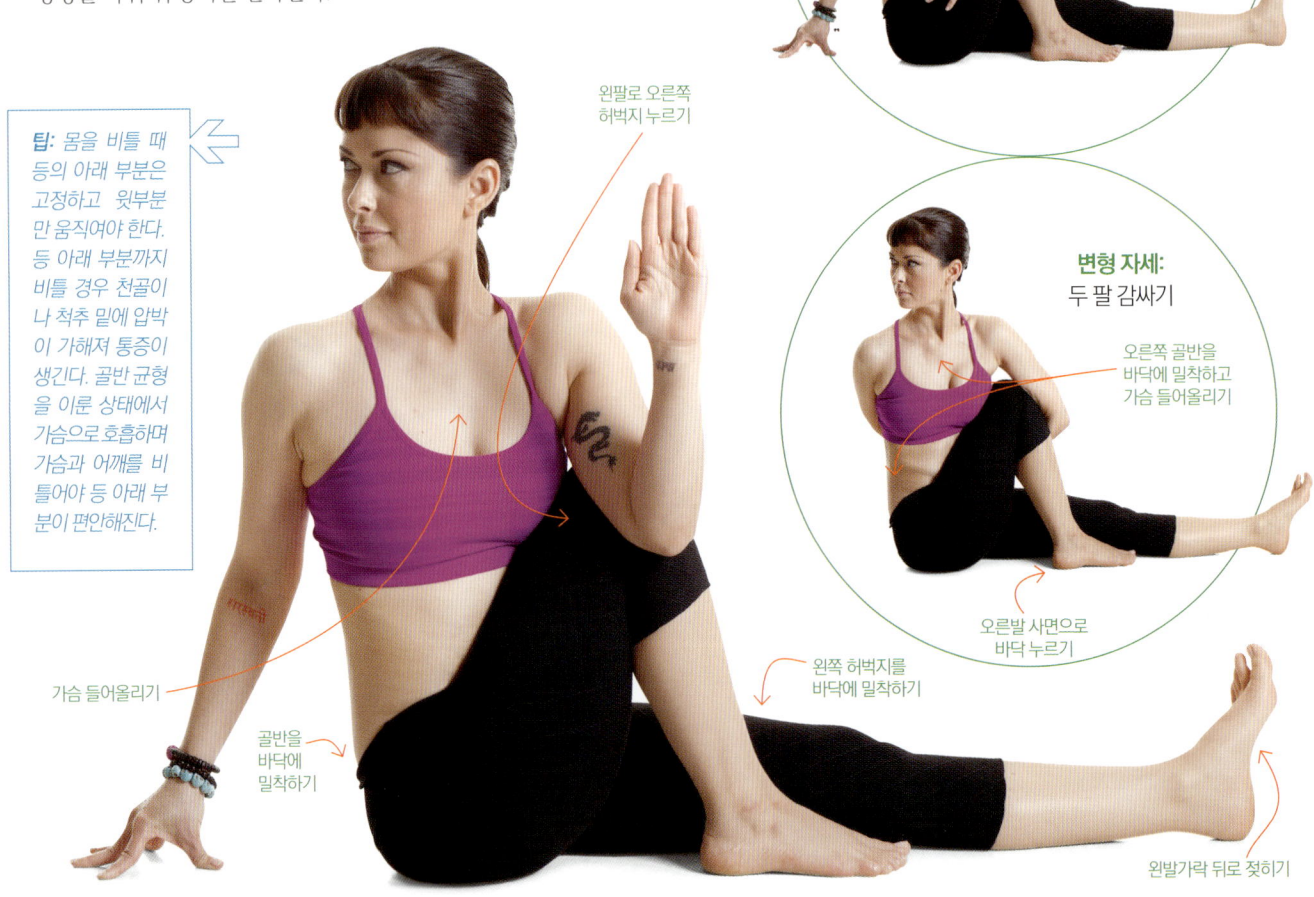

변형 자세: 팔로 감싸기
— 가슴 윗부분 넓히기

변형 자세: 두 팔 감싸기
— 오른쪽 골반을 바닥에 밀착하고 가슴 들어올리기
— 오른발 사면으로 바닥 누르기

왼팔로 오른쪽 허벅지 누르기
가슴 들어올리기
골반을 바닥에 밀착하기
왼쪽 허벅지를 바닥에 밀착하기
왼발가락 뒤로 젖히기

앉은 반 물고기
(아르다 마첸드라아사나 ARDHA MATSYENDRASANA)

- 앉은 자세에서 양쪽 무릎을 구부리고 발바닥을 바닥에 평평하게 둔다.
- 왼쪽 무릎을 그대로 구부린 상태에서 다리 바깥쪽을 바닥에 내려놓고 발을 오른쪽 골반 옆에 둔다.
- 오른발을 왼쪽 무릎과 교차해 왼쪽 허벅지 바깥에 세운다.
- 상체를 곧게 편 상태에서 숨을 들이마시며 왼팔을 들어올린다.
- 숨을 내쉬면서 왼팔을 오른쪽 허벅지 바깥쪽에 갖다 댄다.
- 왼쪽 팔꿈치를 구부린다.
- 오른 손가락끝을 오른쪽 골반 옆, 또는 꼬리뼈 뒤에 세운다.
- 왼팔로 오른쪽 무릎 바깥을 눌러 가슴을 개방하되 골반은 고정한다.
- 정면 또는 어깨 너머를 본다.
- 방향을 바꿔 위 동작을 반복한다.

변형 자세:
- 왼쪽 팔꿈치를 구부리지 않고 편 상태에서 겨드랑이를 아래로 내려 허벅지에 닿게 한다.
- 정강이 선을 따라 왼팔을 뻗어 손으로 오른발 엄지발가락을 잡는다.
- 오른팔을 뒤로 돌리면서 팔꿈치를 굽혀 왼쪽 골반 또는 허벅지에 닿게 한다.

Chapter 5

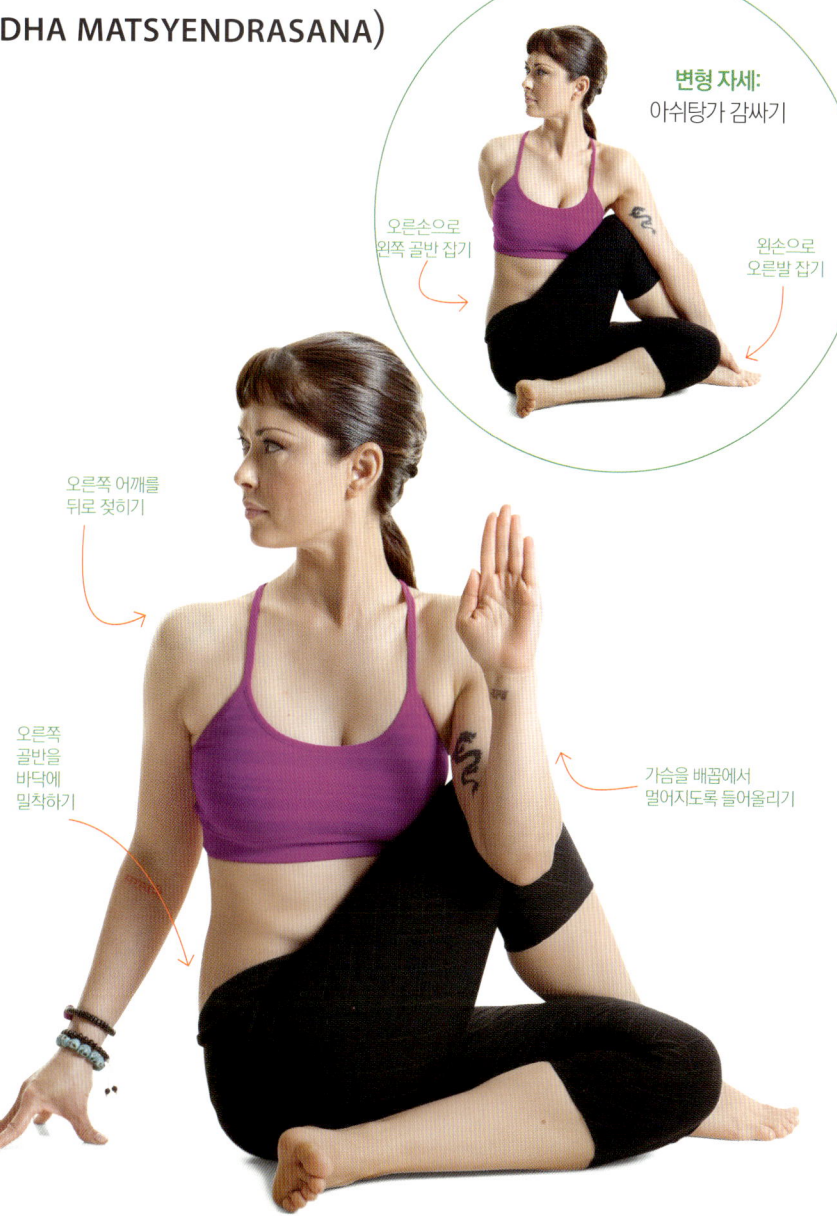

변형 자세: 아쉬탕가 감싸기
- 오른손으로 왼쪽 골반 잡기
- 왼손으로 오른발 잡기
- 오른쪽 어깨를 뒤로 젖히기
- 오른쪽 골반을 바닥에 밀착하기
- 가슴을 배꼽에서 멀어지도록 들어올리기

앉은 자세

다리 넓게 벌려 앉은 전굴(우파비스타 코나아사나 UPAVISTHA KONASANA)

- 앉은 자세에서 두 다리를 V자로 넓게 벌린다.
- 발가락을 뒤로 젖혀 무릎과 발가락이 모두 위를 향하게 한다.
- 골반을 바닥에 밀착한다. 숨을 들이마시며 척추를 곧게 늘인다.
- 숨을 내쉬면서 척추를 더 늘이고 두 손을 다리 끝으로 보낸다. 이때 등 윗부분이 굽지 않도록 한다.
- 손으로 엄지발가락을 잡고 몸을 앞으로 숙인다.

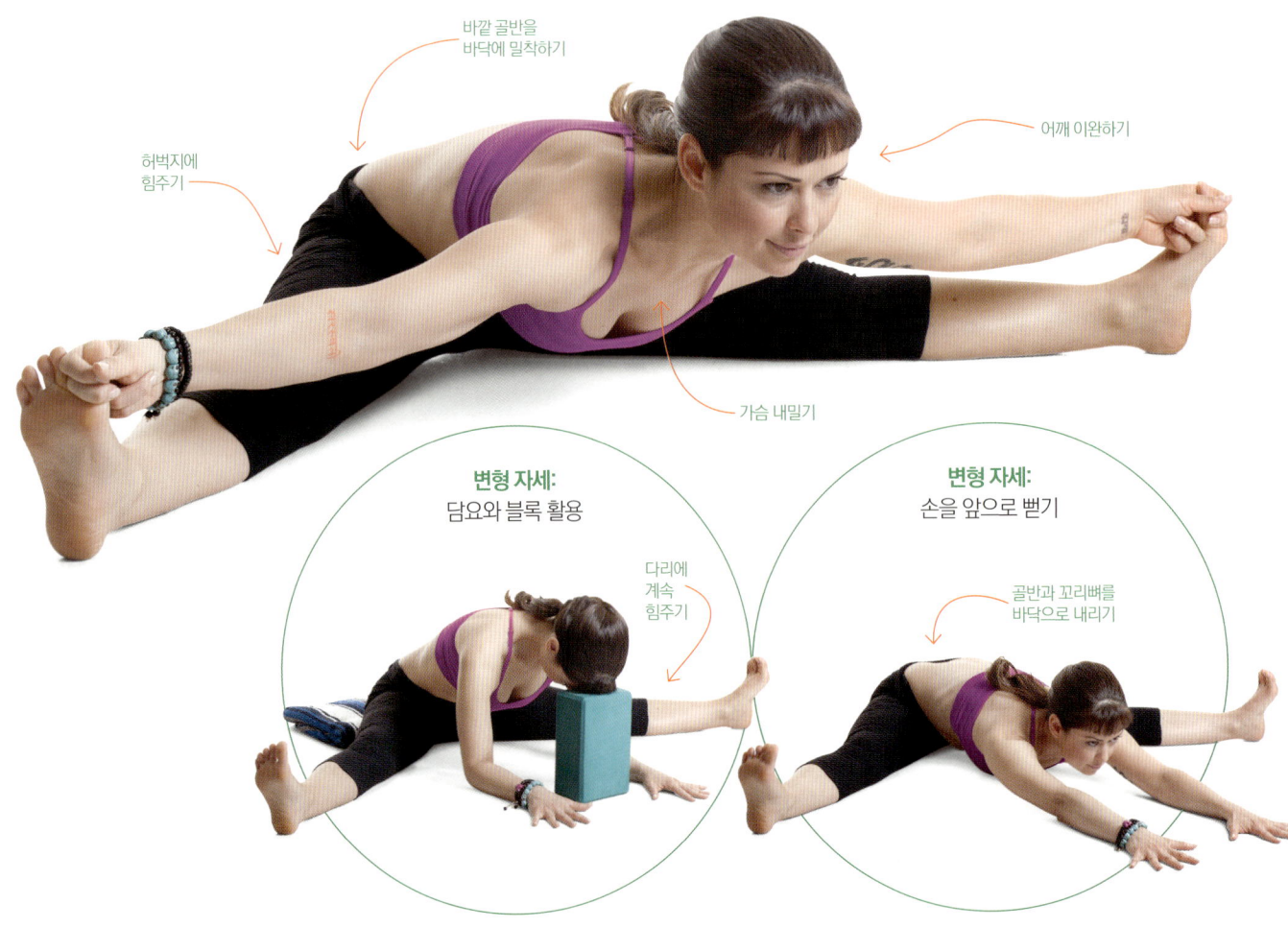

바깥 골반을 바닥에 밀착하기
허벅지에 힘주기
어깨 이완하기
가슴 내밀기

변형 자세: 담요와 블록 활용
다리에 계속 힘주기

변형 자세: 손을 앞으로 뻗기
골반과 꼬리뼈를 바닥으로 내리기

Chapter 5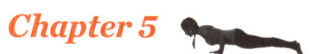

다리 벌려 균형 잡기
(우르드바 우파비스타 코나아사나 URDVHA UPAVISTHA KONASANA)

- 앉은 자세에서 양쪽 무릎을 구부리고 발바닥을 바닥과 평평하게 둔다. 두 다리를 골반 너비보다 넓게 벌린다.
- 양쪽 엄지발가락을 잡은 다음 두 발을 바닥에서 들어올린다.
- 골반을 바닥에 붙여 척추를 곧게 펴고 천골로 균형을 잡는다.
- 다리를 양옆으로 벌려 V자를 만든다.
- 어깨를 이완하고 정면을 본다. 강도를 높이고 싶다면 시선을 위로 향한다.

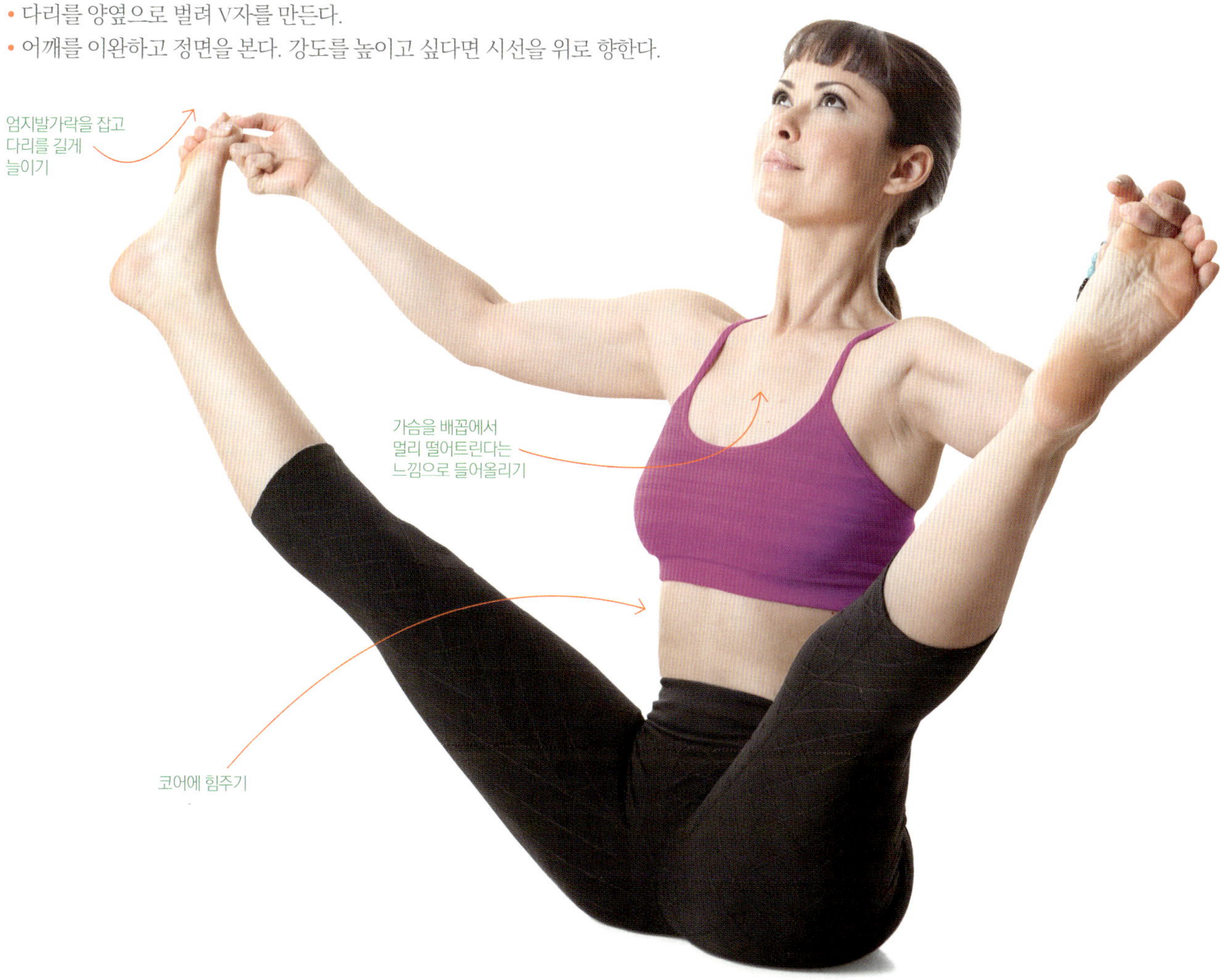

엄지발가락을 잡고 다리를 길게 늘이기

가슴을 배꼽에서 멀리 떨어트린다는 느낌으로 들어올리기

코어에 힘주기

앉은 자세

바운드 앵글 (받다 코나아사나 BADDHA KONASANA)

- 앉은 자세에서 시작한다. 무릎을 구부리고 발가락을 앞으로 향하게 해 발바닥을 모은 다음 발뒤꿈치를 골반 가까이 당긴다.
- 두 손으로 발을 잡고 책을 펼치듯 발바닥을 가른다.
- 발을 계속 잡은 상태에서 몸을 앞으로 숙인다. 배는 발을 향해, 머리는 바닥을 향하게 한다.
- 척추를 곧게 편다.
- 팔꿈치로 다리를 밀어내 무릎을 바닥으로 내린다.

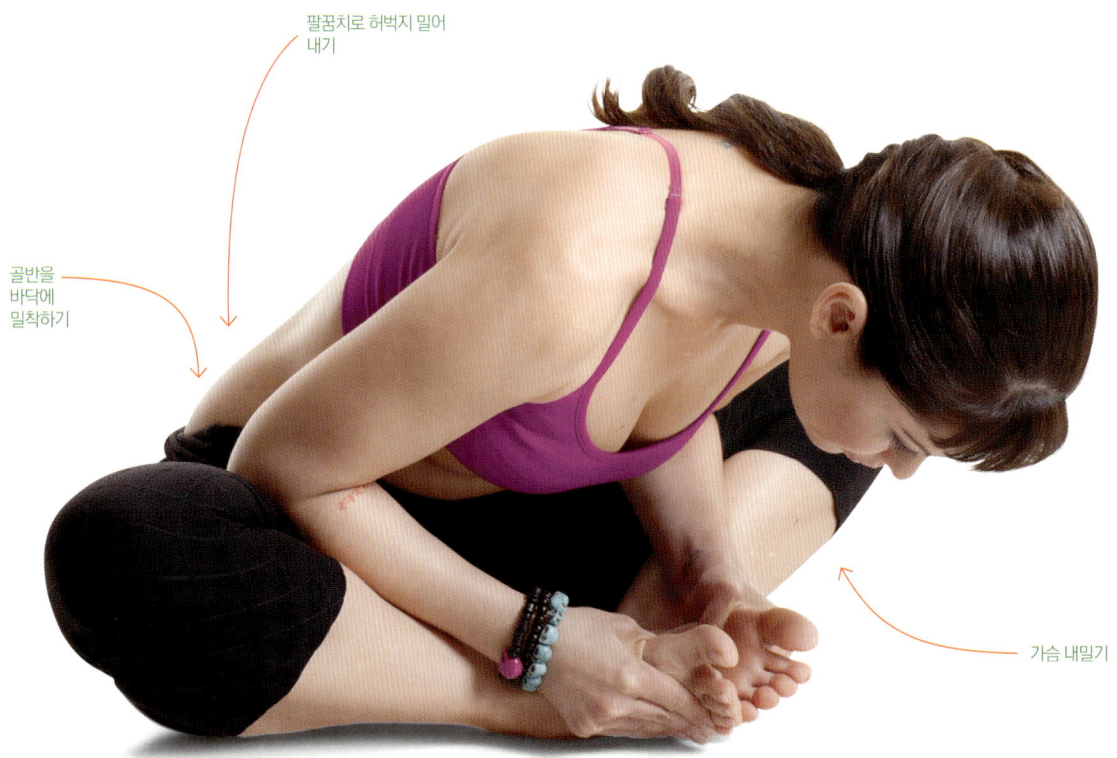

팔꿈치로 허벅지 밀어내기

골반을 바닥에 밀착하기

가슴 내밀기

Chapter 5

소 얼굴(고무카사나 GOMUKHASANA)

- 앉은 자세에서 두 무릎을 세우고 발바닥을 바닥과 평평하게 둔다.
- 오른쪽 무릎을 내려 오른발이 왼쪽 무릎 아래를 지나 왼쪽 골반 옆에 가게 한다.
- 왼다리를 오른다리 위에 겹친 다음 왼발을 오른쪽 골반 옆에 둬 두 다리 모양을 대칭으로 만든다.
- 무릎을 위아래로 겹친다.
- 왼팔을 일직선으로 들어올리고 오른팔은 아래로 내린다.
- 두 팔꿈치를 구부린 다음 오른손을 척추를 따라 올려 두 손을 등 뒤에서 맞잡는다.
- 방향을 바꿔 위 동작을 반복한다.

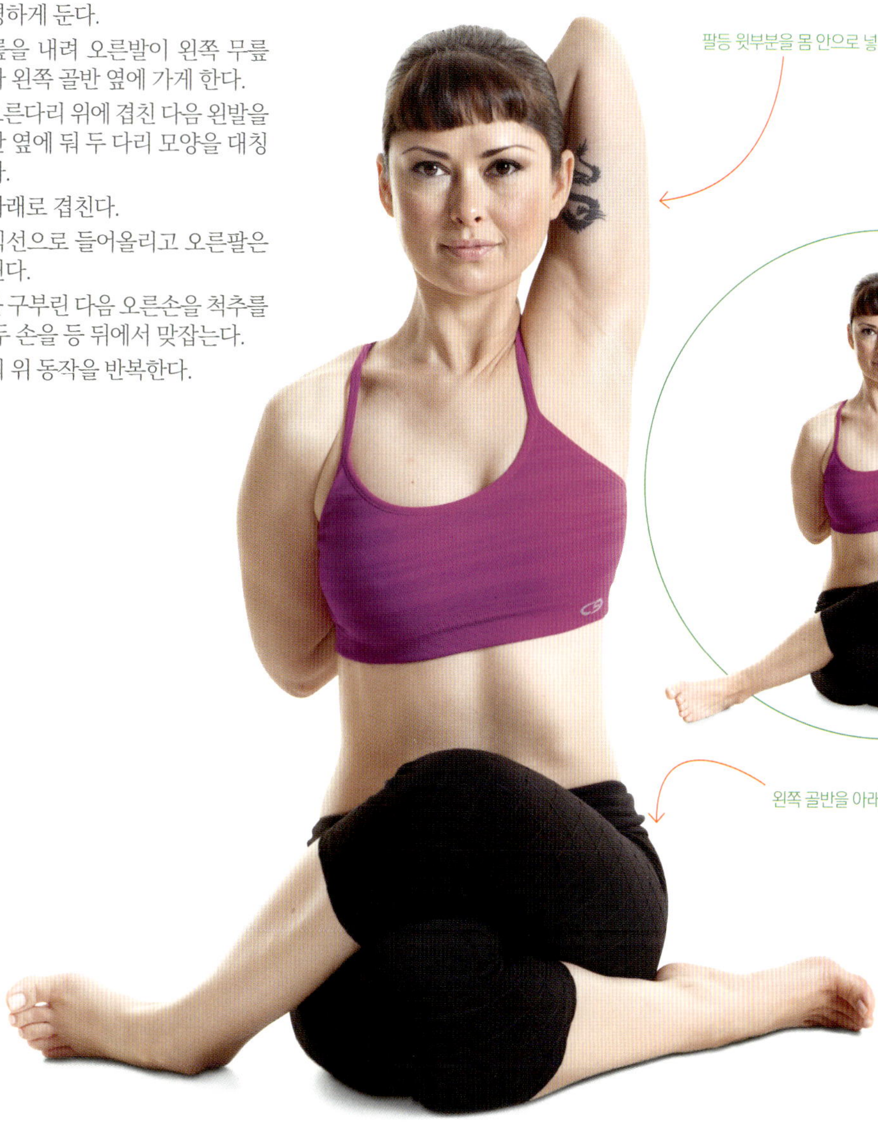

팔등 윗부분을 몸 안으로 넣기

변형 자세: 다리 늘이기

두 다리의 정강이를 일직선으로 만들기

왼쪽 골반을 아래로 내리기

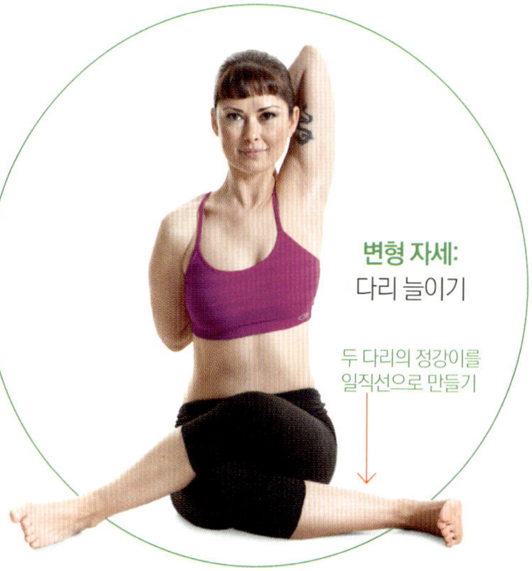

103

앉은 자세

영웅(비라아사나 VIRASANA)

- 무릎을 꿇고 앉는다.
- 엉덩이를 살짝 들어올려 두 발을 골반 바로 옆에 둔 다음 엉덩이를 두 발 사이 바닥에 다시 내려놓는다.
- 열 발가락을 모두 바닥에 붙인다.
- 골반을 바닥에 밀착하고 척추를 곧게 뻗는다.
- 손바닥을 아래로 향한 채 허벅지에 올린다.

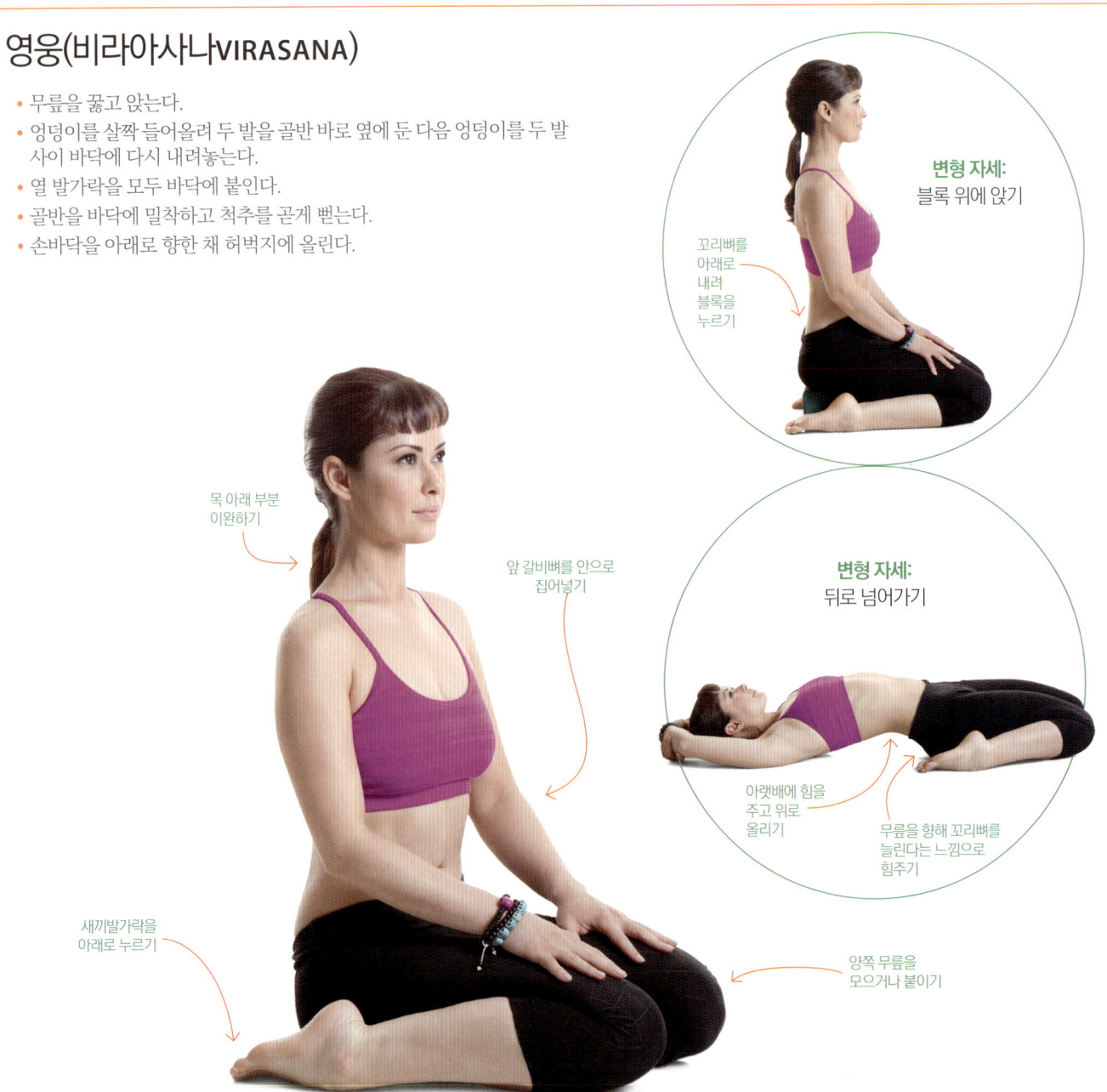

목 아래 부분 이완하기

앞 갈비뼈를 안으로 집어넣기

새끼발가락을 아래로 누르기

변형 자세: 블록 위에 앉기

꼬리뼈를 아래로 내려 블록을 누르기

변형 자세: 뒤로 넘어가기

아랫배에 힘을 주고 위로 올리기

무릎을 향해 꼬리뼈를 늘린다는 느낌으로 힘주기

양쪽 무릎을 모으거나 붙이기

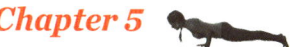

찢기(하누만아사나 HANUMANASANA)

- 하이 런지 자세(73쪽)에서 시작한다. 오른발을 앞으로 향하게 한 상태에서 왼다리 무릎을 바닥에 내려놓는다.
- 골반을 뒤로 당겨 왼다리 무릎과 정렬한다. 오른발을 조금씩 앞으로 가져가 다리를 최대한 뻗고 발가락을 뒤로 젖힌다.
- 왼발을 말아 발바닥으로 선 다음 무릎을 들어 왼다리를 조금씩 뒤로 가져간다.
- 오른발 뒤꿈치를 조금씩 앞으로 가져간다.
- 엉덩이가 바닥에 닿을 때까지 번갈아 가며 양쪽 다리를 앞뒤로 조금씩 벌린다.
- 오른쪽 골반을 뒤로 빼고 왼쪽 골반은 앞으로 당겨 골반 수평을 유지한다.
- 왼쪽 발가락을 바닥에 붙이고, 손가락끝으로 바닥을 짚거나 팔을 일자로 편다.
- 방향을 바꿔 위 동작을 반복한다.

변형 자세: 블록 활용

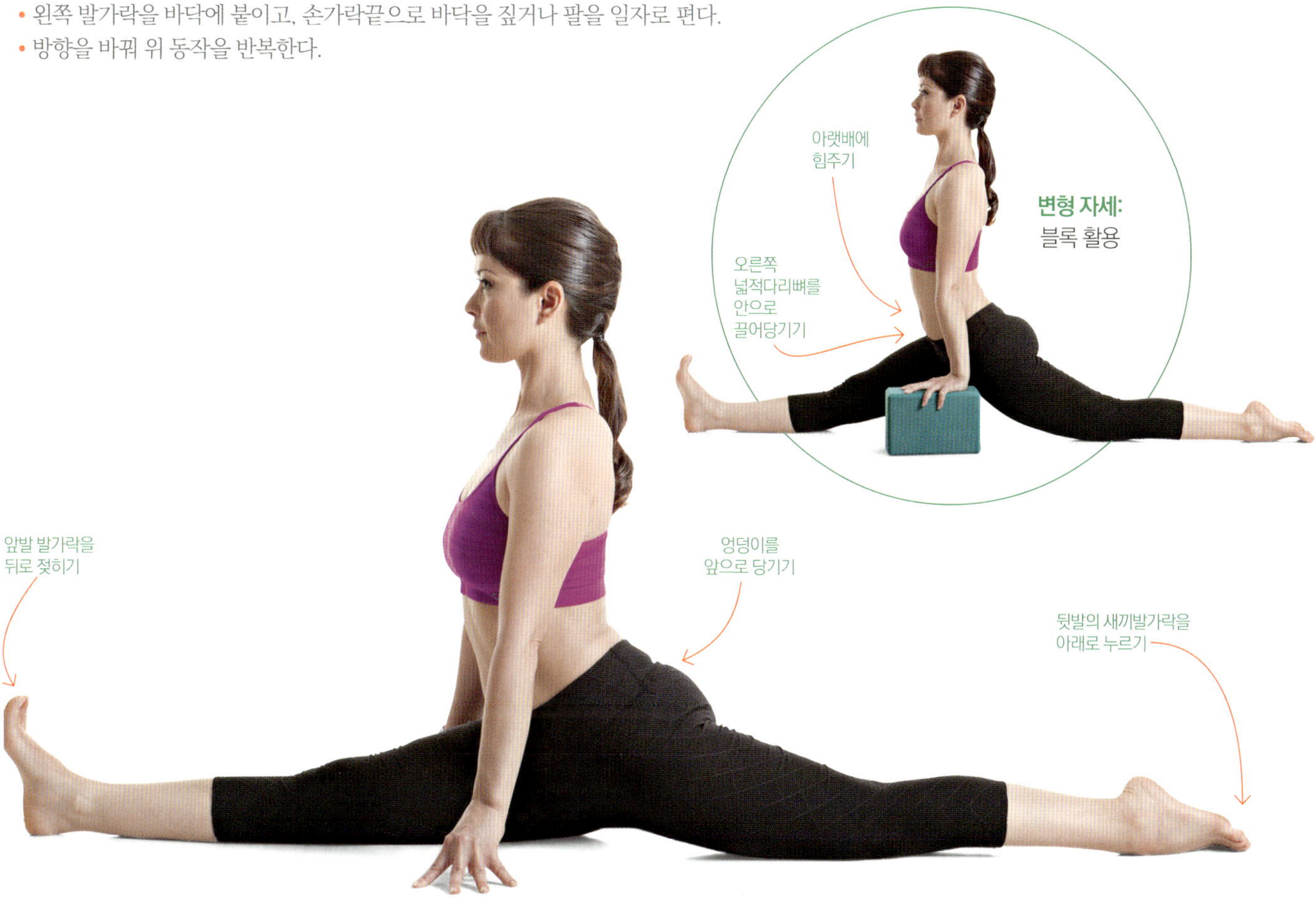

- 아랫배에 힘주기
- 오른쪽 넓적다리뼈를 안으로 끌어당기기
- 앞발 발가락을 뒤로 젖히기
- 엉덩이를 앞으로 당기기
- 뒷발의 새끼발가락을 아래로 누르기

앉은 자세

외비틀기

- 아래로 향한 개 자세(68쪽)에서 시작한다. 오른다리를 앞으로 뻗고 오른발을 왼쪽으로 밀어 넣는다. 이때 종아리가 매트와 평행선을 이뤄야 한다.
- 골반을 바닥에 밀착하면서 왼다리를 곧게 편다.
- 오른쪽 발날을 바닥에 붙여 오른쪽 바깥 다리를 더 아래로 내린다. 골반은 균형을 유지한다.
- 오른쪽 발가락을 뒤로 젖힌다.
- 방향을 바꿔 위 동작을 반복한다.

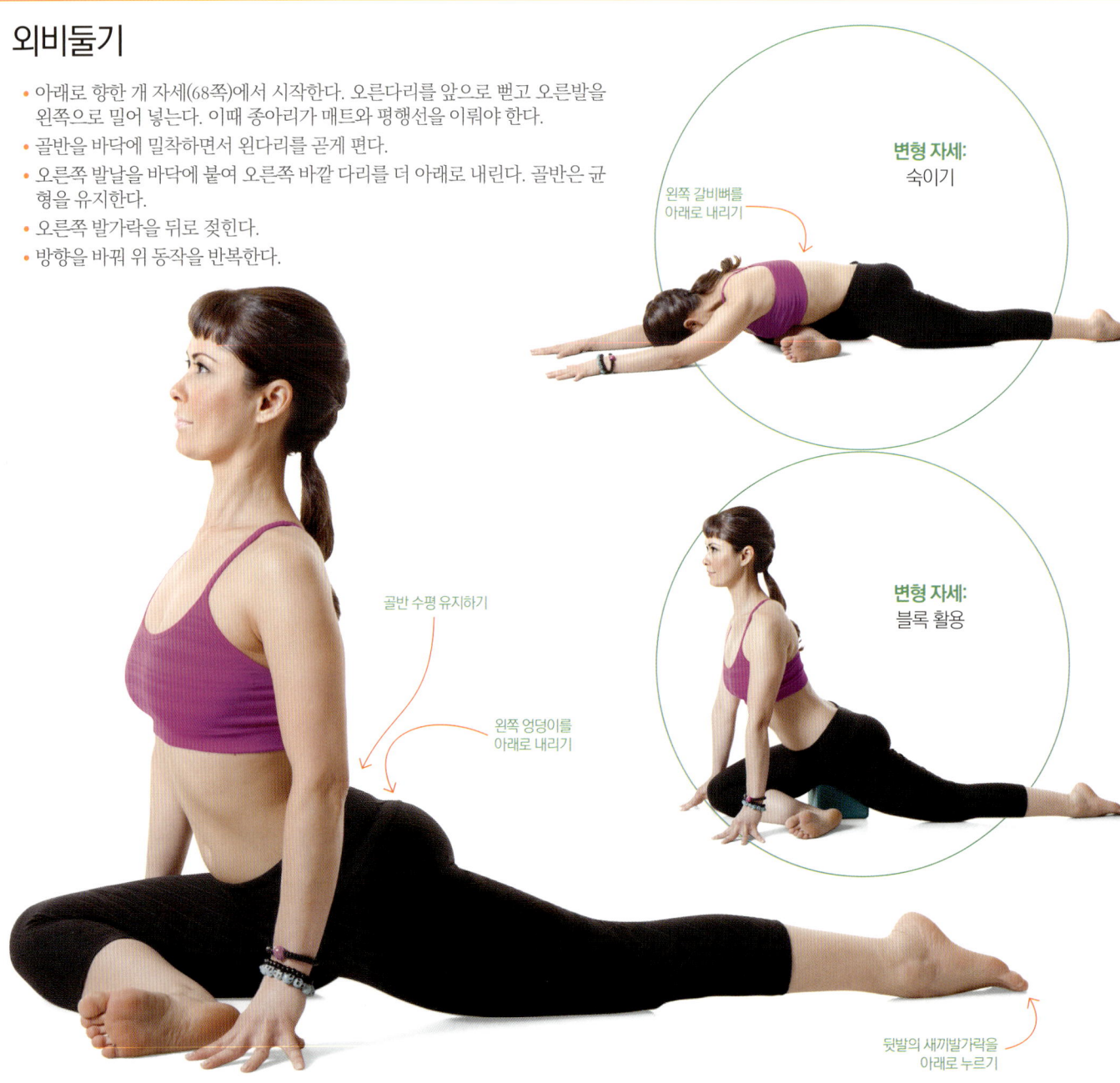

변형 자세: 숙이기 — 왼쪽 갈비뼈를 아래로 내리기

변형 자세: 블록 활용

골반 수평 유지하기

왼쪽 엉덩이를 아래로 내리기

뒷발의 새끼발가락을 아래로 누르기

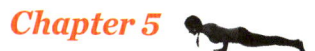

쌍비둘기

- 편안히 앉기 자세(93쪽)에서 시작한다. 오른쪽 종아리를 왼쪽 종아리 위에 올려 오른발 뒤꿈치를 왼쪽 무릎 위에 둔다. 오른발 무릎은 뒤로 젖힌 왼쪽 발가락 위에 둔다.
- 상체를 꼿꼿이 세운 상태에서 8번 호흡하거나 5분 동안 호흡법을 실시한다.
- 방향을 바꿔 위 동작을 반복한다.

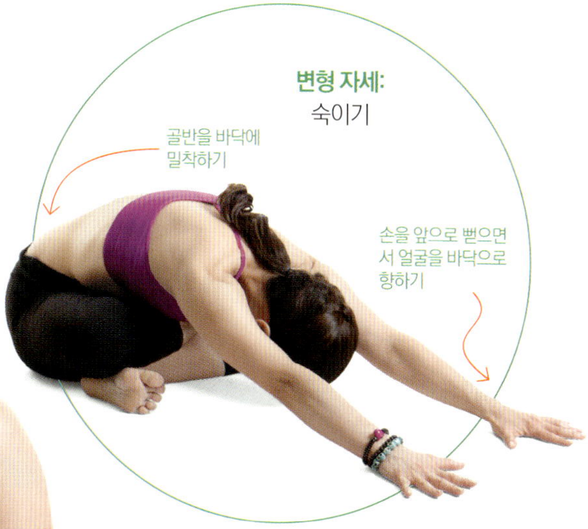

변형 자세: 숙이기

골반을 바닥에 밀착하기

손을 앞으로 뻗으면서 얼굴을 바닥으로 향하기

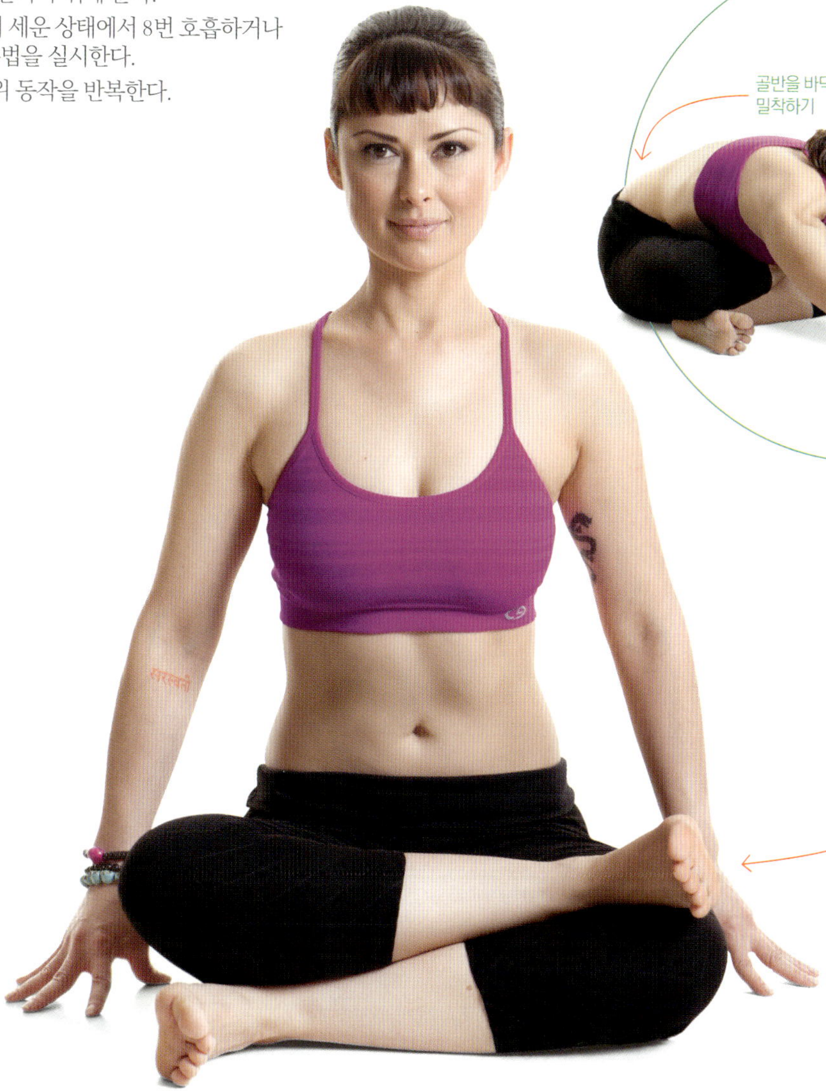

발가락을 뒤로 젖히기

앉은 자세

바늘에 실 꿰기

- 허리를 바닥에 대고 누운 상태에서 무릎을 구부리고 발바닥을 바닥에 평평하게 둔다.
- 왼쪽 발목을 오른쪽 무릎 위에 갖다 댄다.
- 왼쪽 발목을 몸과 멀리 밀어내 골반을 개방한다.
- 왼팔을 다리 사이로 집어넣어 오른쪽 무릎 아랫부분을 잡는다.
- 오른손을 움직여 왼손과 깍지를 낀다.
- 다리를 몸 안으로 끌어안아 몸을 깊이 스트레칭한다.
- 왼팔로 오른다리를 더 깊이 눌러 자극을 가한다.
- 방향을 바꿔 위 동작을 반복한다.

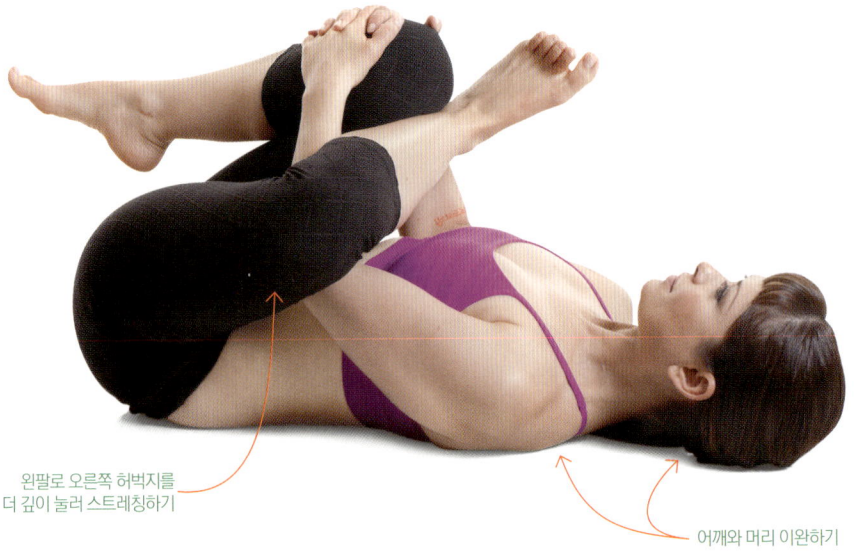

왼팔로 오른쪽 허벅지를 더 깊이 눌러 스트레칭하기

어깨와 머리 이완하기

행복한 아기(아난다 발라아사나 ANANDA BALASANA)

- 허리를 바닥에 대고 누운 상태에서 무릎을 구부리고 천장을 향해 발바닥을 들어올린다.
- 다리를 골반 너비보다 조금 더 벌린 채 발뒤꿈치 안쪽을 손으로 잡는다.
- 허벅지가 가슴 옆 바닥과 가까워지도록 천천히 발뒤꿈치를 누른다.
- 골반을 바닥에 밀착하고, 꼬리뼈를 앞으로 뻗는다는 느낌으로 힘을 준다.
- 어깨와 머리를 이완한다.

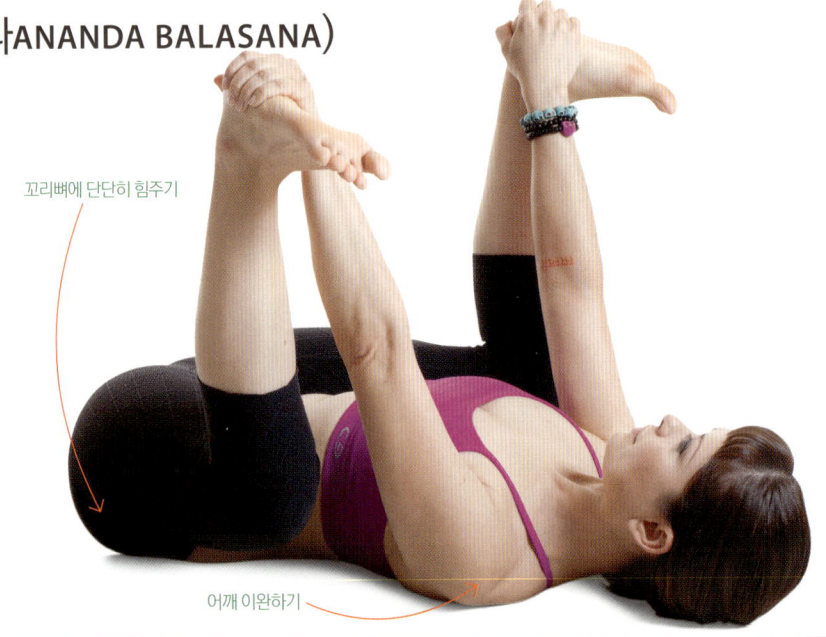

꼬리뼈에 단단히 힘주기

어깨 이완하기

가볍게 척추 비틀기

- 허리를 바닥에 대고 누워 양쪽 무릎을 가슴으로 끌어당긴다.
- 팔을 넓게 벌린 상태에서 구부린 양쪽 무릎을 모아 오른쪽으로 넘긴다.
- 왼쪽 어깨를 바닥으로 내려 등을 늘이고 고개를 살짝 왼쪽으로 돌린다.
- 방향을 바꿔 위 동작을 반복한다.

꼬리뼈를 가슴과 멀리 떨어트린다는 느낌으로 몸을 늘이기

왼쪽 어깨를 이완해 바닥으로 내리기

거꾸로 서기

처음에는 엄두가 나지 않겠지만 연습하면 누구나

거꾸로 서기를 마스터할 수 있다. 안정적으로 몸의 균형을 잡으려면 넘어질 각오를 하고 두 발을 떼는 방법밖에는 없다. 이 자세는 당신을 '엉망'으로 만들려는 것이 아니다. 요가를 배우는 과정의 일부일 뿐이다. 이 사실을 유념하며 수행에 몰두하다 보면 어느새 거꾸로 서기가 쉬워질 것이다. 그리고 머지않아 슈퍼 히어로가 된 것 같은 기분이 들 것이다!

약간 도움이 필요하다면?
몸을 들어올리거나 뒤집는 것이 어렵다면 벽에 몸을 지탱한 상태에서 자세들을 연습하라.

Chapter 5

돌고래(마카라아사나)

- 기는 자세에서 시작한다. 어깨 너비만큼 팔뚝을 벌려 매트에 내려놓는다.
- 발가락을 말아 올리며 엉덩이를 들어올린다.
- 다리를 길게 뻗은 상태에서 머리를 향해 최대한 걸어간다. 이때 어깨와 팔꿈치를 일렬로 정렬한다.
- 목을 이완하고 정면보다 살짝 위를 본다.

> **팁**: 이 자세는 거꾸로 서기를 위한 준비 단계이다. 등 윗부분과 굴곡근의 힘과 유연성을 길러주기 때문이다. 처음에는 호흡법을 5번 반복하고, 20번 반복할 수 있을 때까지 계속 연습하라. 이 자세를 마스터했으면 이제 벽에 대고 거꾸로 서기를 시작하라.

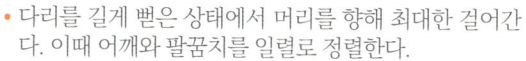

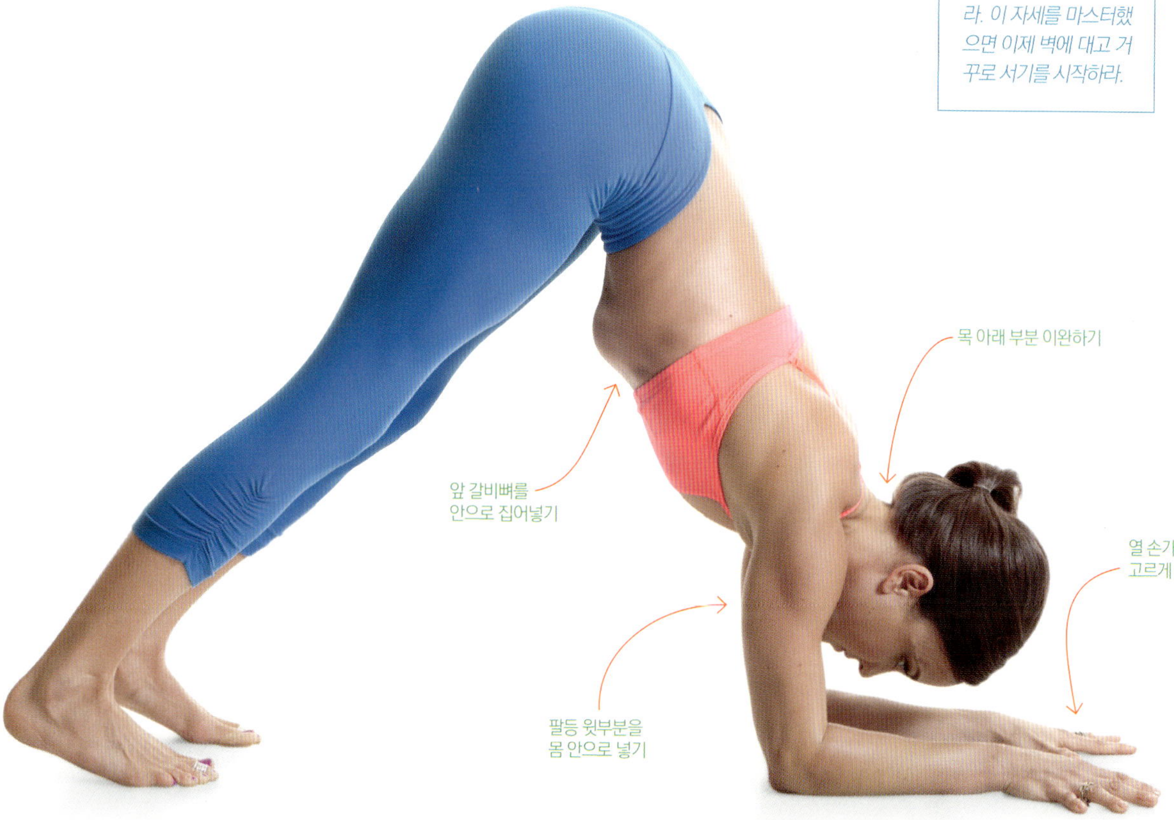

- 목 아래 부분 이완하기
- 앞 갈비뼈를 안으로 집어넣기
- 열 손가락에 고르게 힘주기
- 팔등 윗부분을 몸 안으로 넣기

111

거꾸로 서기

머리로 서기 (시르사아사나 SIRSASANA)

- 기는 자세에서 시작한다. 두 손을 깍지 낀다.
- 손바닥 사이에 당구공이 들어갈 수 있을 만큼의 공간을 남겨 둔다.
- 깍지 낀 손을 매트에 올려둘 때 손목에 힘을 줘 두 손이 너무 벌어지지 않게 한다.
- 정수리를 손바닥 사이에 두되 손으로 머리를 부여잡지 않는다. 발가락을 말아 올리면서 엉덩이를 들어올리고 머리를 향해 걸어간다.
- 무릎 한쪽을 가슴에 가져간 상태에서 반대편 발을 가볍게 띄워 두 다리 모양을 같게 만든다(다이빙을 할 때 두 무릎을 오므린 모양과 비슷하다.)
- 두 다리를 위로 뻗을 때 어깨가 바닥으로 처지지 않게 유의한다. 팔뚝으로 계속 균형을 잡고, 갈비뼈는 안으로 집어넣는다. 꼬리뼈는 곧게 편다.

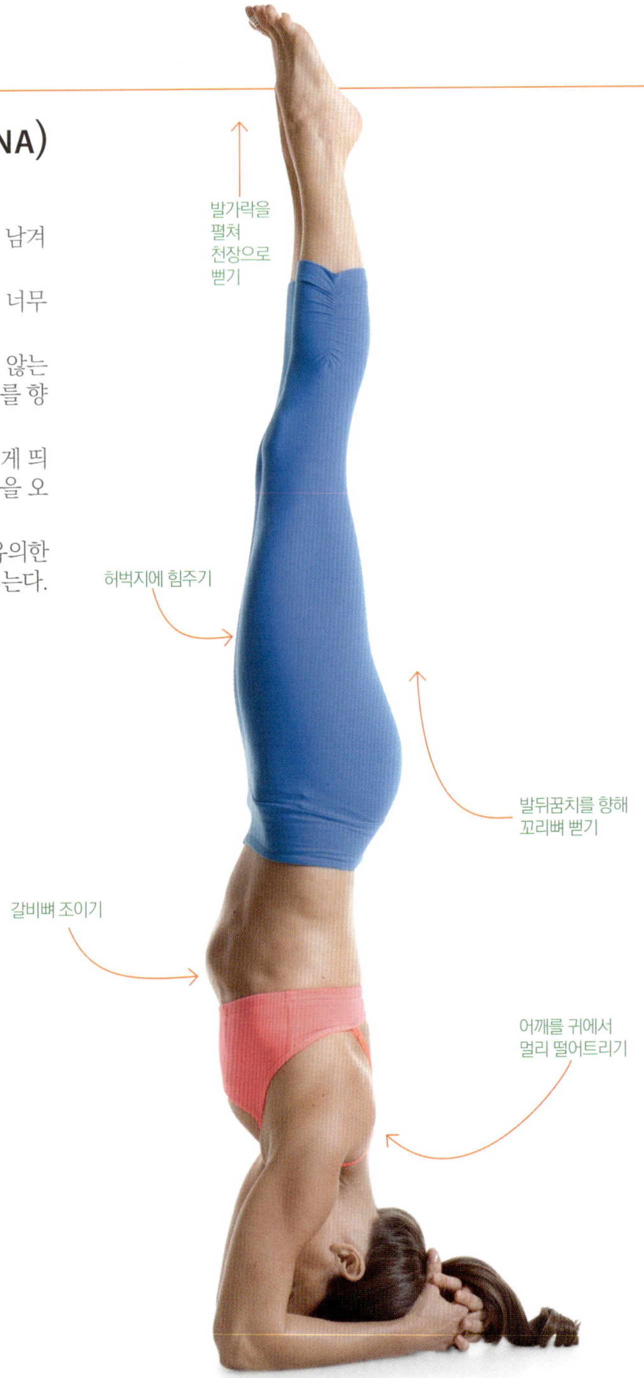

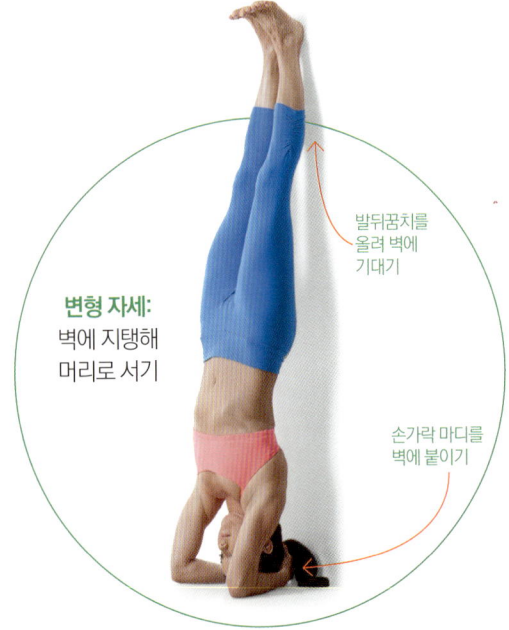

변형 자세: 벽에 지탱해 머리로 서기

- 발뒤꿈치를 올려 벽에 기대기
- 손가락 마디를 벽에 붙이기

- 발가락을 펼쳐 천장으로 뻗기
- 허벅지에 힘주기
- 발뒤꿈치를 향해 꼬리뼈 뻗기
- 갈비뼈 조이기
- 어깨를 귀에서 멀리 떨어뜨리기

112

두 팔과 머리로 삼각 서기(시르사아사나B)

- 기는 자세에서 시작한다. 정수리를 낮춰 바닥에 댄다.
- 두 손을 어깨 너비만큼 벌려 바닥에 평평하게 둔 상태에서 팔꿈치를 90도로 굽혀 손목과 일렬로 정렬한다.
- 발가락을 말아 올리며 엉덩이를 들어올리고 다리를 길게 뻗는다.
- 머리를 향해 몇 발자국 걸어간다.
- 오른쪽 무릎을 오른쪽 삼두근 앞에, 왼쪽 무릎을 왼쪽 삼두근 앞에 놓는다.
- 코어에 힘을 준 채 엉덩이를 어깨 위로 띄우면서 두 다리를 머리 위로 뻗는다.
- 팔꿈치를 안으로 향하게 하고 어깨를 귀에서 멀리 떨어트린다. 갈비뼈를 안으로 집어넣고 꼬리뼈를 곧게 편다. 두 다리는 계속 힘을 줘 천장을 향해 뻗는다.

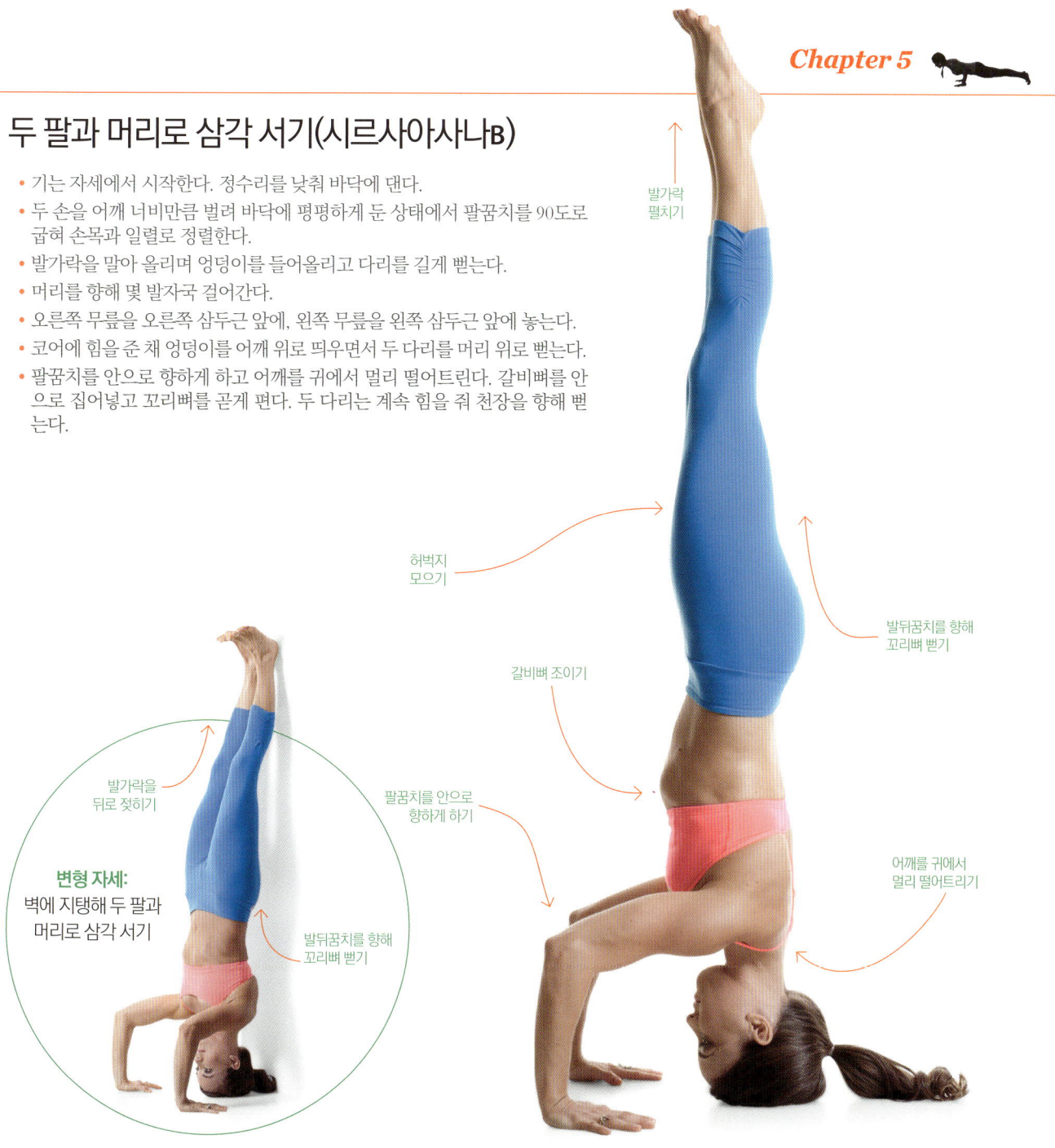

발가락 펼치기

허벅지 모으기

갈비뼈 조이기

팔꿈치를 안으로 향하게 하기

발뒤꿈치를 향해 꼬리뼈 뻗기

어깨를 귀에서 멀리 떨어트리기

변형 자세: 벽에 지탱해 두 팔과 머리로 삼각 서기

발가락을 뒤로 젖히기

발뒤꿈치를 향해 꼬리뼈 뻗기

거꾸로 서기

팔뚝으로 균형 잡기
(핀차 마유라아사나 PINCHA MAYURASANA)

- 돌고래 자세(111쪽)에서 시작한다.
- 어깨가 아래로 처지지 않게 자세를 유지하며 앞으로 걸어간다.
- 어깨와 팔꿈치를 일렬로 정렬한 상태에서 주로 쓰는 다리를 허공으로 들어올린다
- 골반과 어깨를 일렬로 정렬한 상태에서 반대편 무릎을 굽혀 다리를 위로 올린다.
- 두 다리를 모아 위로 쭉 뻗는다.
- 시선은 정면보다 살짝 위에 있는 바닥에 고정해 목을 보호한다.

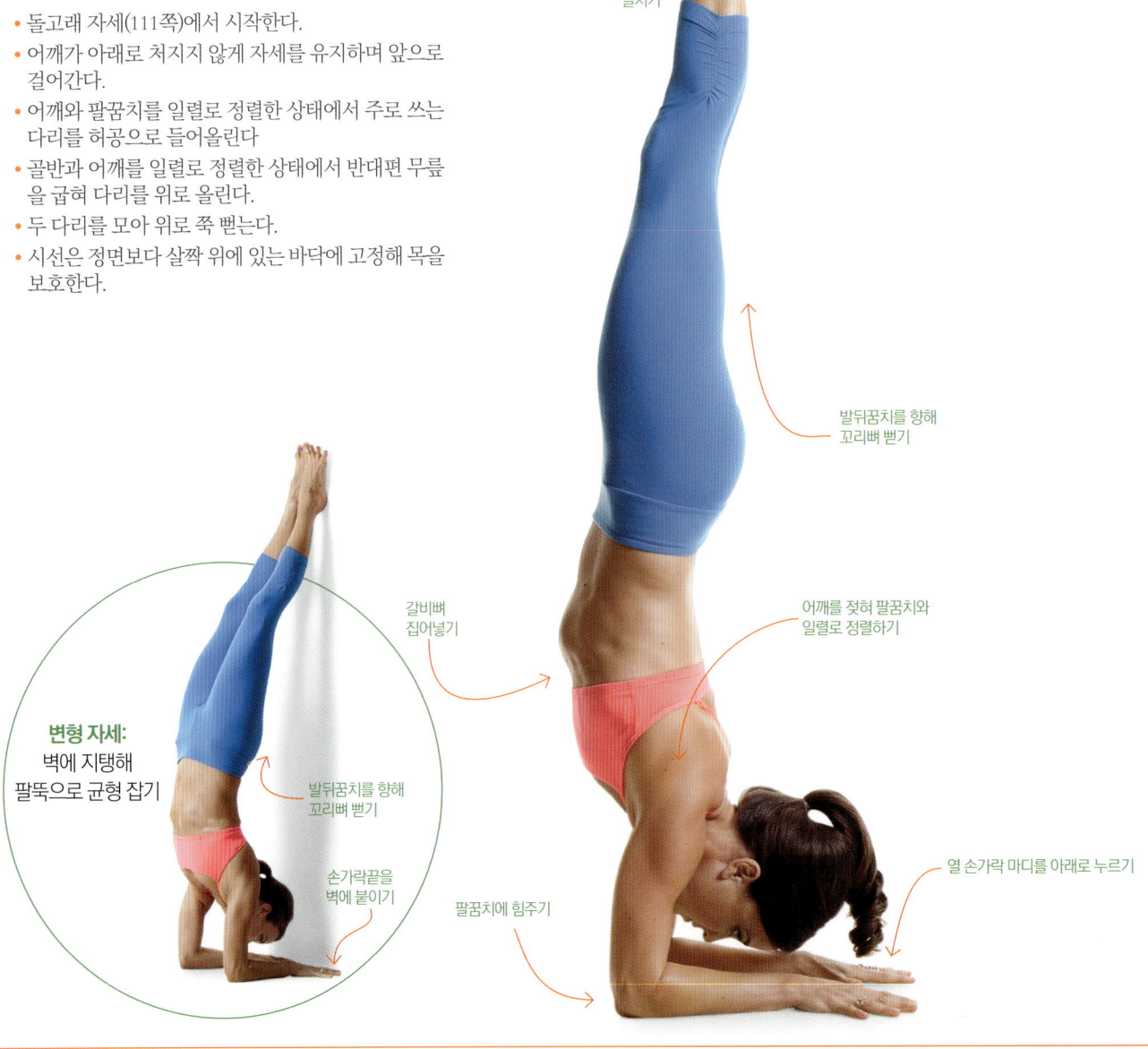

변형 자세: 벽에 지탱해 팔뚝으로 균형 잡기

전갈(브리스치카 VRISCHIKA)

- 팔뚝으로 균형 잡기 자세(114쪽)에서 시작한다. 가슴 근육을 이완하면서 두 팔 사이로 가슴 윗부분을 내민다. 이와 동시에 양쪽 무릎을 구부린다.
- 무릎을 골반 너비만큼 벌리고 두 발 안쪽을 맞닿게 한다.
- 발끝을 머리 쪽으로 내릴 때 앞을 보고 턱은 들어 올린다. 햄스트링 힘을 이용해 무릎을 더 굽힌다.
- 가슴 내밀기와 무릎 굽히기 간의 균형을 잡아 자세를 유지한다.

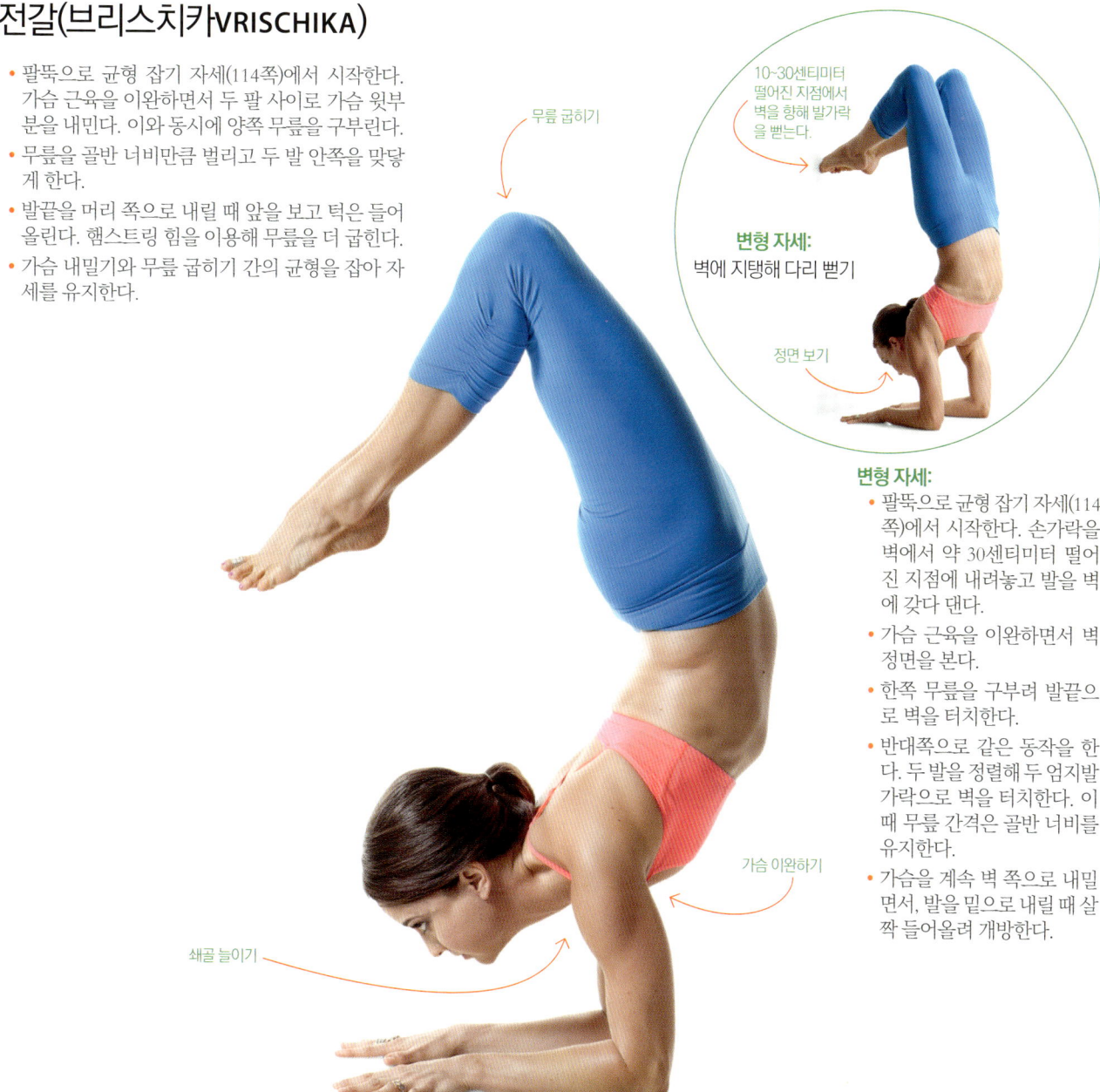

변형 자세:
벽에 지탱해 다리 뻗기

변형 자세:
- 팔뚝으로 균형 잡기 자세(114쪽)에서 시작한다. 손가락을 벽에서 약 30센티미터 떨어진 지점에 내려놓고 발을 벽에 갖다 댄다.
- 가슴 근육을 이완하면서 벽 정면을 본다.
- 한쪽 무릎을 구부려 발끝으로 벽을 터치한다.
- 반대쪽으로 같은 동작을 한다. 두 발을 정렬해 두 엄지발가락으로 벽을 터치한다. 이때 무릎 간격은 골반 너비를 유지한다.
- 가슴을 계속 벽 쪽으로 내밀면서, 발을 밑으로 내릴 때 살짝 들어올려 개방한다.

거꾸로 서기

물구나무서기(아도 무카 브륵사아사나 ADHO MUKHA VRKSASANA)

- 아래로 향한 개 자세(68쪽)에서 시작한다. 어깨를 앞으로 보내 손목과 일렬로 정렬한다. 손을 향해 몇 발자국 걸어간다.
- 주로 쓰는 다리를 들어올리면서 손끝 너머를 본다.
- 두 팔을 일자로 뻗은 상태에서 팔등 윗부분이 구부러지지 않도록 힘을 준다.
- 반대편 다리를 굽힌 다음 가볍게 띄워 골반과 어깨를 일렬로 정렬한다.
- 골반과 어깨를 정렬했으면 위에서 두 다리를 모은다.

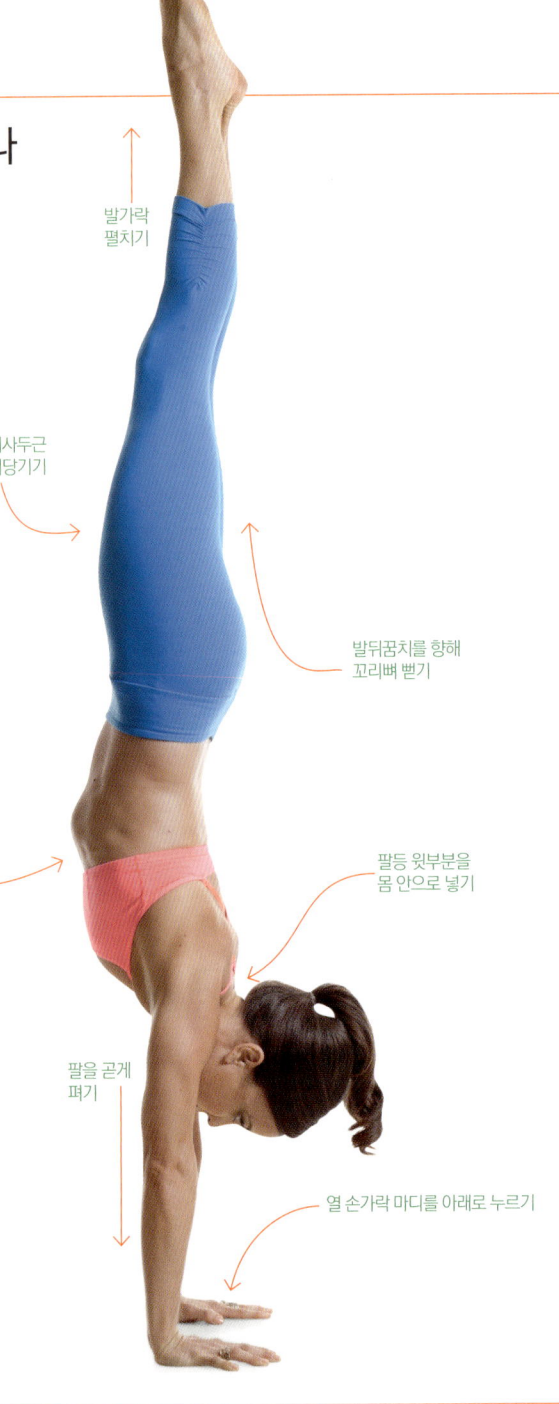

발가락 펼치기

대퇴사두근 끌어당기기

발뒤꿈치를 향해 꼬리뼈 뻗기

갈비뼈 집어넣기

팔등 윗부분을 몸 안으로 넣기

팔을 곧게 펴기

열 손가락 마디를 아래로 누르기

변형 자세: 벽에 지탱해 물구나무서기

두 다리 모으기

다리를 위로 뻗을 때 발가락을 뒤로 젖히기

손가락끝을 벽에서 약 12~13센티미터 떨어진 지점에 두기

물구나무서서 전갈

- 물구나무서기 자세(116쪽)에서 시작한다. 가슴 근육을 이완하면서 두 팔 사이로 가슴 윗부분을 내밀어 개방한다.
- 턱을 들어올리고 앞을 본다.
- 무릎을 골반 너비만큼 벌리고 두 발 안쪽을 맞닿게 한 채 다리를 굽힌다.
- 무릎을 더 굽혀 발끝을 머리 쪽으로 내린다.
- 꼬리뼈를 계속 뻗어내면서 가슴 내밀기와 무릎 굽히기 간의 균형을 잡는다.

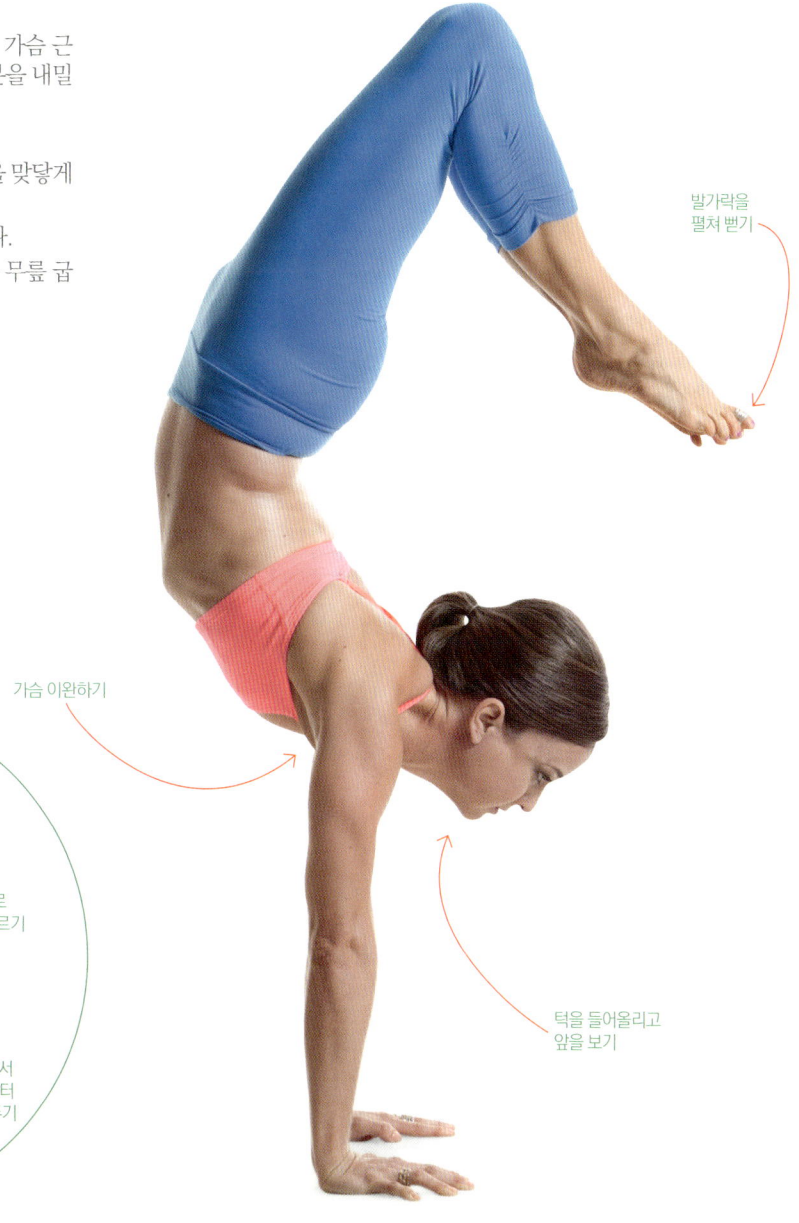

발가락을 펼쳐 뻗기

가슴 이완하기

턱을 들어올리고 앞을 보기

변형 자세: 벽에 지탱해 물구나무서서 전갈

무릎을 골반 너비만큼 벌리기

발끝으로 벽을 누르기

손가락끝을 벽에서 약 20~45센티미터 떨어진 지점에 두기

Chapter 5

거꾸로 서기

쟁기(할라아사나 HALASANA)

- 허리와 두 팔을 바닥에 대고 누운 상태에서 시작한다.
- 다리를 들어올리면서 골반을 어깨 위로 가져가고 발끝을 머리 위쪽 바닥에 내린다.
- 팔등을 바닥에 닿게 해 어깨로 무게를 지탱한다.
- 턱을 살짝 들어올리고 목을 늘인다.
- 다리를 더 위로 올리며 몸을 정렬한다.

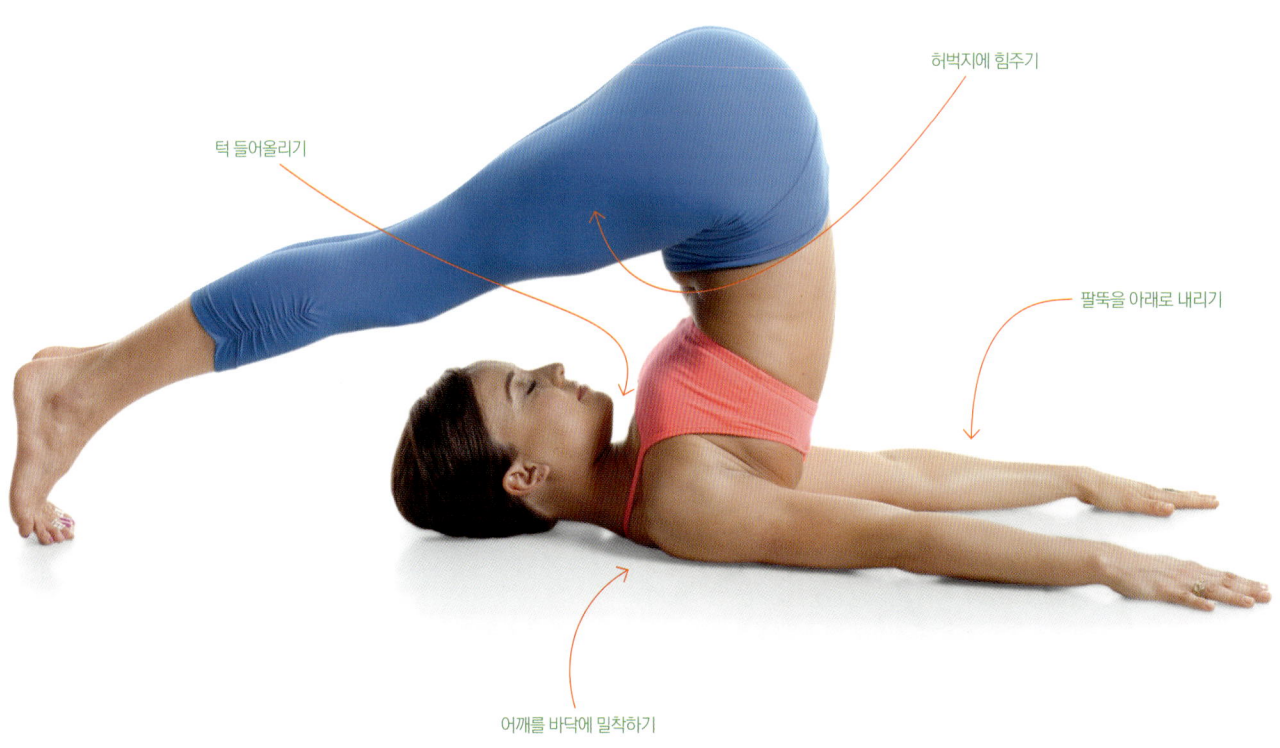

턱 들어올리기

허벅지에 힘주기

팔뚝을 아래로 내리기

어깨를 바닥에 밀착하기

어깨로 서기
(살람바 사르방가사나
SALAMBA SARVANGASANA)

- 쟁기 자세(118쪽)에서 시작한다. 어깨와 삼두근을 조금씩 움직여 어깨와 골반이 일직선을 이루게 한다.
- 팔꿈치를 어깨 너비만큼 벌린 상태에서 손바닥으로 허리를 떠받쳐 다리를 들어올릴 때 골반을 지탱한다.
- 두 다리를 위로 뻗어 발뒤꿈치, 무릎, 골반, 어깨가 일직선을 이루게 한다.
- 손을 아래로 내려 골반을 조금 더 곧게 세운다.
- 턱을 살짝 들어올리고 배꼽을 본다.

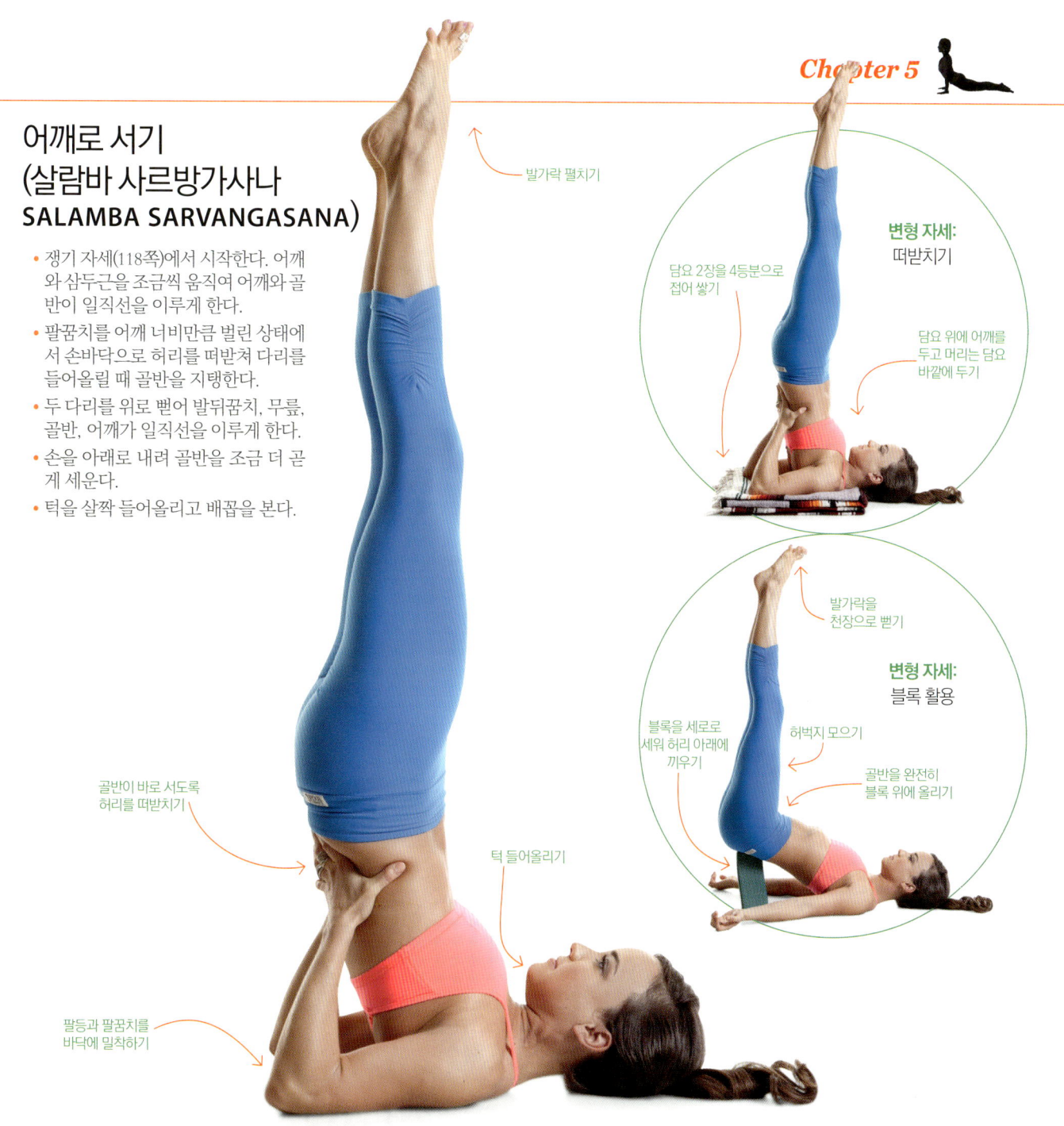

팔로 균형 잡기

거꾸로 서기처럼 팔로 균형 잡기는 어깨와 코어의 모양을 잡아주고 탄력을 강화하는 동시에 우리 삶에 마법을 불러일으킨다. 체조 선수나 슈퍼히어로만큼 팔힘이 세지 않아도 괜찮다! 인내심을 갖고 계속 하려는 의지만 있으면 된다. 이 자세들은 어떻게 하면 집중력과 신뢰를 쌓을 수 있는지 가르쳐준다. 힘과 정렬의 완벽한 조합인 이 자세는 성공하기 위해 필요한 모든 수단이 이미 우리 안에 존재하며 그것들이 얼마나 재미있는지 우리를 일깨운다!

앨리스: "이건 불가능해."
미친 모자 장수: "그렇게 믿을 때만 그런 거야."
『이상한 나라의 앨리스』

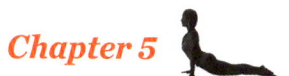

까마귀(바카아사나BAKASANA)

- 발바닥 안쪽을 맞댄 상태에서 무릎을 넓게 벌려 쪼그리고 앉는다.
- 두 팔을 다리 사이에 놓고 팔이 구부러지지 않을 때까지 손을 앞으로 보낸다.
- 가슴을 허벅지까지 내린다.
- 이 자세에서 팔을 몸 가까이 가져오고 양쪽 무릎으로 팔을 감싸 안되, 가능한 한 가장 윗부분을 감싼다.
- 엉덩이를 들어올린 다음 몸을 앞으로 숙여 손목과 팔꿈치가 일직선을 이루게 한다.
- 정면 바닥을 보면서 발뒤꿈치 한쪽을 바닥에서 들어올린다.
- 나머지 발을 들어올릴 때 양쪽 무릎으로 팔꿈치를 끌어안아 무게를 지탱한다.
- 발뒤꿈치를 엉덩이 쪽으로 끌어 올리고, 등 윗부분을 동그랗게 만든다.

등 윗부분을
동그랗게 말기
손바닥으로 바닥을
힘껏 누르기
변형 자세:
팔 일자로 펴기

등 윗부분을
동그랗게 말기
발뒤꿈치를
엉덩이
쪽으로
끌어 올리기
팔뚝을 안으로 넣기

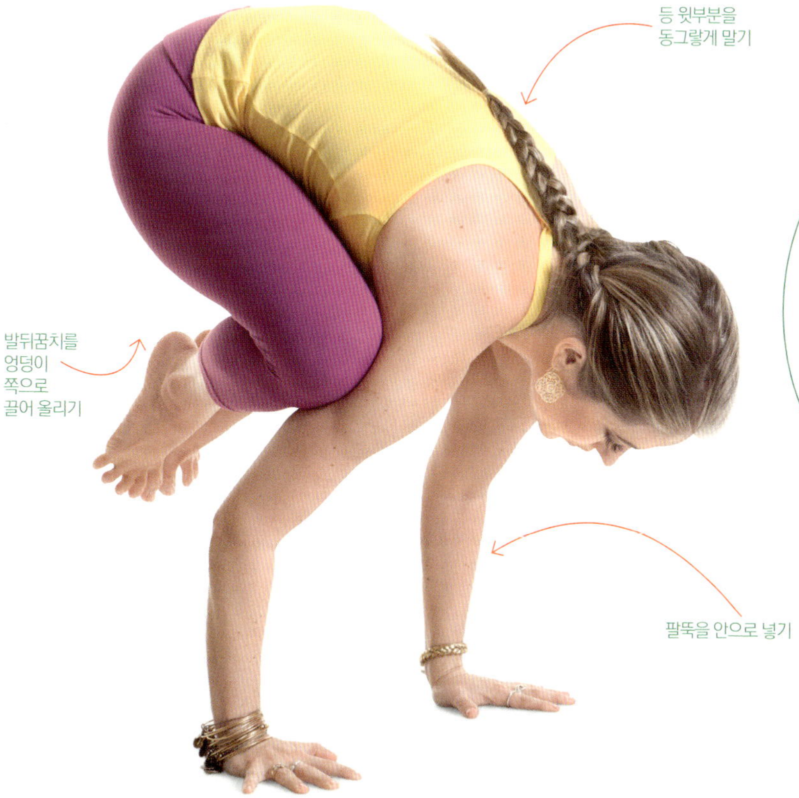

정면 보기
변형 자세:
블록 활용
손목과 팔꿈치를
일직선으로
만들기

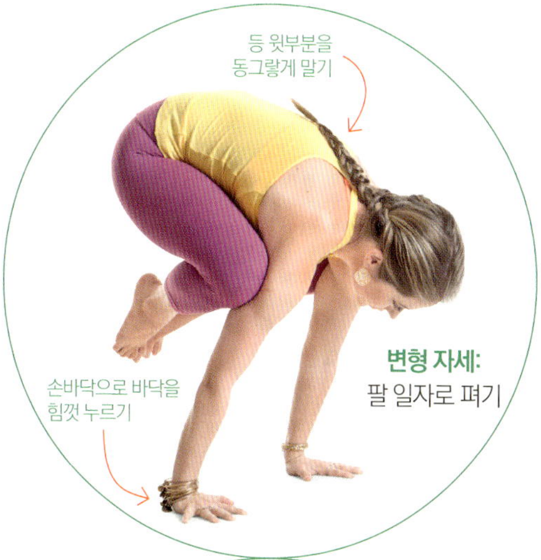

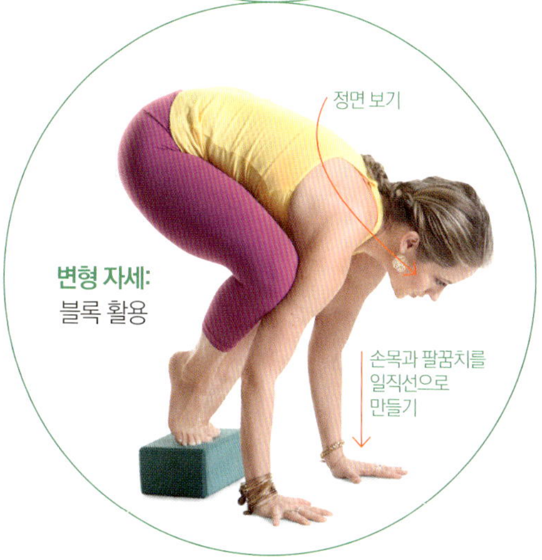

팔로 균형 잡기

측면 까마귀 (파르스바 바카아사나 PARSVA BAKASANA)

- 발볼로 균형을 잡으면서 무릎을 모아 쪼그리고 앉는다. 몸통을 오른쪽으로 비틀면서 왼팔을 오른쪽 허벅지 바깥으로 가져간다. 몸을 깊숙이 비틀어 팔을 바닥에 내린다.
- 두 손을 어깨 너비만큼 벌려 오른쪽 허벅지 바깥 바닥에 평평하게 두고 손끝이 앞을 향하게 한다.
- 엉덩이를 살짝 들어올린 다음 몸을 앞으로 숙여 손목과 팔꿈치가 일직선을 이루게 한다.
- 정면 바닥을 보면서 팔꿈치를 더 굽힌다.
- 다리를 모은 상태에서 아래 있는 다리가 바닥과 평행을 이룰 때까지 발을 바닥에서 띄운다.
- 등 윗부분을 동그랗게 말고 팔뚝을 안으로 집어넣는다.
- 방향을 바꿔 위 동작을 반복한다.

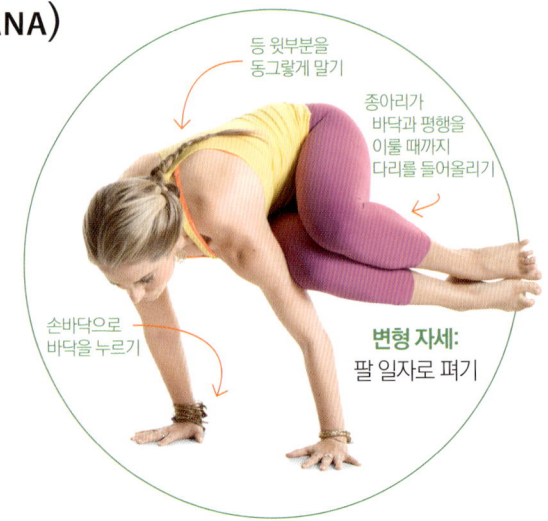

변형 자세: 팔 일자로 펴기

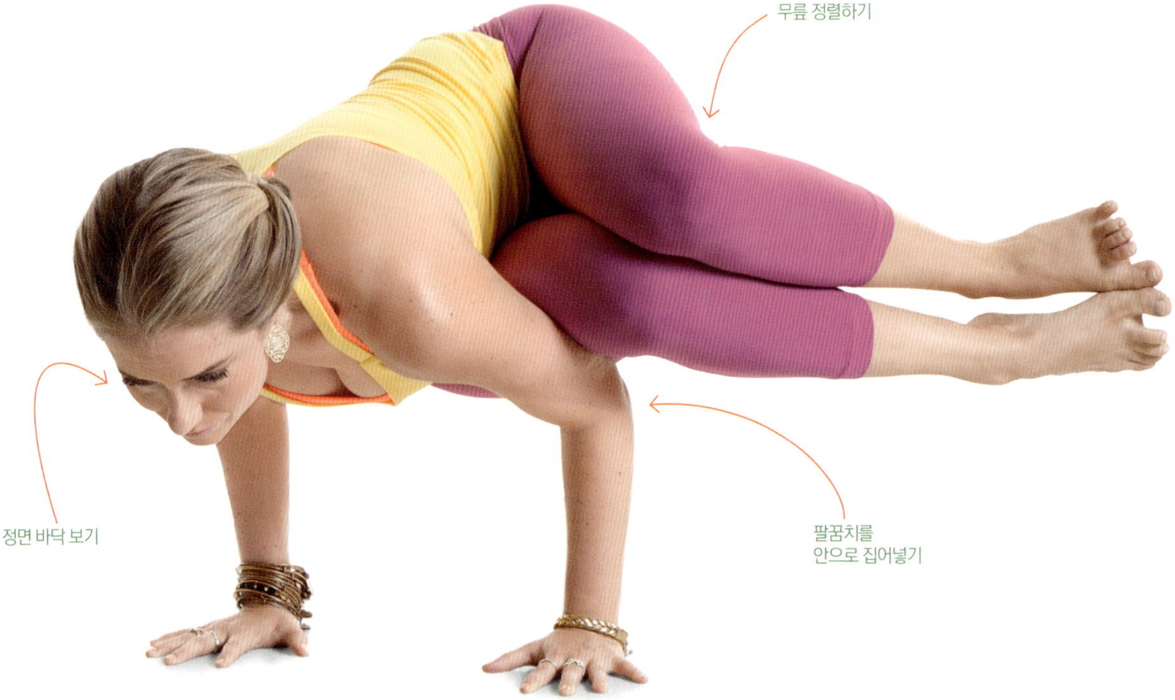

- 등 윗부분을 동그랗게 말기
- 종아리가 바닥과 평행을 이룰 때까지 다리를 들어올리기
- 손바닥으로 바닥을 누르기

- 무릎 정렬하기
- 정면 바닥 보기
- 팔꿈치를 안으로 집어넣기

사이드 플랭크 I (바시스타아사나 VASISTHASANA)

- 플랭크 자세(141쪽)에서 시작한다. 왼손을 매트 중앙으로 가져온 다음 왼쪽 발날을 바닥에 세우고 그 위에 오른발을 겹친다.
- 왼손에 단단히 힘을 준 상태에서 오른팔을 위로 올려 어깨를 귓불에서 멀리 떨어뜨리고 양쪽 어깨를 일렬로 정렬한다.
- 몸 측면에 힘을 줘 골반을 들어올리는 동시에 정렬한다.
- 오른팔을 일자로 뻗은 상태에서 측면 또는 천장을 본다.
- 방향을 바꿔 위 동작을 반복한다.

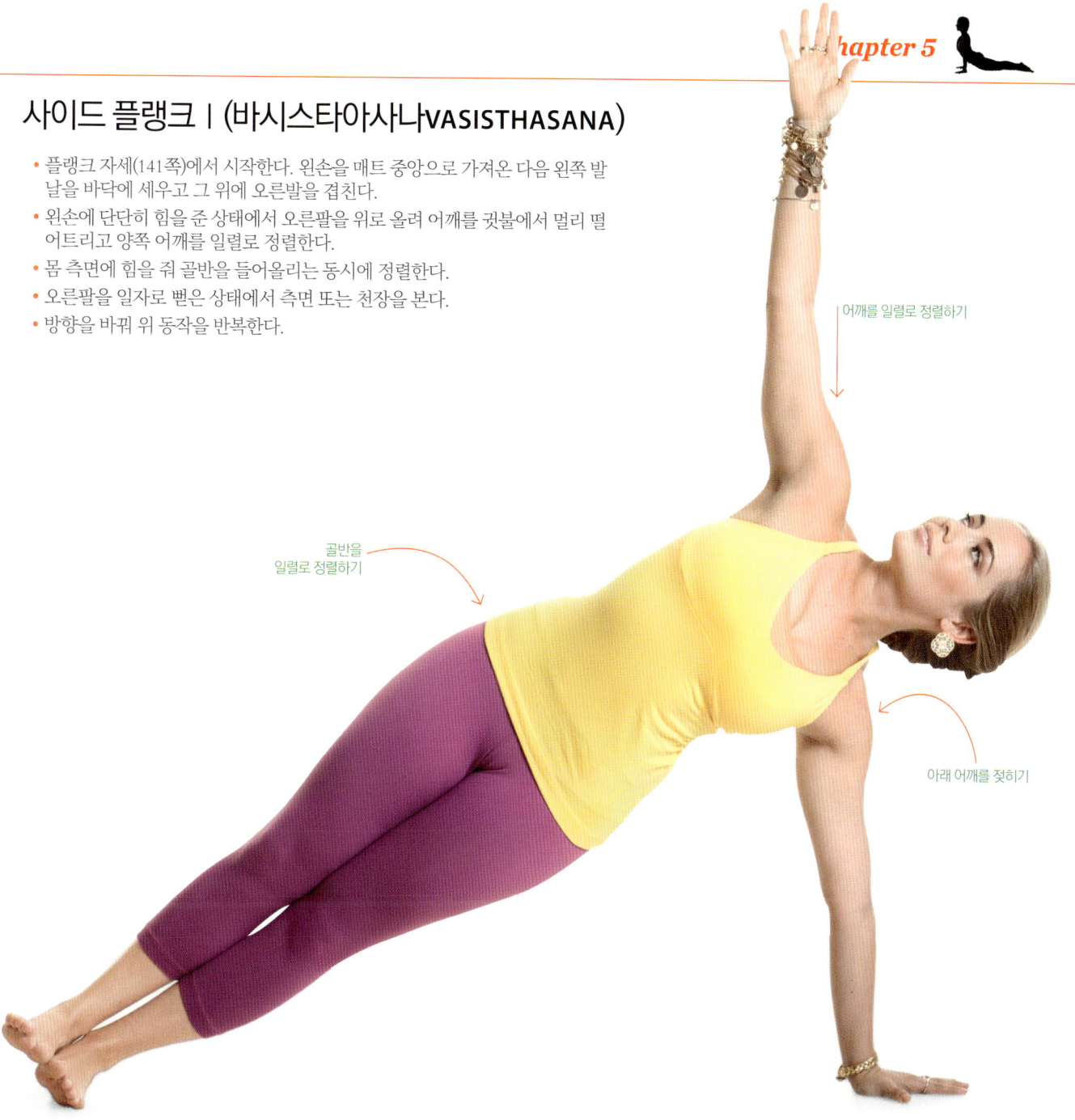

팔로 균형 잡기

사이드 플랭크 II (바시스타아사나 VASISTHASANA II)

- 오른손을 매트에 둔 사이드 플랭크 자세(123쪽)에서 시작한다.
- 위에 있는 왼다리를 들어올리면서 무릎을 가슴 쪽으로 팽팽히 끌어당긴다.
- 왼손 엄지, 검지, 중지로 왼발 엄지발가락에 고리를 건다.
- 오른발로 바닥을 누른 상태에서 왼다리를 천장으로 곧게 편다.
- 오른발 안쪽을 바닥에 밀착해 왼다리가 완전히 일자로 펴질 때까지 골반을 들어올린다.
- 시선은 왼발에 둔다. 오른팔을 계속 곧게 뻗은 상태에서 어깨를 귓불에서 멀리 떨어뜨리고 팔등 윗부분을 몸 안으로 밀어 넣으며 자세를 지탱한다.

변형 자세:

- 사이드 플랭크 II 자세에서 시작한다. 왼다리를 접어 발바닥을 오른쪽 허벅지 안쪽에 놓는다. 왼발 끝이 오른발을 향하도록 하고 왼발 뒤꿈치는 골반을 향하게 둔다.
- 오른쪽 허벅지와 왼쪽 발바닥이 서로를 밀어내도록 힘을 준다.
- 골반을 들어올리고 오른발 안쪽 모서리를 바닥에 밀착한다.
- 천장을 본다.

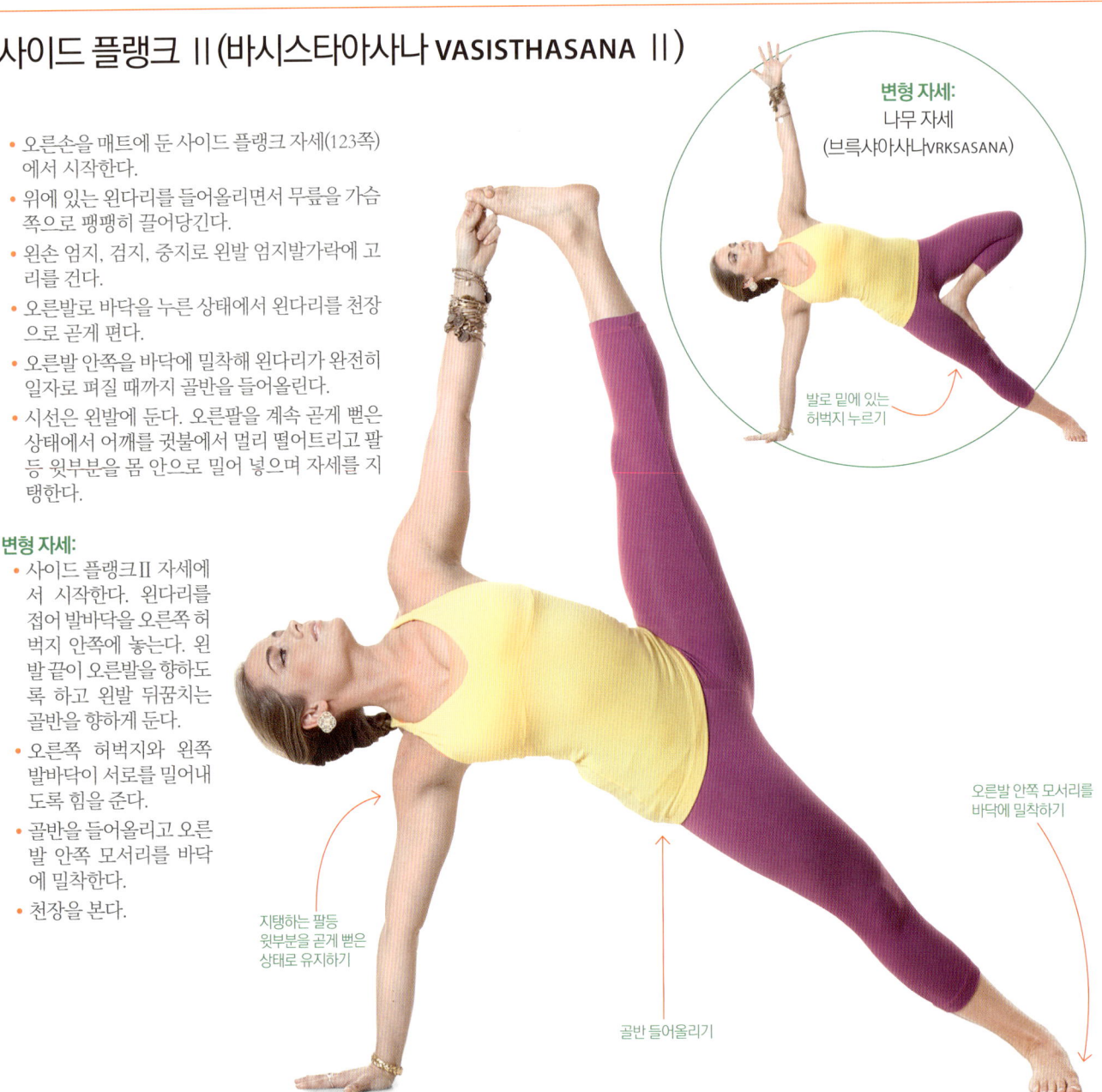

변형 자세:
나무 자세
(브륵샤아사나 VRKSASANA)

발로 밑에 있는 허벅지 누르기

오른발 안쪽 모서리를 바닥에 밀착하기

지탱하는 팔등 윗부분을 곧게 뻗은 상태로 유지하기

골반 들어올리기

하늘을 나는 비둘기
(에카 파다 갈라바아사나
EKA PADA GALAVASANA)

- 산 자세(67쪽 참고)에서 시작한다. 오른발을 올려 오른쪽 발목이 왼쪽 무릎 위로 오게 한다. 올린 발이 왼쪽 허벅지 바깥에 닿인 모습이며 발끝은 뒤로 젖힌 상태여야 한다.
- 왼다리를 구부리면서 골반에서부터 상체를 숙이고 왼쪽 발뒤꿈치로 무게를 지탱한다.
- 두 손을 어깨 너비만큼 벌린 상태에서 손바닥으로 앞바닥을 짚는다.
- 오른쪽 정강이를 삼두근에 기대 오른발로 왼팔 바깥쪽을 걸어 잠근다.
- 정면 바닥을 보면서 팔꿈치와 손목이 일렬로 정렬할 때까지 왼발을 조금씩 뒤로 보낸다.
- 왼발을 바닥에서 띄우면서 등 윗부분을 동그랗게 만다.
- 무언가를 차는 것처럼 올린 다리를 뒤로 뻗는다. 발가락을 펼친다.

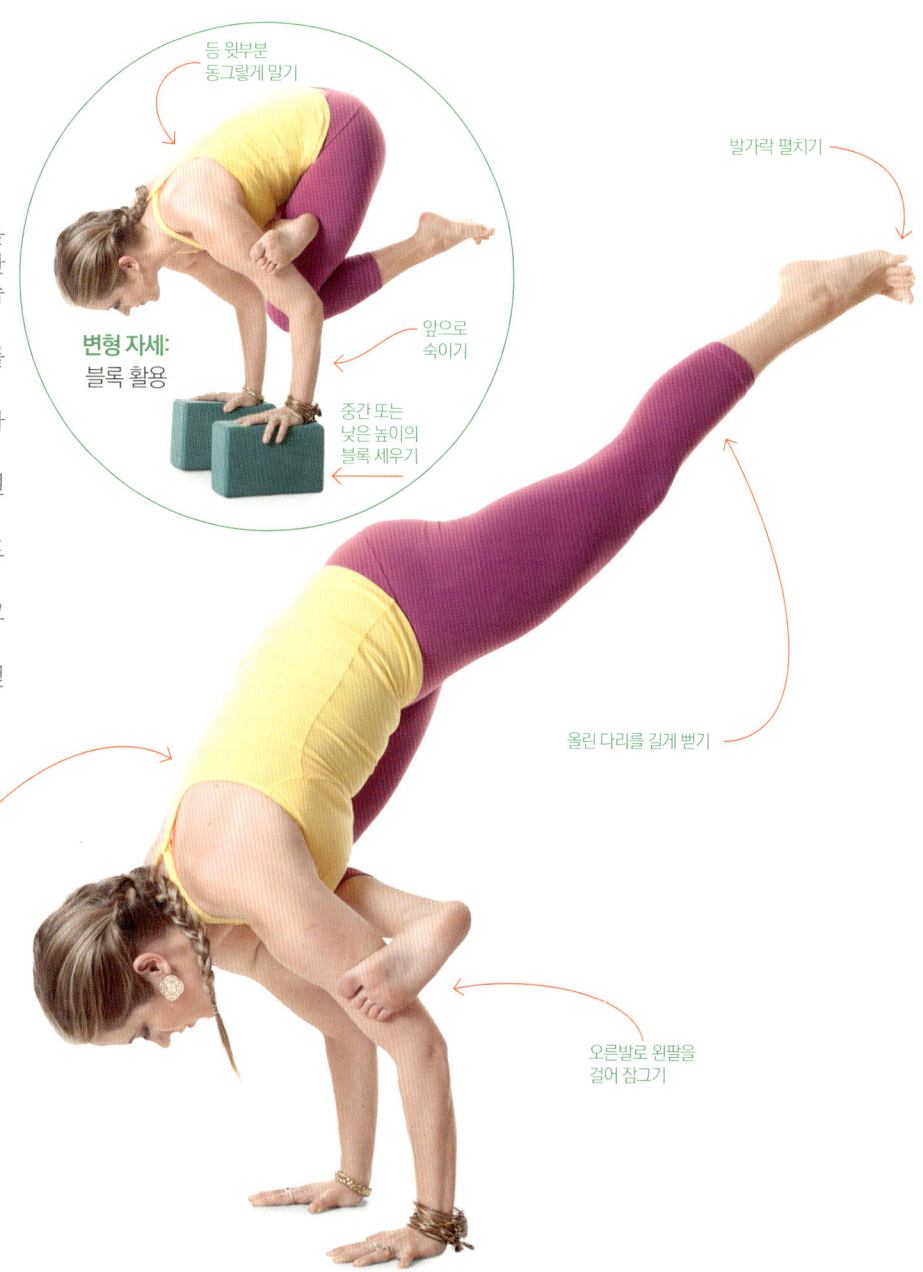

변형 자세: 블록 활용

125

팔로 균형 잡기

팔에 힘줘 균형 잡기(부자피다아사나 BHUJAPIDASANA)

- 서서 하는 전굴 자세(54쪽)에서 시작한다. 두 발을 엉덩이 너비보다 살짝 넓게 벌린다.
- 양 무릎을 살짝 구부린 다음 몸통을 숙여 허벅지로 두 팔을 감싼다.
- 오른손으로 뒤에서 오른쪽 종아리를 잡는다. 어깨에 가방 끈을 둘러메는 것처럼 종아리를 어깨 위로 걸친다. 반대쪽으로 같은 동작을 한다.
- 최대한 몸을 접은 상태에서 손을 어깨 너비만큼 벌려 바닥에 평평하게 놓는다. 손가락은 앞을 향하게 한다.
- 팔에 앉는 것처럼 엉덩이를 내린다.
- 발뒤꿈치와 발가락을 띄우고 발목을 교차한다.
- 팔에 힘을 주고 등 윗부분을 동그랗게 만다(이 부분이 가장 힘든 단계이다).

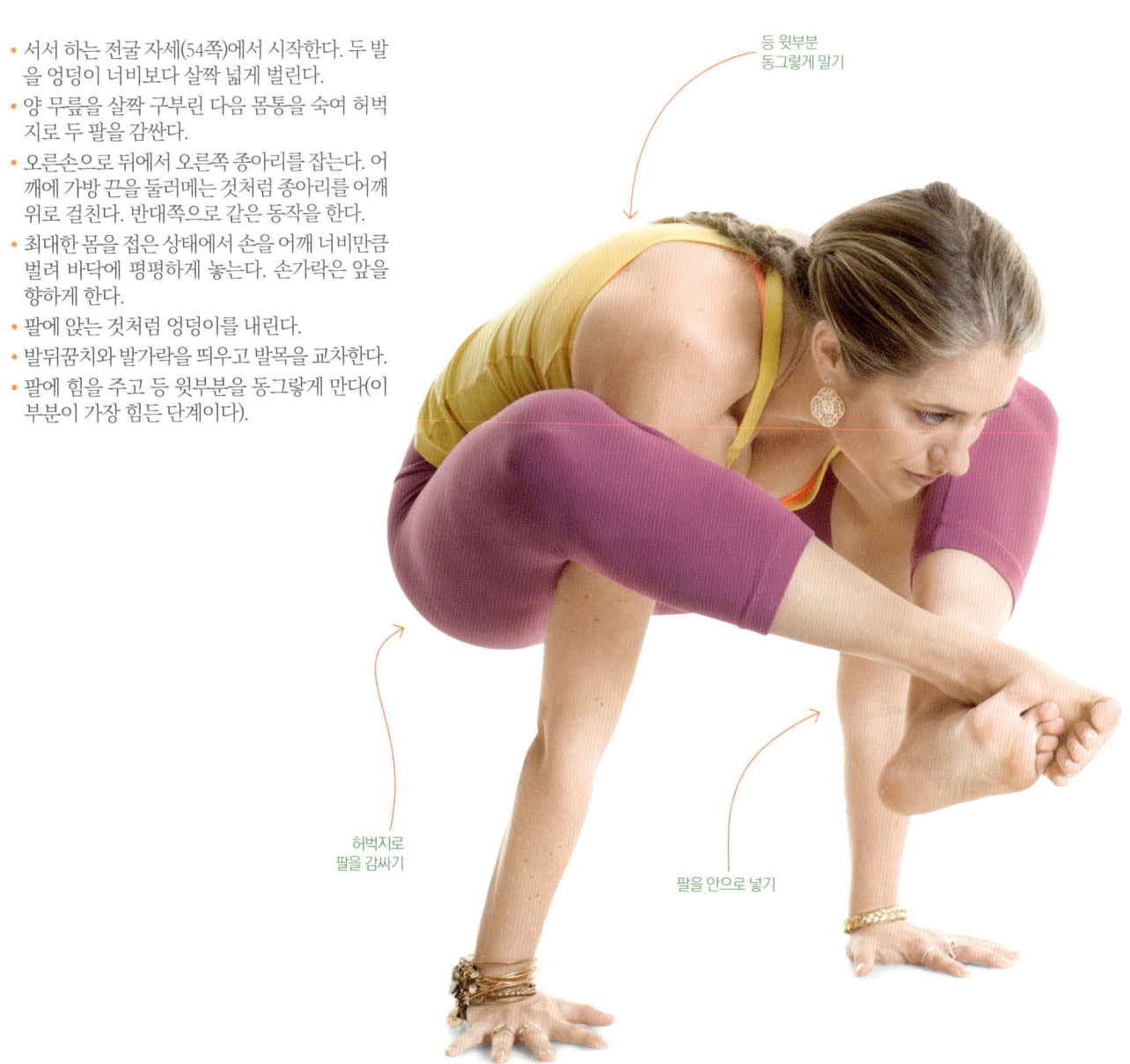

등 윗부분 동그랗게 말기

허벅지로 팔을 감싸기

팔을 안으로 넣기

126

Chapter 5

반딧불이(티티바아사나 TITTIBHASANA)

- 서서 하는 전굴 자세(54쪽)에서 시작한다. 두 발을 엉덩이 너비보다 살짝 넓게 벌린다.
- 양 무릎을 살짝 구부린 다음 몸통을 숙여 다리로 두 팔을 감싼다.
- 오른손으로 뒤에서 오른쪽 종아리를 잡는다. 어깨에 가방 끈을 둘러메는 것처럼 종아리를 어깨 위로 걸친다. 반대쪽으로 같은 동작을 한다.
- 최대한 몸을 접은 상태에서 손을 어깨 너비만큼 벌려 바닥에 평평하게 놓는다. 손가락은 앞을 향하게 한다. 팔에 앉는 것처럼 엉덩이를 내린다.
- 정면을 보면서 발뒤꿈치를 먼저 띄우고 그다음에 발가락을 띄운다.
- 두 팔을 감싼 허벅지 안쪽에 힘을 줘 자세를 유지하면서 엉덩이를 아래로 계속 내린다.
- 팔다리 자세를 유지하면서 발가락은 천장을 향해 뻗는다.
- 허벅지로 두 팔을 껴안은 상태에서 어깨를 뒤로 젖혀 가슴 윗부분을 확장한다.

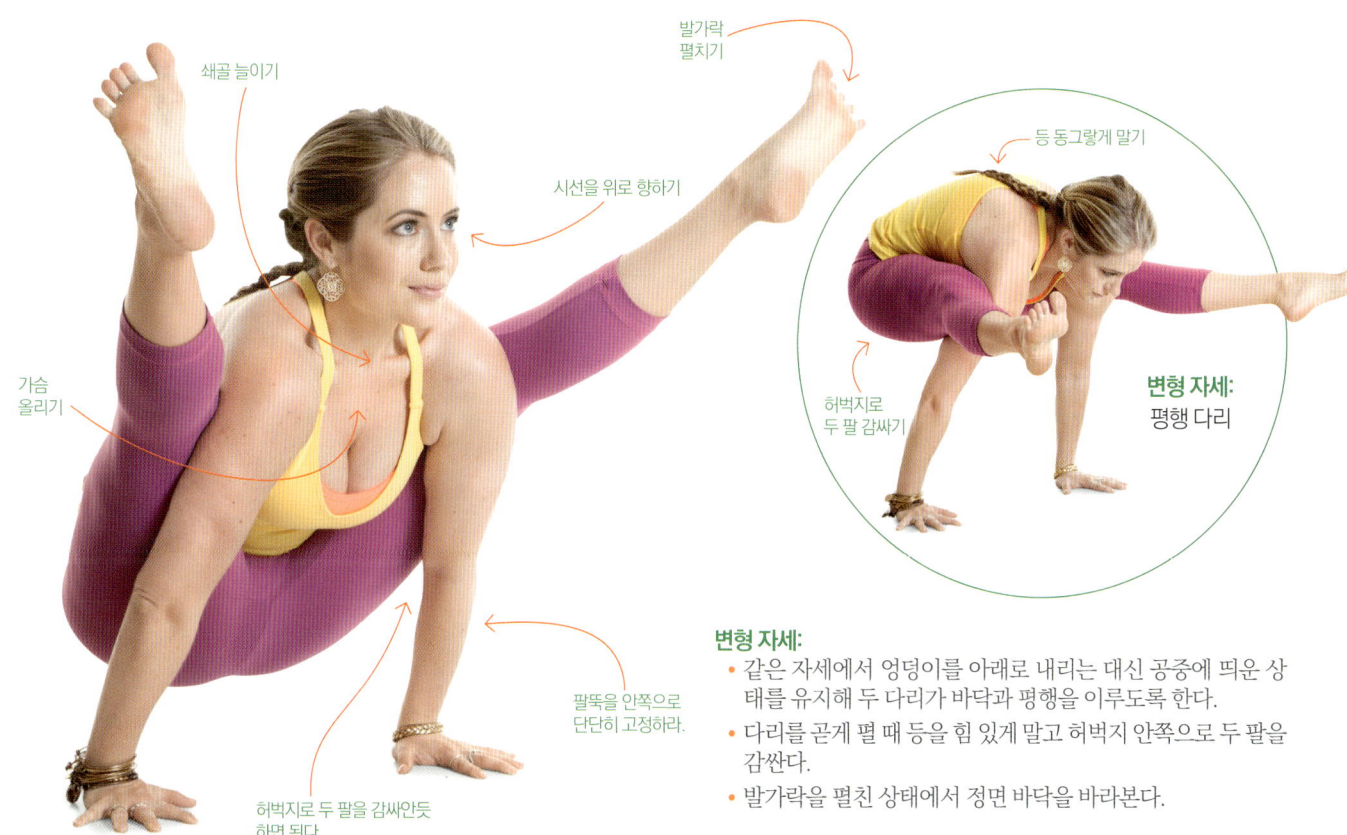

변형 자세:
- 같은 자세에서 엉덩이를 아래로 내리는 대신 공중에 띄운 상태를 유지해 두 다리가 바닥과 평행을 이루도록 한다.
- 다리를 곧게 펼 때 등을 힘 있게 말고 허벅지 안쪽으로 두 팔을 감싼다.
- 발가락을 펼친 상태에서 정면 바닥을 바라본다.

후굴

후굴 자세는 척추 전체와 주변 근육을 강화하고
늘여주며 골반을 열어준다. 가슴을 활짝 열어주는 이 자세는 엔도르핀을 생성하는 것으로도 잘 알려졌다. 이 자세를 연습하면 등 윗부분에 오랫동안 쌓인 긴장이 풀어지고 코어 탄력이 높아지며 균형감각과 활력이 살아난다.

평균 이상으로 유연해야만 이 자세를 할 수 있는 것은 아니다. 몸을 잘 정렬하고 참을성 있게 연습하면 누구나 가능하다. 이 자세는 엄청난 해방감을 가져다준다. 몸 안에 공간을 만들어주는 이 깊은 자세를 연습하면서 무리하지 말고 균형감각을 키워보자.

팁

- 후굴 자세에서 허리 통증이 느껴지는가? 허리를 지나치게 꺾어서 그렇다. 자세를 만들 때 아랫배에 힘을 주고 꼬리뼈를 아래로 내린다. 상체를 구부릴 때 척추 아래 부분에 단단히 힘을 준다.
- 목에 통증이 느껴지는가? 후굴 자세에서 반드시 정면 거울을 봐야겠다는 생각을 버려야 한다. 목 사면을 편안하게 이완하고, 상체를 다시 들어올릴 때에는 목이 아닌 가슴에 힘을 줘야 한다. 목 아래 부분이 수축하지 않게 조심하라. 가슴은 들어올리고 등 윗부분은 이완한다.

코브라(부장가아사나 BHUJANGASANA)

- 다리를 골반 너비만큼 벌린 채 배를 깔고 눕는다.
- 두 손바닥을 갈비뼈 옆 바닥에 평평하게 놓고 팔꿈치를 몸쪽으로 붙인다.
- 열 발가락을 모두 바닥에 붙인 채 허벅지 안쪽에 힘을 줘 허리를 넓게 펴고 엉덩이는 이완한다.
- 손바닥으로 바닥을 밀어내며 머리와 가슴을 들어올리고 갈비뼈와 복부를 바닥에서 떼어낸다.
- 두 팔을 구부린 상태에서 어깨를 뒤로 젖혀 가슴 윗부분을 넓힌다.
- 가슴을 두 팔 사이로 내밀면서 정면 또는 천장을 본다.

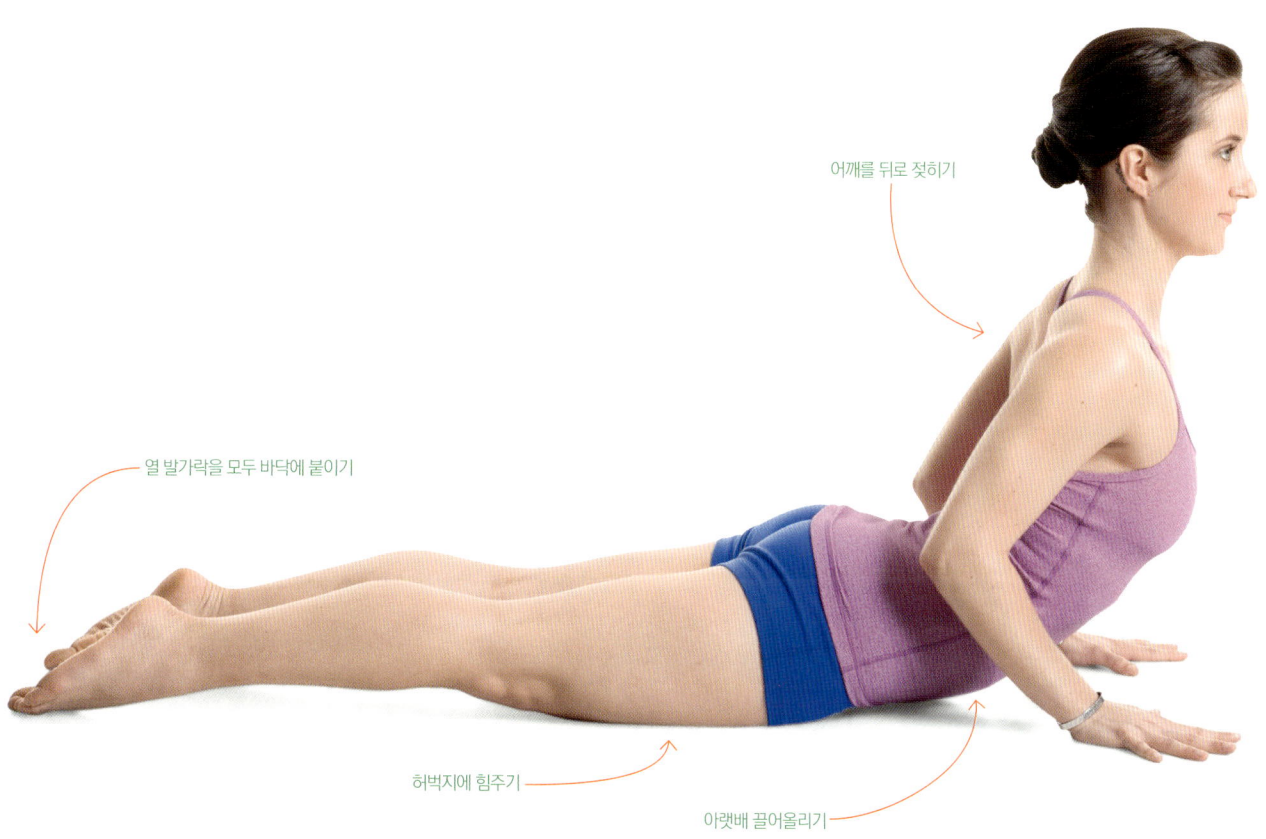

후굴

위로 향한 개 (우르드바 무카 스바나아사나 URDHVA MUKHA SVANASANA)

- 두 다리를 골반 너비만큼 벌린 채 배를 깔고 눕는다.
- 두 손바닥을 갈비뼈 옆 바닥에 평평하게 놓고 팔꿈치와 손목을 일렬로 정렬한다.
- 열 발가락을 모두 바닥에 붙인 채 허벅지 안쪽에 힘을 줘 허리를 넓게 펴고 엉덩이는 이완한다.
- 손바닥으로 바닥을 밀어내며 발과 손바닥을 제외한 전신을 바닥에서 떼어낸다.
- 가슴을 곧게 세울 때 골반을 내리고 다리를 일자로 뻗는다.
- 어깨를 뒤로 젖히고 가슴을 두 팔 사이로 내민다.
- 두 팔을 일자로 유지하면서 체중을 모든 손가락에 고르게 싣는다.
- 정면 또는 천장을 본다.

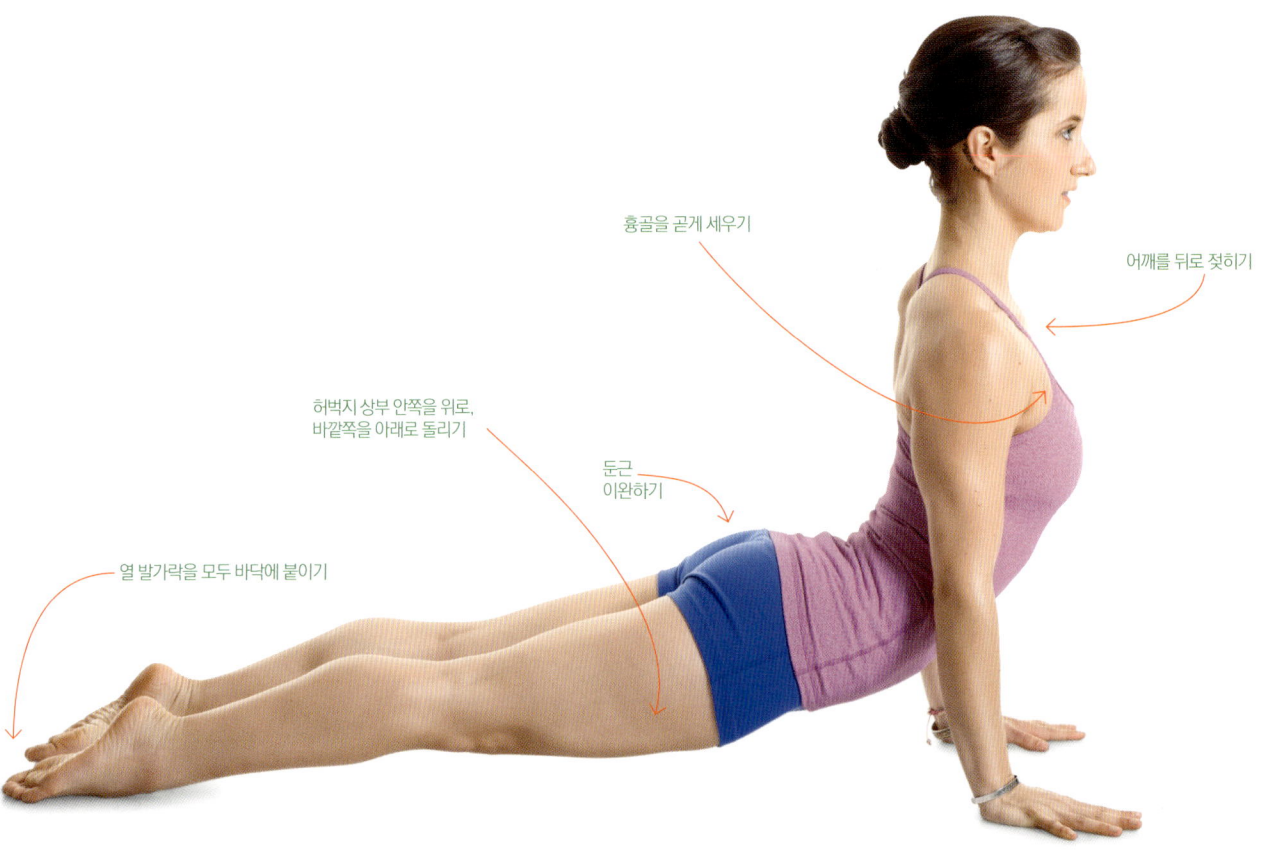

흉골을 곧게 세우기

어깨를 뒤로 젖히기

허벅지 상부 안쪽을 위로, 바깥쪽을 아래로 돌리기

둔근 이완하기

열 발가락을 모두 바닥에 붙이기

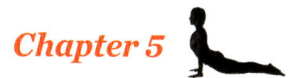

메뚜기(살라바아사나 SALABHASANA)

- 두 다리를 골반 너비만큼 벌린 채 배를 깔고 눕는다. 손바닥이 천장을 향하게 한 상태에서 두 손을 몸 옆에 평평하게 놓는다.
- 열 발가락을 모두 바닥에 붙인 채 허벅지 안쪽에 힘을 줘 허리를 넓게 펴고 엉덩이는 이완한다.
- 코어에 힘을 준 상태에서 복근과 손등으로 바닥을 눌러 가슴과 다리를 들어올린다. (이때 가슴과 다리를 같은 높이로 올려야 한다.)
- 무언가를 붙잡으려는 것처럼 발가락을 뒤로 길게 뻗고, 어깨는 뒤로 젖혀 가슴을 더 끌어 올린다.

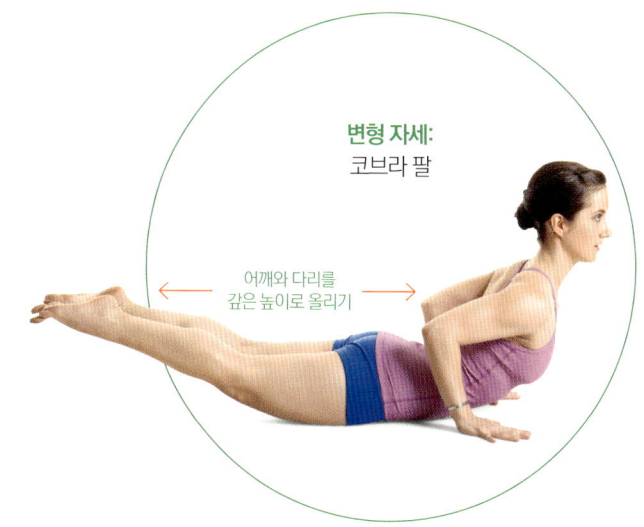

변형 자세: 코브라 팔

어깨와 다리를 같은 높이로 올리기

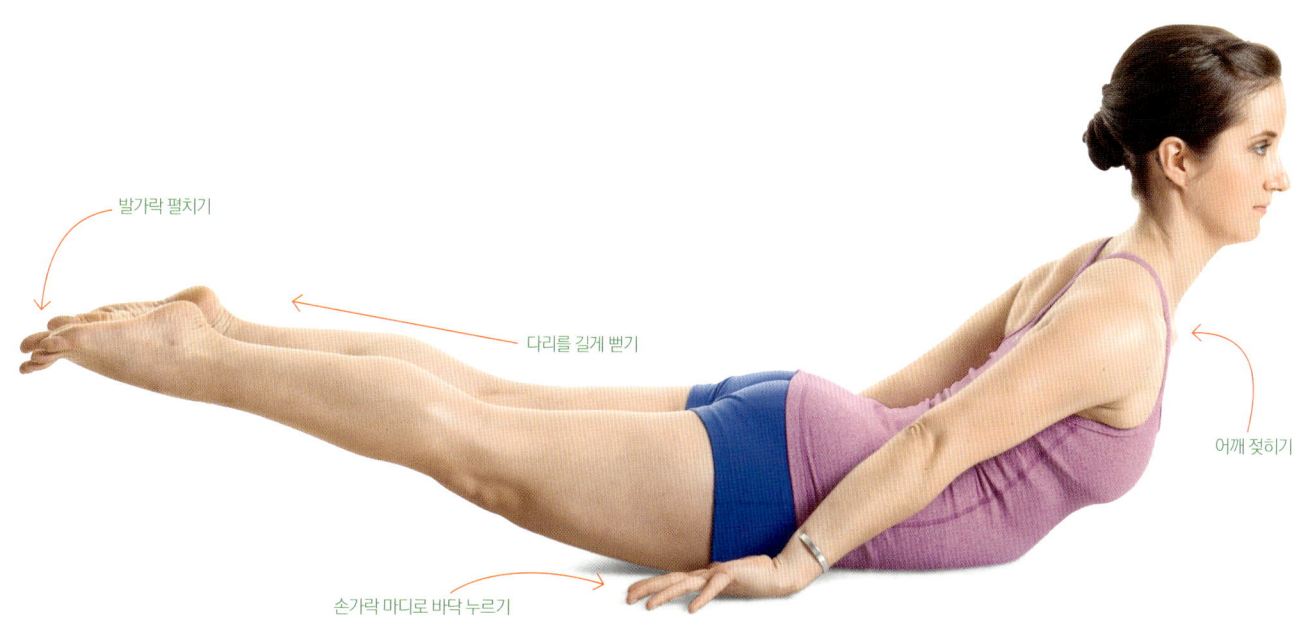

발가락 펼치기

다리를 길게 뻗기

어깨 젖히기

손가락 마디로 바닥 누르기

후굴

활(다누라아사나 DHANURASANA)

- 배를 깔고 눕는다.
- 무릎을 굽히고 엄지가 아래로 향한 손으로 발등 또는 발목을 잡는다.
- 양쪽 무릎과 발을 모두 엉덩이 너비만큼 벌린 상태에서 종아리를 뒤로 보내면서 가슴을 들어올린다.
- 허벅지는 위로, 복근은 매트 쪽으로 가까워지게 힘을 줘 가슴을 더 들어올린다.
- 팔 힘을 사용해 무릎과 허벅지를 바닥에서 띄운다.

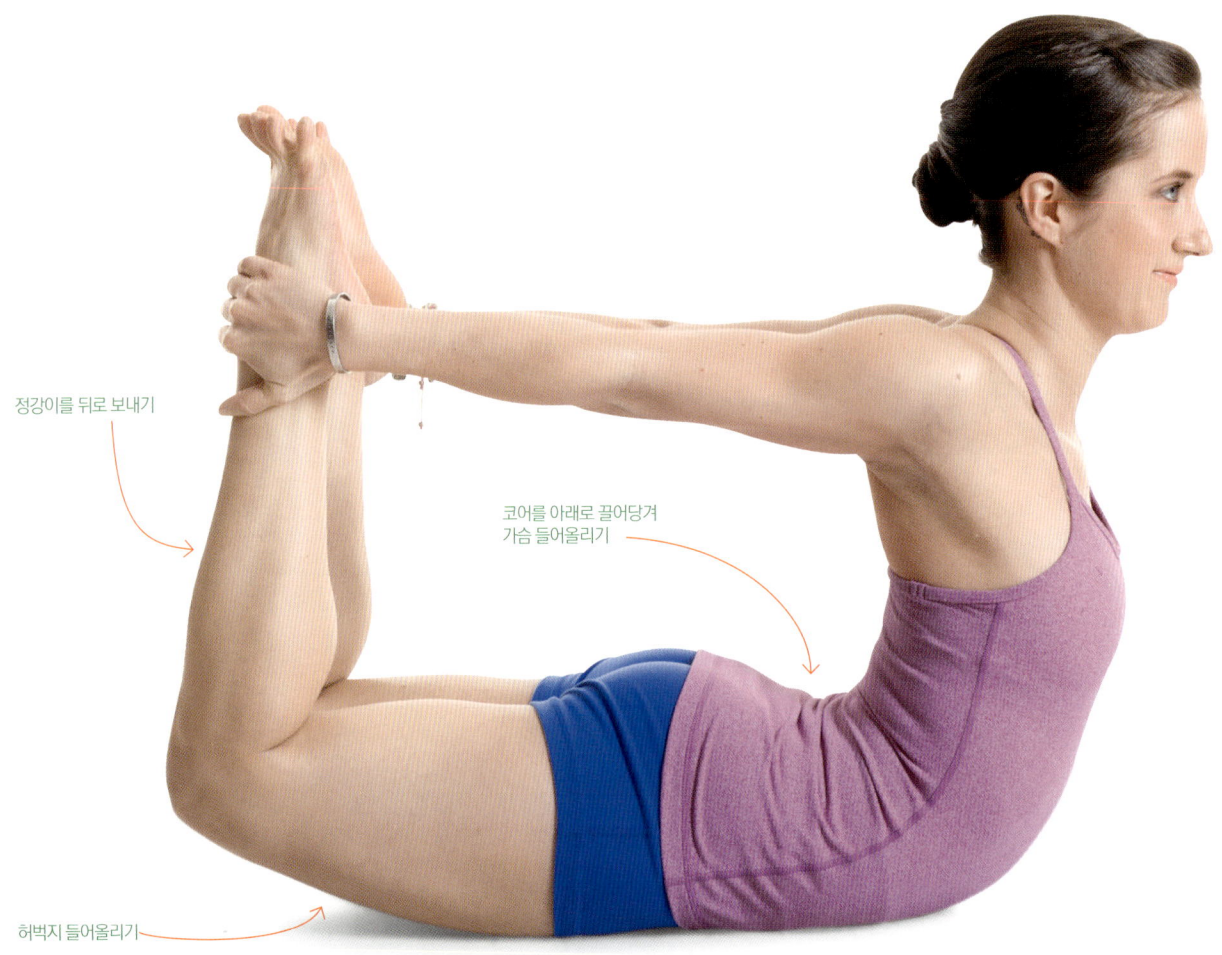

정강이를 뒤로 보내기

코어를 아래로 끌어당겨 가슴 들어올리기

허벅지 들어올리기

낙타(우스트라아사나 USTRASANA)

- 무릎을 꿇은 채 두 발을 골반 너비만큼 벌린다. 이때 발등은 바닥을 향해 평평하게 놓는다.
- 골반과 무릎을 일렬로 정렬한 상태에서 꼬리뼈를 아래로 향하게 하고 아랫배를 들어올린다.
- 가슴 앞에 두 손을 모아 기도하는 자세(안잘리 무드라)를 만든 다음 어깨를 뒤로 젖히고 팔꿈치를 몸 안으로 집어넣는다.
- 몸을 뒤로 굽힐 때 가슴을 활짝 개방하되 골반과 무릎은 일직선을 유지한다.
- 가슴을 최대한 개방했다면, 팔을 풀어 발뒤꿈치로 가져간다.
- 머리와 목 앞부분을 이완한다.

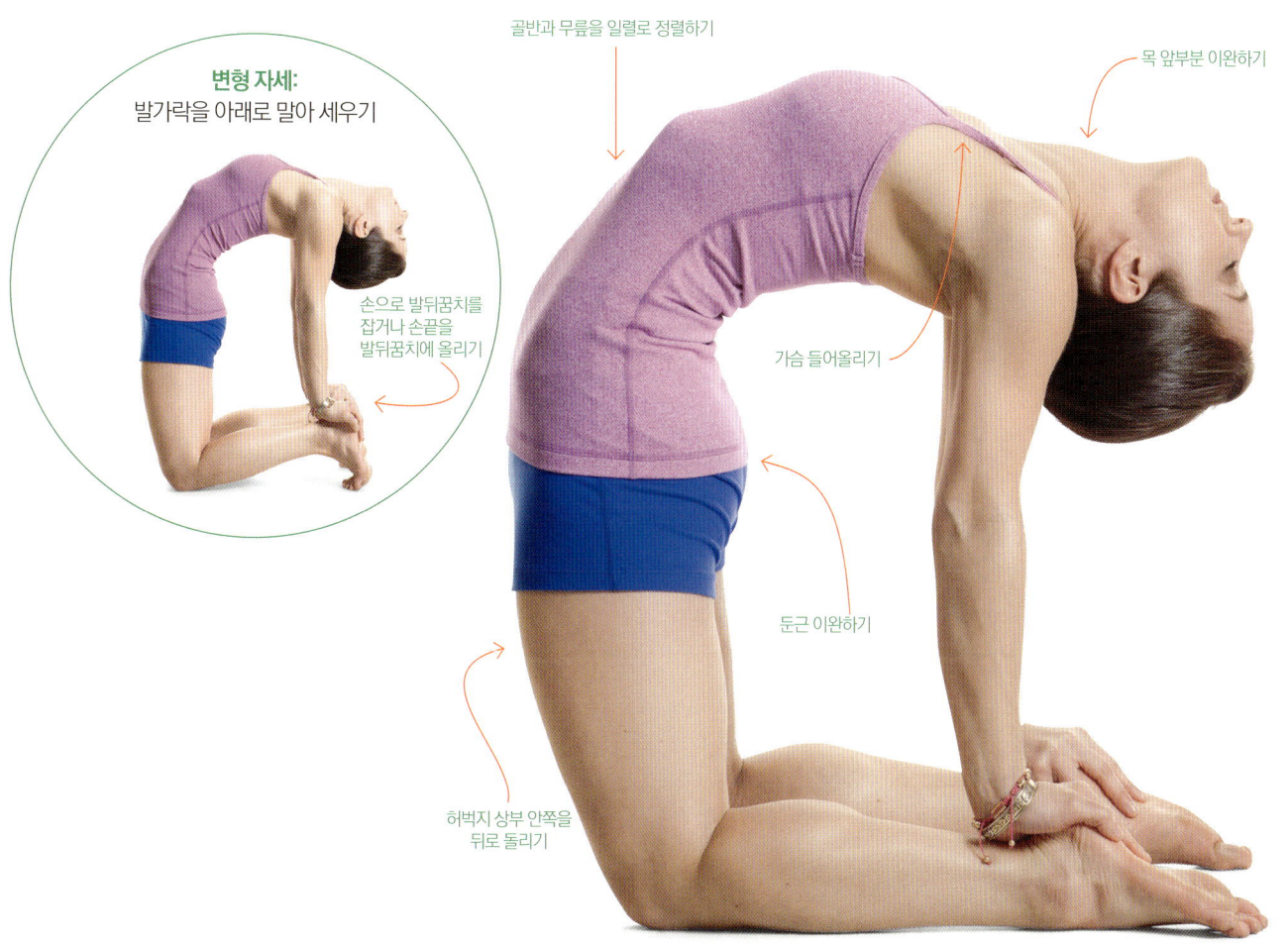

변형 자세: 발가락을 아래로 말아 세우기

손으로 발뒤꿈치를 잡거나 손끝을 발뒤꿈치에 올리기

골반과 무릎을 일렬로 정렬하기

목 앞부분 이완하기

가슴 들어올리기

둔근 이완하기

허벅지 상부 안쪽을 뒤로 돌리기

후굴

다리(세투 반다 사르반가아사나 SETU BANDHA SARVANGASANA)

- 무릎을 세운 채 등을 대고 누운 상태에서 발을 골반 너비만큼 벌려 바닥에 평평하게 놓는다.
- 엉덩이를 들어올리면서 허리 아래에서 두 손을 깍지 낀다.
- 어깨가 가슴 아래에 오도록 몸을 움직인 다음, 발에 힘을 줘 엉덩이를 무릎 높이만큼 들어올린다.
- 턱을 살짝 들어올리고 엉덩이를 이완한다.
- 허벅지 상부 안쪽을 아래로 돌려 허리를 넓힌다. 이때 무릎과 골반이 일직선에 있어야 한다.

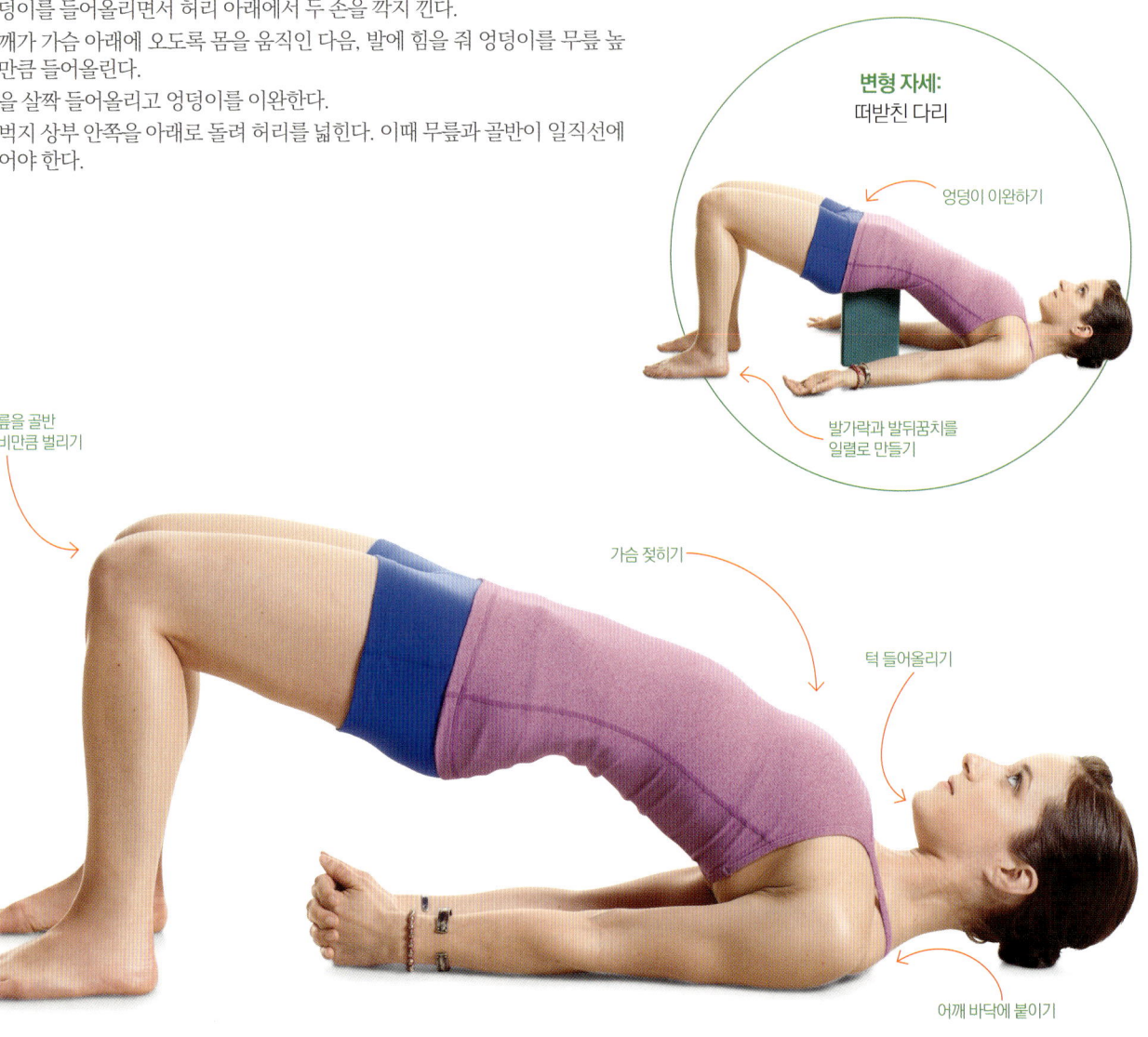

변형 자세: 떠받친 다리
- 엉덩이 이완하기
- 발가락과 발뒤꿈치를 일렬로 만들기

- 무릎을 골반 너비만큼 벌리기
- 가슴 젖히기
- 턱 들어올리기
- 어깨 바닥에 붙이기

위로 향한 활
(우르드바 다누라아사나 URDHVA DHANURASANA)

- 무릎을 세운 채 등을 대고 누운 상태에서 발바닥을 골반 너비만큼 벌려 바닥에 평평하게 놓는다.
- 손바닥을 바닥으로, 손가락을 몸 쪽으로 향하게 한 다음 어깨 바로 위에 놓는다.
- 엉덩이를 들어올리면서 정수리가 매트에 살짝 닿을 정도로 머리를 띄운다.
- 팔이 벌어지지 않게 팔꿈치를 몸 안으로 넣는다. 어깨 자세가 흐트러지지 않게 팔과 어깨를 정렬한다.
- 가슴 윗부분을 뒤로 말아 젖힌다. 팔을 곧게 펴면서 머리를 바닥에서 더 멀리 떨어트린다.
- 손을 향해 걸어가 어깨와 손목이 최대한 가까워지도록, 또는 어깨와 손목이 아예 일직선을 이루도록 한다.
- 발뒤꿈치를 들어올려 골반을 더 높인다.
- 꼬리뼈를 무릎 쪽으로 끌어내리며 허리를 더 늘인다.
- 엉덩이 높이를 유지한 채 발뒤꿈치를 다시 매트에 내려놓는다.
- 팔등 윗부분을 몸 안으로, 허벅지 상부 안쪽을 아래로 돌린다.

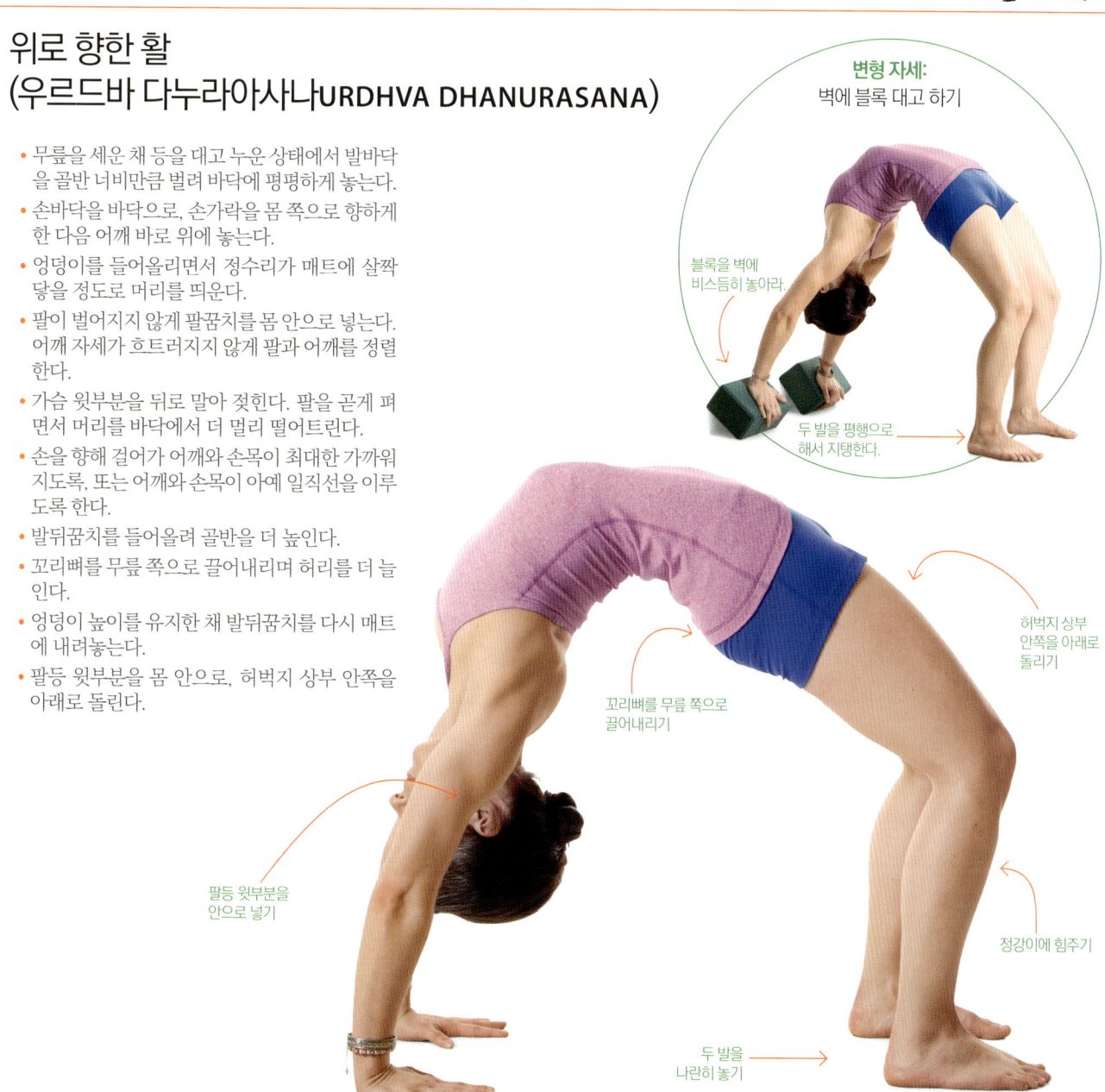

변형 자세: 벽에 블록 대고 하기

블록을 벽에 비스듬히 놓아라.

두 발을 평행으로 해서 지탱한다.

팔등 윗부분을 안으로 넣기

꼬리뼈를 무릎 쪽으로 끌어내리기

허벅지 상부 안쪽을 아래로 돌리기

두 발을 나란히 놓기

정강이에 힘주기

Chapter 5

후굴

와일드 싱 (카마트카라아사나 CAMATKARASANA)

- 아래로 향한 개 자세(68쪽)에서 시작한다. 오른다리를 허공으로 올리면서 무릎을 굽혀 골반을 개방한다.
- 왼쪽 발날을 축으로 삼고 가슴과 골반을 뒤집어 천장을 바라보게 한다.
- 오른발을 왼발 뒤편에 내려놓거나, 더 깊은 자세를 원한다면 오른쪽 발볼로만 착지한다.
- 가슴을 활처럼 구부리며 오른팔을 위로 올린다. 팔 안쪽이 바닥을 향하게 한 채 앞으로 뻗는다.
- 엉덩이를 들어올려 머리가 자연스럽게 바닥을 향하게 한다.

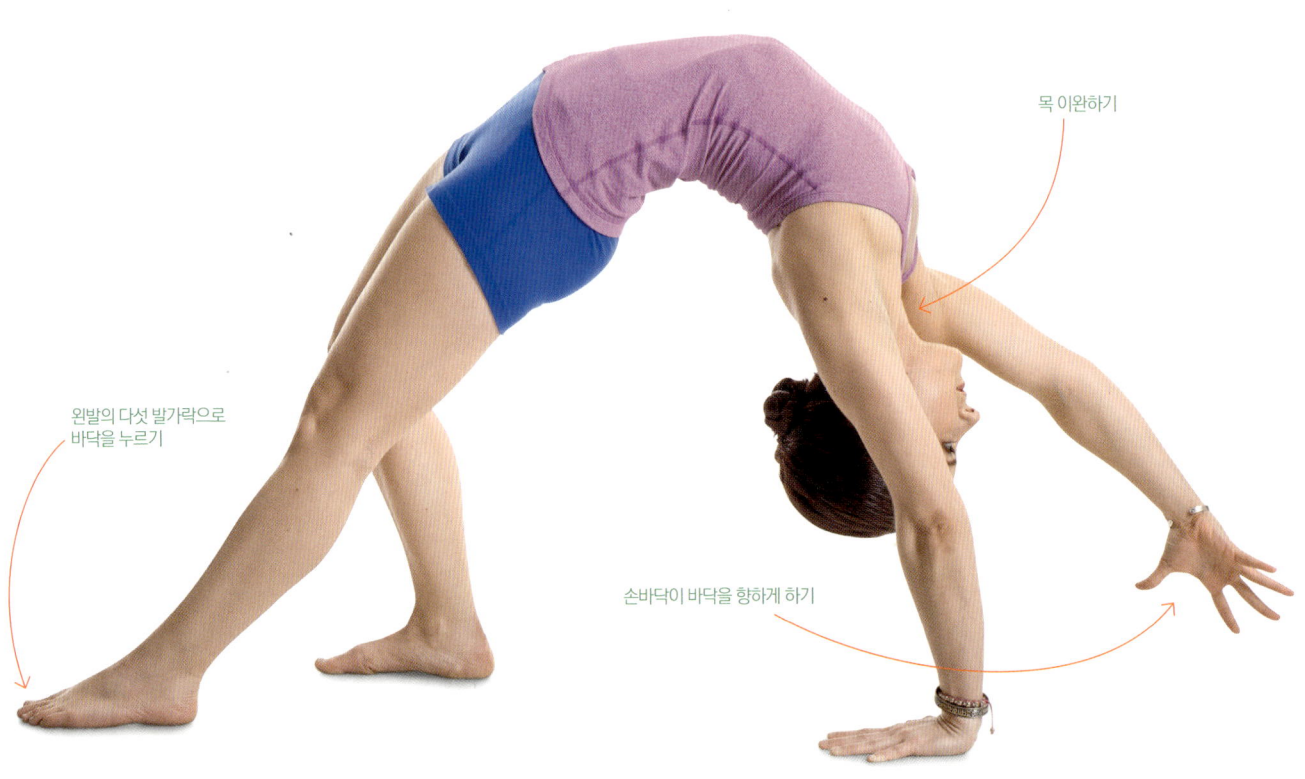

왼발의 다섯 발가락으로 바닥을 누르기

목 이완하기

손바닥이 바닥을 향하게 하기

춤의 왕(나타라자아사나 NATARAJASANA)

- 산 자세(67쪽)에서 시작한다. 오른손을 골반에 놓는다.
- 왼쪽 무릎을 구부린 채 뒤로 들어올린다. 왼손으로 왼발 끝을 잡는다.
- 손을 조금씩 움직여 발가락 전체를 잡는다.
- 왼쪽 허벅지를 높이 올리면서 왼쪽 팔꿈치를 바깥으로 들어올려 천장을 향하게 한다.
- 서 있는 오른다리를 일자로 편 상태에서 오른팔을 일자로 뻗는다. 오른쪽 팔꿈치를 굽혀 뒤로 보내 오른손으로 왼발을 잡는다.
- 두 손으로 왼발을 잡았으면 오른다리에 힘을 준 채 왼쪽 허벅지를 더 높이 올려 가슴을 계속 들어올린다.
- 방향을 바꿔 위 동작을 반복한다.

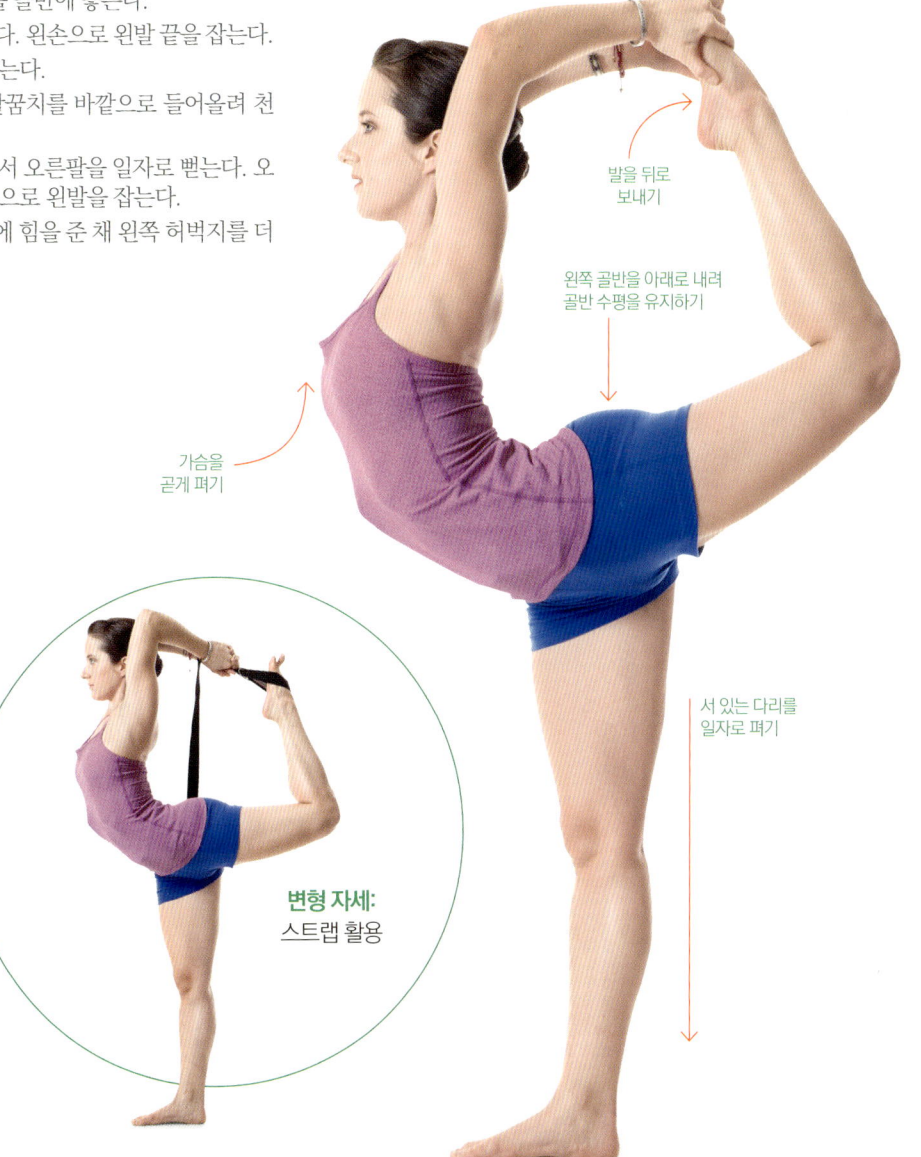

발을 뒤로 보내기

왼쪽 골반을 아래로 내려 골반 수평을 유지하기

가슴을 곧게 펴기

서 있는 다리를 일자로 펴기

변형 자세:

- 산 자세(67쪽)에서 시작한다. 스트랩으로 고리를 만들어 왼발에 건다.
- 왼손을 골반에 놓아 균형을 잡으면서 오른손으로는 발과 최대한 가깝게 스트랩을 잡는다.
- 오른쪽 팔꿈치를 바깥으로 들어올려 왼쪽 허벅지를 바닥과 더 멀리 떨어트린다.
- 왼팔을 일자로 뻗어 팔꿈치를 굽힌 다음 왼손으로도 스트랩을 잡는다.
- 왼발로 스트랩을 밀어내며 다리를 더 높이 올린다.
- 두 손을 조금씩 움직이며 스트랩 밑 부분으로 가져가 발과 가까이 만나도록 한다.

변형 자세: 스트랩 활용

코어

요가는 전반적으로 코어 강화 자세를 많이 포함하지만 여기서 소개할 자세들은 특히 집중적으로 코어를 단련한다. 코어를 위한 요가 자세는 어깨와 등 윗부분의 탄력과 근력을 높이는 데에도 효과적이다. (경고: 이 자세들을 꾸준히 수행하면 점점 건강해지고, 자신감이 넘치고, 섹시해진다. 이 엄청난 리스크를 각오하시길!)

팁
코어 운동을 할 때 허리 통증이 느껴지는가? 보트 자세 등을 할 때 무릎을 살짝 굽히거나, 다리를 낮추는 동작에서 팔뚝으로 허리를 떠받치면 한결 낫다.

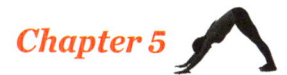

보트(파리푸르나 나바아사나 PARIPURNA NAVASANA)

- 앉아 무릎을 세운 자세에서 시작한다.
- 척추를 길게 늘이고 뒤로 젖혀 발을 바닥에 닿지 않게 들어올린다.
- 다리를 뻗어 몸을 V자로 만든다. 두 팔을 앞으로 뻗어 바닥과 평행을 이루게 한다.
- 천골로 균형을 잡는다. 가슴을 들어올리고 시선은 앞을 향한다.

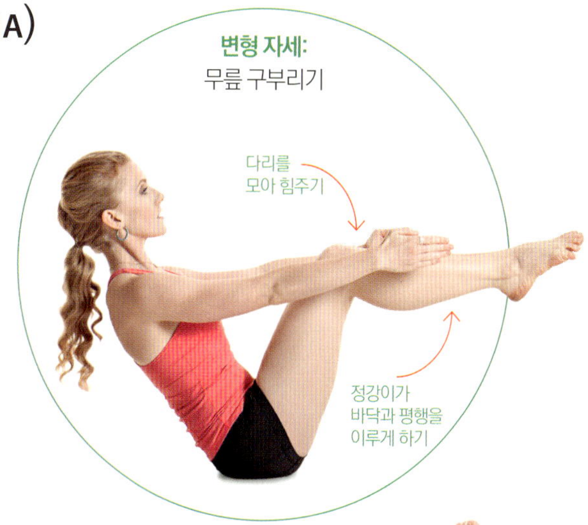

변형 자세: 무릎 구부리기

- 다리를 모아 힘주기
- 정강이가 바닥과 평행을 이루게 하기

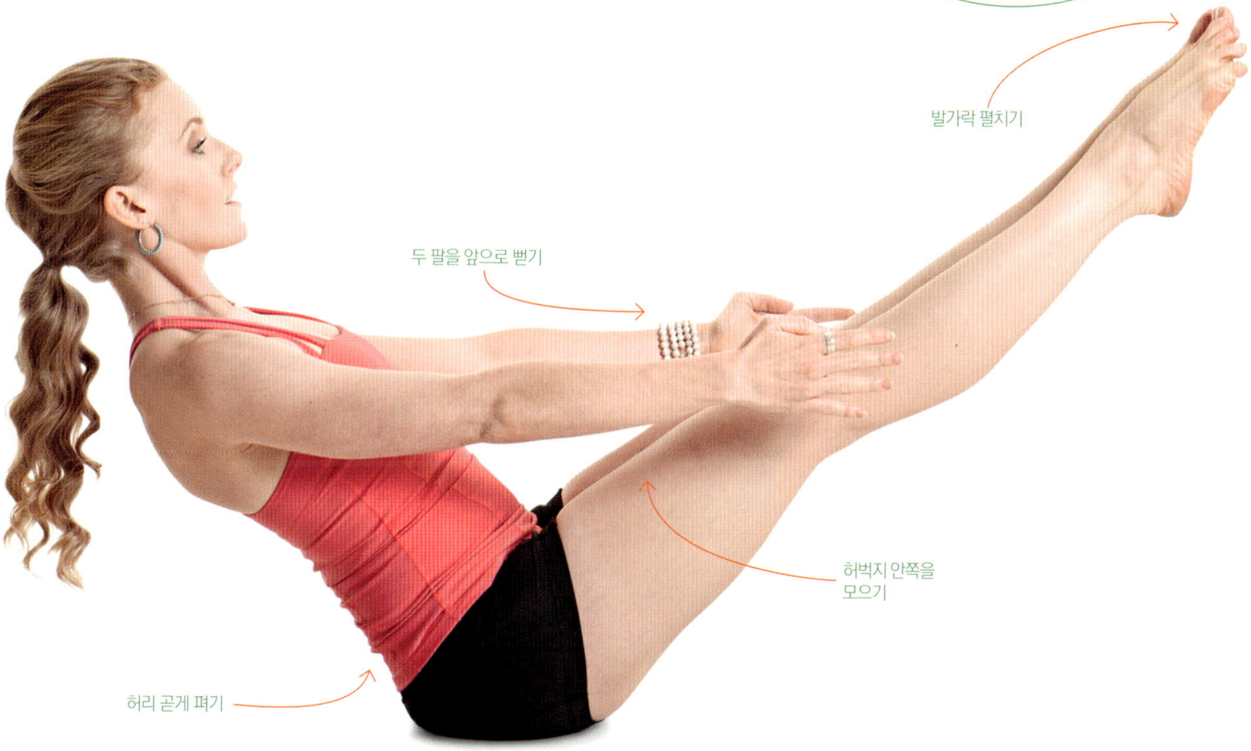

- 발가락 펼치기
- 두 팔을 앞으로 뻗기
- 허벅지 안쪽을 모으기
- 허리 곧게 펴기

코어

반 보트(아르다 나바아사나 ARDHA NAVASANA)

- 보트 자세(139쪽)에서 시작한다.
- 다리와 가슴이 공중에서 거의 일직선을 이룰 때까지 몸을 눕힌다.
- 어깨뼈가 매트에 닿지 않도록 하고 허벅지를 모은다.
- 두 팔을 앞으로 뻗고 시선은 앞을 향한다.

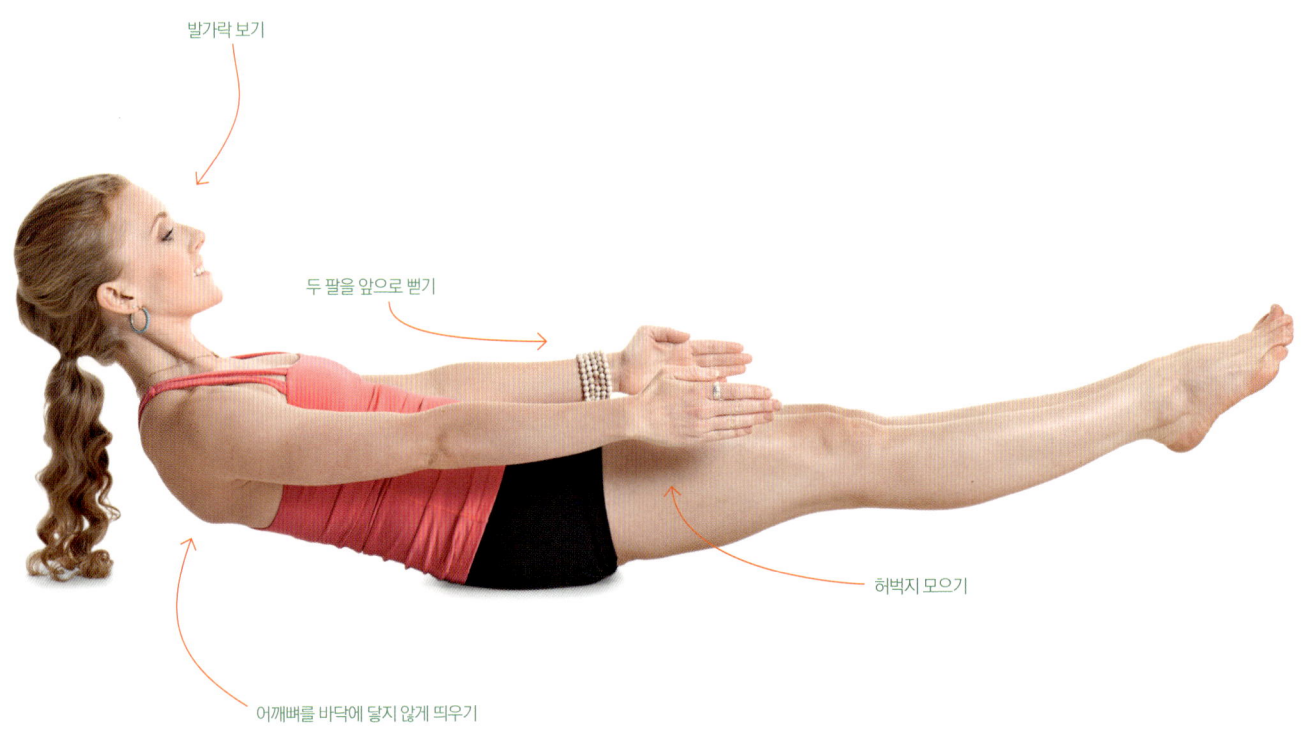

발가락 보기

두 팔을 앞으로 뻗기

허벅지 모으기

어깨뼈를 바닥에 닿지 않게 띄우기

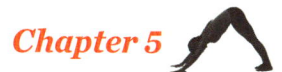

플랭크

- 기는 자세에서 시작한다. 어깨와 손목을 일렬로 정렬하고 손바닥을 바닥에 평평하게 놓는다.
- 발가락을 말아 올리면서 골반 너비만큼 벌린 다리가 일자로 펴질 때까지 두 발을 뒤로 보낸다.
- 어깨, 엉덩이, 뒤꿈치가 일직선을 이루게 하고, 코어와 허벅지에 힘을 준다.
- 팔등 윗부분을 안으로 집어넣으며 목 아랫부분을 이완하고 가슴을 내민다. 이때 손가락 마디에 고르게 체중을 싣는다.
- 손끝보다 살짝 위쪽을 본다.

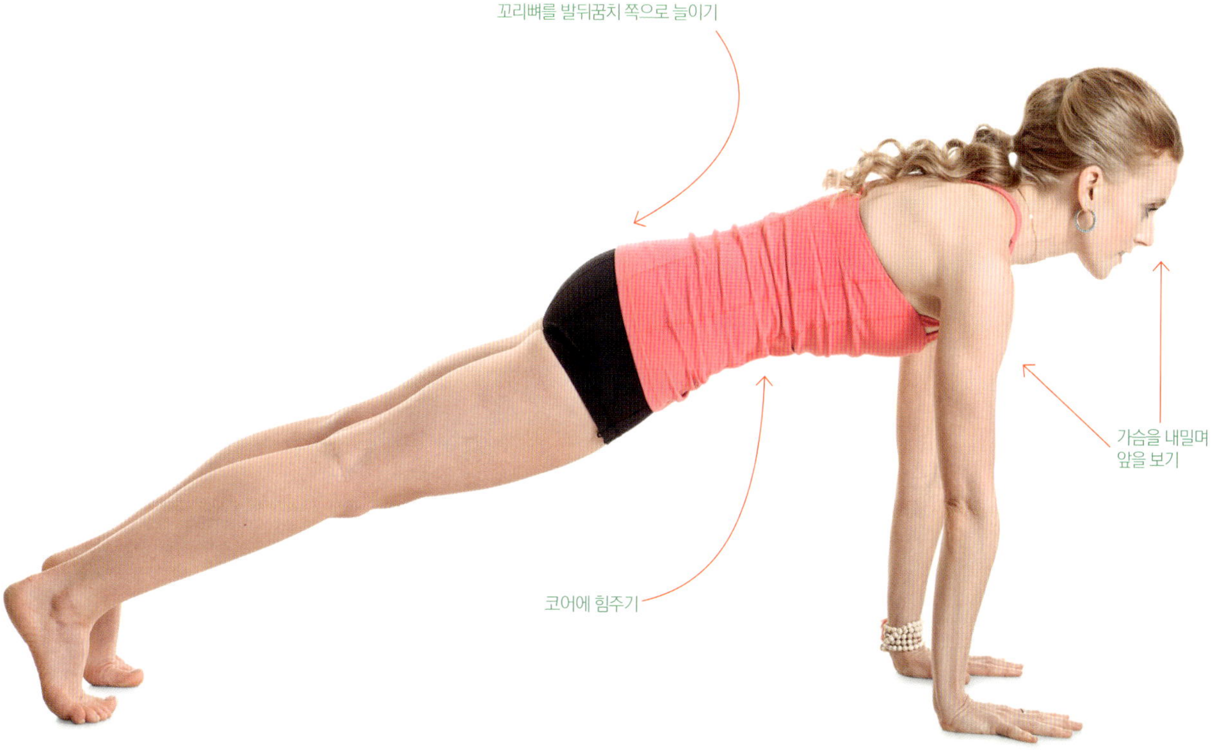

꼬리뼈를 발뒤꿈치 쪽으로 늘이기

가슴을 내밀며 앞을 보기

코어에 힘주기

코어

포어암 플랭크

- 기는 자세에서 팔뚝을 어깨 너비만큼 벌려 바닥 위에 나란히 놓는다.
- 발가락을 말아 올리면서 골반 너비만큼 벌린 다리가 일자로 펴질 때까지 두 발을 뒤로 보낸다.
- 어깨와 팔꿈치를 일렬로 정렬하고 어깨, 엉덩이, 뒤꿈치가 일직선을 이루게 한다.
- 앞 갈비뼈를 집어넣고 꼬리뼈를 뒤꿈치 쪽으로 늘인다.
- 손가락 너머를 바라본다.

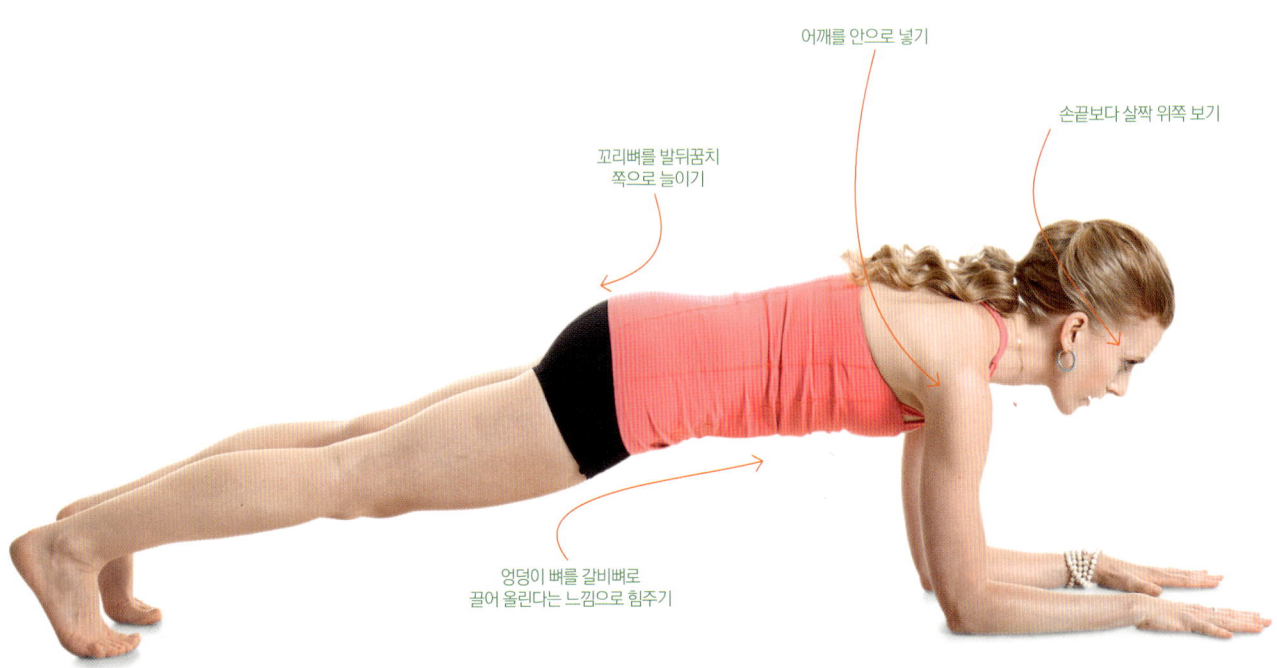

어깨를 안으로 넣기

손끝보다 살짝 위쪽 보기

꼬리뼈를 발뒤꿈치 쪽으로 늘이기

엉덩이 뼈를 갈비뼈로 끌어 올린다는 느낌으로 힘주기

푸시업

- 플랭크 자세(141쪽)에서 시작한다.
- 앞을 보면서 앞 갈비뼈를 집어넣고 팔꿈치를 90도로 구부린다.
- 팔꿈치를 몸 쪽으로 끌어당기면서 손목과 일렬로 정렬한다. 어깨를 내려 팔꿈치와 일직선을 이루게 한다.
- 멀리 앞을 보면서 어깨 높이를 유지한다.
- 등 윗부분을 넓게 벌린 상태에서 어깨뼈 끝을 등으로 끌어내린다.

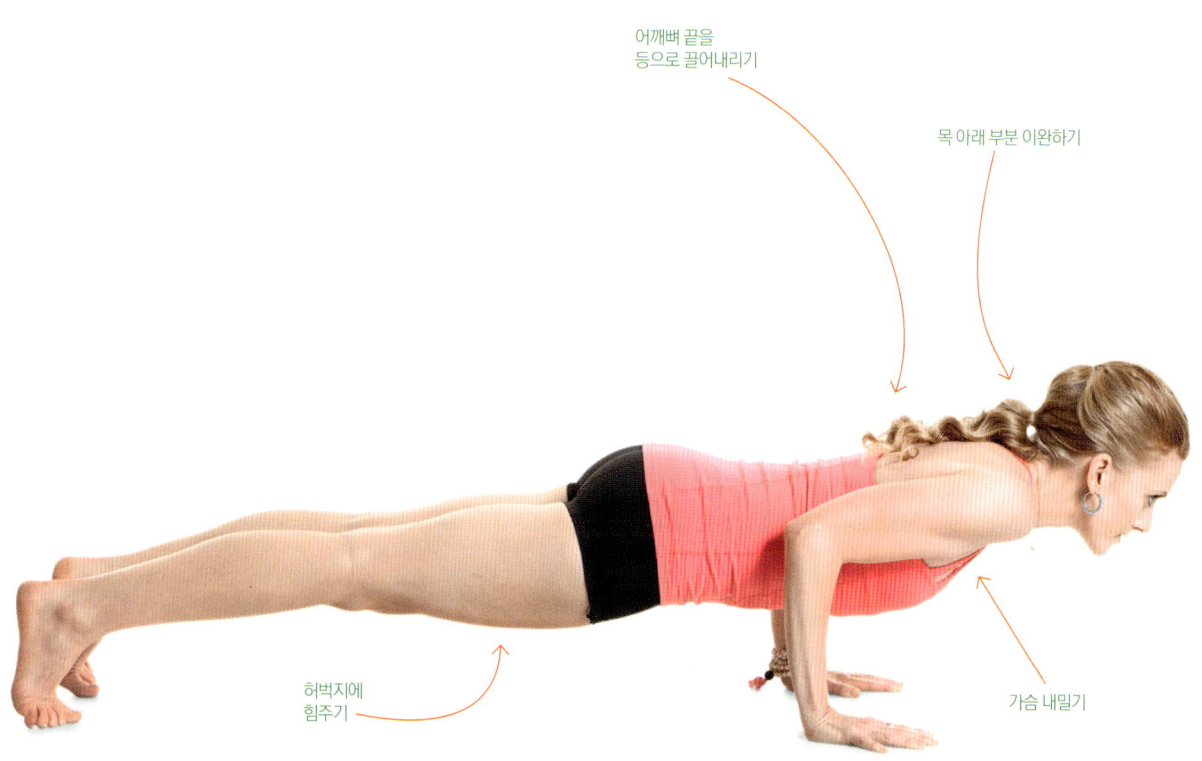

회복

호흡은 요가의 기초를 이룬다.

호흡에 중점을 둔 회복 자세들은 머릿속의 어수선함을 비워내고 평온함을 회복한다. 모든 회복 자세를 약 5분, 또는 기분이 편안해질 때까지 넉넉히 유지한다면 최상의 결과를 맛볼 수 있을 것이다. 이 자세들만 연습해도 스트레스에서 벗어나 에너지를 재충전하고, 몸과 마음을 이완해 긴장을 해소할 수 있다.

팁
도구를 많이 활용할수록 좋다! 담요를 여러 장 쌓아 사용해도 문제없다. 볼스터, 담요, 스트랩 등 회복 자세를 편안하게 해주는 도구면 무엇이든 활용하라.

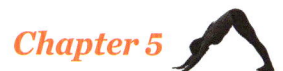

벽에 다리 올리기(비파리타 카라니 VIPARITA KARANI)

- 몸 측면을 벽에 붙이고 앉아 벽과 직각을 이룬다.
- 무릎을 세운 채 등을 대고 눕는다.
- 몸통을 돌리면서 다리를 벽에 올려 엉덩이와 다리 뒷면을 벽에 완전히 밀착한다. (스트랩을 사용해 두 발을 모으면 다리를 조금 더 편안히 둘 수 있다.)
- 두 팔을 몸 옆에 놓고 손바닥을 위로 향하게 하거나 팔꿈치를 직각으로 구부린다.

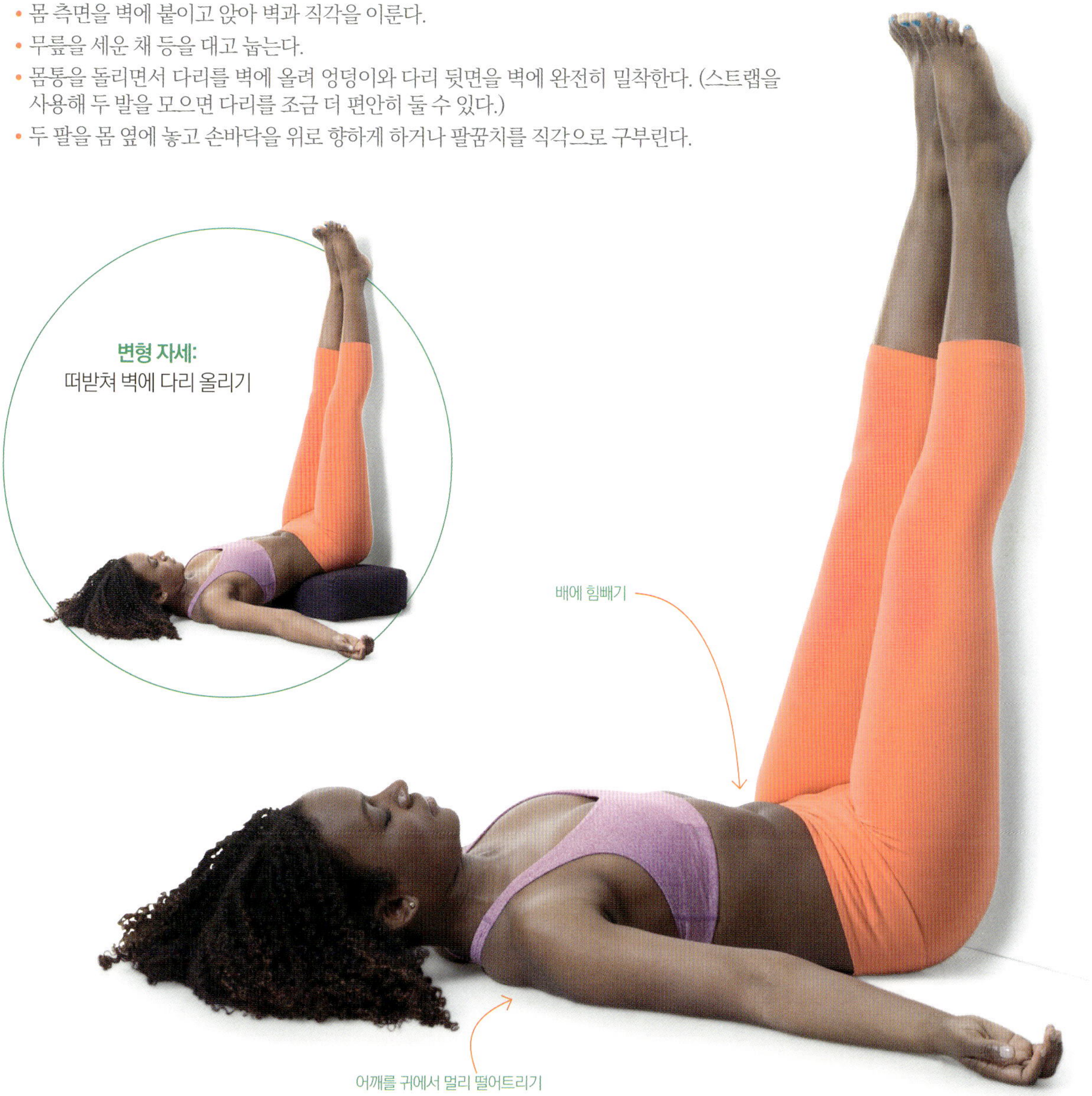

변형 자세:
떠받쳐 벽에 다리 올리기

배에 힘빼기

어깨를 귀에서 멀리 떨어뜨리기

회복 자세

누워서 엄지발가락 잡기 (숩타 파당구스타아사나 SUPTA PADANGUSTHASANA)

1단계:
- 등을 대고 누운 자세에서 시작한다.
- 왼다리는 바닥에 둔 채 오른쪽 무릎을 구부린 다음 오른손 엄지, 검지, 중지로 오른발 엄지발가락을 잡는다. 또는 스트랩을 발볼에 건다.
- 오른다리를 위로 곧게 올려 오른발을 골반 위에 오게 한다.
- 오른쪽 어깨를 이완해 바닥에 붙이고 오른쪽 좌골을 앞으로 늘인다.
- 이 자세에서 8번 호흡한다.

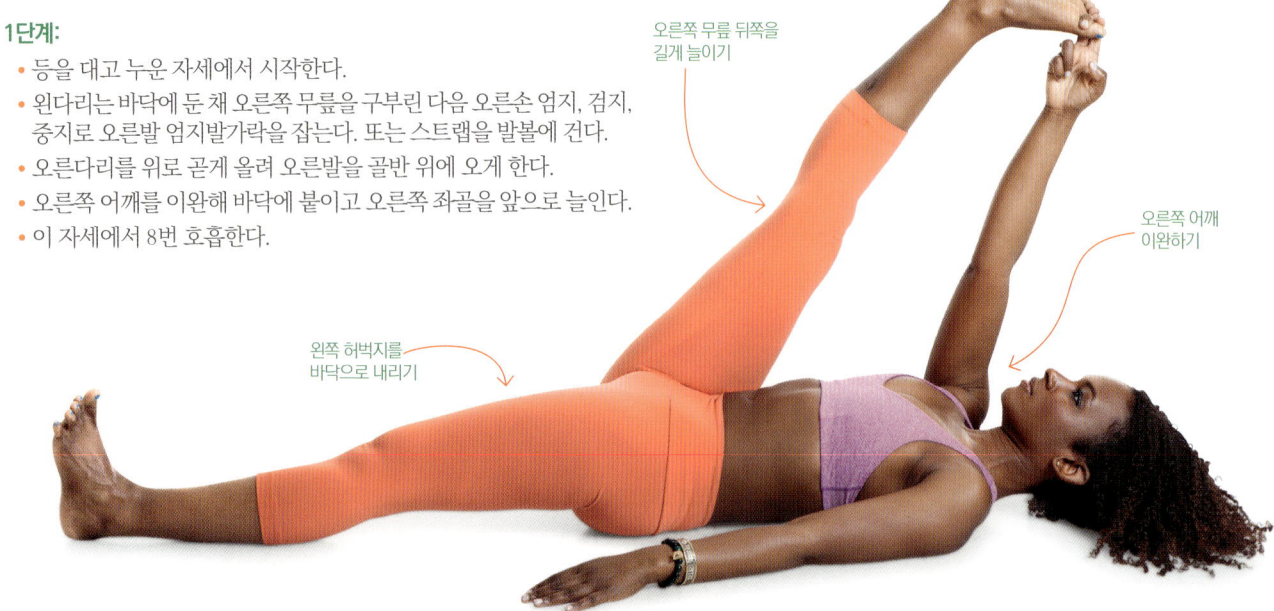

오른쪽 무릎 뒤쪽을 길게 늘이기

왼쪽 허벅지를 바닥으로 내리기

오른쪽 어깨 이완하기

2단계:
- 오른쪽 발가락을 몸 바깥으로 보내 오른쪽 골반을 측면으로 개방한다.
- 왼손을 왼쪽 골반 위에 놓아 골반이 들뜨지 않게 잡는다.
- 오른쪽 골반을 개방한 상태에서 시선을 왼쪽 어깨 너머 또는 정면에 둔다.
- 이 자세에서 8번 호흡한다.

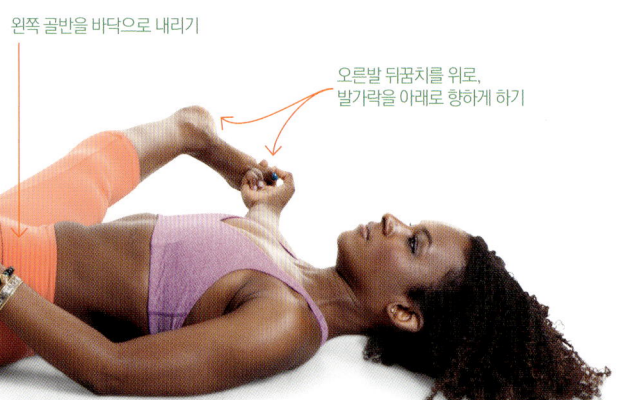

왼쪽 골반을 바닥으로 내리기

오른발 뒤꿈치를 위로, 발가락을 아래로 향하게 하기

Chapter 5

3단계:
- 오른다리를 중앙으로 가져온다.
- 왼손 또는 스트랩으로 오른쪽 발날을 잡고 오른팔을 바닥에 평평히 내려놓아 어깨와 일직선을 만든다.
- 오른다리를 왼쪽으로 보낸다.
- 오른쪽 어깨를 계속 바닥으로 내린다.
- 이 자세에서 8번 호흡한다.

오른쪽 허벅지를 얼굴과 멀리 떨어트리기

오른쪽 어깨를 바닥에 내리기

4단계:
- 오른다리를 다시 중앙으로 가져온 다음 두 손으로 오른쪽 종아리 또는 발을 잡는다.
- 다리를 얼굴 쪽으로 끌어당길 때 양쪽 어깨를 이완한다.
- 머리를 계속 바닥에 둔 채 오른다리를 일자로 뻗는다.
- 이 자세에서 8번 호흡한다.
- 방향을 바꿔 위 단계를 통째로 반복한다.

어깨 이완하기

왼쪽 발가락을 뒤로 젖히기

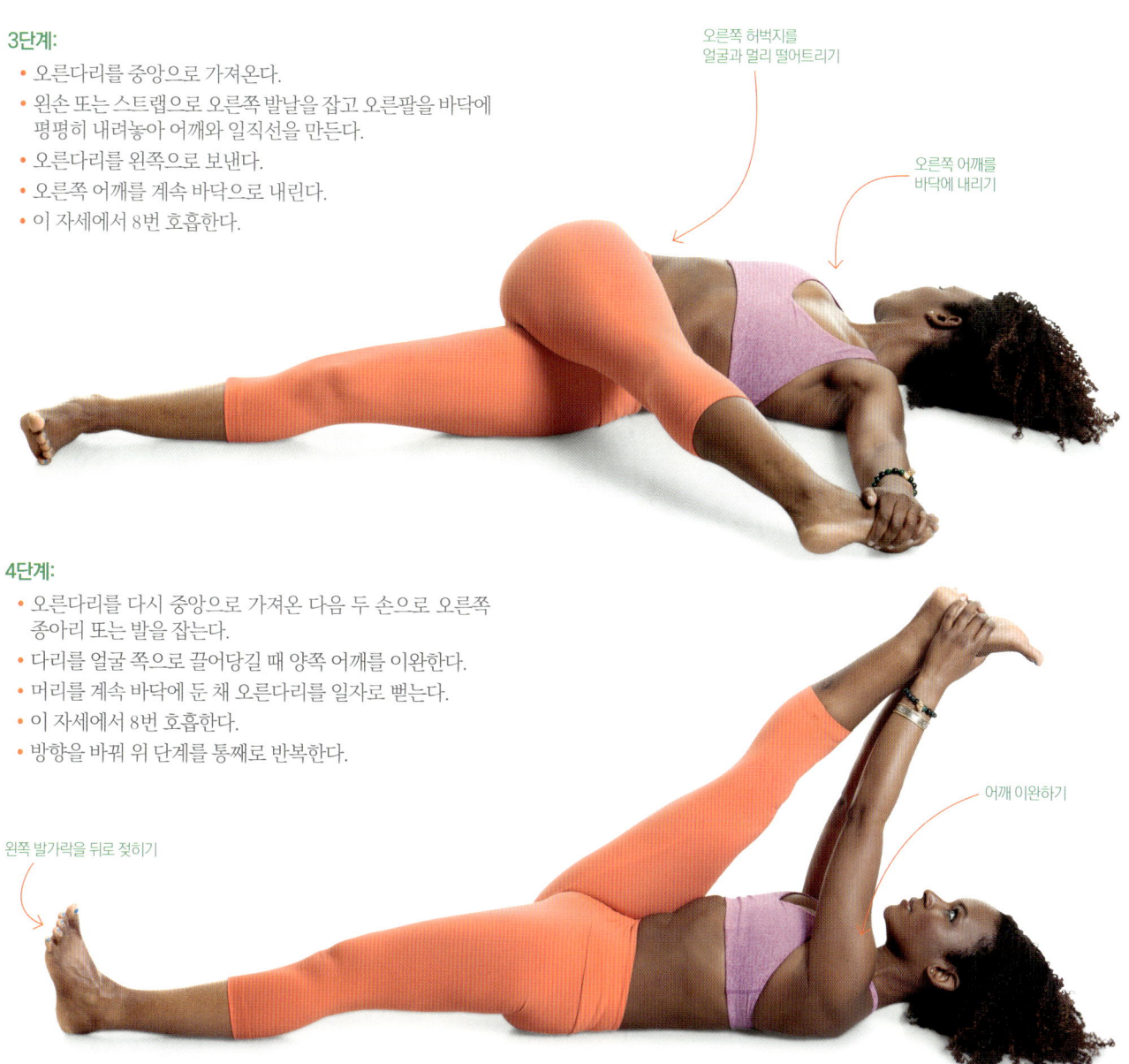

회복 자세

누워서 바운드 앵글(숩타 받다 코나아사나 SUPTA BADDHA KONASANA)

- 등을 대고 누워 무릎을 양쪽으로 넓게 벌리고 발바닥을 모은다.
- 뒤발꿈치를 할 수 있는 만큼만 골반 쪽으로 끌어당긴다.
- 가슴을 들어올리고 어깨뼈를 아래로 내려 목을 늘인다.
- 손바닥을 위로 향하게 한 채 두 팔을 옆으로 넓게 벌린다.

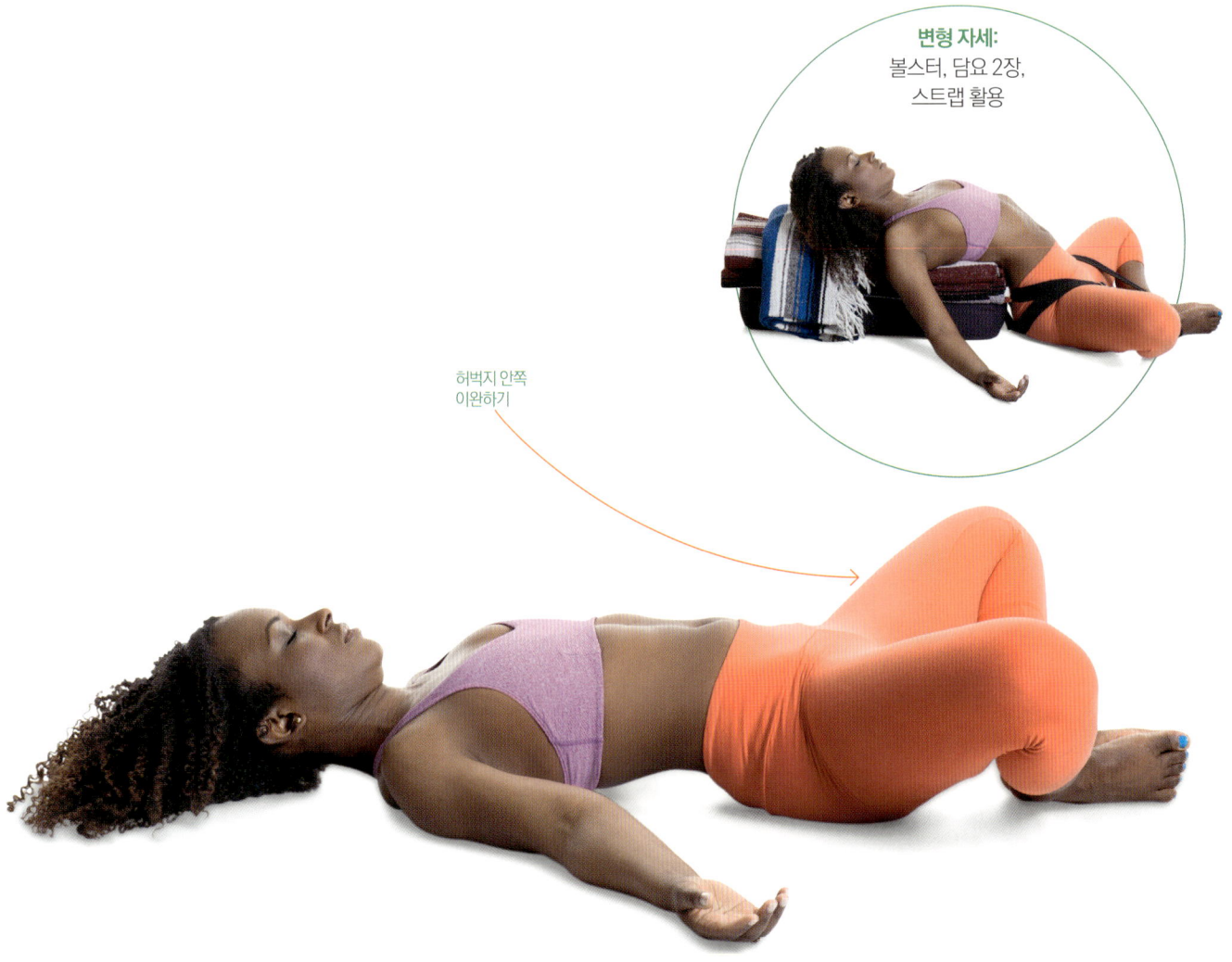

변형 자세:
볼스터, 담요 2장,
스트랩 활용

허벅지 안쪽
이완하기

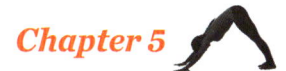

아기 자세(발라아사나 BALASANA)

- 발이 바닥에 닿게 무릎을 꿇고 앉는다.
- 몸통을 앞으로 숙여 이마를 바닥에 닿게 한다.
- 손바닥을 위로 향하게 한 다음 팔을 몸 옆에 내려놓는다.
- 어깨와 목을 완전히 이완한다.

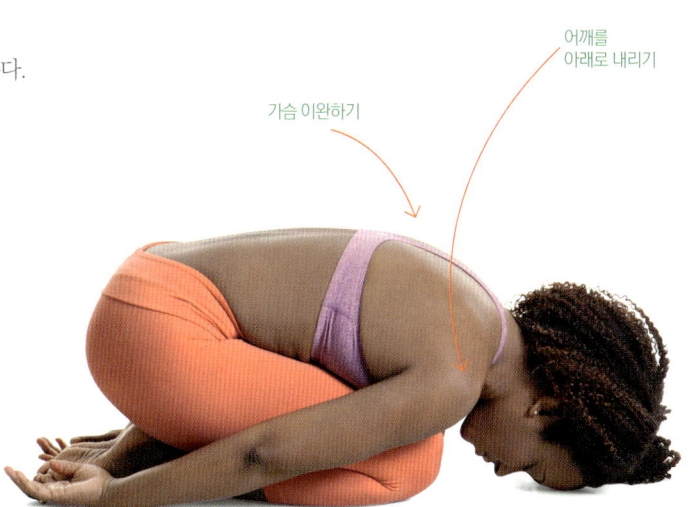

어깨를 아래로 내리기

가슴 이완하기

팁: 이 자세에서 호흡하기가 어렵다면, 발을 계속 바닥에 붙인 채 무릎을 골반 너비만큼 벌려 가슴 앞에 공간을 마련한다. 아니면 발뒤꿈치와 엉덩이 사이에 담요를 깔아 엉덩이 부분의 긴장을 완화할 수도 있다.

송장(사바아사나)

- 등을 대고 눕는다.
- 손바닥을 위로 향하게 한 채 다리와 팔을 툭 떨군다.
- 가슴을 들어올려 어깨뼈를 아래로 내린 다음 전신에 힘을 뺀다.
- 눈을 감고 호흡을 회복한다. 천이나 옷으로 눈을 가리면 더욱 좋다.
- 마음을 비우고 휴식한다.

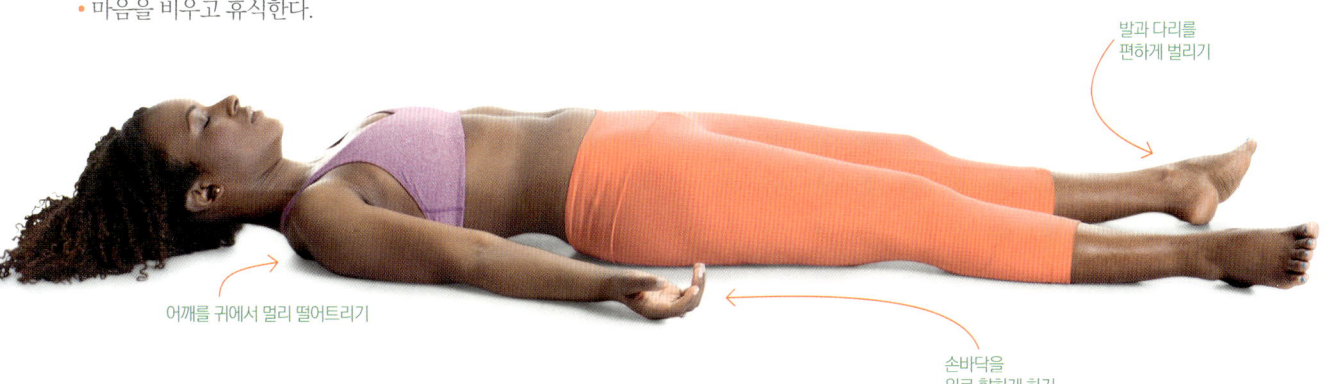

발과 다리를 편하게 벌리기

어깨를 귀에서 멀리 떨어뜨리기

손바닥을 위로 향하게 하기

기타 필수 자세

여기서는 전통 요가 자세와 더불어 기존 연속동작과 접목한 새로운 자세를 몇 가지 더 소개하고자 한다. 어떤 자세(와이퍼 복근 운동)는 간단한 운동 세트로 연습할 수 있고, 어떤 자세(손가락 스트레칭)는 특정 부위의 문제를 해결해준다. 이 자세들을 연속동작의 일부로 운동 루틴에 포함하거나 개별 운동으로 삼아도 좋다. 자세를 변형하고, 새로운 스트레칭 또는 움직임을 추가해 재미를 더할 수 있다는 것은 요가의 커다란 장점 중 하나이다.

팁

기억하라. 모든 자세는 당신의 몸 상태에 맞춰 변형할 수 있다. 자존심을 잠시 내려놓고 몸에 귀 기울여보라. 알버트 아인슈타인Albert Einstein은 이렇게 말했다. "모든 사람은 천재이다. 하지만 나무 타기 실력으로 물고기를 판단한다면, 그 물고기는 죽을 때까지 자신을 멍청이라고 믿으며 살 것이다."

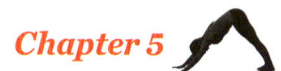

아랫배 올리기

- 등을 대고 바닥에 누워 두 다리를 위로 뻗는다.
- 손바닥을 바닥으로 향하게 한 채 두 팔을 몸 옆에 내려놓고
- 어깨를 이완한다.
- 숨을 내쉬며 엉덩이를 조금 올려 바닥과 떨어지게 한다.
- 숨을 들이마시며 허리를 내린다.

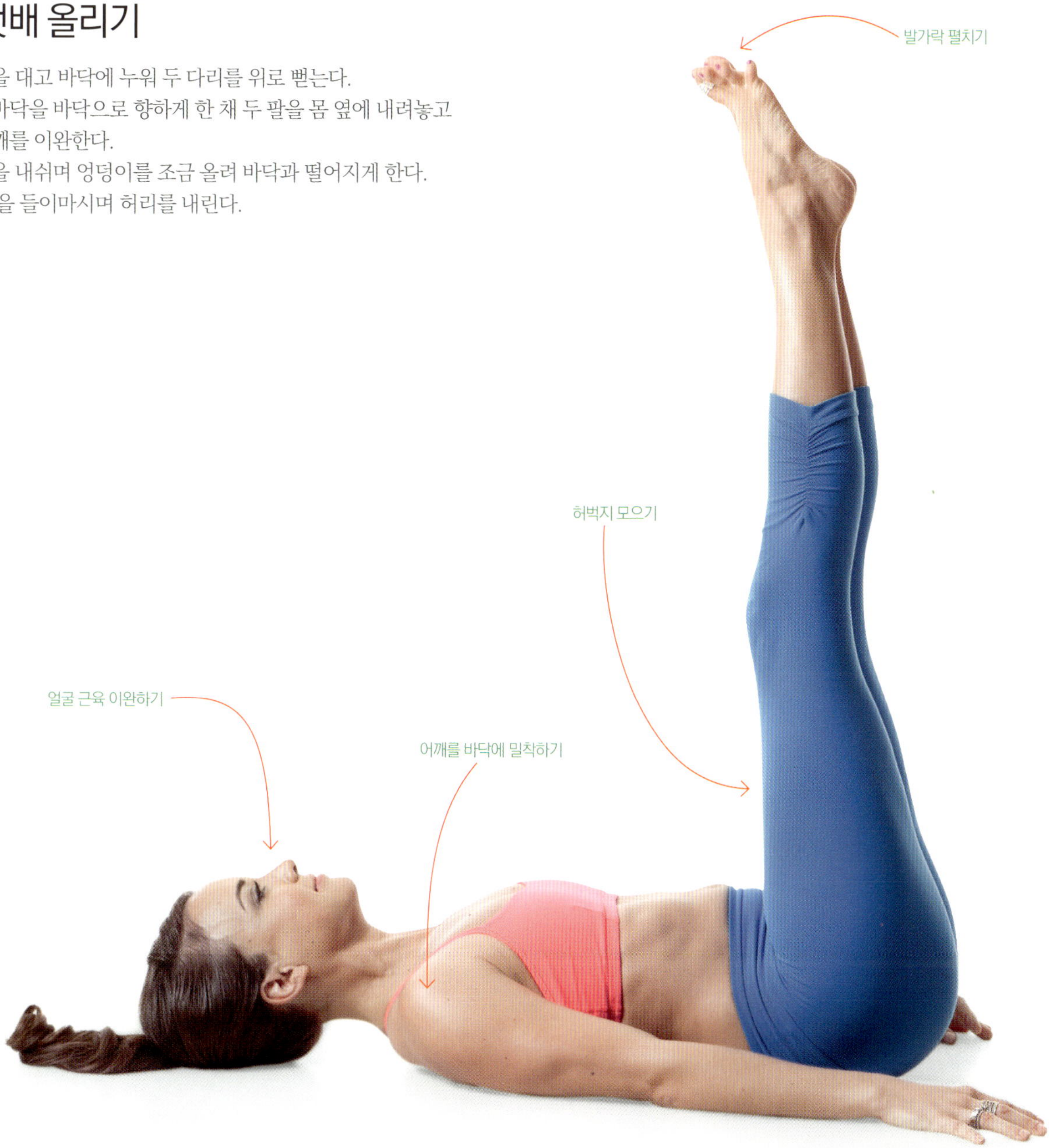

발가락 펼치기

허벅지 모으기

얼굴 근육 이완하기

어깨를 바닥에 밀착하기

기타 필수 자세

와이퍼 복근 운동

- 등을 대고 바닥에 누워 두 다리를 위로 뻗는다.
- 손바닥을 바닥으로 향하게 한 채 두 팔을 바닥에 일자로 뻗어 어깨와 일직선을 이루게 한다.
- 다리를 모은 상태에서 숨을 내쉬며 두 발을 한쪽으로 보낸다.
- 숨을 들이마시며 중앙으로 돌아와 다리를 반대편으로 보낸다.

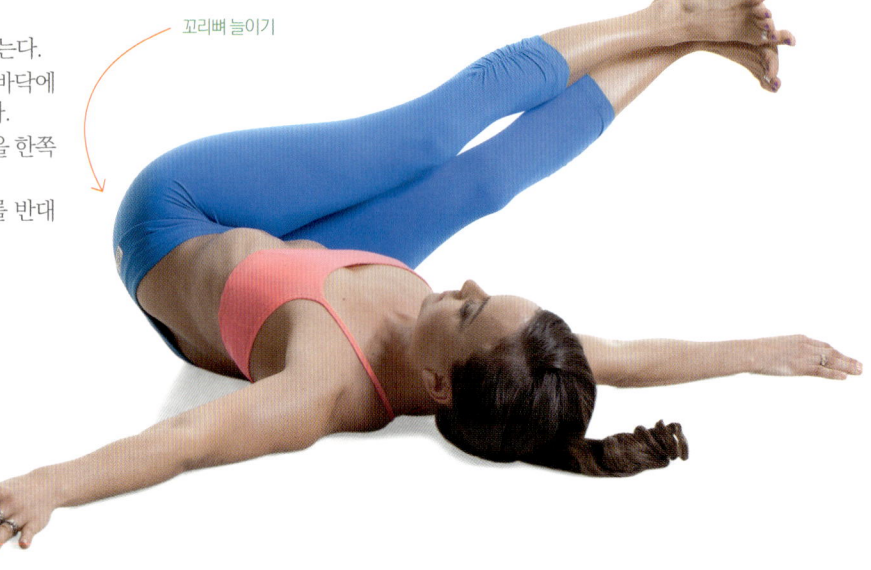

꼬리뼈 늘이기

손바닥을 바닥에 밀착하기

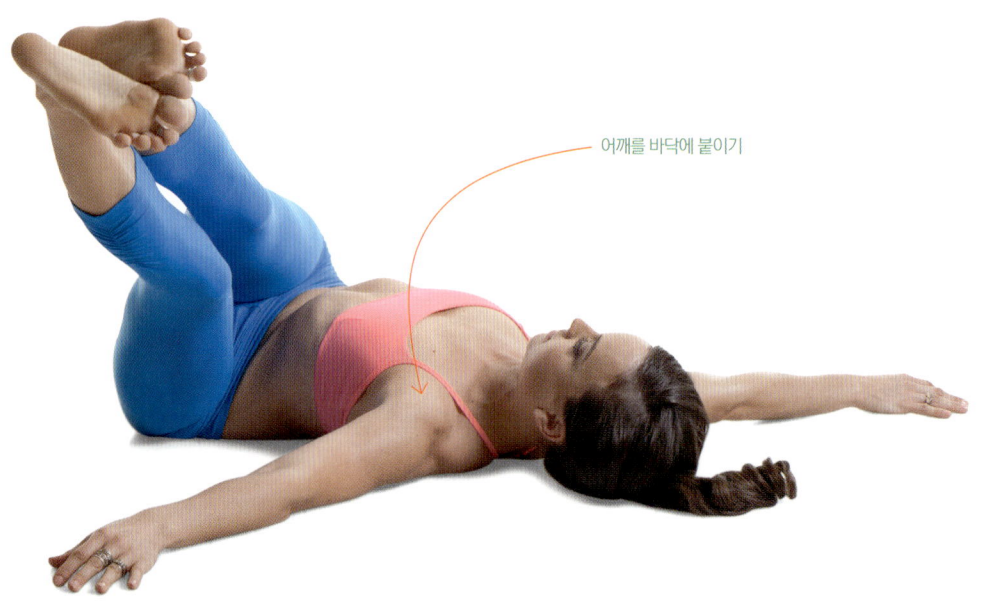

어깨를 바닥에 붙이기

손끝 복근 운동

- 등을 대고 바닥에 누워 두 다리를 위로 뻗는다.
- 오른다리는 그대로 둔 채 왼다리를 일자로 내리되 바닥에 닿게 하지는 않는다.
- 숨을 내쉬며 머리와 가슴을 바닥에서 말아 올리고 팔을 앞으로 뻗는다.
- 이 자세를 최대한 유지하며 오른쪽 햄스트링 앞에서 두 손끝을 모은다.

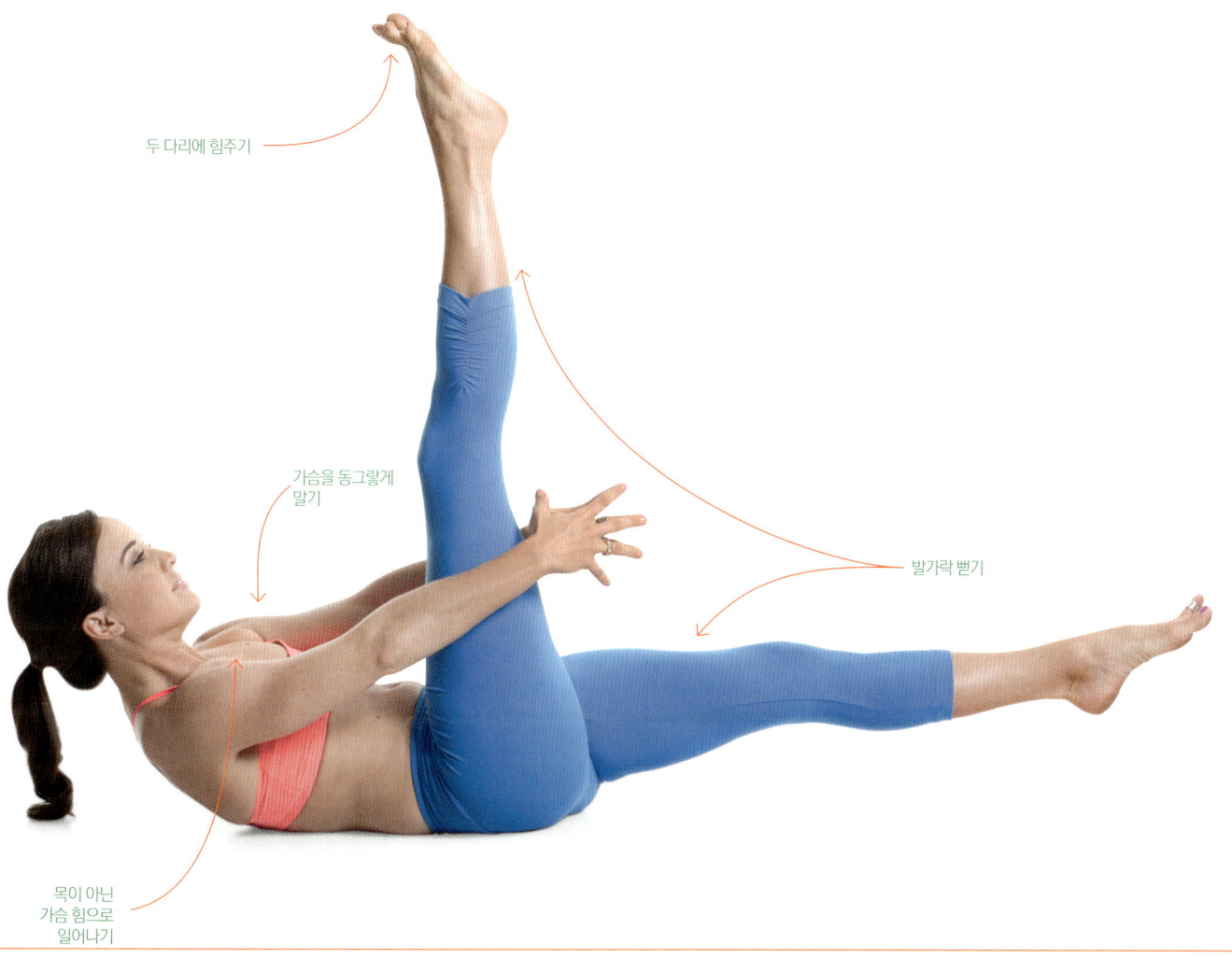

기타 필수 자세

비틀며 복근 운동

- 등을 대고 바닥에 누워 두 다리를 위로 뻗는다.
- 오른다리는 그대로 둔 채 왼다리를 일자로 내리되 바닥에 닿게 하지는 않는다.
- 숨을 내쉬며 머리와 가슴을 바닥에서 말아 올리고 두 팔을 오른쪽 허벅지 바깥으로 뻗은 다음 손을 깍지 낀다.
- 몸을 비튼 상태에서 숨을 내쉬며 오른다리를 내려 왼다리와 같은 높이에 둔다.
- 숨을 들이마시며 오른다리를 다시 위로 올린다.

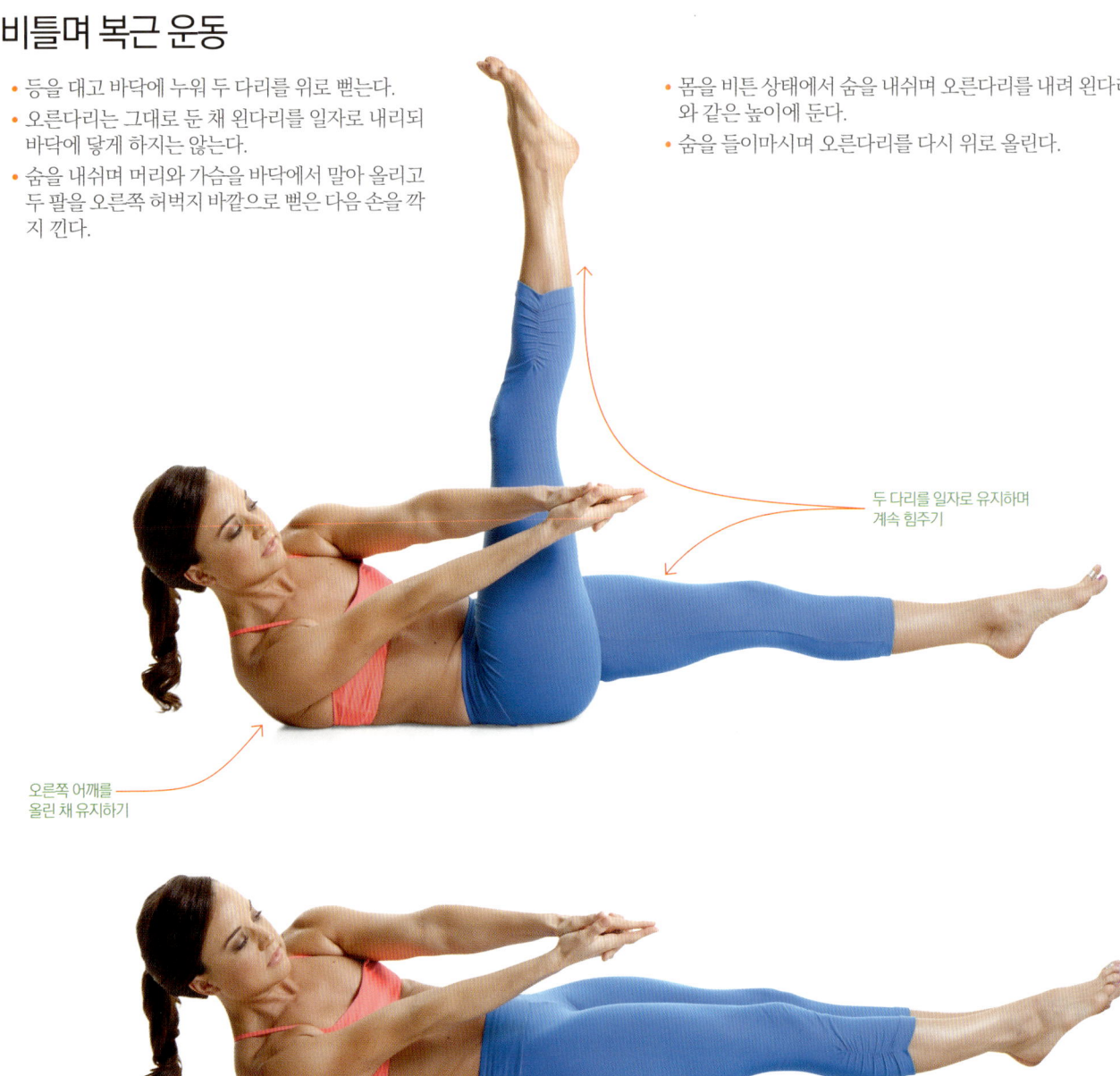

두 다리를 일자로 유지하며 계속 힘주기

오른쪽 어깨를 올린 채 유지하기

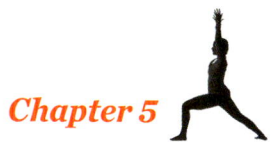

작은 꾸러미

- 등을 대고 바닥에 누워 양쪽 무릎을 가슴으로 끌어당긴다.
- 정강이를 잡은 채 다리를 가슴으로 더 깊이 끌어당기고,
- 머리를 들어올려 이마 또는 코를 무릎에 닿게 한다.
- 어깨를 이완한다.

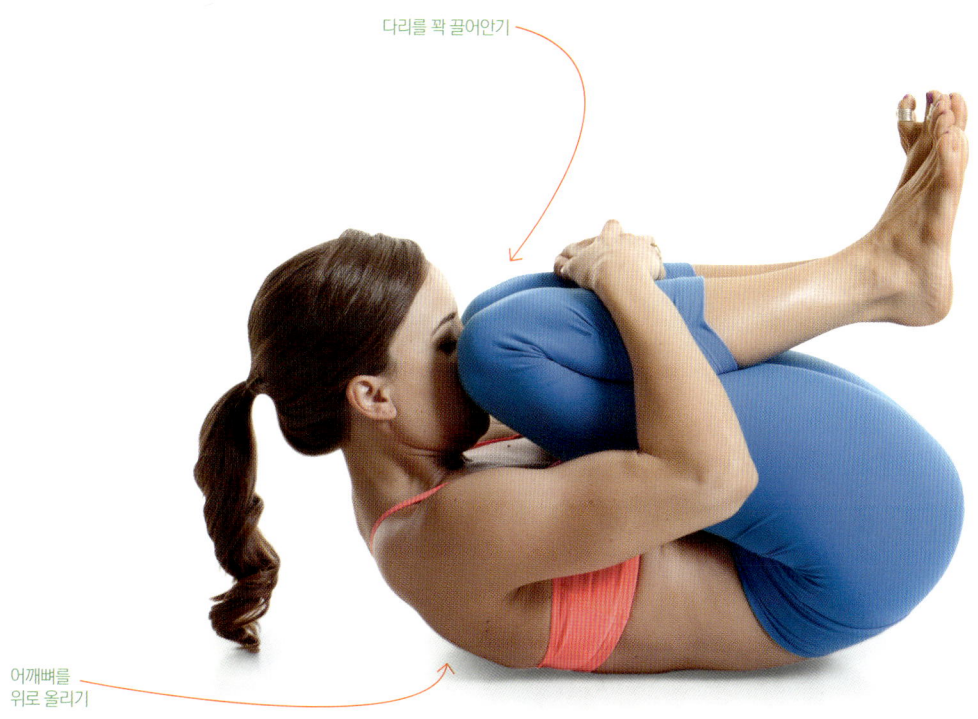

다리를 꽉 끌어안기

어깨뼈를 위로 올리기

기타 필수 자세

앉아서 가볍게 비틀기

- 편안히 앉기 자세(93쪽)에서 시작한다. 오른쪽 손끝을 꼬리뼈 뒤에 두고 허리를 곧게 세운다.
- 왼쪽 손목을 오른쪽 허벅지 바깥 부분에 갖다 댄다.
- 왼쪽 손목으로 다리를 가볍게 누르며 몸을 비틀어 가슴을 연다.

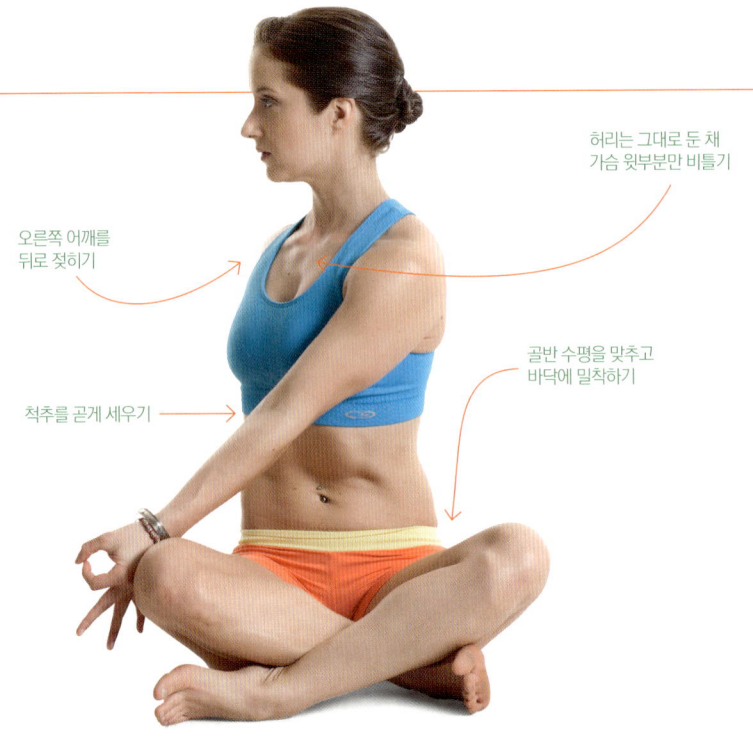

허리는 그대로 둔 채 가슴 윗부분만 비틀기

오른쪽 어깨를 뒤로 젖히기

골반 수평을 맞추고 바닥에 밀착하기

척추를 곧게 세우기

강아지

- 기는 자세에서 무릎을 골반 너비만큼, 손을 어깨 너비만큼 벌린다.
- 골반과 무릎을 일렬로 정렬하고 팔을 일자로 편 상태에서 앞으로 뻗는다.
- 복부, 가슴, 목을 이완하며 바닥 쪽으로 밀어낸다.
- 팔등 윗부분을 안으로 넣으며 손바닥을 모아 힘을 준다.
- 정면 바닥을 본다.

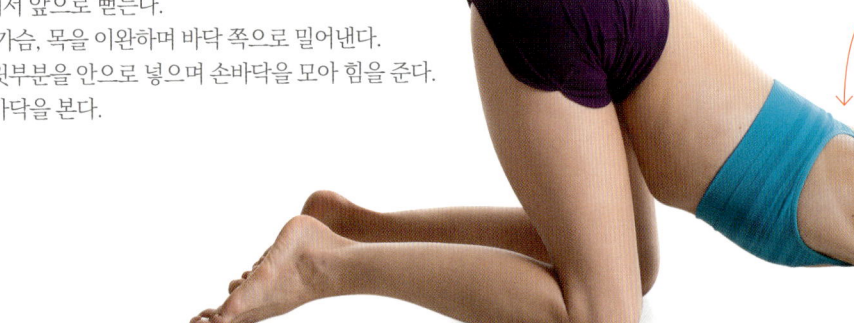

골반과 무릎을 일렬로 정렬하기

가슴을 이완하며 바닥으로 내리기

이마가 바닥에 닿을 때까지 팔꿈치 구부리기

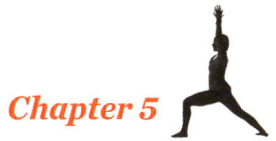

Chapter 5

여신

- 두 발을 한쪽 다리 길이만큼 벌린 후 나란히 놓는다.
- 무릎과 발가락이 같은 방향을 향하도록 발뒤꿈치를 안으로, 발가락을 밖으로 돌린다.
- 무릎을 구부리고 골반을 내려 중립 상태에 놓는다.
- 팔을 올린 다음 팔꿈치를 살짝 구부리고 손바닥을 위로 향하게 한다.
- 손가락으로 무드라(294쪽)를 만들거나, 손바닥을 그대로 열어 놓는다.

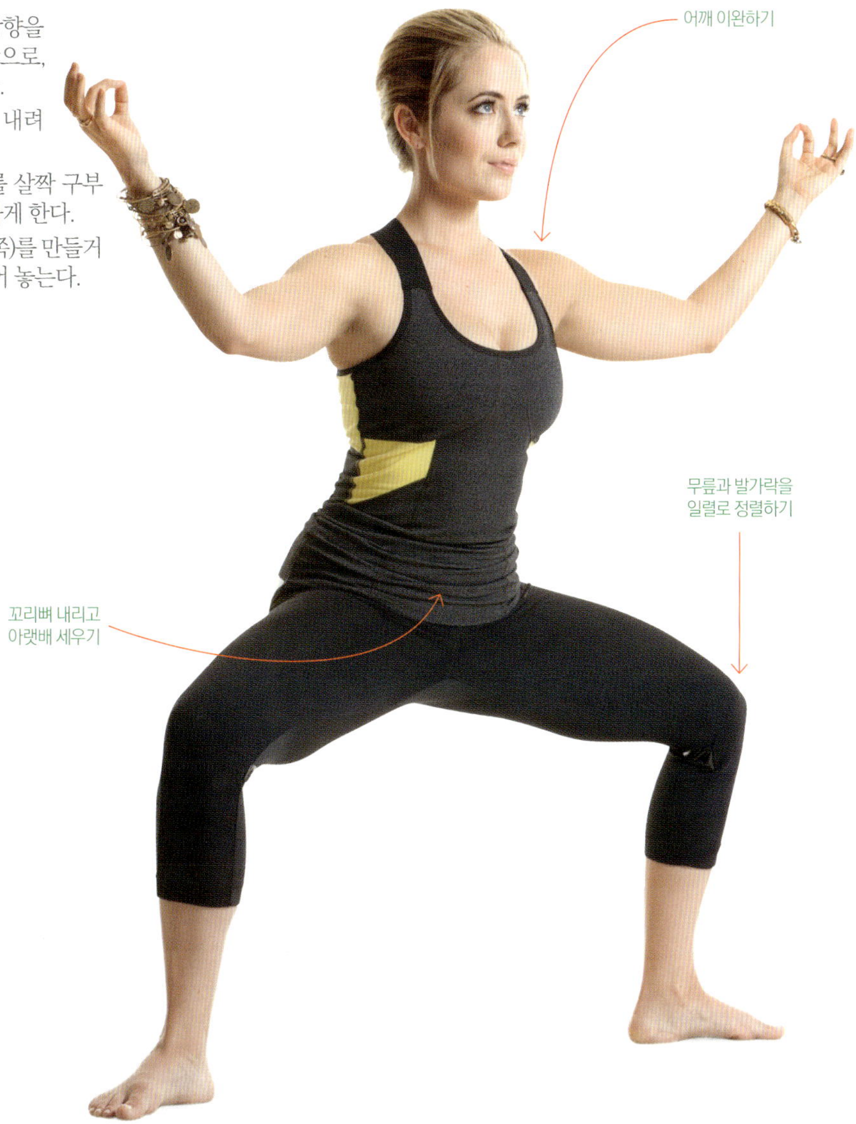

어깨 이완하기

무릎과 발가락을 일렬로 정렬하기

꼬리뼈 내리고 아랫배 세우기

기타 필수 자세

코를 향해 무릎 숙이기

- 아래로 향한 개 자세(68쪽)에서 시작한다.
- 오른다리를 들어올린다.
- 어깨와 손목을 일렬로 정렬하고 팔을 일자로 뻗은 상태에서 오른쪽 무릎을 가슴으로 끌어당긴다.
- 왼쪽 발바닥을 바닥에서 떨어트리고 어깨를 동그랗게 말면서 오른쪽 무릎과 코를 만나게 한다.

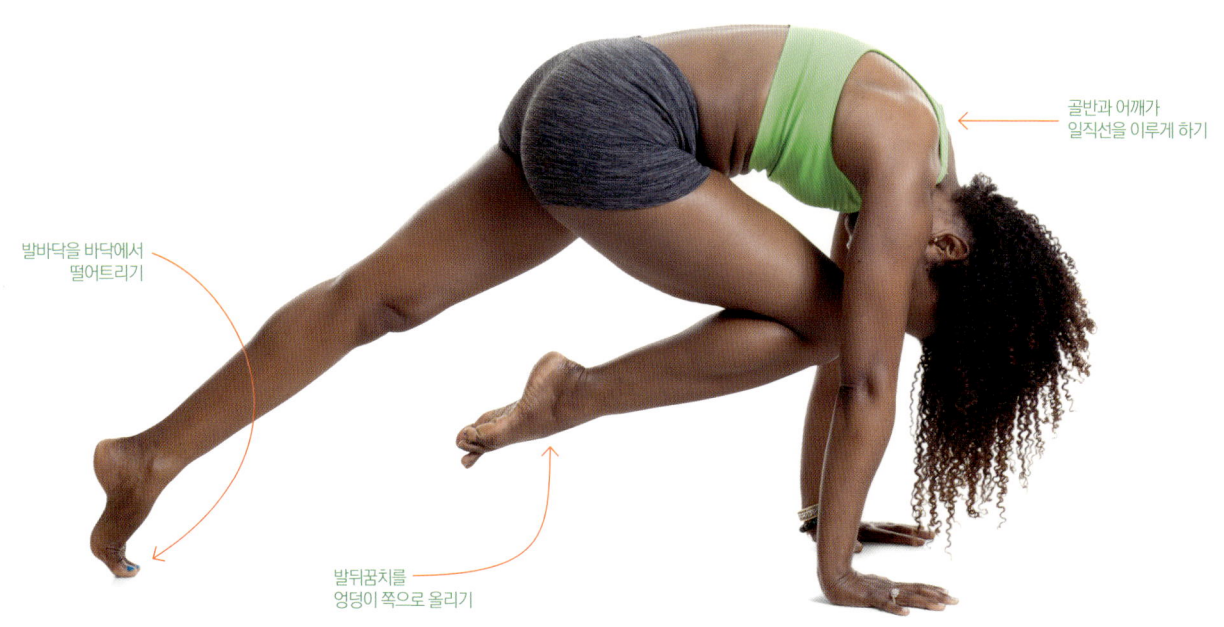

발바닥을 바닥에서 떨어트리기

골반과 어깨가 일직선을 이루게 하기

발뒤꿈치를 엉덩이 쪽으로 올리기

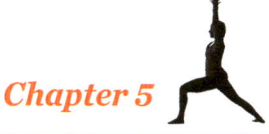

Chapter 5

페이스 헌터 이야기 _{FAITH HUNTER}

페이스 헌터는 고향 루이지애나의 문화, 현대적인 명상 음악, 호흡 정화법을 접목한 요가 철학을 선보인다. 그녀는 1990년대 초 오빠 마이클이 에이즈와 사투를 벌이던 때 요가 수행을 시작했다. 이후 오빠의 죽음으로 인한 슬픔과 부정적인 생각을 떨쳐내는 과정에서 요가는 그녀에게 필요한 모든 도구와 자신감이 되어주었다. 어려움을 극복하고 앞으로 나아갈 수 있게 내면에 힘을 심어주었고, 마음을 가라앉혀 삶의 긍정적인 모습에 집중할 수 있도록 해주었다. 이제 그녀는 모든 것을 배움의 기회로 받아들인다.

요가는 사람을 변화시키지만, 페이스에게 요가란 다른 사람이 되는 것을 의미하지 않으며 진정한 자기 모습을 깨닫는 것에 가깝다. 요가 덕분에 그녀는 열린 마음, 모험심, 열정을 되찾았다. 요가를 하면서 자신의 몸을 마음과 연결된 존재로 바라보기 시작했고, 이전보다 충만한 삶을 살고 있다.

> "저의 요가 수행과 가르침은 유쾌한 놀이와 모험의 순간들로 충만합니다. 무엇을 하더라도 늘 삶을 그 자체로 즐길 수 있어야 합니다. 저에게 요가 수행은 몸과 마음과 영혼, 그리고 기분을 하나로 다시 연결해줍니다."

페이스는 「요가 저널」 커버지를 장식했으며 영국 매거진 「옴요가&라이프스타일」에 글을 실었다. 대중에게 요가를 알리는 활동가, 작가, 팟캐스터로 활동하며, 꾸준히 요가 강사 트레이닝을 진행하고 있다. 워싱턴 D.C.에 있는 요가 스튜디오 임브레이스Embrace를 운영하고 있다. faithhunter.com을 방문하면 세계 어디서든 페이스와 함께 요가를 배울 수 있다.

기타 필수 자세

벽에 기댄 반 강아지

- 발을 골반 너비만큼 벌린 채 벽과 마주 보고 선다.
- 어깨 너비만큼 벌린 손으로 벽을 짚고, 상체와 바닥이 평행을 이룰 때까지 손을 내린다.
- 앞 갈비뼈를 집어넣고 아랫배를 들어올린다. 허리를 길게 늘여 구부러지지 않게 한다.
- 열 손가락 마디에 고르게 힘을 주고, 팔등 윗부분을 안으로 돌려 집어넣는다(사진 속 화살표 방향을 참고).
- 어깨 바깥쪽과 옆구리를 길게 늘이고 어깨 안쪽과 목 아래 부분은 이완한다.

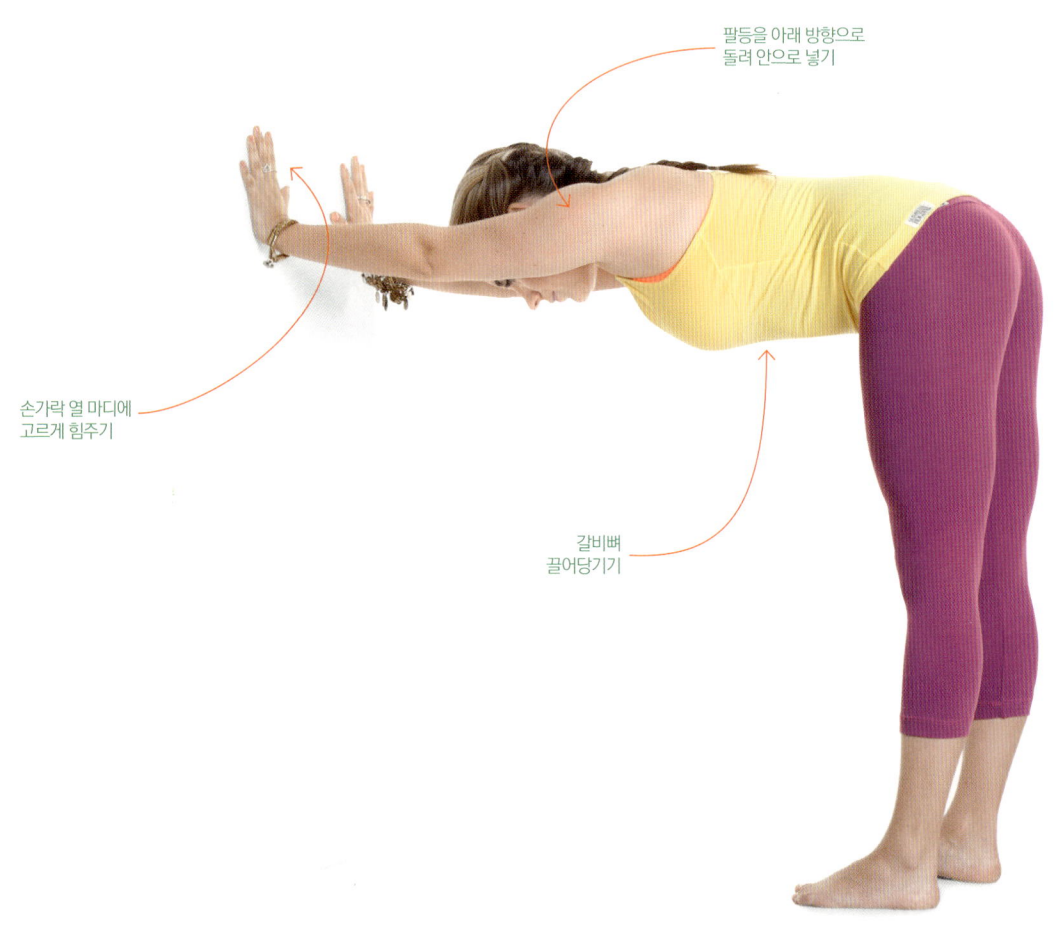

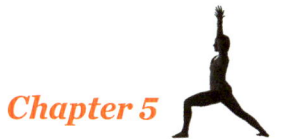

Chapter 5

손가락 스트레칭

- 오른쪽 손바닥을 뒤집고 손목을 젖혀 손가락이 바닥을 향하게 한다.
- 왼손을 이용해 오른쪽 손가락을 하나씩 아래로 내린다. 손톱이 있는 쪽이 손목을 향해 젖혀지도록 한다.
- 손가락을 하나씩 잡아당길 때 스트레칭한다는 느낌이 들어야 한다.
- 손을 바꿔 위 동작을 반복한다.

변형

- 등 뒤에서 팔꿈치를 구부려 두 손을 맞댄 다음, 서로를 밀어내듯 손마디에 힘을 준다.
- 손바닥을 맞댄 상태에서 손 방향을 위로 뒤집어 손가락이 천장을 향하게 한다.
- 척추를 따라 손을 최대한 위로 올려 보낸다.
- 서로를 밀어내듯 손마디에 힘을 주며 어깨를 뒤로 젖힌다.

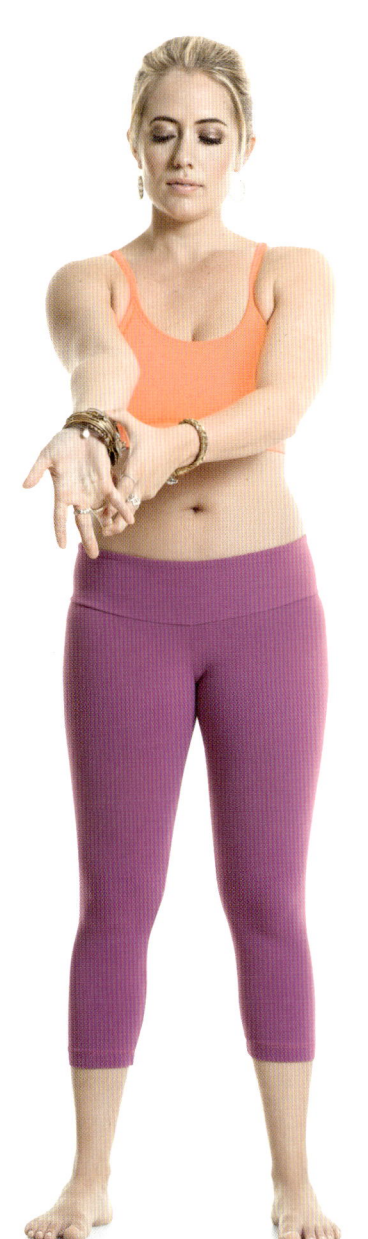
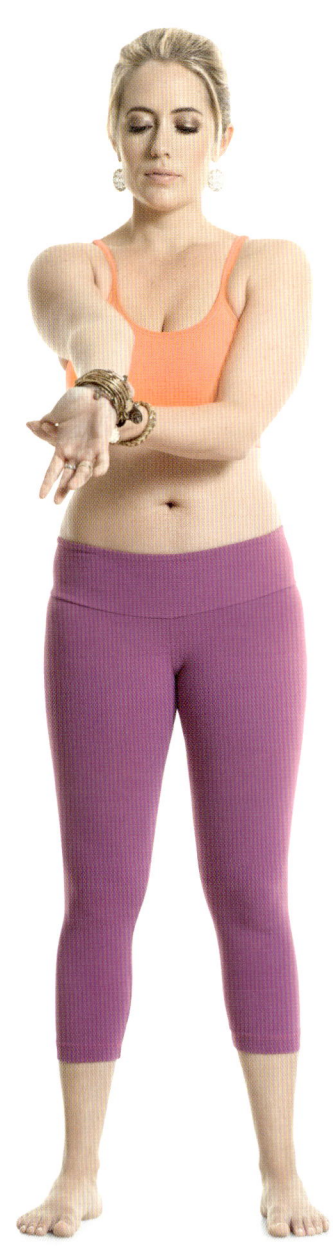

변형 자세:
등 뒤에서 균형 잡은 안잘리 무드라
ANJALI MUDRA REGULAR BEHIND THE BACK

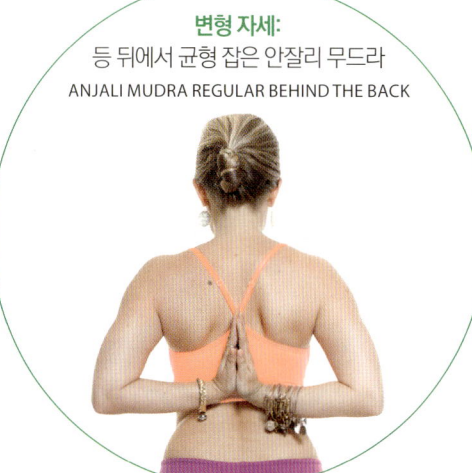

161

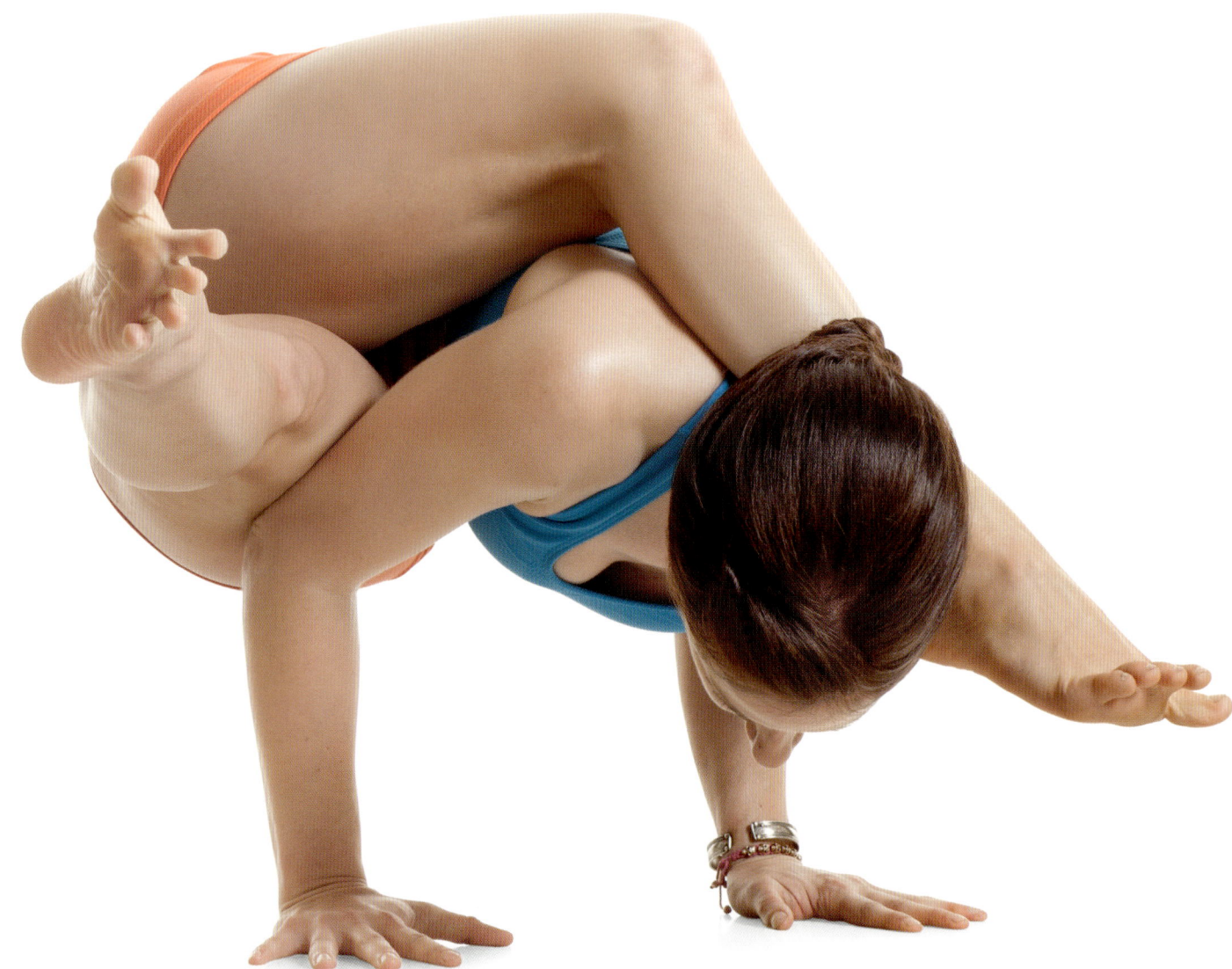

CHAPTER 6

전신 요가

15분 안에 끝내는 부위별 운동법

완벽한 인생을
살 수만 있다면,

매일 90분씩 요가를 한 다음 호화로운 유기농 식사를 차려 먹고, 나머지 시간 내내 명상하고 휴식하며 살 것이다. 아, 조지 클루니 같은 남자도 빼놓을 수 없다. 지금 나는 '요가 휴가'를 상상했다. 말 그대로 '휴가'이지 우리의 일상과는 거리가 멀다. 현실에서 우리는 할 일도 가야 할 곳도 많으며 대부분 꽉 차게 일정을 소화하느라 바쁘다. 요가 스튜디오에 등록하거나 요가 휴가를 보내려면 적지 않은 돈을 써야 하는 것은 말할 것도 없다!

이 장에서는 요가 수업을 받을 시간이 부족한 사람도 충분히 요가의 효과를 누릴 수 있도록 15분 안에 끝내는 연속동작 몇 가지를 준비했다. 이 동작들은 특정 부위 운동에 초점을 두고 있어 특별히 운동이 필요하거나 스트레스가 쌓인 부분을 집중적으로 관리해준다. 연속동작을 충분히 익히고 나면 자세 유지 시간을 조절하거나, 다른 자세 또는 연속동작을 접목해 자신만의 루틴을 직접 만들 수도 있다.

이제 이 루틴만 있으면 바쁘다는 이유로 요가를 포기할 일은 없다! 매일 얼마만큼의 시간을 들이든 간에 요가를 할 때마다 성취감을 느낄 것이다. 당신의 조지 클루니도 당신을 자랑스러워할 것이다.

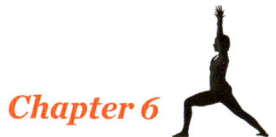

Chapter 6

15분 연속동작

A.M. 요가 (166쪽)
아기 자세
강아지 스트레칭 Puppy Dog Stretch
아래로 향한 개
서서 하는 전굴
서서 하는 전굴 자세에서 비틀기
Standing Forward Fold with Twist
전사 II
역전사
삼각
반달
서서 다리 찢기
물구나무서기

P.M. 요가 (172쪽)
어깨 열기 Shoulder Opener
누워서 다리 모아 비틀기
Reclined Twist with Legs Together
누워서 엄지발가락 잡기
독수리 팔 Eagle Arms
누워서 하는 영웅 Reclined Hero
누워서 하는 바운드 앵글 Reclined Bound Angle
벽에 다리 올리기

팔 연속동작 (176쪽)
벽에 기댄 반 강아지
아래로 향한 개
플랭크
무릎 꿇고 하는 푸시업 Pushup on Knees
팔을 돌려서 하는 푸시업 Revolved Pushup
푸시업

포어암 플랭크
한 다리 들고 하는 돌고래 Dolphin with One-Leg Lift
사이드 플랭크
빈야사
아기 자세

다리 연속동작 (184쪽)
1) 초승달 연속동작
아래로 향한 개
팔을 앞으로 뻗은 초승달 Crescent with Arms Forward
팔을 뒤로 뻗은 초승달 Crescent with Arms Back
초승달
앞다리를 편 초승달
Crescent with Straightened Front Leg
뒷다리를 편 초승달
Crescent with Straightened Back Leg
빈야사

2) 전사 연속동작
전사 I
전사 II
역전사
사이드 앵글
전사 II
빈야사
초승달에서 전사 III Crescent into Warrior III
서서 하는 전굴
벽에 다리 올리기

코어 연속동작 (194쪽)
가볍게 척추 비틀기
작은 꾸러미
아랫배 올리기
와이퍼 복근 운동
보트에서 반 보트 Boat into Half Boat
빈야사에서 점프해 눕기
Vinyasa and Jump Through to Lie Down
손끝 복근 운동
비틀며 복근 운동
빈야사에서 점프해 앉기
Vinyasa and Jump Through to Sit
다리
사바아사나(송장)

엉덩이 (202쪽)
서서 하는 전굴
옆으로 다리 올리기 Side Leg Lift
의자
엄지발가락 잡고 서서 골반 열기
Standing Big Toe Extension, Open Hip
비튼 의자
홍학 Flamingo
전사 I
빈야사
전사 III
비튼 반달
서서 하는 전굴
쌍비둘기
사바아사나

165

A.M. 요가

커피 없으면 아무것도 못하는 카페인의 노예들이여.

이제 소개할 연속동작으로 아침 에너지를 얻어 카페인 중독에서 벗어나자. 이 동작은 강력한 서기 자세에서 편안한 스트레칭으로 이어져 아침마다 당신에게 개운함을 선사할 것이다. 마지막의 물구나무서기는 하루 동안 만날 도전과제들을 유쾌하고 열린 태도로 맞설 수 있게 해준다.

팁
일어나서 신선한 레몬즙을 넣은 물 한 잔을 마신다. 몸이 정화되고 감각이 깨어나 맑은 정신으로 하루를 시작할 수 있다.

Chapter 6

1

2

골반과 무릎을
일렬로 정렬하기

어깨와 목을 이완해
바닥으로 내리기

열 발가락을
모두 바닥에
붙이기

두 팔을 앞으로 뻗기

아기 자세
(149쪽)

강아지 스트레칭
강아지 자세(156쪽)에서 시작해 위와 같이 변형한다.

A.M. 요가

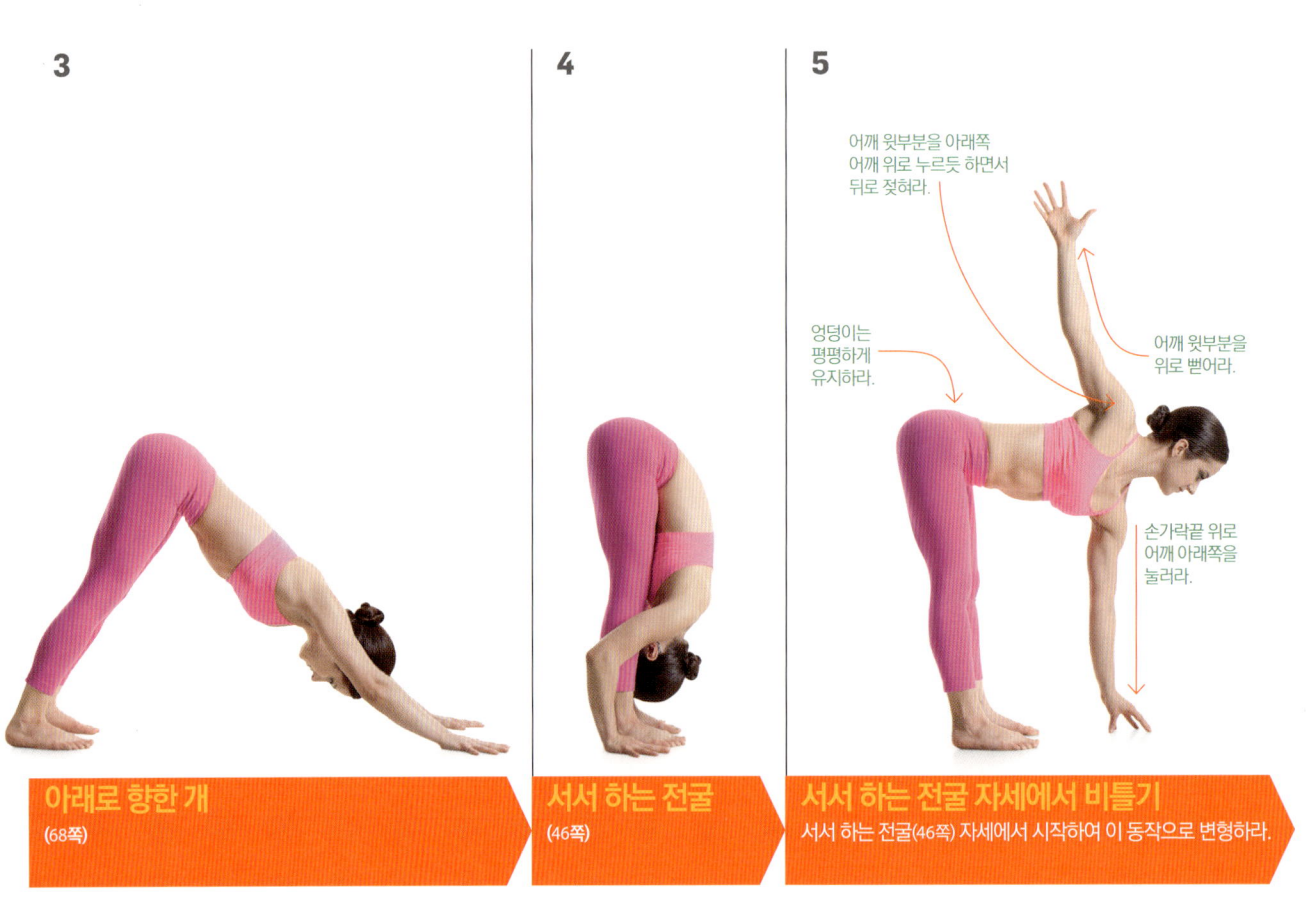

3 아래로 향한 개 (68쪽)

4 서서 하는 전굴 (46쪽)

5 서서 하는 전굴 자세에서 비틀기
서서 하는 전굴(46쪽) 자세에서 시작하여 이 동작으로 변형하라.

Chapter 6

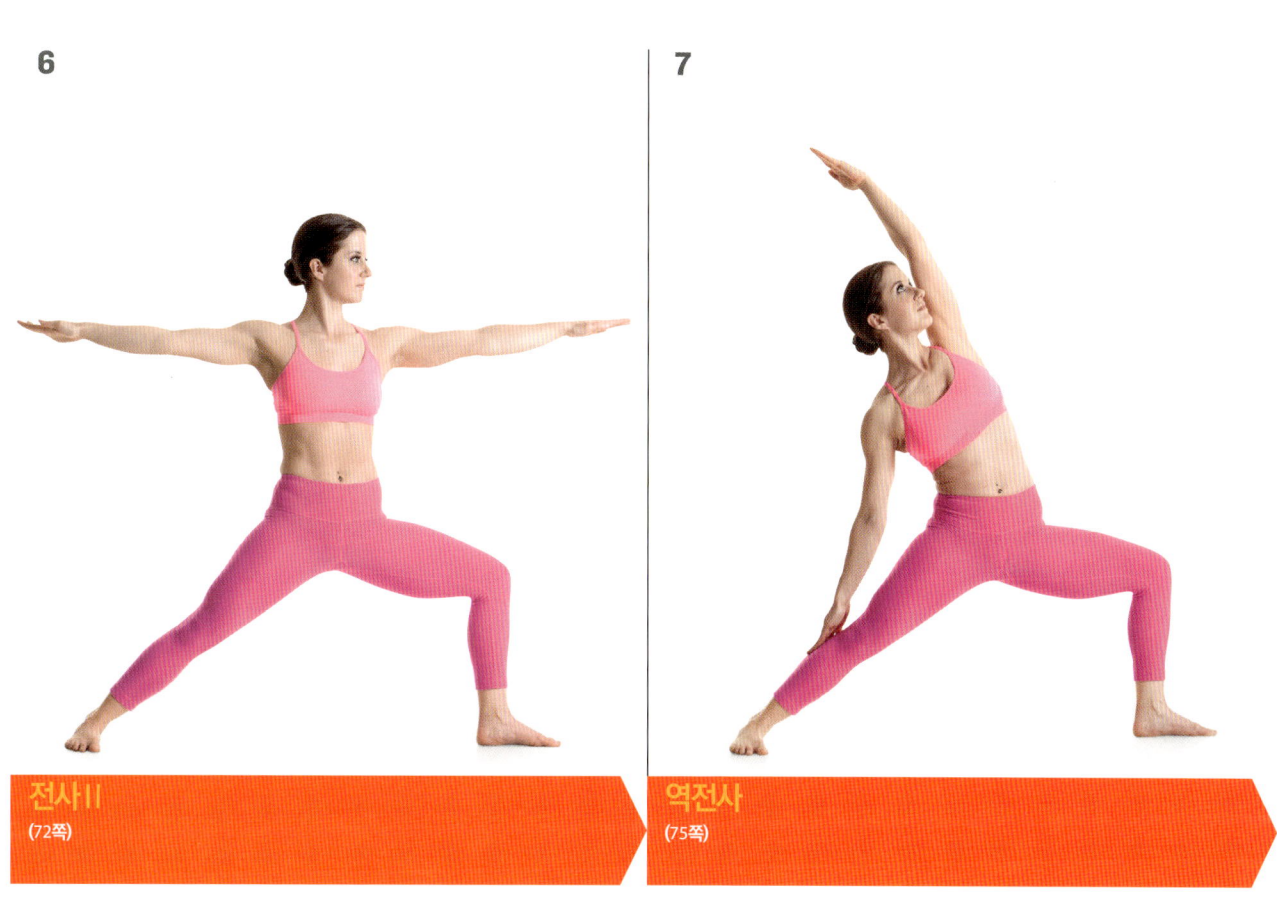

6 전사II (72쪽)

7 역전사 (75쪽)

169

A.M. 요가

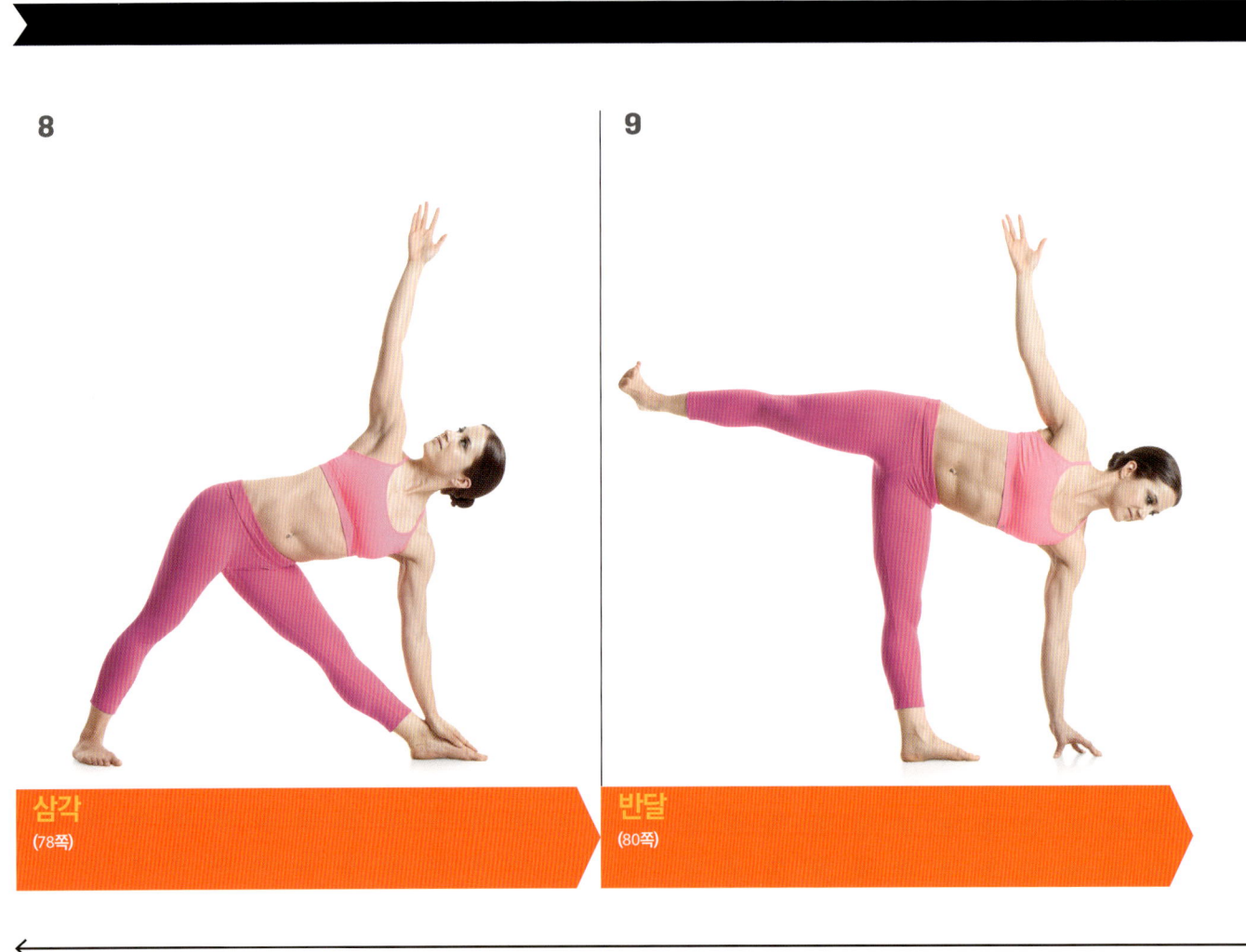

8
삼각
(78쪽)

9
반달
(80쪽)

Chapter 6

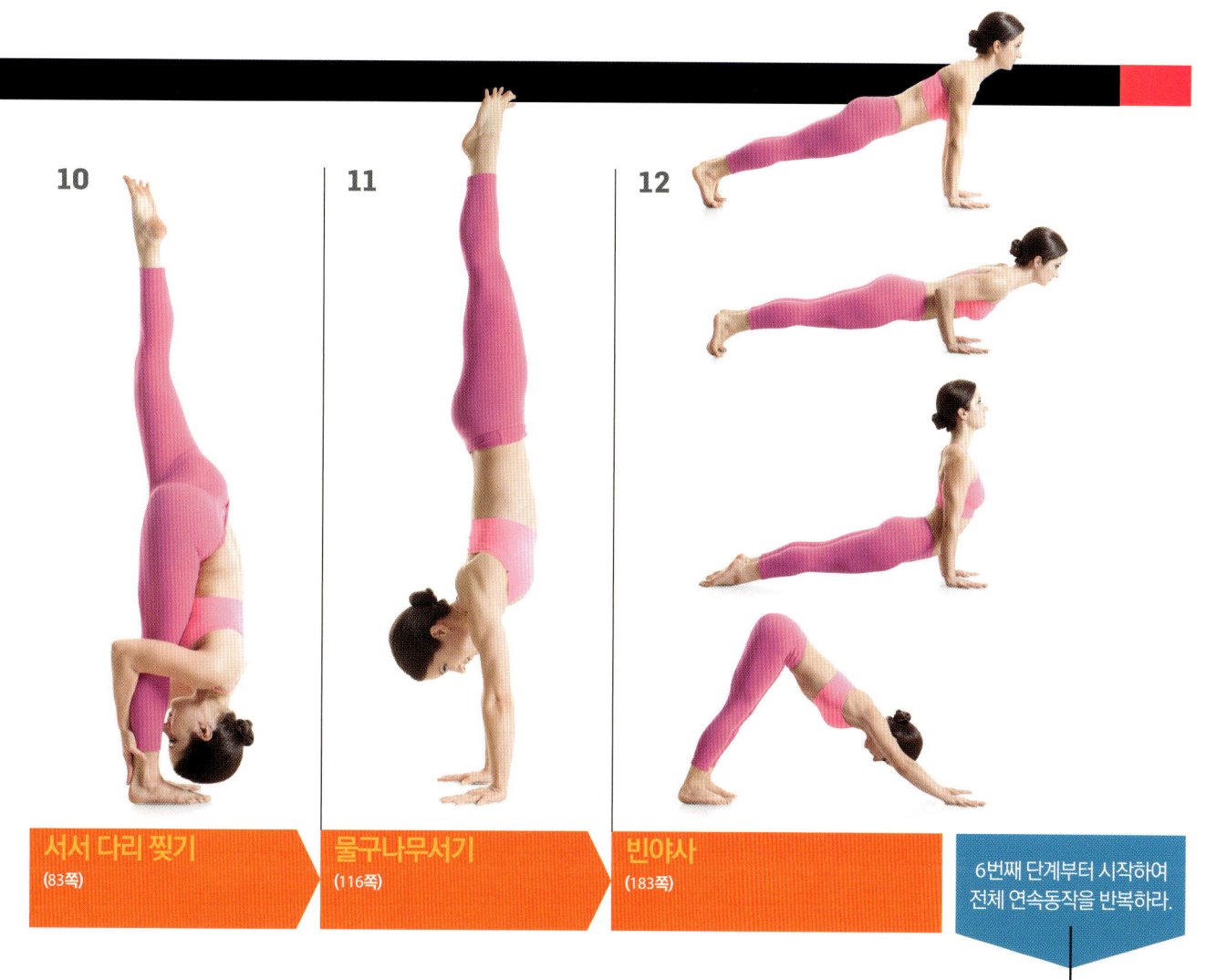

| 10 | 11 | 12 |

| 서서 다리 찢기 (83쪽) | 물구나무서기 (116쪽) | 빈야사 (183쪽) | 6번째 단계부터 시작하여 전체 연속동작을 반복하라. |

171

P.M. 요가

잠들기 전 함께 '나이트 요가'를 하겠는가?

이 자세들을 수행한 다음 잠옷으로 갈아입고 아주 만족스럽게 잠을 청하자. 이 연속동작은 온종일 서서 일하느라 긴장한 허리를 이완하고 골반을 열어준다. 또 등 윗부분을 이완해 어깨에 쌓인 하루의 짐을 덜어낸다. 하루 내내 붙들고 있던 문제들을 떨쳐내고 호흡에만 집중하라. 몸을 더 깊이 이완하고 싶으면 5, 6, 7 단계를 각각 5~10분씩 유지하라.

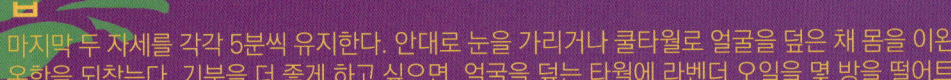

팁
마지막 두 자세를 각각 5분씩 유지한다. 안대로 눈을 가리거나 쿨타월로 얼굴을 덮은 채 몸을 이완하고 평온함을 되찾는다. 기분을 더 좋게 하고 싶으면, 얼굴을 덮는 타월에 라벤더 오일을 몇 방울 떨어트린다.

Chapter 6

1

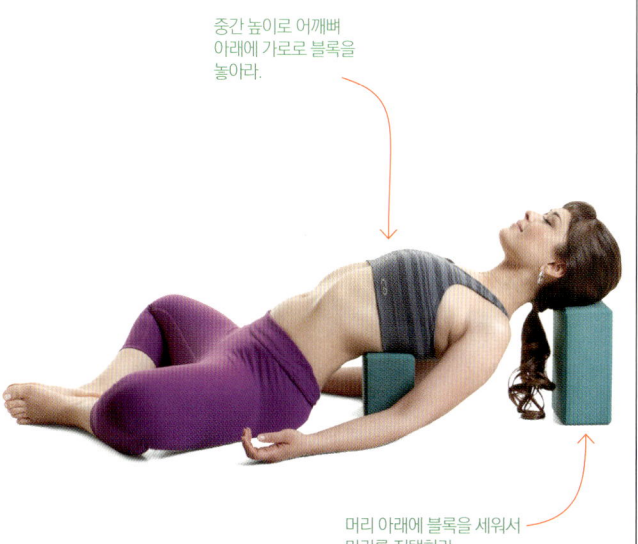

중간 높이로 어깨뼈 아래에 가로로 블록을 놓아라.

머리 아래에 블록을 세워서 머리를 지탱하라.

어깨 열기
비스듬한 바운드 앵글(102쪽) 자세로 시작한 다음 이 동작으로 변형하라.

2

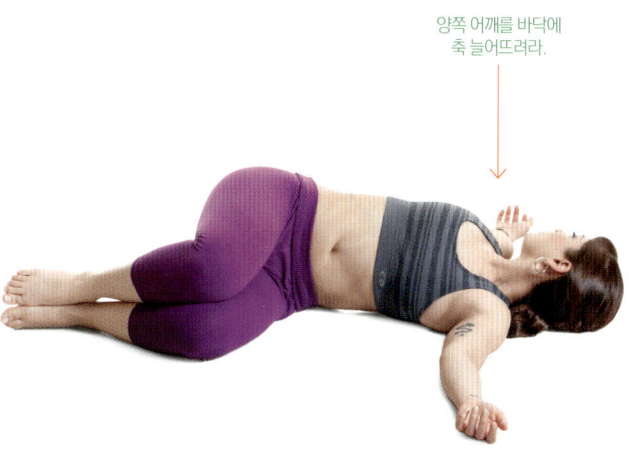

양쪽 어깨를 바닥에 축 늘어뜨려라.

누워서 다리 모아 비틀기
가볍게 척추 비틀기(109쪽)로 시작하여 이 동작으로 변형하라.

P.M. 요가

3

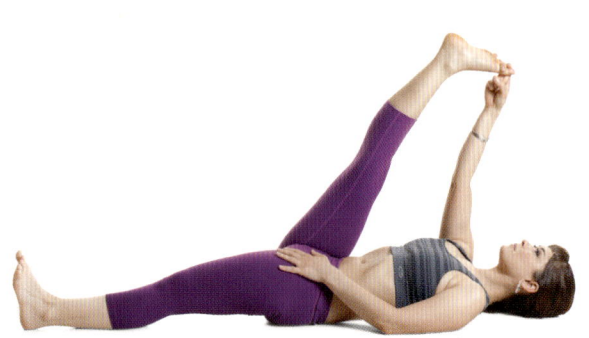

누워서 엄지발가락 잡기
(146쪽)

4

척추를 길게 유지하라.

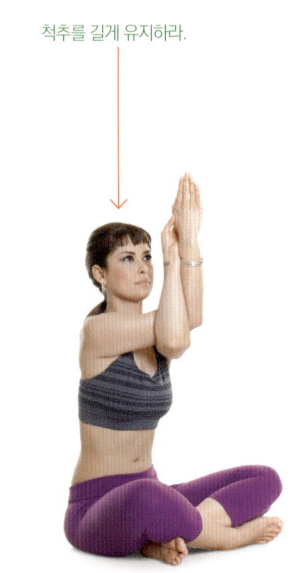

독수리 팔
독수리(91쪽) 자세로 앉아서 양쪽 다리를 꼬았다가 이 자세로 변형하라.

Chapter 6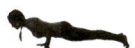

5

누워서 하는 영웅
(104쪽)

6

누워서 바운드 앵글
(102쪽)

7

벽에 다리 올리기
(145쪽)

175

팔 연속동작

요가는 몸과 마음을 안정시키는 동시에 아주 멋진

팔 근육을 만들어준다! 이제 소개할 자세들은 과도한 벌크업 없이 등 윗부분과 어깨의 힘을 길러준다. 그 결과 각자 체형에 어울리는 유연하고도 늘씬한 팔 근육을 완성할 수 있다. 몸매에 대한 자신감이 샘솟아 자꾸만 민소매 드레스를 찾게 될 날이 올 것이다.

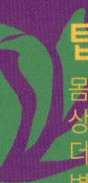

팁

몸의 컨디션은 하루하루 다르다. 매일 똑같은 강도로 요가를 수행하려고 하지 말고, 그날그날 몸과 마음 상태에 맞춰 자세를 조절하고 변형하라. 컨디션이 좋으면 그날은 조금 더 진도를 나가도 좋다! 평소보다 더 오래 자세를 유지하고, 어려운 변형 자세를 시도해보라. 피곤하고 컨디션이 나쁜 날에는 자세를 쉽게 변형해도 무방하다. 플랭크나 푸시업을 할 때 무릎을 꿇어 몸을 지탱해도 된다. 어떨 때 잠시 멈춰야 하는 지 스스로 파악하라.

Chapter 6

1

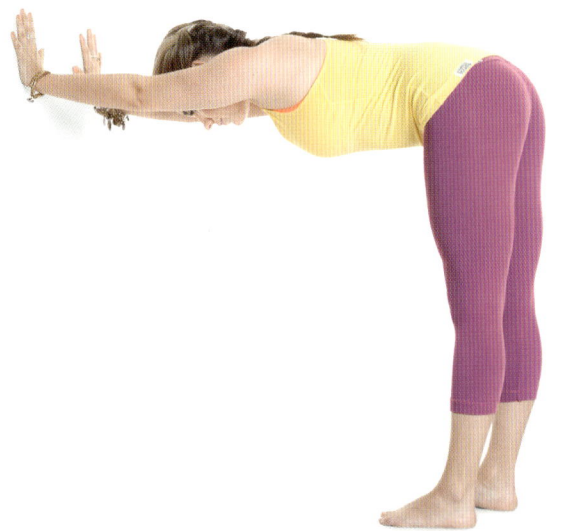

벽에 기댄 반 강아지
(160쪽)

2

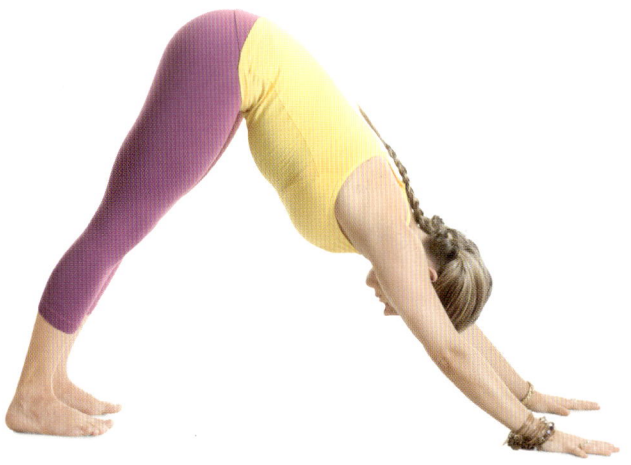

아래로 향한 개
(68쪽)

팔 연속동작

3

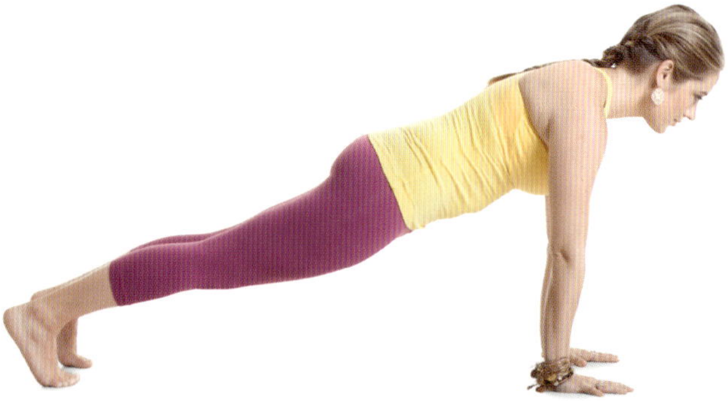

4

발목을 교차하라.

양쪽 무릎을 땅에 닿게 하라.

하복부에 신경을 쓰며 힘을 줘라.

플랭크
(141쪽)

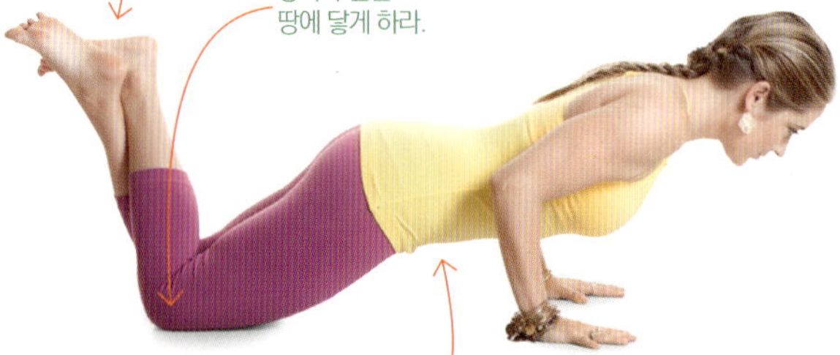

무릎을 이용한 푸시업
푸시업(143쪽) 자세로 시작하여 이 동작으로 변형하라.

Chapter 6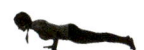

5

팔꿈치는 넓게 구부려라.

손가락 끝은 45도 각도로 안쪽을 향하도록 하라.

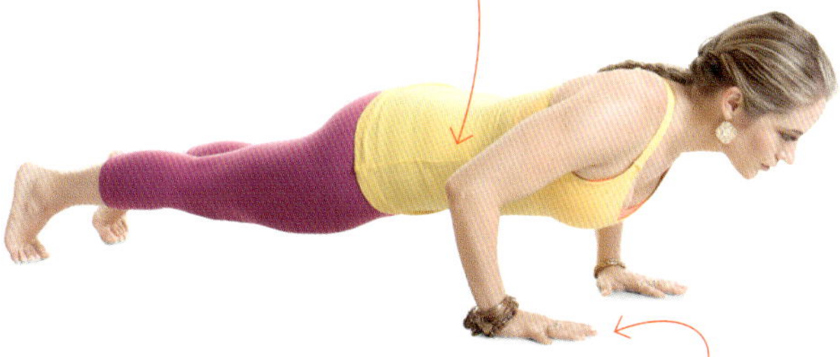

손 회전 푸시업
푸시업(143쪽) 자세로 시작하여 이 동작으로 변형하라.

6

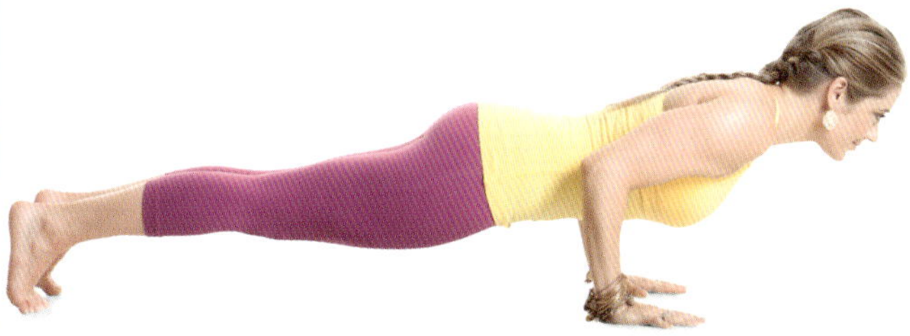

푸시업
(143쪽)

179

팔 연속동작

7

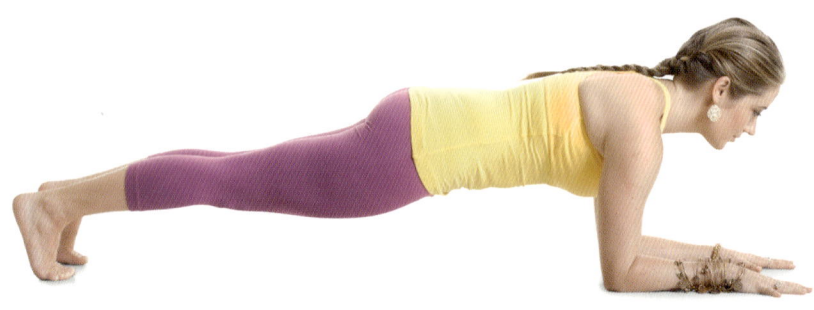

포어암 플랭크
(142쪽)

Chapter 6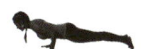

8

발가락을 펴라.

한쪽 다리를 높게 들어올린 다음, 반대쪽 다리로도 반복하라.

9

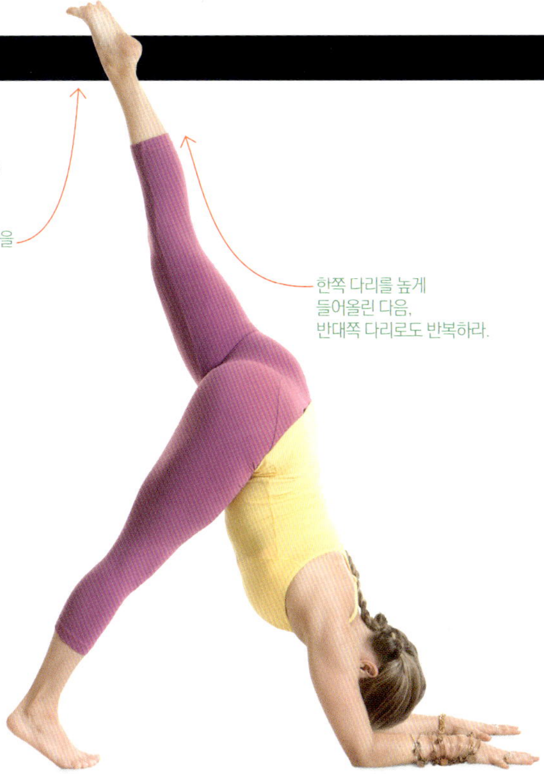

한쪽 다리 들어올린 돌고래
돌고래(111쪽) 자세로 시작하여 이 동작으로 변형하라.

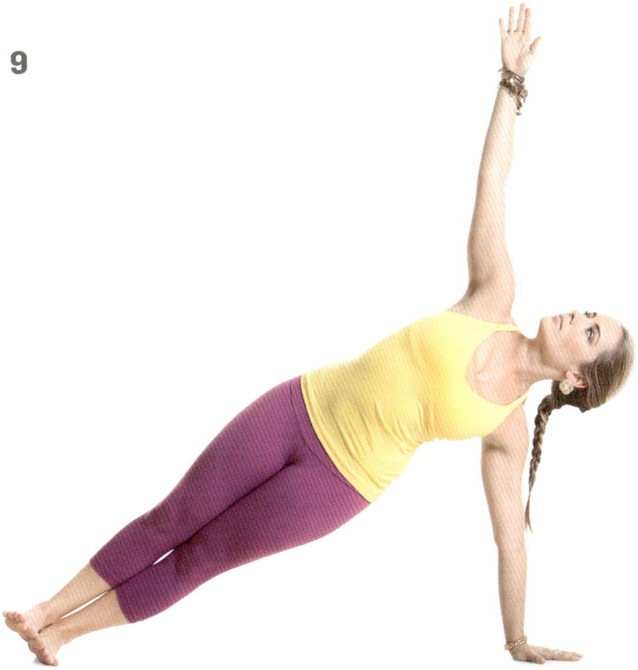

사이드 플랭크
(123쪽)

팔 연속동작

10

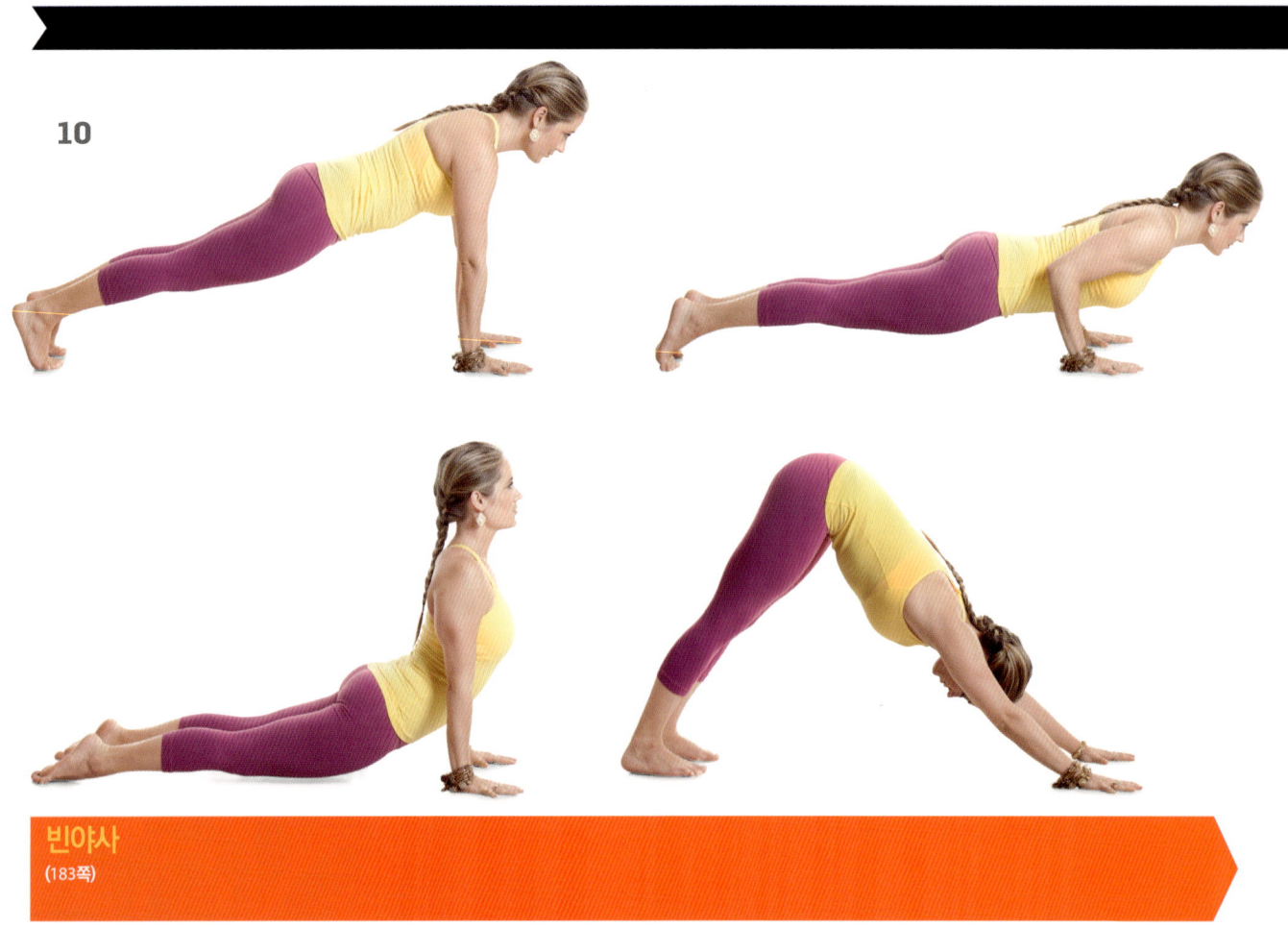

빈야사
(183쪽)

Chapter 6

빈야사 플로우

빈야사는 '호흡과 움직임의 연결'을 의미한다. 빈야사 플로우 요가는 몸에 열을 내고 그 열기를 유지하는 연결 자세들로 이뤄졌다. 이 장에서는 플랭크와 푸시업을 연결해 코브라 또는 위로 향한 개 자세로 일어난 다음 아래로 향한 개 자세로 골반을 당기는 빈야사 플로우를 선보인다. 이 미니 연속동작을 1~2회, 많게는 30회씩 반복하면 된다. 빈야사를 수행하면 단기간에 몸이 강인해지고 유연해지지만, 너무 서두르거나 어깨와 허리에 무리를 가하지 않도록 조심해야 한다. 몸을 정렬하고 호흡과 움직임을 연결하는 것에 집중하라. 호흡법을 소홀히 하면서 동작을 계속할 경우, 운동은 되겠지만 요가 효과를 기대할 수는 없다.

완벽한 빈야사를 위한 팁

- 플랭크와 푸시업 자세에서 앞을 본다. 가슴을 내밀고 등을 일자로 유지하는 데 도움이 된다. 등 윗부분을 일자로 유지해야 승모근에 무리가 가지 않는다.
- 푸시업 자세에서 팔꿈치를 갈비뼈 쪽으로 당기고 몸을 내리기 전 아랫배에 힘을 준다. 평소 허리 통증이 있거나 척추 아랫부분이 약한 사람에게 효과적이다.
- 푸시업 자세에서 어깨가 팔꿈치 선보다 아래로 내려가지 않도록 한다. 어깨가 너무 아래로 처지면 어깨 관절에 무리가 간다.
- 코브라나 위로 향한 개 자세에서 머리는 그대로 둔 채 시선만 위로 향한다. 그래야 목 아래 부분을 이완할 수 있다. 기억하라. 어깨는 가만히 두고 가슴만 올려야 한다! 어깨를 아래로 내려 귀와 멀리 떨어트리고 흉골만 들어올려 거북목 자세를 피한다. 동작이 훨씬 수월해질 것이다.

11

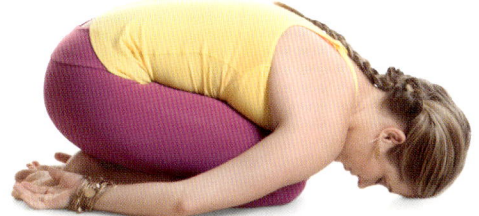

아기 자세
(149쪽)

다리 연속동작

모든 서기 자세는 얼마나 오래 버티느냐에 따라

상당량의 칼로리를 소모하게 된다. 아래 소개할 두 개의 연속동작은 허벅지와 엉덩이 근육을 자극해 강인하고 늘씬한 다리를 만들어준다. 두 연속동작을 따로 연습해도 되지만, 연달아 수행해 운동 강도를 높일 수도 있다. 제한된 시간 안에 다리 운동 효과를 극대화하기 위해 전사Ⅰ, 전사Ⅱ, 역전사, 사이드 앵글 자세를 연결했다. 처음에는 자세마다 호흡법을 5번 반복한다. 익숙해지면 8번 호흡하고, 나중에는 2분 동안 호흡한다.

몸을 더 많이 움직이고 싶으면 전사Ⅰ, 전사Ⅱ, 역전사, 사이드 앵글의 순서로 자세들을 연결하고, 자세마다 1번씩 호흡한다. 이 자세들을 마친 후에는 빈야사 연속동작으로 넘어가고, 방향을 바꿔 전체 동작을 반복한다. 이것이 '춤추는 전사Dancing Warrior' 연속동작이다.

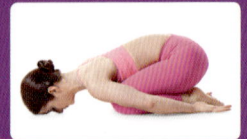

아기 자세 팁

요가 도중 호흡을 유지하기 어렵거나 몸에 무리가 간다고 느낄 경우, 아기 자세로 돌아가 휴식을 취해도 괜찮다. 5~8번 호흡한 후 다시 연속동작으로 돌아간다.

Chapter 6

초승달 연속동작

1

아래로 향한 개
(68쪽)

2

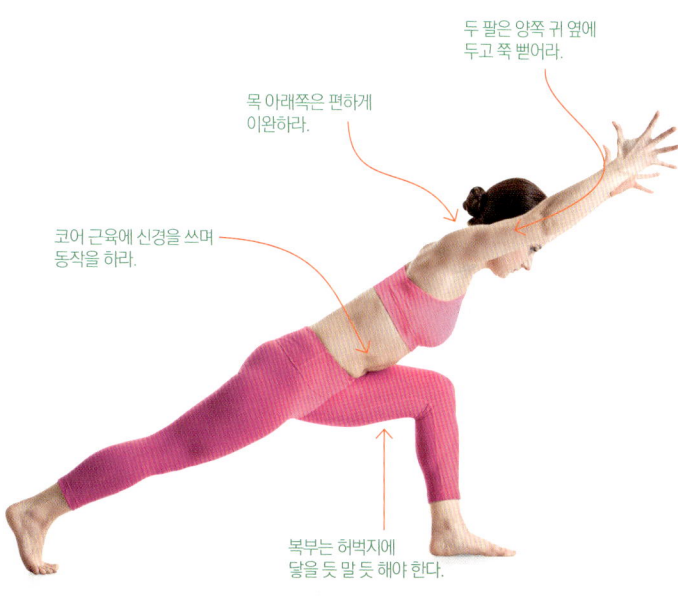

두 팔은 양쪽 귀 옆에 두고 쭉 뻗어라.

목 아래쪽은 편하게 이완하라.

코어 근육에 신경을 쓰며 동작을 하라.

복부는 허벅지에 닿을 듯 말 듯 해야 한다.

팔을 앞으로 뻗은 초승달
초승달(73쪽) 자세로 시작하여 이 동작으로 변형하여 5까지 세며 숨을 참아라.

다리 연속동작

초승달 연속동작, 계속

3

팔을 엉덩이 옆으로 뻗은 상태를 유지하고 손바닥은 안쪽을 보게 해서 펴라.

발꿈치 쪽으로 쭉 뻗어라.

체중은 발꿈치에 실어라.

팔을 뒤로 뻗은 초승달
초승달(73쪽) 자세에서 시작하여 이 동작으로 변형하고, 5까지 세며 호흡한다.

4

초승달
(73쪽)
5까지 세며 숨을 참는다.

Chapter 6

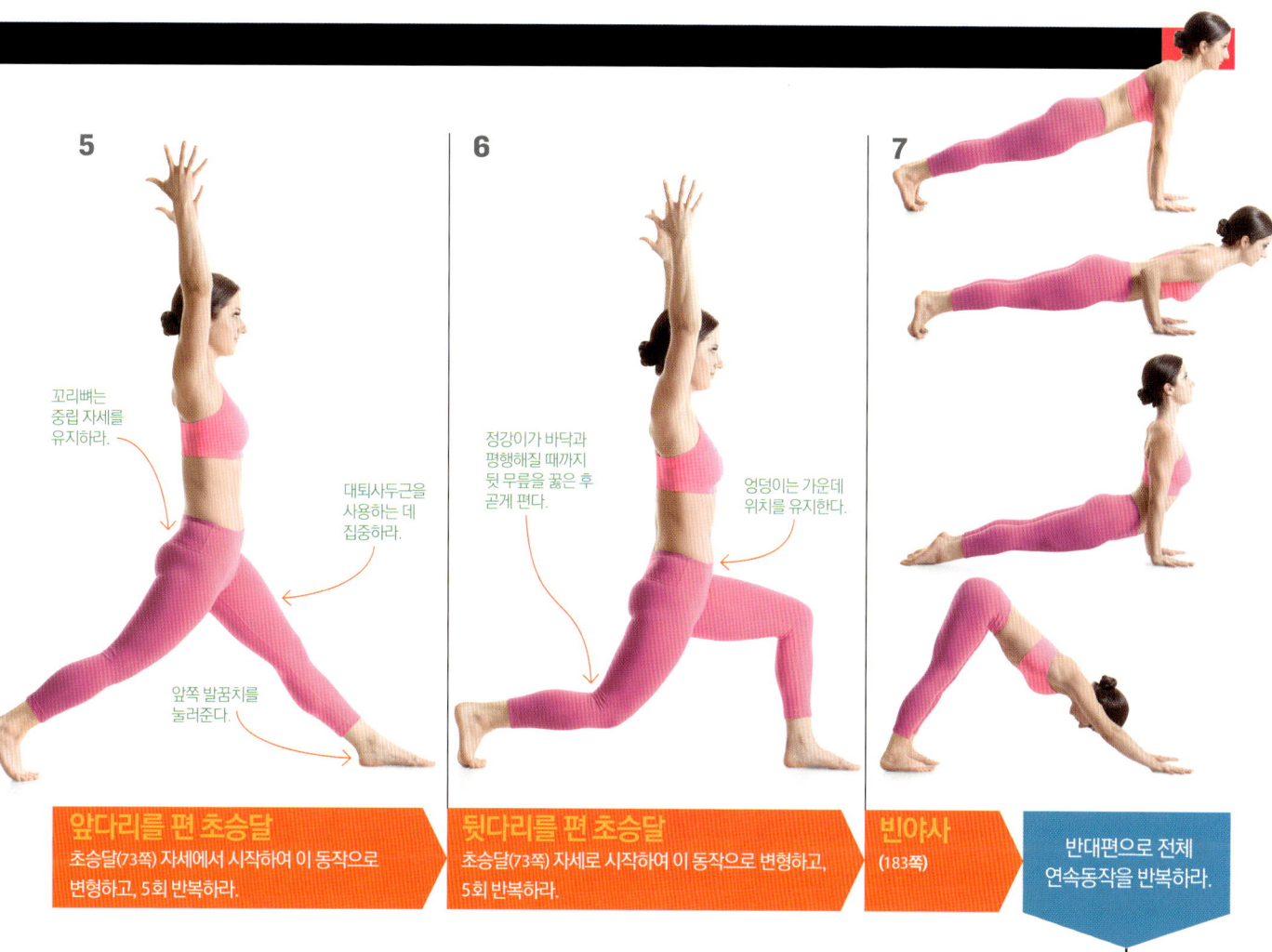

다리 연속동작

전사 연속동작

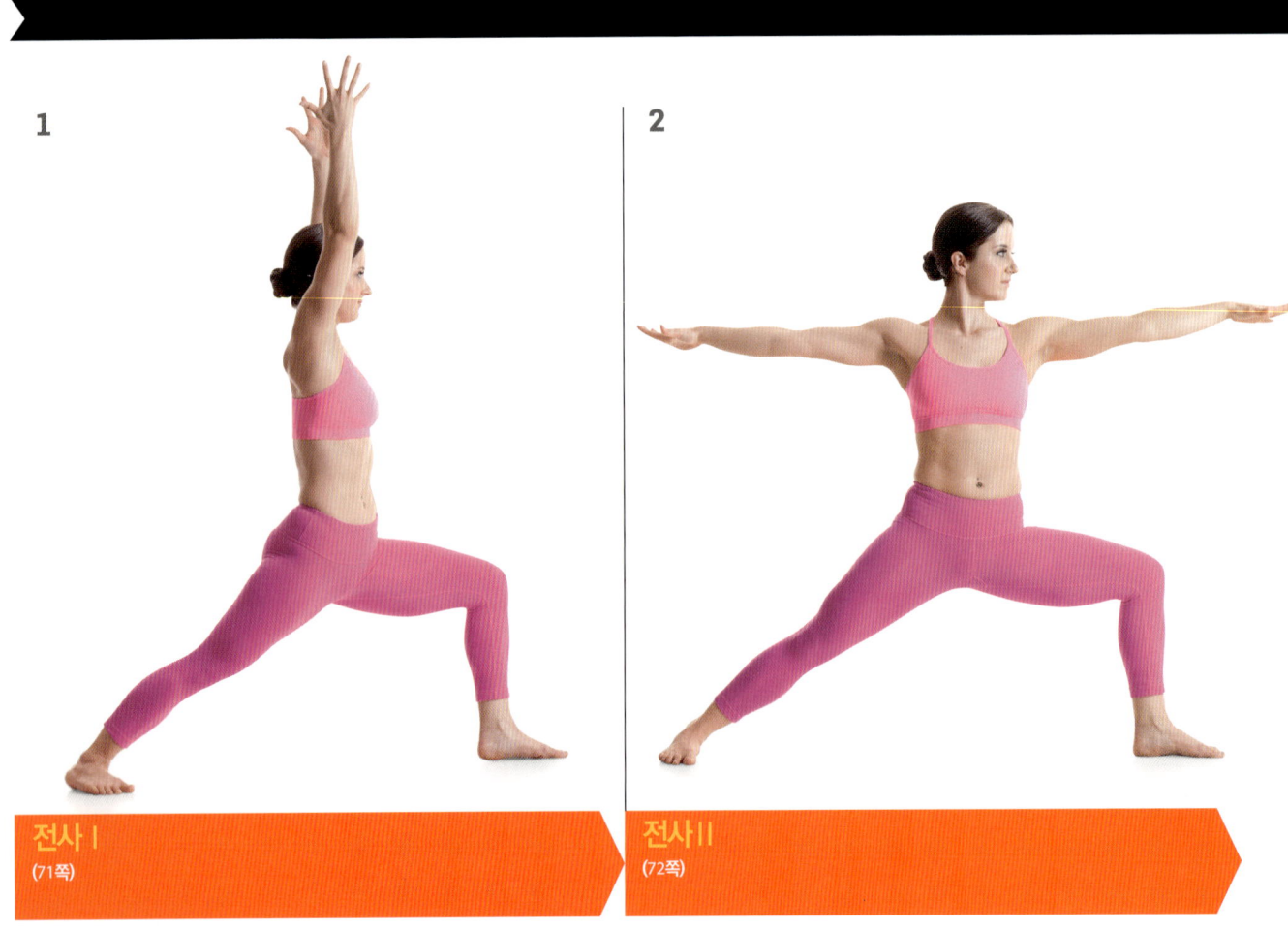

1 전사 I (71쪽)

2 전사 II (72쪽)

Chapter 6

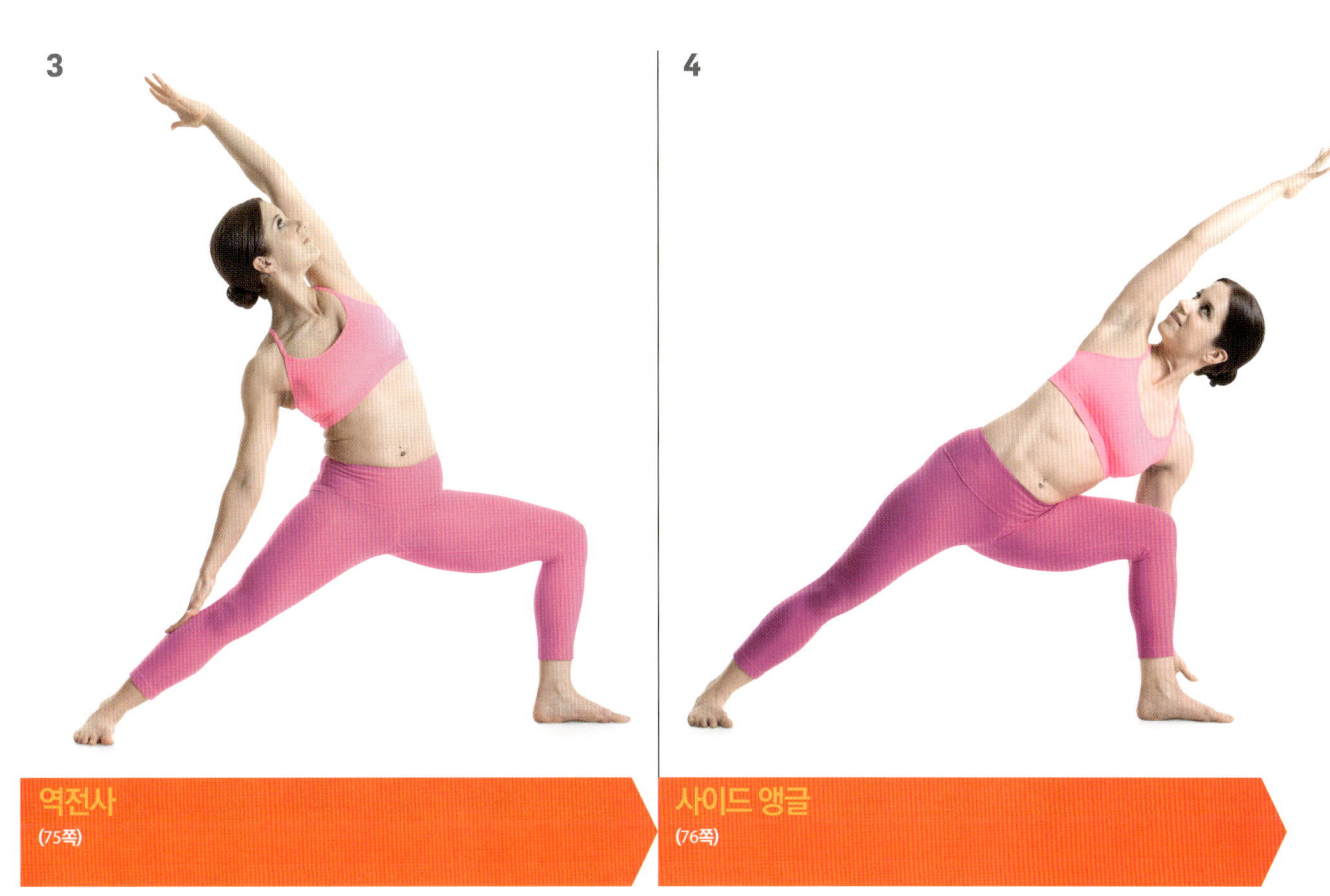

3 역전사 (75쪽)

4 사이드 앵글 (76쪽)

다리 연속동작

전사 연속동작, 계속

5

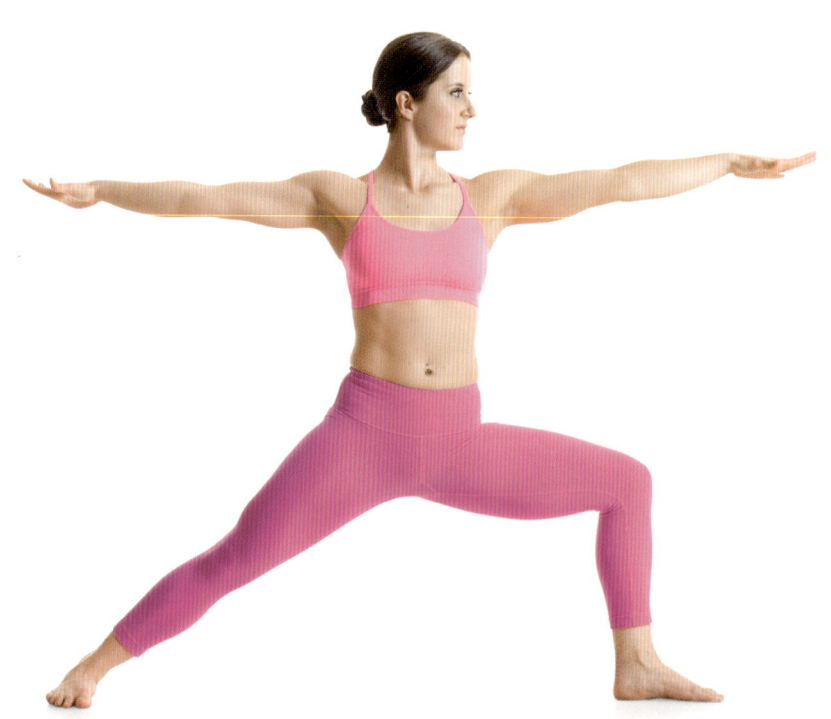

전사 II
(72쪽)

Chapter 6

6

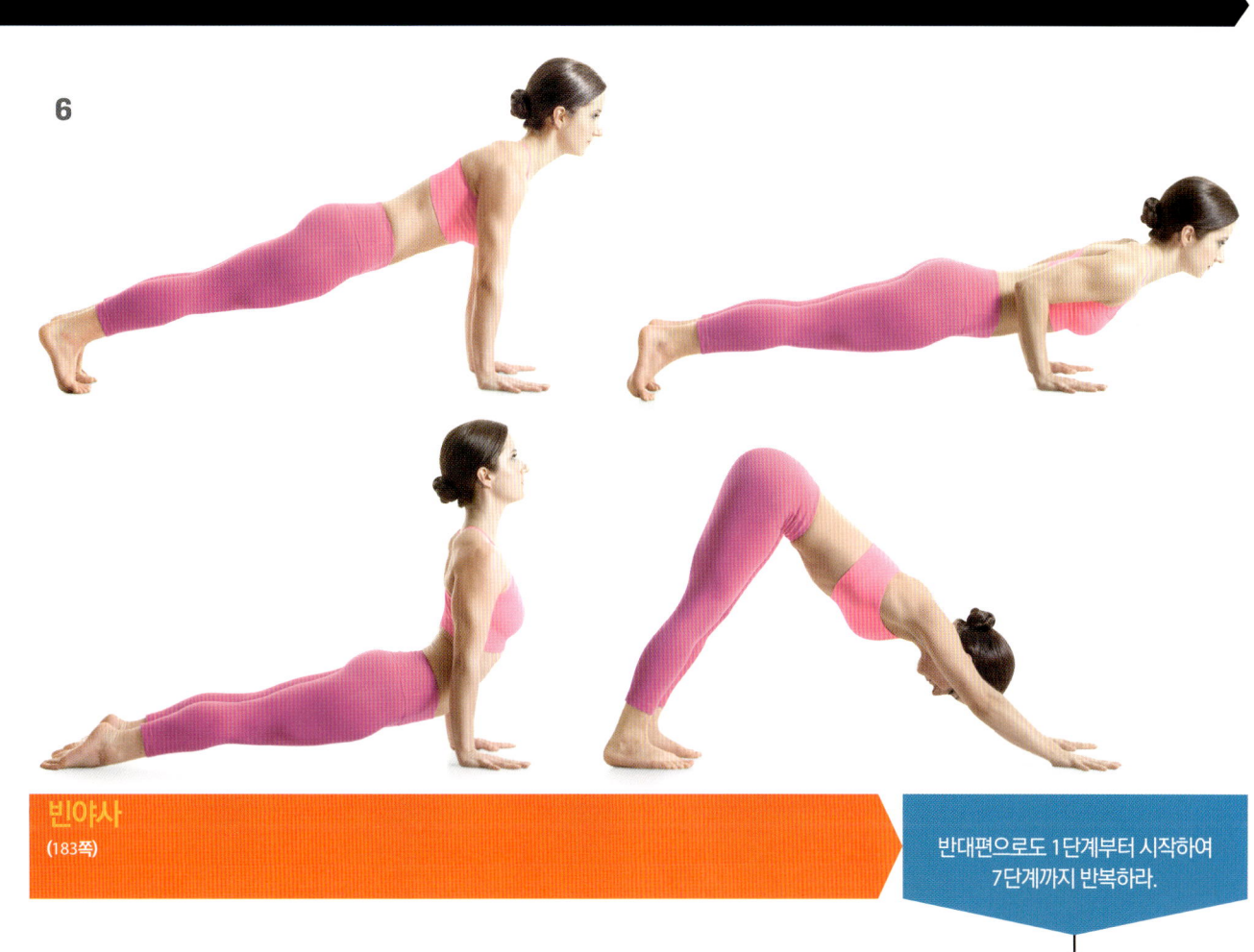

빈야사
(183쪽)

반대편으로도 1단계부터 시작하여 7단계까지 반복하라.

다리 연속동작

전사 연속동작, 계속

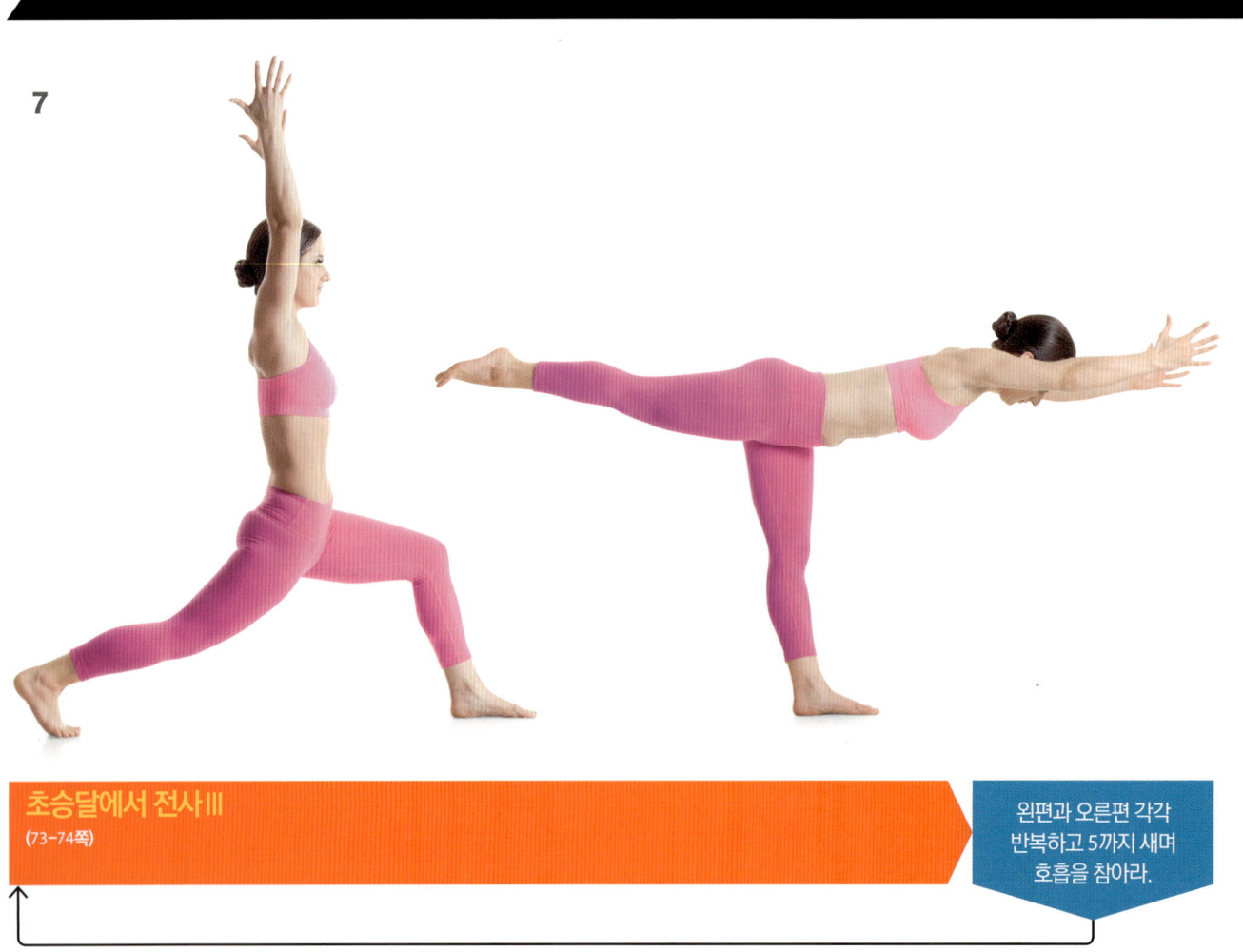

7

초승달에서 전사 Ⅲ
(73-74쪽)

왼편과 오른편 각각
반복하고 5까지 새며
호흡을 참아라.

Chapter 6

8

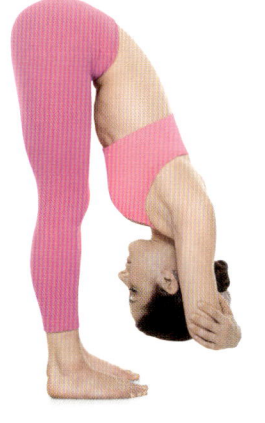

서서 하는 전굴
(46쪽)

9

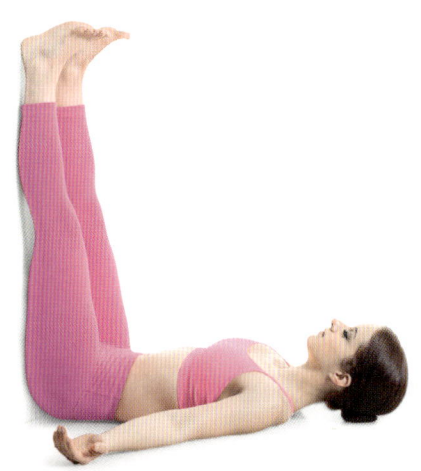

벽에 다리 올리기
(145쪽)

코어 연속동작

힘들게 운동하지 않아도 당당히 비키니를 입을 수 있게 저절로 복근이 생긴다면 얼마나 좋을까! 안타깝게도 그럴 가능성은 없다. 탄탄한 코어는 노력하는 자에게만 주어진다. 그러니 여기서는 조금 진지해질 필요가 있다. 이 연속동작을 수행할 때에는 스스로를 닌자라고 생각하자. 강하지만 침착하고 조용하게 실력을 갈고닦다보면, 아무도 모르는 사이에 멋진 복근을 갖게 될 것이다! 섹시한 복근은 그 자체로 힘과 자신감을 상징한다. 노력 끝에 얻은 복근, 그것이야말로 진정한 섹시함이다.

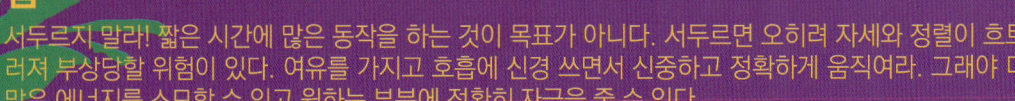

팁
서두르지 말라! 짧은 시간에 많은 동작을 하는 것이 목표가 아니다. 서두르면 오히려 자세와 정렬이 흐트러져 부상당할 위험이 있다. 여유를 가지고 호흡에 신경 쓰면서 신중하고 정확하게 움직여라. 그래야 더 많은 에너지를 소모할 수 있고 원하는 부분에 정확히 자극을 줄 수 있다.

Chapter 6

| 1 | 2 | 3 |

가볍게 척추 비틀기
(109쪽)

작은 꾸러미
(155쪽)

아랫배 올리기
(151쪽)

코어 연속동작

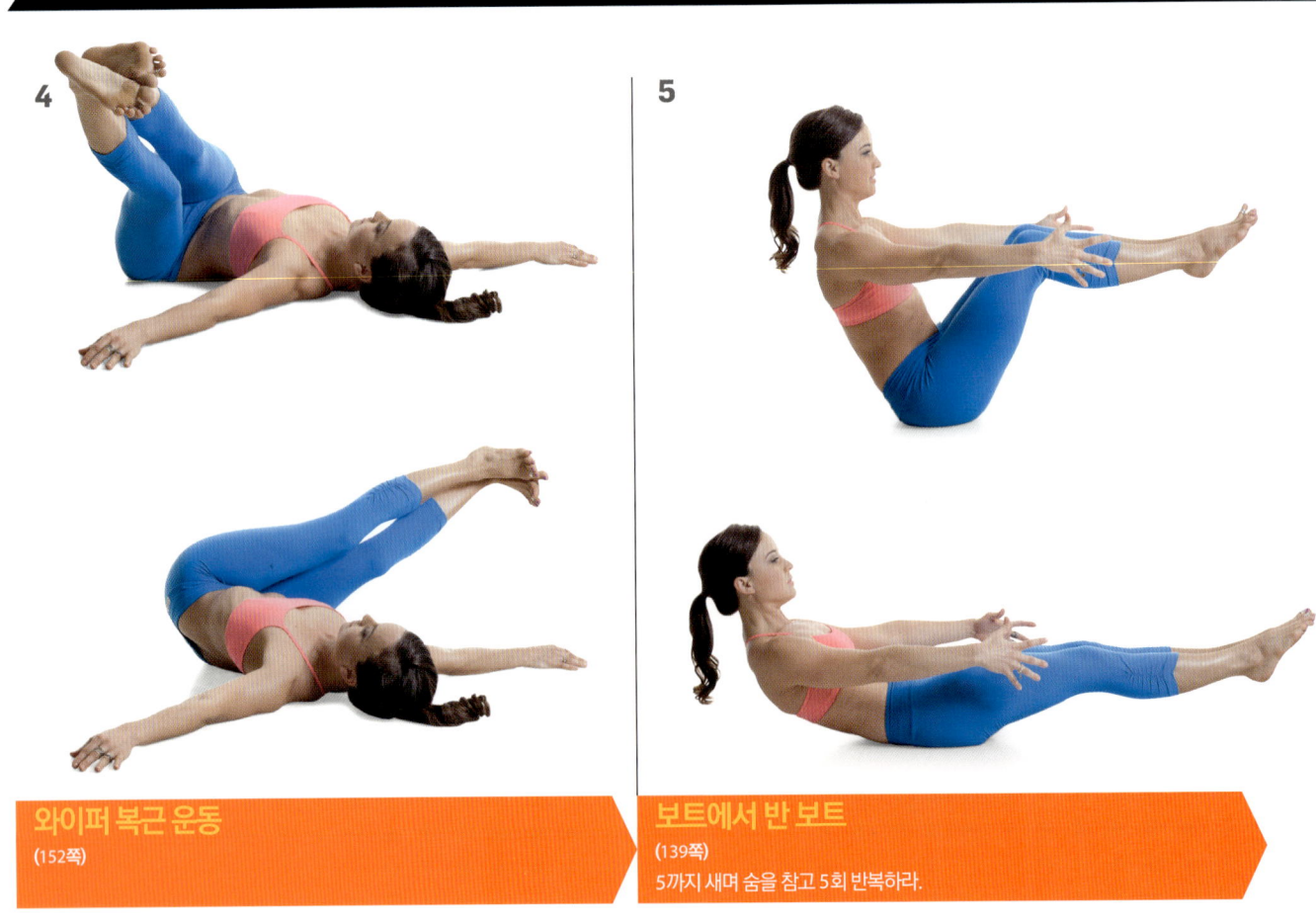

4 와이퍼 복근 운동
(152쪽)

5 보트에서 반 보트
(139쪽)
5까지 새며 숨을 참고 5회 반복하라.

Chapter 6

점프해 앉기

빈야사는 서기 자세와 앉은 자세를 연결한다. 앉은 자세로 이어질 때 발을 움직이는 대신 바로 점프해 자세를 바꿀 수도 있다. 그러기 위해서는 충분한 연습과 더불어 유연성과 인내심이 필요하다. 체형에 따라 한 번에 성공할 수도, 아니면 아주 오랜 시간이 걸릴 수도 있다. 다행히도 우리에게는 비장의 카드가 있다! 블록 두 개를 가져와 매트를 펼쳐보자.

오리가 물에 들어가는 모습을 본 적이 있는가? 물에 들어가기 전 오리들은 물갈퀴 발을 몸 앞으로 쭉 내밀어 물갈퀴가 먼저 물에 닿게 한다. 이러한 기술 덕분에 오리들은 아주 우아한 자태로 물에 들어갈 수 있는 것이다. 점프해 앉기도 이와 유사하다. 잠시 오리가 됐다 생각하고 이 동작을 따라해보자!

아래로 향한 개 자세에서 손 밑에 블록을 끼운다. 가로로 세운 블록을 어깨 너비만큼 벌려 그 사이로 엉덩이가 지나갈 수 있어야 한다. 두 발을 모으고 발이 착지하게 될 곳을 바라본다. 시선을 고정한 채 발꿈치를 들어올리며 엉덩이를 높이 세운다. 무릎을 구부린 다음 가볍게 점프해 허벅지를 최대한 몸통과 가깝게 들어올린다. 다리가 블록 사이를 지나갈 때 발가락은 뒤로 젖힌 상태를 유지한다. 손으로 블록을 계속 누르면서 코어에 더 힘을 준다. 착지할 때에는 발뒤꿈치가 먼저 닿고 그다음에 엉덩이가 내려와야 한다.

다리를 일자로 뻗은 채 점프하기란 어렵다. 여기에 발가락까지 뒤로 젖힌 상태로 이동해야 하니, 도중에 힘에 부쳐 실패할지도 모른다. 그래도 꾸준히 연습하라. 이 동작은 많은 연습과 시간을 필요로 한다. 햄스트링에 무리가 가거나 다리를 뻗은 상태에서 점프할 준비가 되지 않았다면 무릎을 구부리고 발목을 교차한 상태에서 점프를 시도하라.

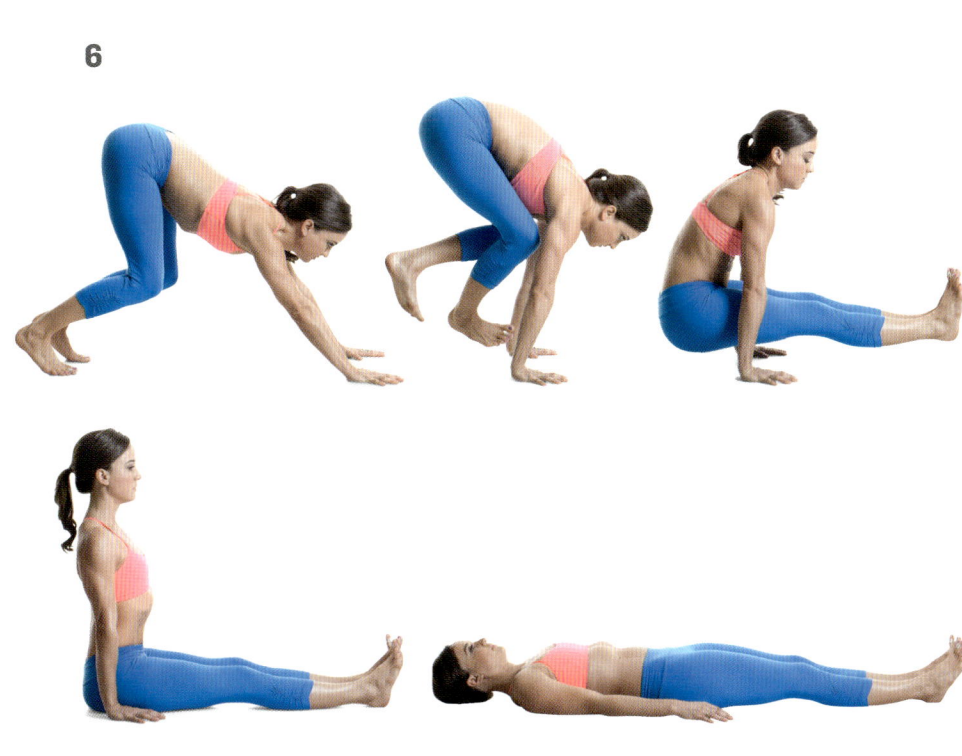

빈야사에서 점프해 눕기
(183쪽)

코어 연속동작

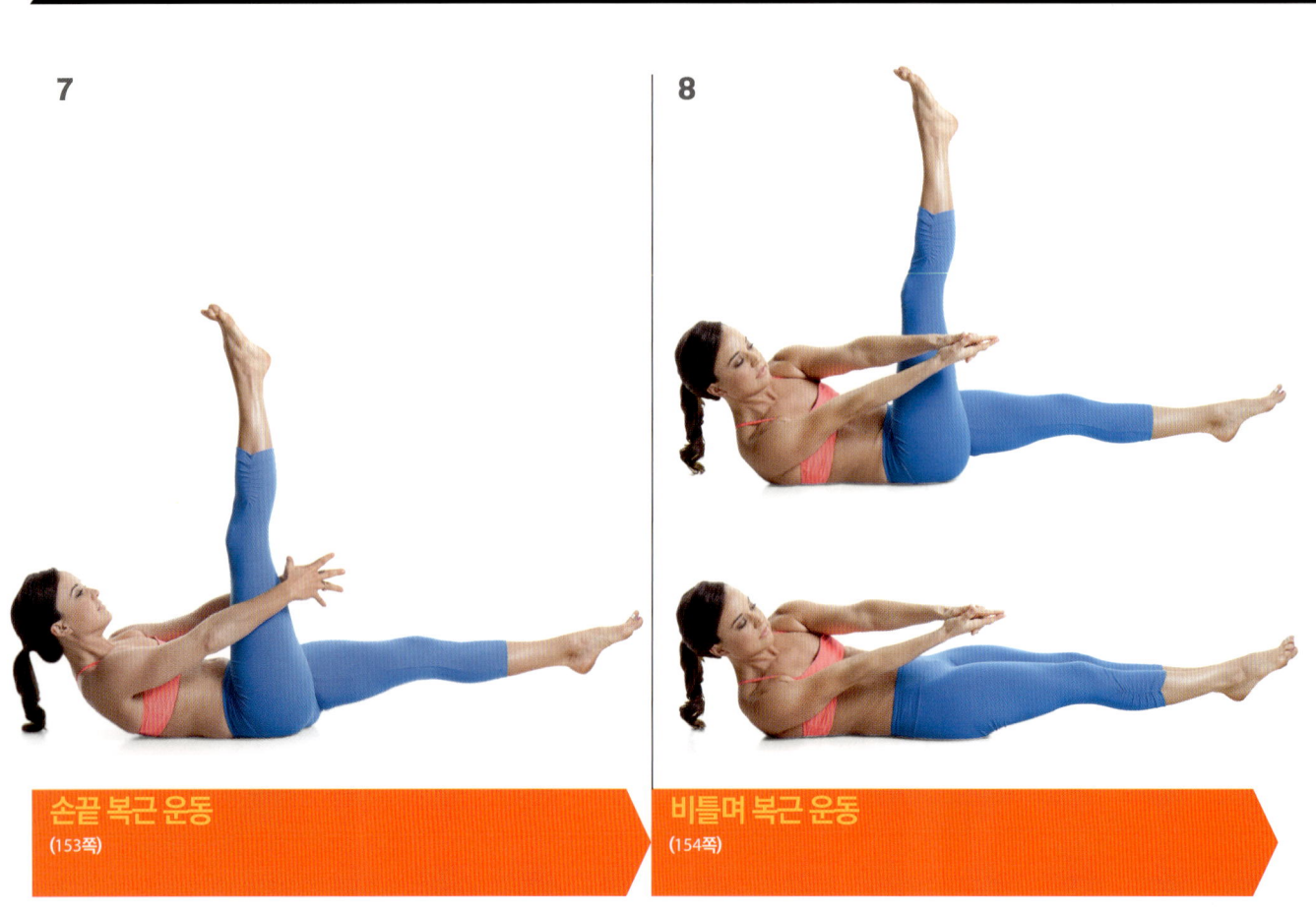

7 손끝 복근 운동 (153쪽)

8 비틀며 복근 운동 (154쪽)

Chapter 6

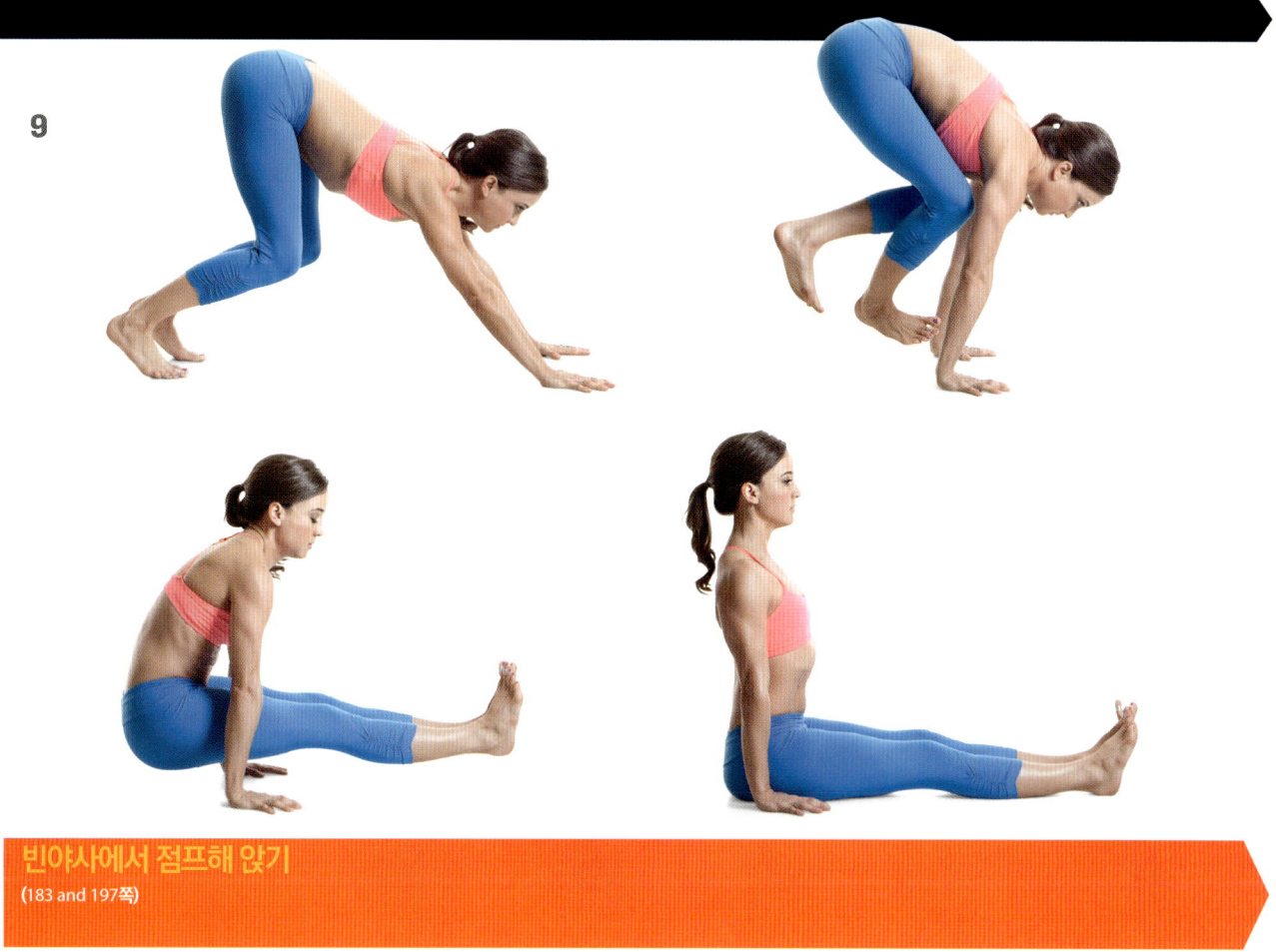

빈야사에서 점프해 앉기
(183 and 197쪽)

코어 연속동작

10

11

> **브릿지**
> (134쪽)

> **송장**(사바아사나)
> (149쪽)

Chapter 6

티파니 크룩생크 이야기
TIFFANY CRUIKSHANK

티파니 크룩생크는 세계적으로 유명한 요가 강사이자 작가 겸 건강 전문가로 활동하면서 사람들에게 충만한 삶의 방법을 전파하고 있다. 그녀는 세세한 부분까지 친절히 가르치고 열정적으로 요가 수행에 전념하는 것으로 유명하다.

티파니는 열네 살에 요가를 처음 접한 후로 요가에 빠져들었다. 요가를 수행하면 몸이 편안해진다는 것을 곧장 깨달았기 때문이다. 그녀는 요가를 통해 여성으로서 건강한 몸의 이미지를 바로 세웠고, 자신을 자신답게 만들어주는 '완전한 불완전함'에 감사하게 됐다.

티파니는 오리건주 포틀랜드에 있는 나이키 월드 본

> "제게 요가는 인생의 굴곡을 겪을 때 용기와 자신감을, 인생이 흔들릴 때 안정감을, 정신없는 세상을 살아갈 때 명료함을 줍니다. 저는 평생토록 요가에 감사할 것입니다. 여러모로 제 인생과 관점을 바꿨으니까요."

사에서 침술사이자 요가 강사로 일하고 있다. 나이키, 룰루레몬, 요기 티Yogi Tea, 키라그레이스KiraGrace의 영상과 지면 광고에 출연했다. 요가글로YogaGlo.com에 가면 티파니의 요가 수업을 들을 수 있다. 마인드바디그린MindBodyGreen, 오리진매거진Origin Magazine, 엘리펀트저널Elephant Journal의 집필진으로 왕성히 활동했고, 요가 수행자를 위한 30일 디톡스 프로그램을 소개한 『활력 넘치는 삶을 위한 최적의 몸만들기Optimal Health for a Vibrant Life』를 발표했다. www.TiffanyYoga.com

엉덩이

요즘 요가복은 운동할 때는 물론 외출할 때 입고 나가도 될 만큼 귀엽고 스타일리시하다. 그러나 함정이 있다. 팬츠들이 하나 같이 아주 타이트하다는 것이다. 요가 동작을 따라하면서 몸을 비틀고 숙이고 뒤집는 동안 치렁거리는 천 조각에 몸이 걸릴 일이 없으니 물론 다행이다. 살짝 민망한 부분이 있다면, 뒤태가 너무 적나라하게 드러난다는 사실이다. 그래도 용기 내시기를. 요가와 레깅스는 서로에게 도움이 되는 짝꿍이다. 이 연속동작을 마스터하고 나면 요가 팬츠나 스키니진을 입었을 때 모두가 당신의 엉덩이에서 눈을 떼지 못할 것이다.

Chapter 6

1

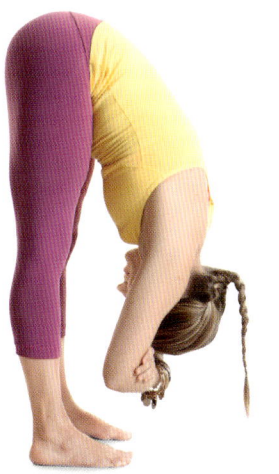

서서 하는 전굴
(46쪽)

2

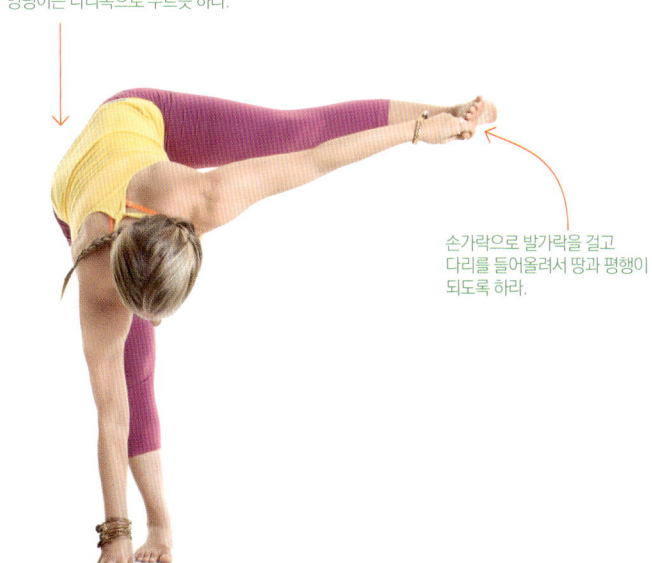

엉덩이는 다리쪽으로 누르듯 하라.

손가락으로 발가락을 걸고 다리를 들어올려서 땅과 평행이 되도록 하라.

옆으로 다리 올리기
서서 하는 전굴(46쪽) 자세에서 시작한 다음 이 동작으로 변형하라.

엉덩이

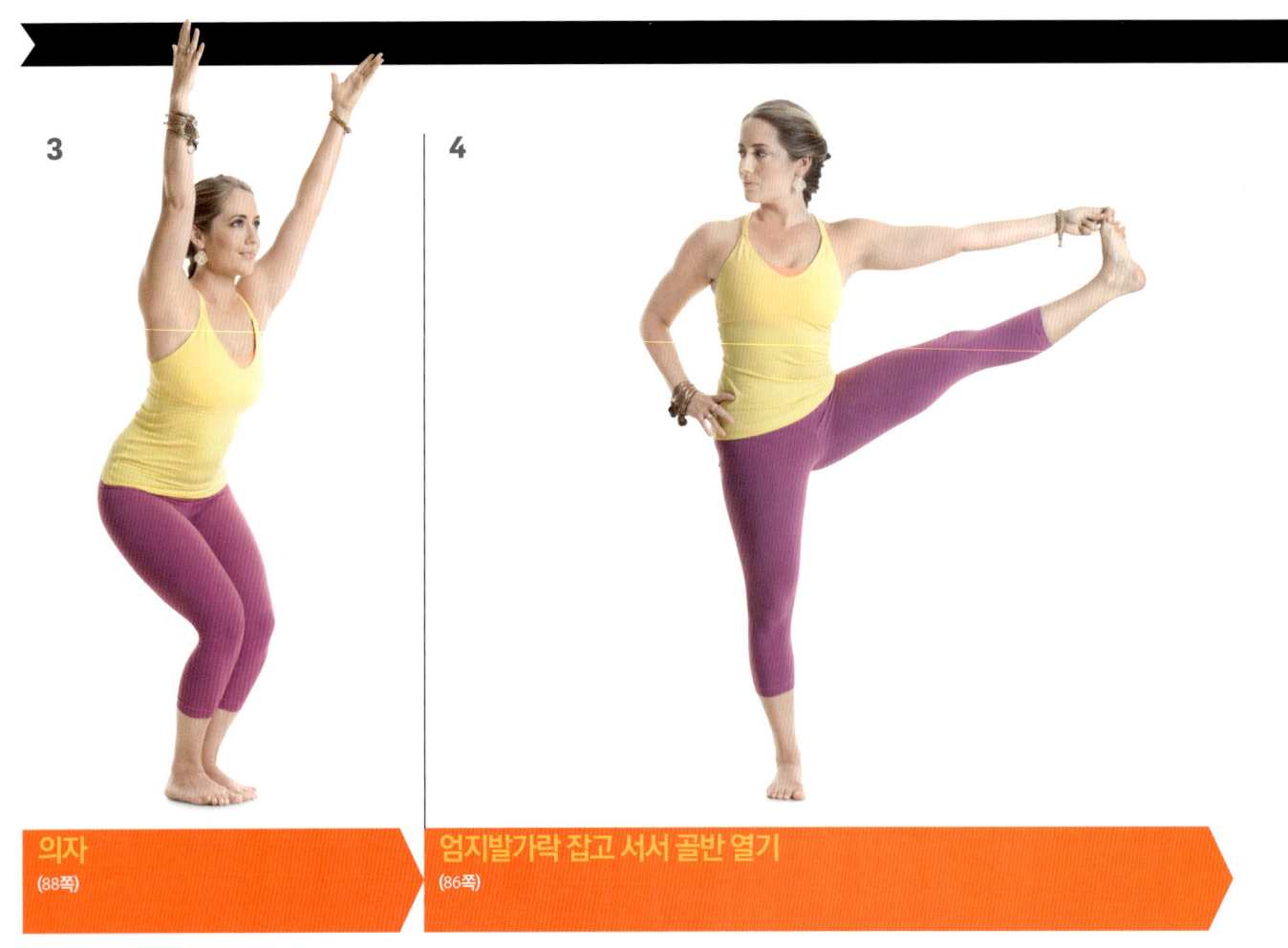

3 의자 (88쪽)

4 엄지발가락 잡고 서서 골반 열기 (86쪽)

Chapter 6

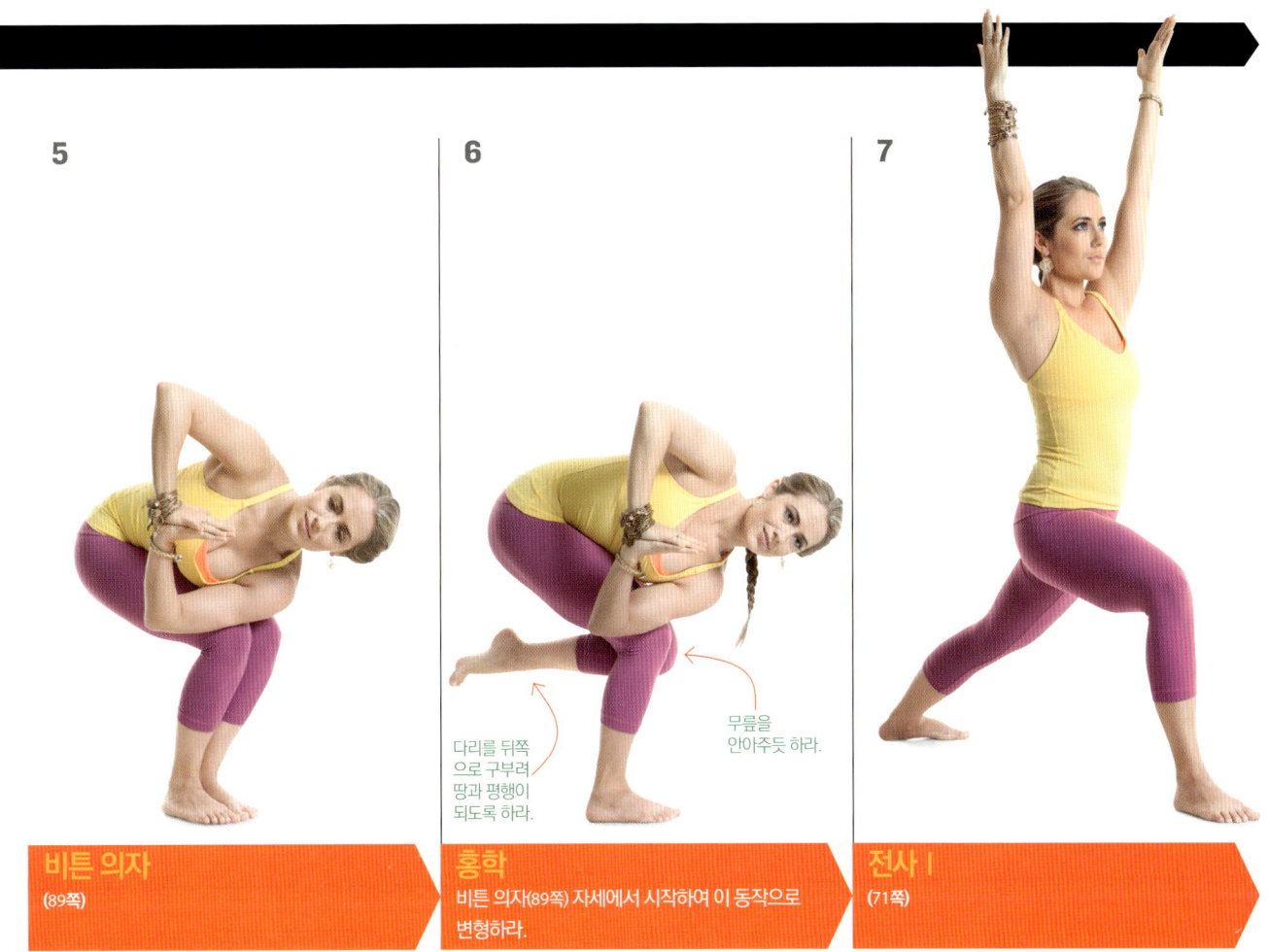

5

비튼 의자
(89쪽)

6

다리를 뒤쪽으로 구부려 땅과 평행이 되도록 하라.

무릎을 안아주듯 하라.

홍학
비튼 의자(89쪽) 자세에서 시작하여 이 동작으로 변형하라.

7

전사 I
(71쪽)

205

엉덩이

8

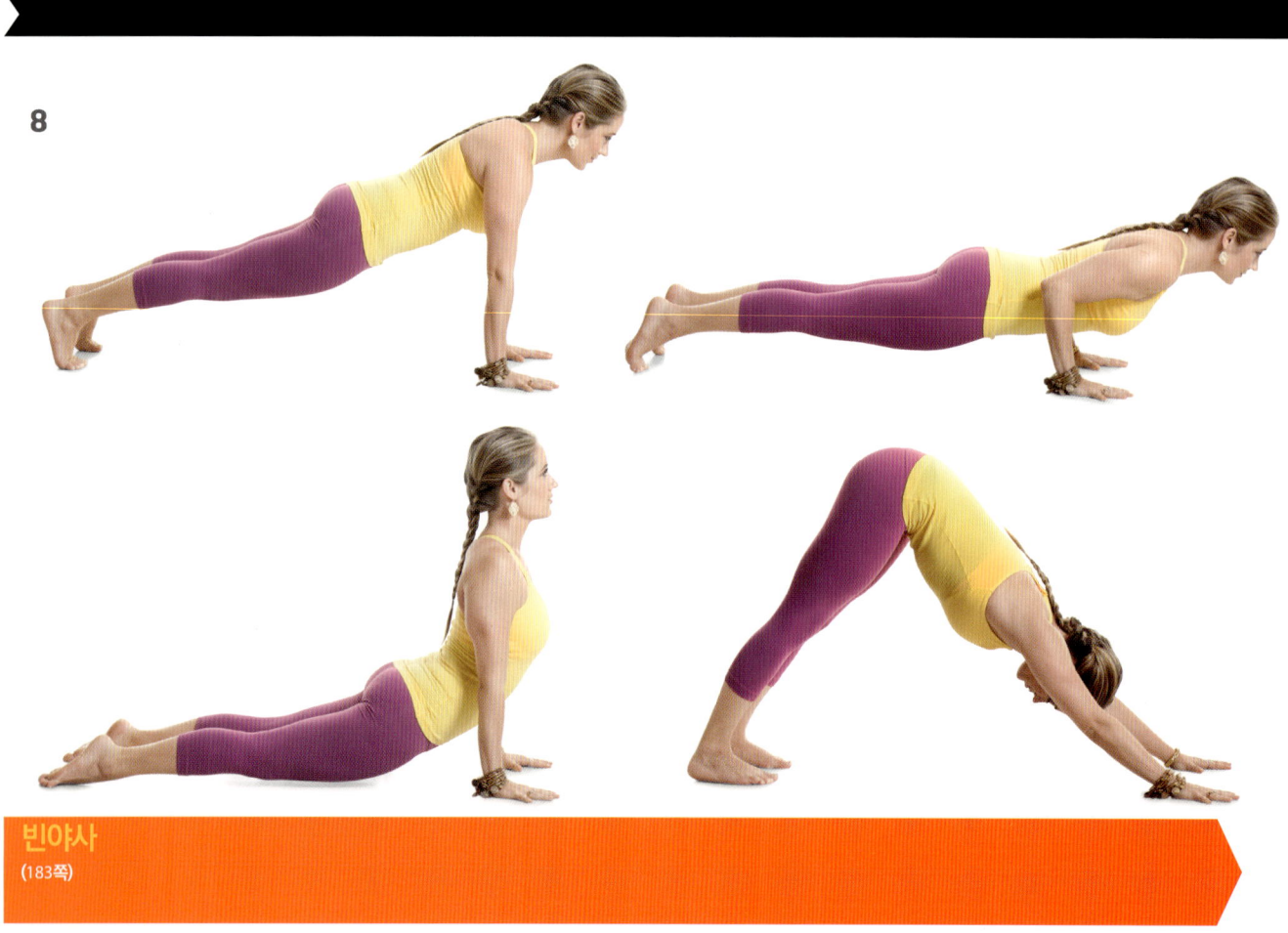

빈야사
(183쪽)

Chapter 6

9

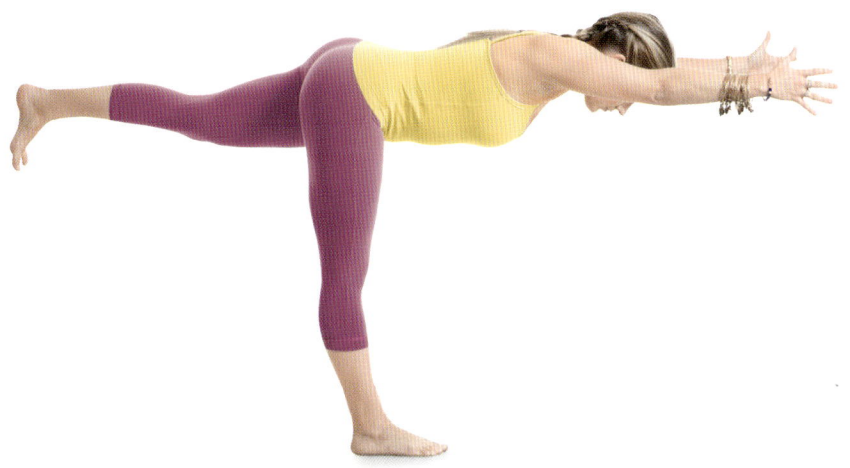

전사 III
(72쪽)

엉덩이

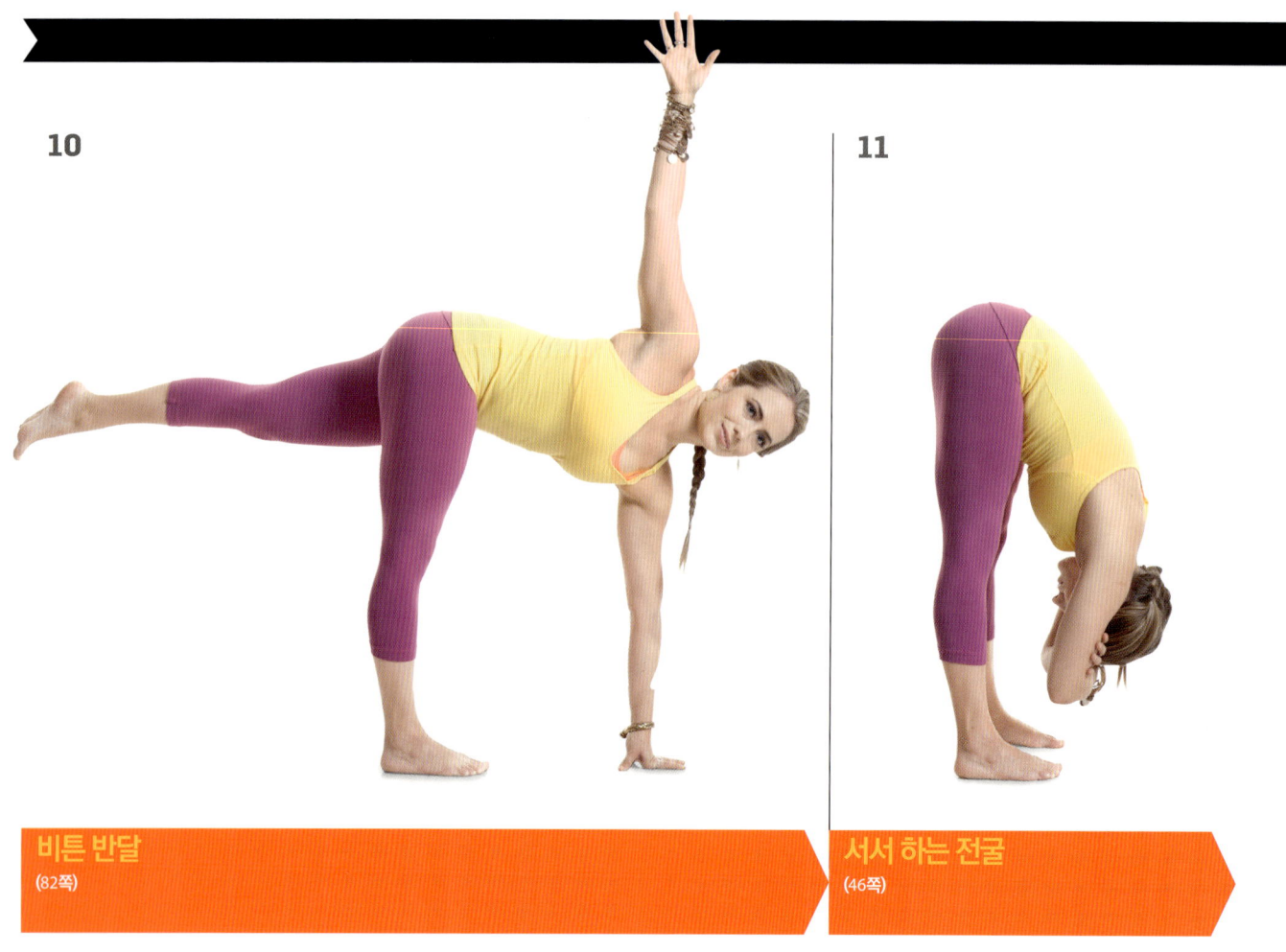

10

비튼 반달
(82쪽)

11

서서 하는 전굴
(46쪽)

Chapter 6

12

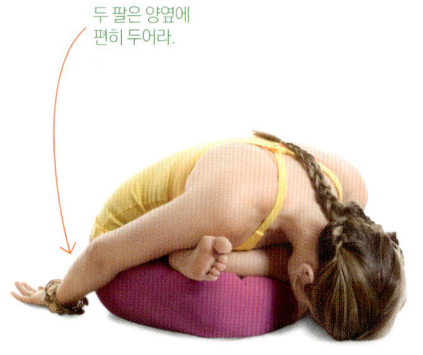

두 팔은 양옆에 편히 두어라.

접힌 쌍비둘기
쌍비둘기(107쪽) 자세에서 두 팔을 뒤로 한 다음 이 동작으로 변형하라.

13

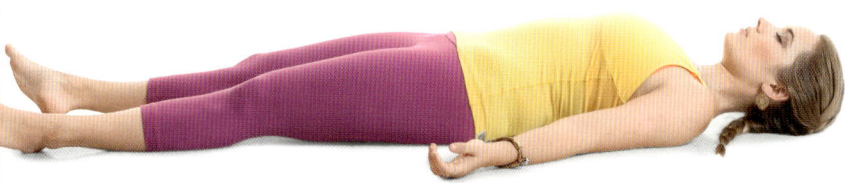

사바아사나(송장)
(149쪽)

CHAPTER 7
건강을 위한 요가

치어스! 친-친! 살룻! 캄파이! 요가!

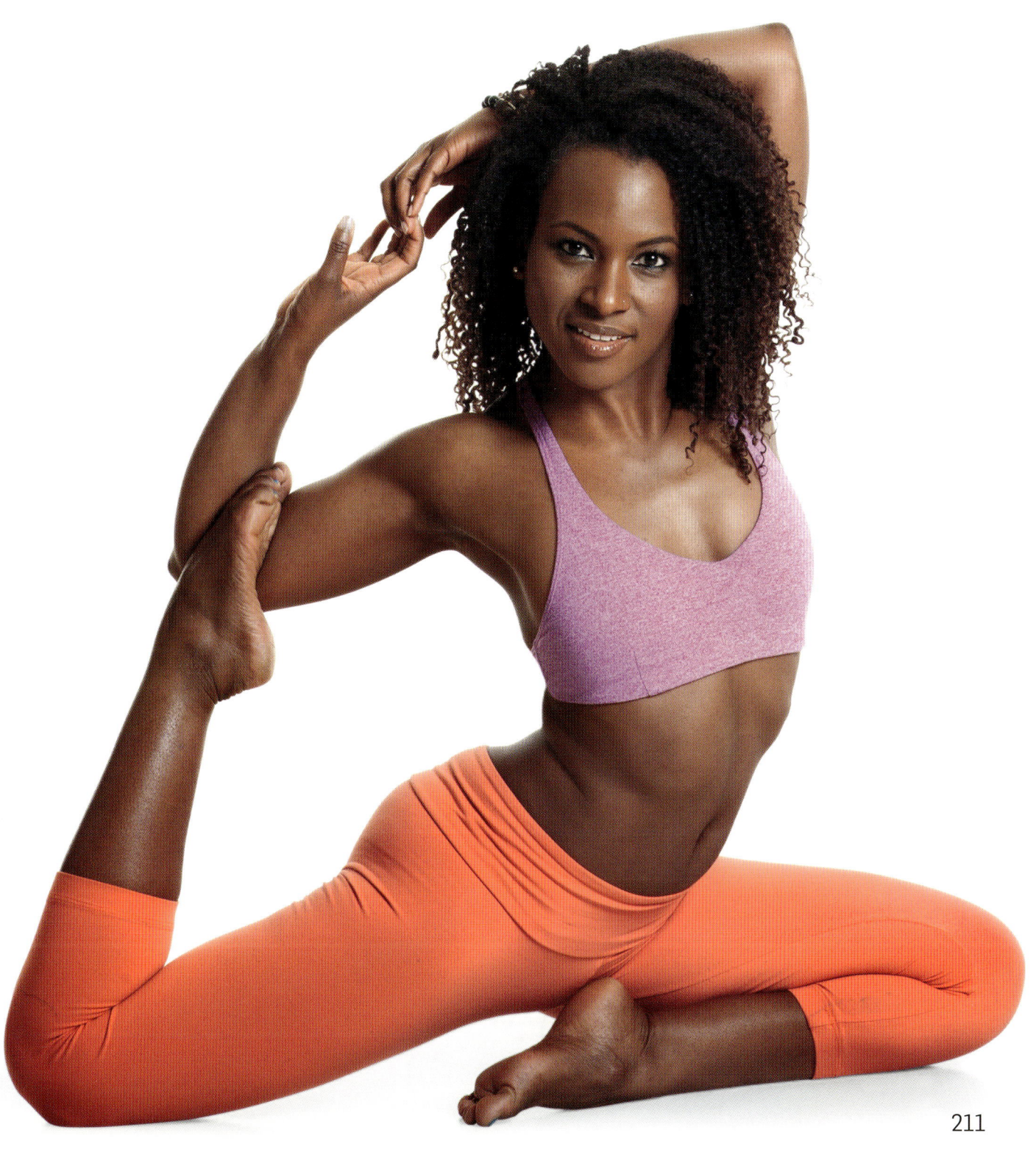

건강의 원천인 요가를 위해 건배!

이 장은 가장 건강한 당신의 모습에 바치는 축배이다. 기운을 북돋우는 이 루틴들은 몸속 가장 어두운 구석에까지 상쾌한 숨결을 전달하고 당신의 기분에 활력, 행복, 온전함을 더해준다. 소화를 돕고, 의기소침할 때 기운을 북돋우고, 꿈에 그리던 명품 구두를 신고도 편안히 걸어 다닐 수 있게 해준다.

「대체보완의학 저널」에 실린 한 연구는 요가의 다양한 건강 개선 효능을 다른 유형의 운동과 비교한 12개의 선행연구를 검토했다. 그 결과, 요가는 적어도 다른 유형의 운동만큼 건강 개선에 효과적이었다. 기분을 좋게 해주는 것은 당연하다!

이 장에서는 흔히 발생하는 건강 문제들을 선별해 이에 맞춘 요가 동작들을 소개한다. 장담하건대, 이 동작들이 당신 몸의 균형을 회복하고 통증을 없앨 것이다. 다만 만성질환은 완치까지 시간이 걸리는 법이니 인내심을 가져라. 반복되는 문제를 해결하려면 일주일에 여러 번 루틴을 수행해야 한다.

Chapter 7

건강 개선에 집중한 연속동작으로 통증에서 해방되기

손목터널 증후군(214쪽)
등 뒤에서 균형 잡은 안잘리 무드라
손가락 스트레칭
파다 앙구스타아사나 Pada Angustasana
돌고래
소 얼굴
독수리
손바닥 뒤집어 무릎 꿇고 스트레칭
Reverse-Palm Knee Stretch
다리

허리 통증(218쪽)
가볍게 척추 비틀기
편안히 앉아 전굴 Comfortable Seat Forward Fold
아래로 향한 개
비틀며 아래로 향한 개 Twisted Downward Facing Dog
삼각
아기 자세
비틀어 무릎 향해 머리 숙이기
누워서 엄지발가락 잡기
사바아사나

숙취(226쪽)
가볍게 앉아 비틀기
서서 하는 전굴 자세에서 비틀기
태양경배 A
태양경배 B
비튼 의자
사이드 앵글에서 비튼 초승달
Side Angle Revolved Crescent

앉은 전굴
무릎 향해 머리 숙이기

두통(230쪽)
앞발을 뻗은 강아지 자세 Extended Puppy Pose
블록을 활용해 아래로 향한 개
Downward Facing Dog with Block
서서 하는 전굴
무릎 향해 머리 숙이기
앉은 전굴
사바아사나

시차(234쪽)
태양경배 A
엄지발가락 잡고 서기
돌고래
머리로 서기
낙타
와일드 싱
벽에 다리 올리기

소화(238쪽)
주먹을 아랫배에 갖다 댄 아기 자세
Child's Pose with Fists at Low Belly
산 자세에서 옆구리 스트레칭
Mountain with Side Stretch
반달
전사Ⅲ
비튼 반달

비튼 삼각
누워서 비틀기 Reclined Twist
누워서 다리 모아 비틀기

에너지(242쪽)
스트레칭 Stretch
척추 굴리기 Spine Roll
코를 향해 무릎 숙이기
에고 뿌리 뽑기 Ego Eradicator

하이힐(248쪽)
다리를 꼬아 서서 하는 전굴 Standing Forward Fold with Crossed Legs
발볼로 서서 산 Mountain on Balls of Feet
발볼로 서서 의자 Chair on Balls of Feet
누워서 엄지발가락 잡기 3단계

손목터널 증후군

손목터널 증후군은 손과 손목에 아리고 저린 느낌과 통증을 유발한다. 컴퓨터 키보드를 오래 두드리는 사람들에게서 자주 발생한다(스마트폰 중독자들도 조심해야 한다!) 안타깝게도 요즘 사람들은 하루 종일 컴퓨터와 스마트폰을 사용하다 보니 이 증후군에서 자유로울 수 없다. 그러나 다행히도 요가가 우리를 구해줄 것이다! 1988년 「미국의학협회 저널」에 실린 연구에 따르면, 두 달간 격주로 11개의 요가 자세를 수행한 사람들은 요가를 하지 않은 집단보다 악력이 강해졌고 손과 손목의 통증이 감소했다. 그렇다고 섣불리 물구나무서기에 도전하는 것은 무모한 짓이다!

플랭크나 아래로 향한 개 자세에서 손목은 상당한 압박을 받는다. 이제 소개할 변형 동작과 자세들로 손목 힘을 회복하라. 머지않아 손을 짚는 동작들을 아무런 고통 없이 해낼 수 있을 것이다.

팁

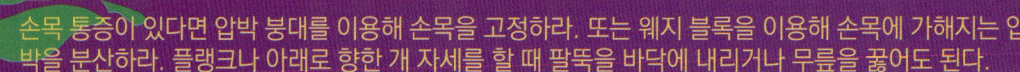

손목 통증이 있다면 압박 붕대를 이용해 손목을 고정하라. 또는 웨지 블록을 이용해 손목에 가해지는 압박을 분산하라. 플랭크나 아래로 향한 개 자세를 할 때 팔뚝을 바닥에 내리거나 무릎을 꿇어도 된다.

Chapter 7

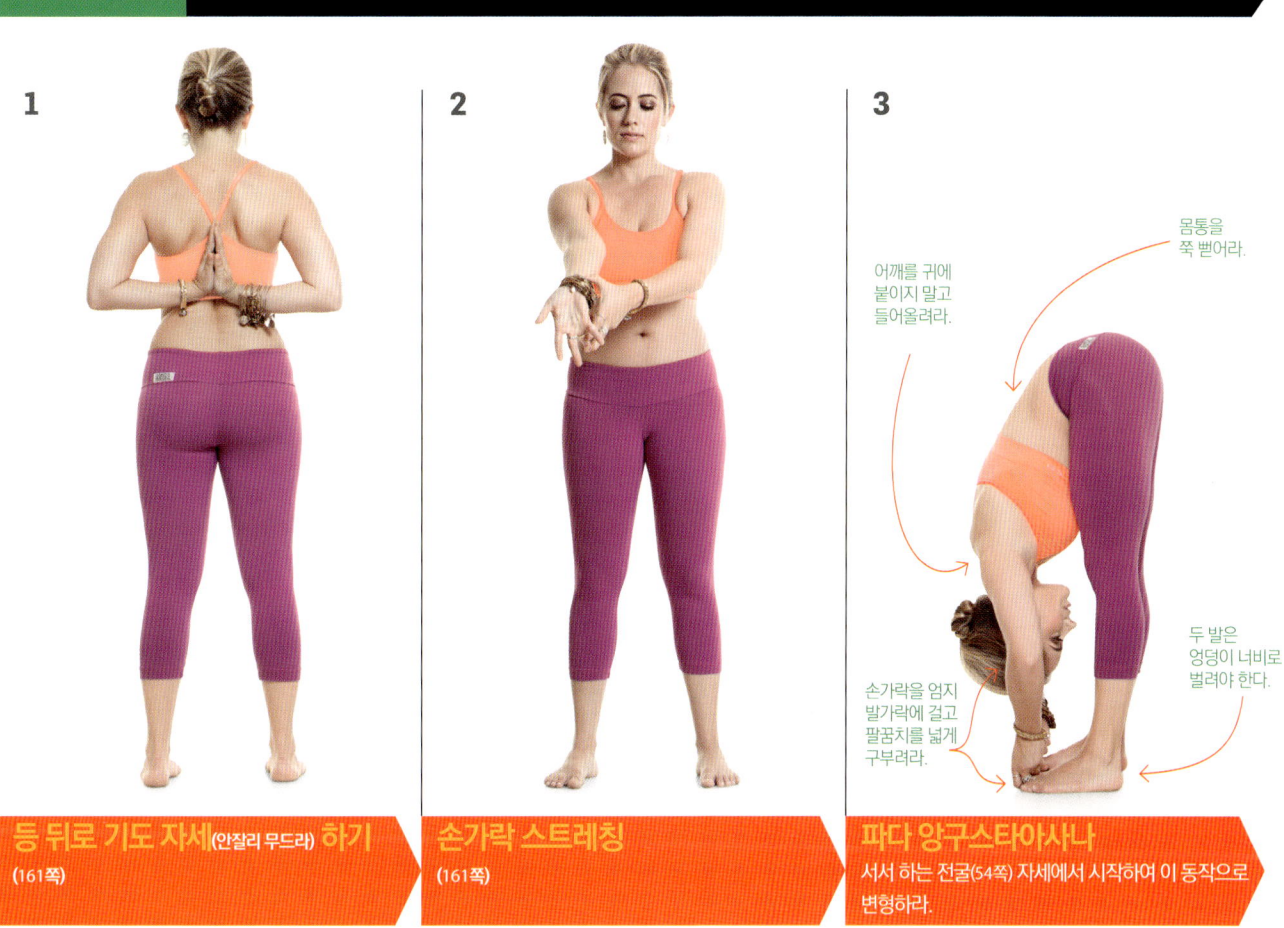

1 등 뒤로 기도 자세(안잘리 무드라) 하기
(161쪽)

2 손가락 스트레칭
(161쪽)

3 파다 앙구스타아사나
서서 하는 전굴(54쪽) 자세에서 시작하여 이 동작으로 변형하라.

- 어깨를 귀에 붙이지 말고 들어올려라.
- 몸통을 쭉 뻗어라.
- 손가락을 엄지발가락에 걸고 팔꿈치를 넓게 구부려라.
- 두 발은 엉덩이 너비로 벌려야 한다.

손목터널 증후군

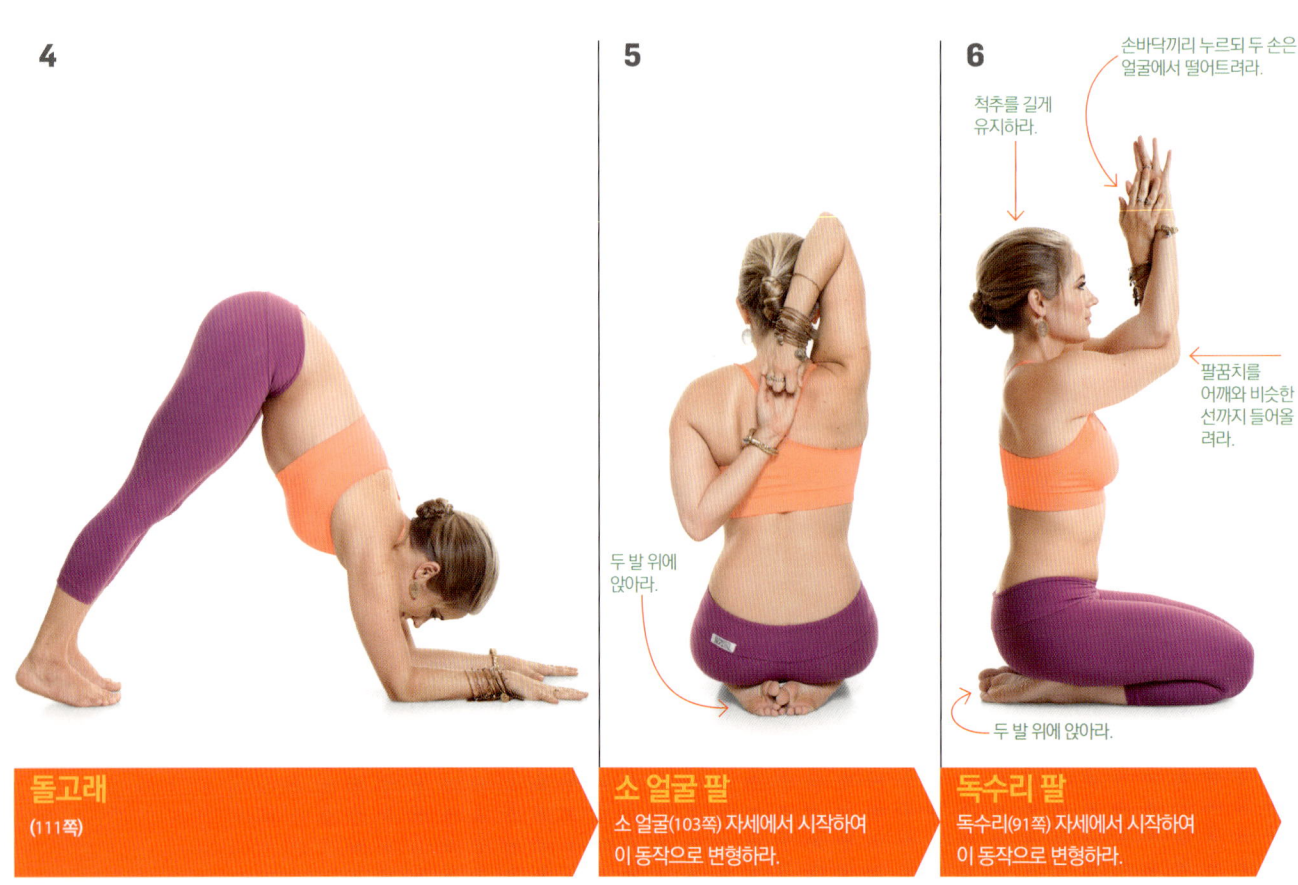

Chapter 7

7

엉덩이를 무릎쪽으로
쌓아올린다는 느낌으로 하라.

가슴을 앞으로
당겨라.

손가락을 바깥쪽으로 돌려라. 손가락이
최대한 무릎과 마주볼 때까지 돌려라.

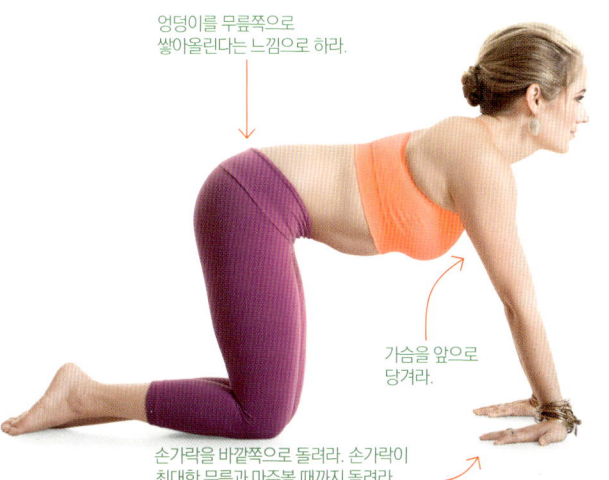

손목 반대로 해서 스트레칭
소와 고양이(69쪽) 자세로 시작한 다음, 이 동작으로 변형하라.

8

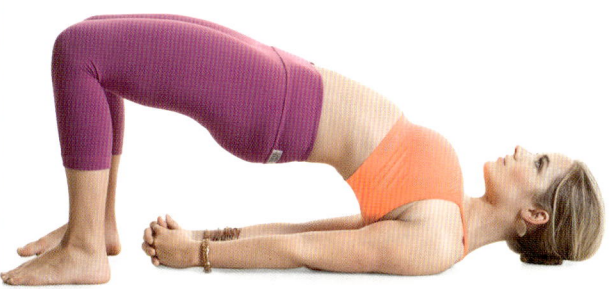

브릿지
(134쪽)

허리 통증

나는 지금까지 젊고 활동적인 사람부터 나이가

지긋해 몸이 약해진 사람들까지 다양한 학생들에게 요가를 가르쳤다. 이들이 공통적으로 호소하는 문제는 바로 허리 통증이었다. 허리를 너무 많이 쓰거나 적게 쓸 경우, 좋지 않은 자세로 있거나 코어 힘이 부족할 경우, 허리 통증은 발생한다. 2009년 「보건의료 대체의학」에 실린 연구는 경증부터 중증까지의 만성 허리 통증을 겪는 성인 30명을 대상으로 요가의 효능을 실험했다. 무작위로 참여자들을 두 집단으로 나눈 다음 한 집단에게 12주간 매주 하타 요가 수업을 듣도록 했고, 나머지 집단에게는 수업 대기 명단에만 이름을 올리도록 했다. 이 기간 동안 두 집단은 보통 수준의 병원 진료를 병행했다. 12주 후 요가 집단의 평균 통증 지수는 10점 만점 중 6.7에서 4.4로 감소했다. 반면 대기 명단 집단의 통증 지수는 7.5에서 7.1로 떨어지는 것에 그쳤다. 게다가 요가 집단은 병원 진료를 받는 횟수가 눈에 띄게 줄어들었다.

　여기 소개된 자세들은 허리의 힘과 유연성을 강화해 통증을 줄이고, 심지어 통증의 원인을 아예 제거할 수도 있다. 몸을 숙이는 자세에서 무릎을 살짝 구부리고, 몸을 과도하게 스트레칭하지 않도록 유의하라! 몸을 유연하게 하는 것은 좋지만, 근육을 팽팽히 당겨 적절히 자극을 가하는 것과 지나치게 늘여 고통을 유발하는 것은 엄연히 다르다. 소파에 삐딱하게 눕는 버릇이 있다면 등받이 쿠션 등으로 허리를 받치고 앉아라. 또 앉을 때 엉덩이를 바닥에 붙이고 코어 근육에 힘을 줘 상체를 똑바로 세우는 습관을 길러라.

팁

천연 통증완화제를 활용해보자. 아르니카는 꽃 추출물로 만들어진 크림 또는 젤 성분의 항염제다. 운동 전후에 아르니카를 바르고 엡솜솔트 입욕제를 풀어 목욕하기를 추천한다.

Chapter 7

1

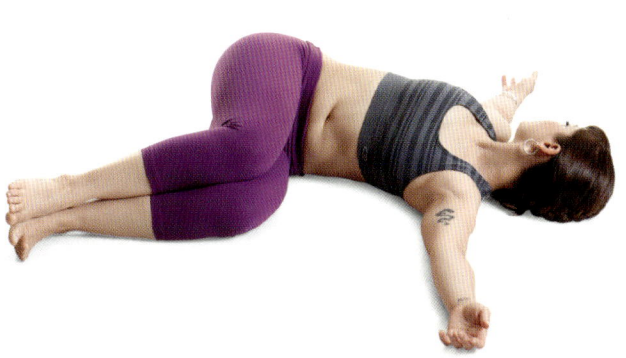

가볍게 척추 비틀기
(109쪽)

2

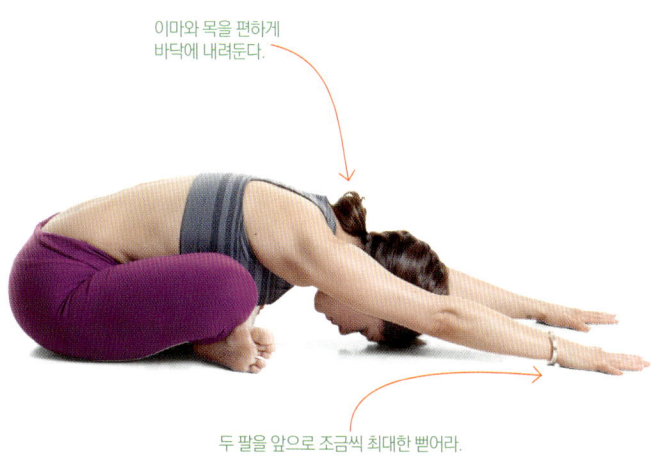

이마와 목을 편하게
바닥에 내려둔다.

두 팔을 앞으로 조금씩 최대한 뻗어라.

앞으로 숙이며 편안히 앉기
편안히 앉기(93쪽) 자세에서 이 동작으로 변형하라.

허리 통증

3

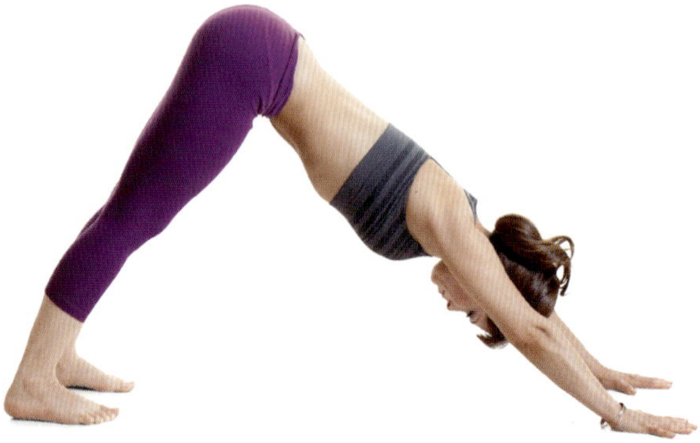

아래로 향한 개
(68쪽)

4

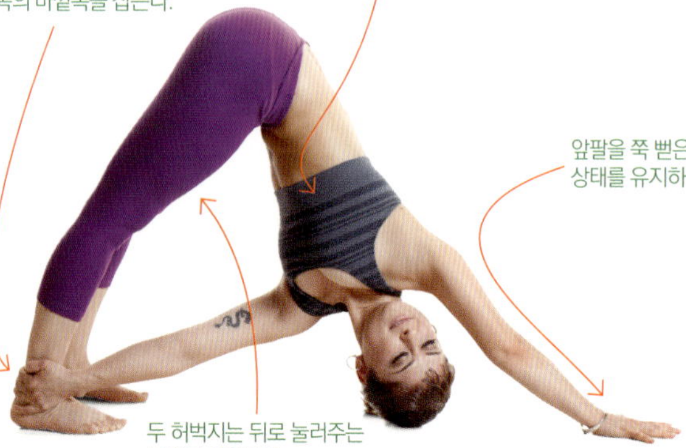

갈비뼈를 열어준다.

반대쪽 손으로 다리나
발목의 바깥쪽을 잡는다.

앞팔을 쭉 뻗은
상태를 유지하라.

두 허벅지는 뒤로 눌러주는
상태를 유지하라.

아래로 향한 개 비튼 자세
아래로 향한 개(68쪽) 자세에서 이 동작으로 변형하라.

Chapter 7

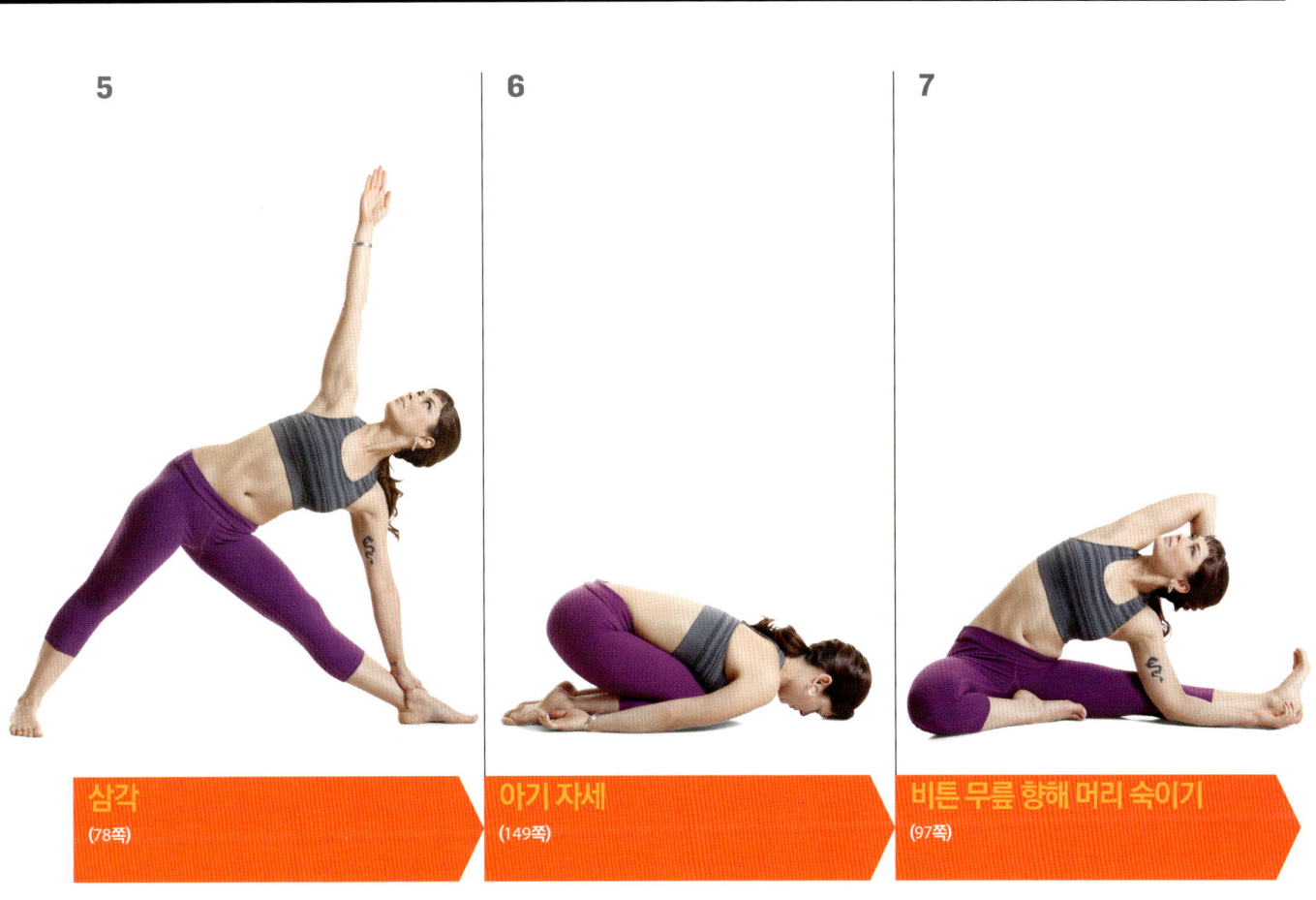

5 삼각 (78쪽)

6 아기 자세 (149쪽)

7 비튼 무릎 향해 머리 숙이기 (97쪽)

허리 통증

8

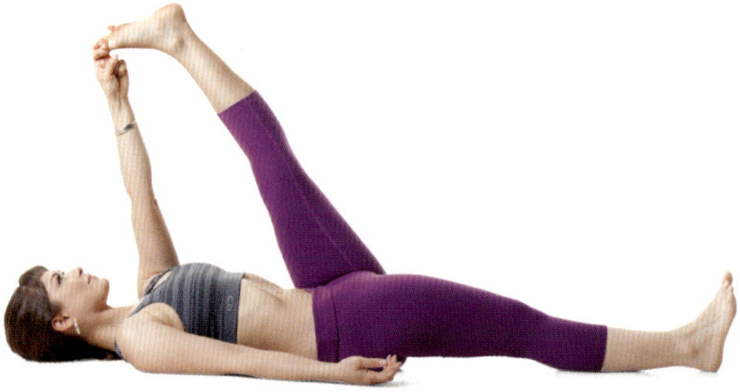

누워서 엄지발가락 잡기
(146쪽)

9

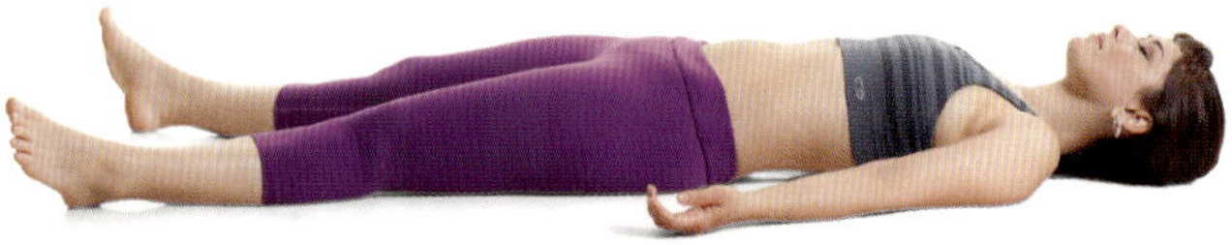

송장 (사바아사나)
(149쪽)

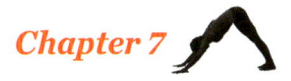

맥켄지 밀러 이야기
MACKENZIE MILLER

맥켄지는 워싱턴주 시애틀에서 활동하는 공인 퍼스널 트레이너이자 요가 강사이다. 요가를 할 때 그녀가 느끼는 기분은 '행복'이란 단어로 압축된다. 그녀는 대학 때 요가를 시작하자마자 매료됐다. 경쟁을 즐기는 성격 덕에 요가를 연습할 때에도 자신의 한계를 시험하며 꾸준히 실력을 늘릴 수 있었다. 처음에는 몸을 단련할 수 있다는 점에 끌려 요가에 입문했으나, 나중에는 정신적 이점을 위해 요가를 계속했다. 이제 그녀는 몸에서 마음에 드는 부분과 그렇지 않은 부분을 오롯이 받아들이게 됐고, 예전보다 정서적으로 안정적인 사람이 됐다. 그녀는 요가를 할 때면 몸과 마음을 새롭게 하는 '전환' 버튼을 누르는 것만 같다고 말한다.

맥켄지는 로스앤젤레스에서 캐스린 뷰딕, 비니 마리노Vinnie Marino, 애니 카펜터Annie Carpenter의 지도를 받아 요가를 시작

> "요가만큼 효과가 뚜렷한 운동은 없었습니다. 요가 자세에 실패했을 때 나 자신에 대해 가장 많은 것을 깨우쳤습니다. 우리는 실패를 통해 교훈을 얻고, 그 실패를 훌훌 털어버린 다음 웃으며 다시 도전해야 합니다. 요가 수행은 제 몸과 마음을 행복하게 해줍니다."

했다. 이후 시애틀로 자리를 옮긴 후 티파니 크룩생크의 '200시간 파워 빈야사 강사 훈련' 프로그램을 수료했다. 맥켄지의 요가 수업은 신나는 음악과 더불어 근력, 균형감각, 유연성 강화법을 신중히 접목한 독창적인 연속동작으로 가득하다.

mackenziemilleryoga.com

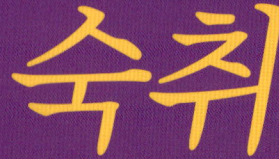

숙취

다들 한 번쯤 경험해보았을 것이다.

친구들과 술을 '딱 한 잔만'만 마시기로 해놓고 결국 서너 병을 비우고 말았던 경험, 정말 별로인 소개팅 상대도 칵테일을 몇 잔 마시고 나니 꽤 괜찮아 보였던 경험 말이다. 그런가 하면 우리는 피로연, 야외 파티, 생일 파티에 가서 여전히 대학생처럼 놀려고 애쓴다. 문제는 어느 누구도 숙취를 계획하지는 않는다는 사실이다. 과음한 다음 날, 우리는 울렁거리는 속과 지끈거리는 머리를 부여잡고 비틀거리면서, 또 하나의 '흑역사'에 괴로워한다. 안타깝게도 이를 피할 묘수는 없다. 이런 경우 당신에게는 다음과 같은 선택지가 있다.

　1. 얼린 주머니를 얼굴에 올린다. 이불 속에 몸을 파묻은 채 숨만 겨우 쉰다. 하루 종일 누워 따분한 TV 프로그램을 본다.
　2. 기름진 음식과 커피로 해장한다(아직도 이 방법을 믿는 사람들이 있기는 할까?)
　3. 이쯤 되면 예상했겠지만, 요가 디톡스를 준비하자! 몸 안의 알코올을 배출해 몸을 정화할 수 있다. 처음 20분 동안에는 죽을 맛이겠지만 조금만 참아라. 다 마치고 나면, 새 사람이 되어 있을 것이다.

　숙취의 고통을 극복하기 위한 쉬운 자세 몇 가지를 소개하겠다.

팁
코코넛 워터는 맛있을 뿐 아니라 칼륨이 풍부하고 과음 후 수분 보충에 아주 좋다. 잠들기 전 코코넛 워터를 한두 잔 마시고, 일어나서 코코넛 물을 이용해 스무디를 만들어 마셔라. 두통과 작별할 수 있다!

Chapter 7

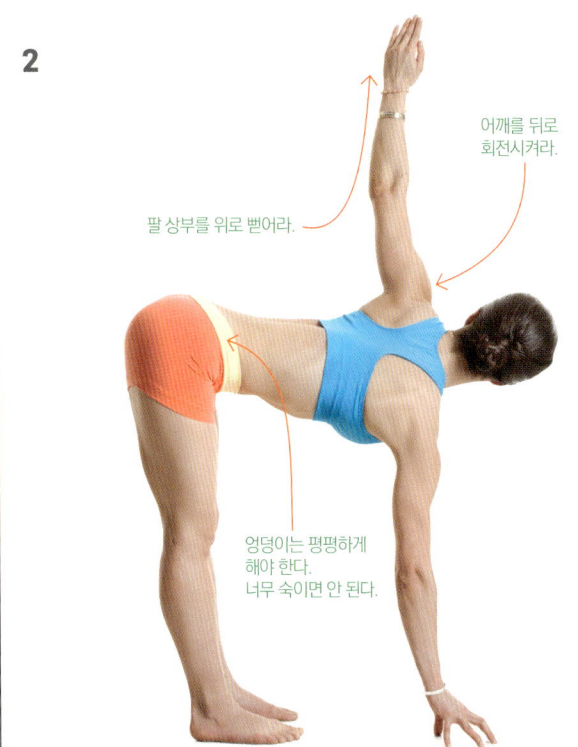

1

가볍게 앉아 비틀기
(156쪽)

2

어깨를 뒤로 회전시켜라.

팔 상부를 위로 뻗어라.

엉덩이는 평평하게 해야 한다.
너무 숙이면 안 된다.

서서 하는 전굴 자세에서 비틀기
서서 하는 전굴 자세(46쪽)에서 시작하여 이 동작으로 변형하라.

숙취

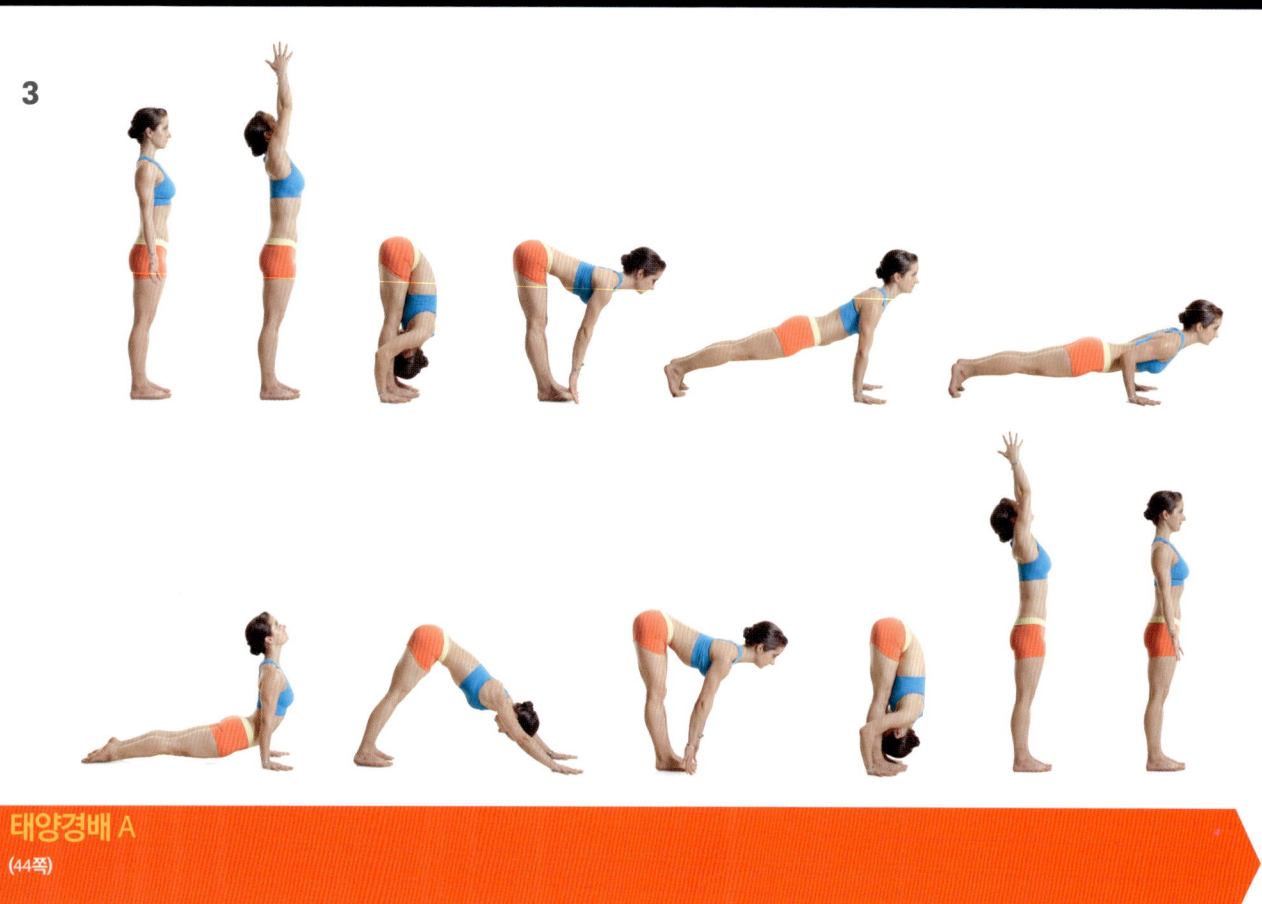

태양경배 A
(44쪽)

Chapter 7

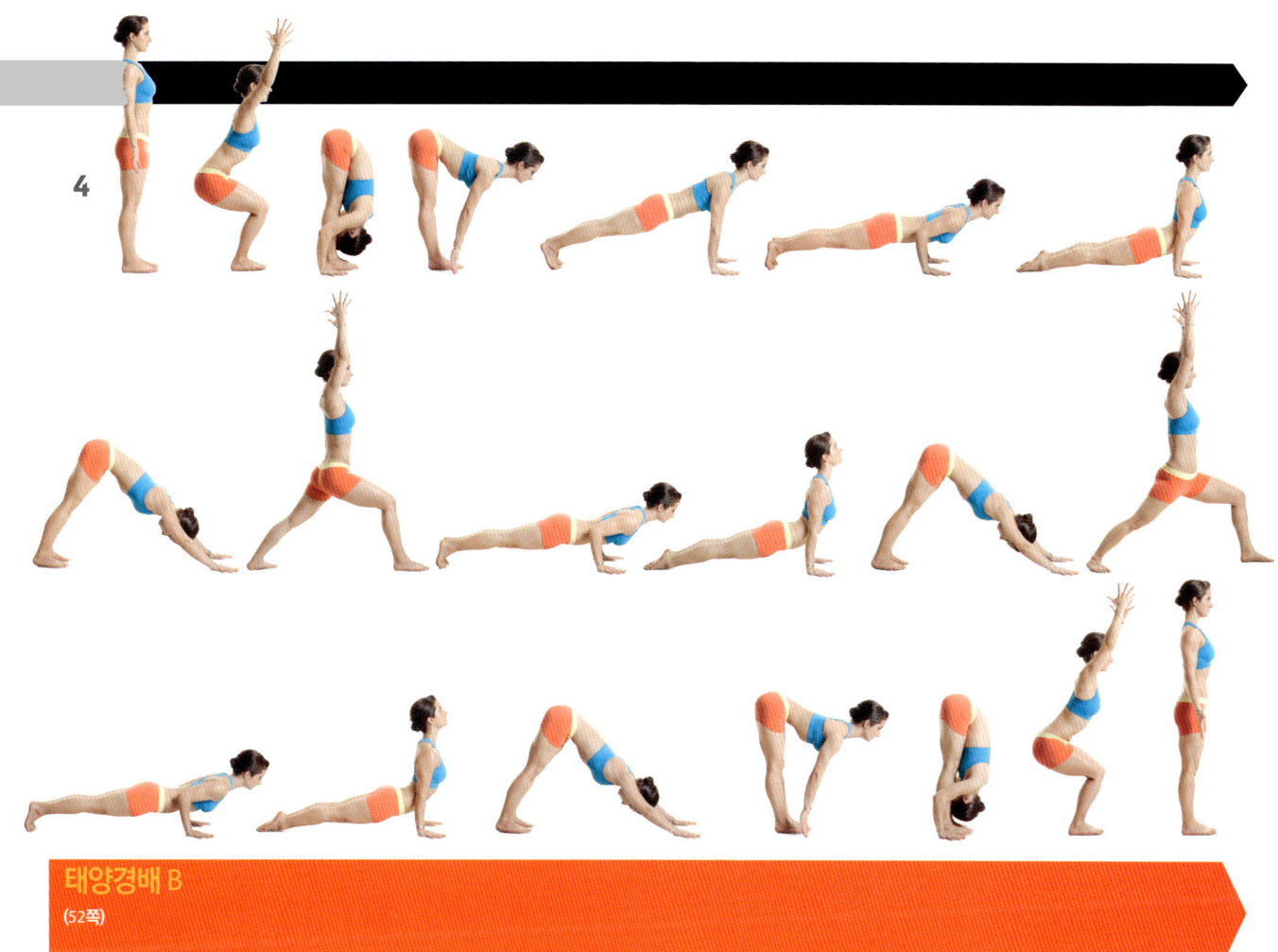

4

태양경배 B
(52쪽)

숙취

5

비튼 의자
(89쪽)

6

비튼 사이드 앵글 초승달
(77쪽)

Chapter 7

7

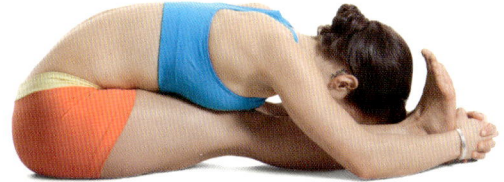

앉은 전굴
(95쪽)

8

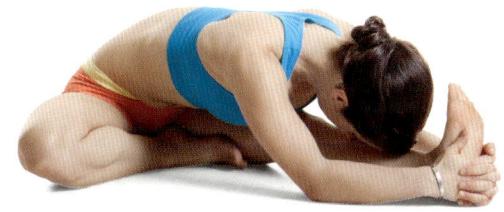

무릎 향해 머리 숙이기
(96쪽)

두통

평소 아주 온화하던 사람도 편두통의 습격을 받으면 벌컥 신경질을 내게 된다. 눈만 깜빡여도 아픈 두통에 시달리는 사람에게 웰빙은 머나먼 얘기다. 해결할 방법도 마땅치 않다. 기껏 해야 어두운 방에 들어가 냉찜질을 하며 잠을 청하는 정도다. 요가는 편두통이 시작되려 할 때 그 통증을 놀랍게 줄여주며 앞으로 다가올 편두통을 예방한다. 인도의 한 연구진은 편두통 환자 72명에게 석 달간 요가 테라피를 받게 했다. 그러자 환자들의 편두통 발병 빈도가 눈에 띄게 감소했다.

　이제 편두통 때문에 성질을 부려 미안하다는 변명을 늘어놓지 않아도 된다. 여기 나오는 자세들을 연습하면 두통이 사라져 판단력을 되찾을 수 있다.

팁
라벤더가 들어 있고 실크 재질로 만들어진 안대를 추천한다. 라벤더는 진정 효과가 뛰어나고, 실크는 머리가 지끈거릴 때 차분하게 해준다.

Chapter 7

1

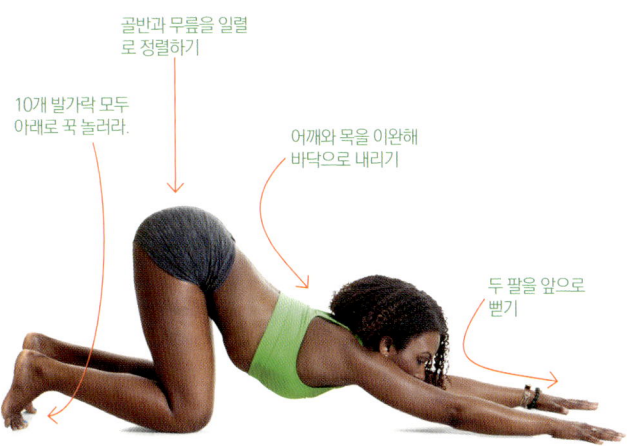

- 10개 발가락 모두 아래로 꾹 눌러라.
- 골반과 무릎을 일렬로 정렬하기
- 어깨와 목을 이완해 바닥으로 내리기
- 두 팔을 앞으로 뻗기

쭉 뻗은 강아지
강아지(156쪽) 자세에서 시작하여 이 동작으로 변형하라.

2

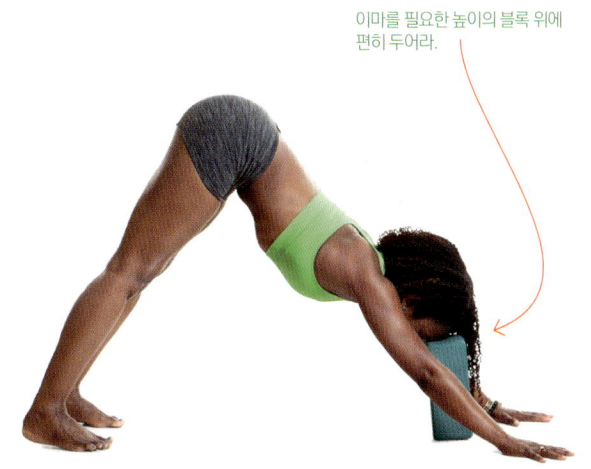

- 이마를 필요한 높이의 블록 위에 편히 두어라.

블록을 이용한 아래로 향한 개 자세
아래로 향한 개(68쪽) 자세에서 시작하여 이 동작으로 변형하라.

231

두통

3

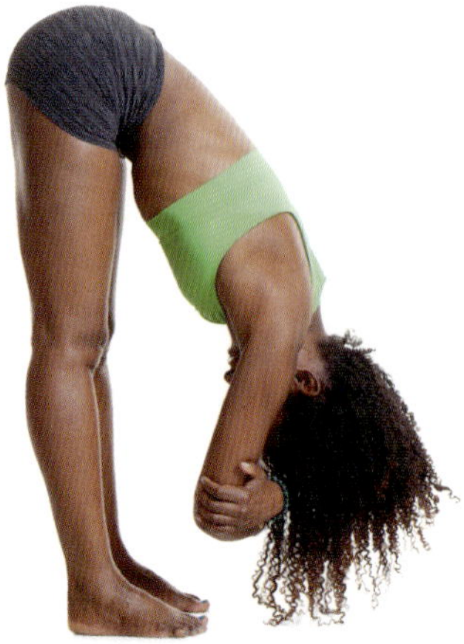

서서 하는 전굴
(46쪽)

4

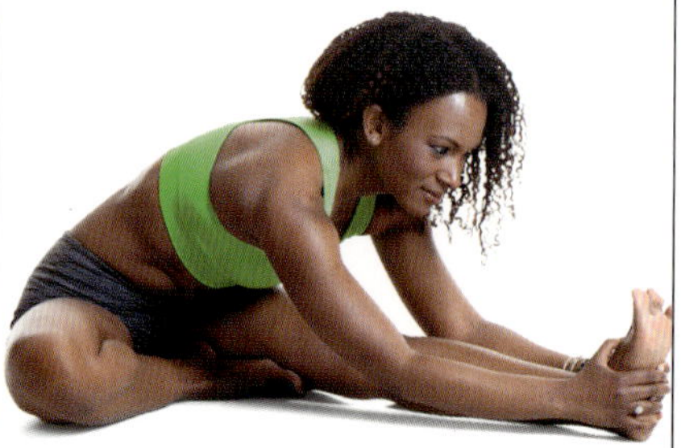

무릎 향해 머리 숙이기
(96쪽)

5

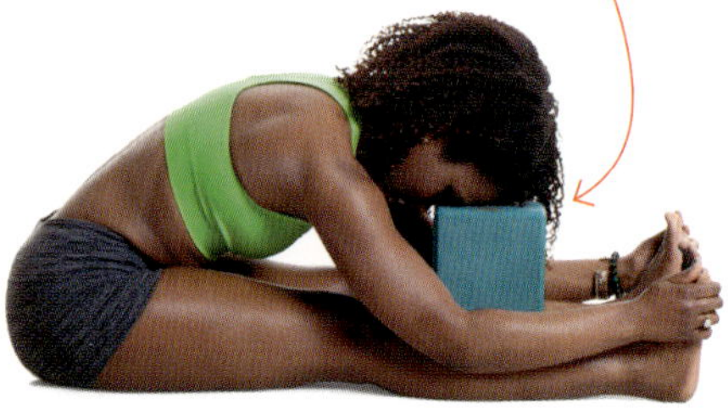

머리를 다리에 기대지 말고 다리 사이에 있는 블록 위에 올려두어라.

블록을 이용한 앉은 전굴
앉은 전굴(95쪽) 자세에서 시작하여 이 동작으로 변형하라.

Chapter 7

6

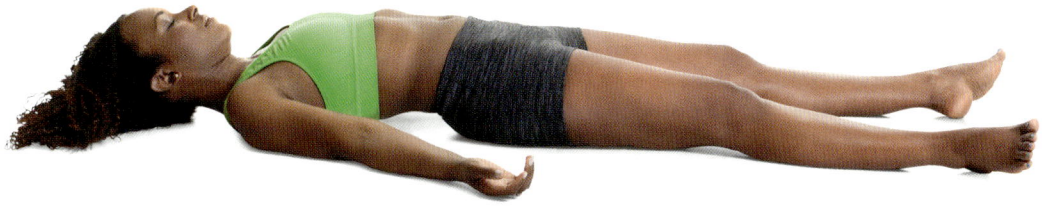

송장(사바아사나)
(149쪽)

시차

나는 시차 적응의 달인이다. 어느 시간대에 있는지

무감각해질 만큼 출장을 자주 다니다 보니 이제는 어디서든 몸을 행복하고 건강하게 유지하는 것에만 집중한다. 장시간 비행하느라 몸을 움직이지 못할 때 요가는 반드시 필요하다. 비행 거리가 짧더라도 착륙 후 짧게 요가 루틴을 수행해 몸에 다시 시동을 걸면 좋다.

여기 나오는 자세들은 장시간 앉아 있느라 답답했던 근육을 늘여주고 나쁜 자세로 뭉친 등 윗부분의 근육을 풀어준다.

팁

1) 물을 많이 마셔라. 기내 공기는 아주 건조하기 때문에 탈수 증상이 나타날 수 있다. 가능하다면 물을 마실 때 전해질 알약을 넣어도 좋다.
2) 비행하는 동안 비강이 막힐 수 있으므로 코를 세척하는 네티 팟을 챙기자. (네티 팟은 티팟처럼 생긴 작은 기구를 말한다. 염수를 채워 넣은 다음 한쪽 콧구멍에 용액을 집어넣고 반대편 콧구멍으로 빼내 비강을 세척한다.)
3) 잠들기 전 섭취할 멜라토닌 수면보조제를 챙기자.
4) 숙소에 도착해 짐을 풀 때, 푹신한 호텔 베개가 당신을 유혹할지라도 낮잠에 빠지지 말라! 밖으로 나가 햇빛을 쐬고 몸을 움직이고 요가를 수행하면서 자연스럽게 수면 사이클을 회복하라.

Chapter 7

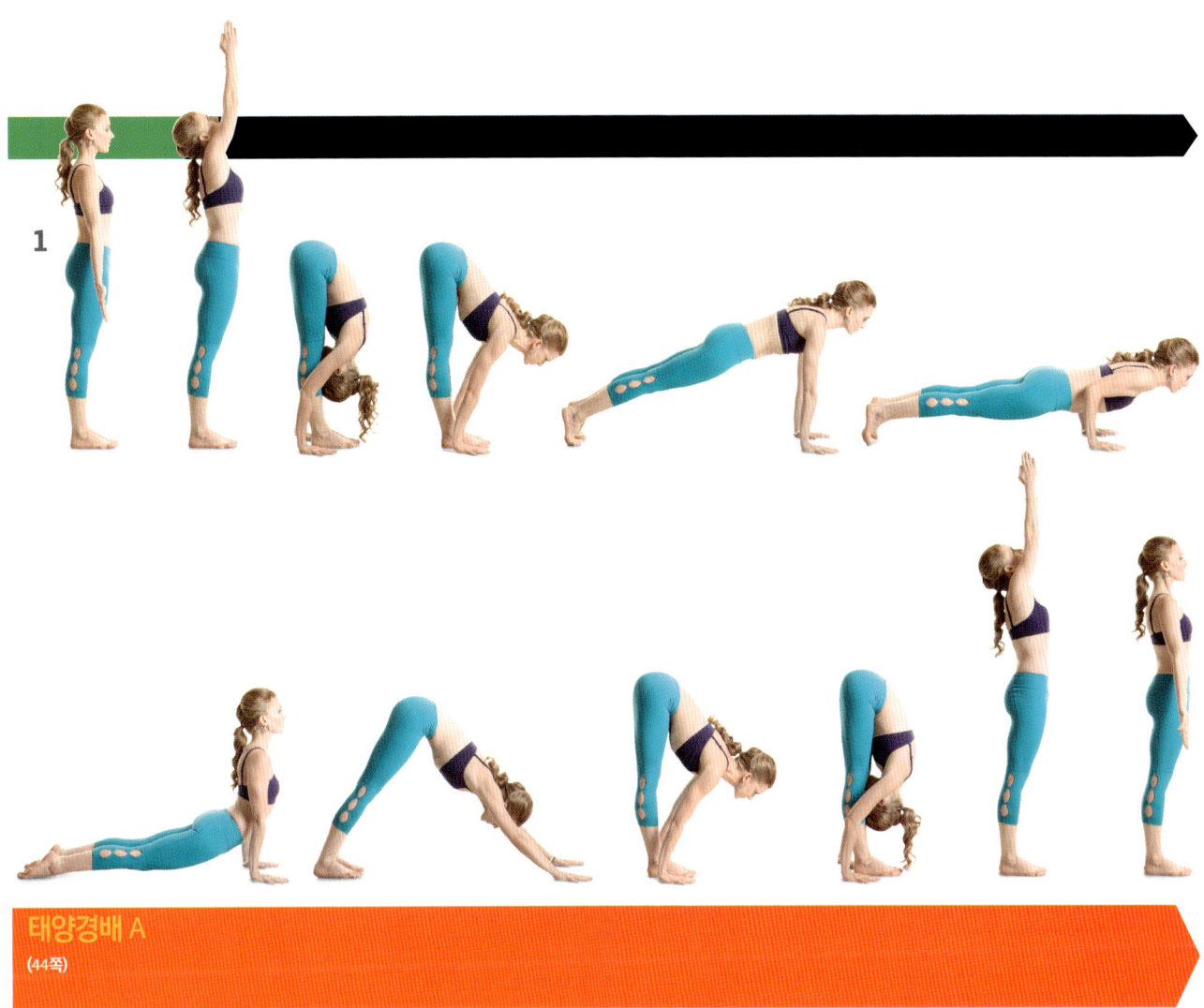

태양경배 A
(44쪽)

시차

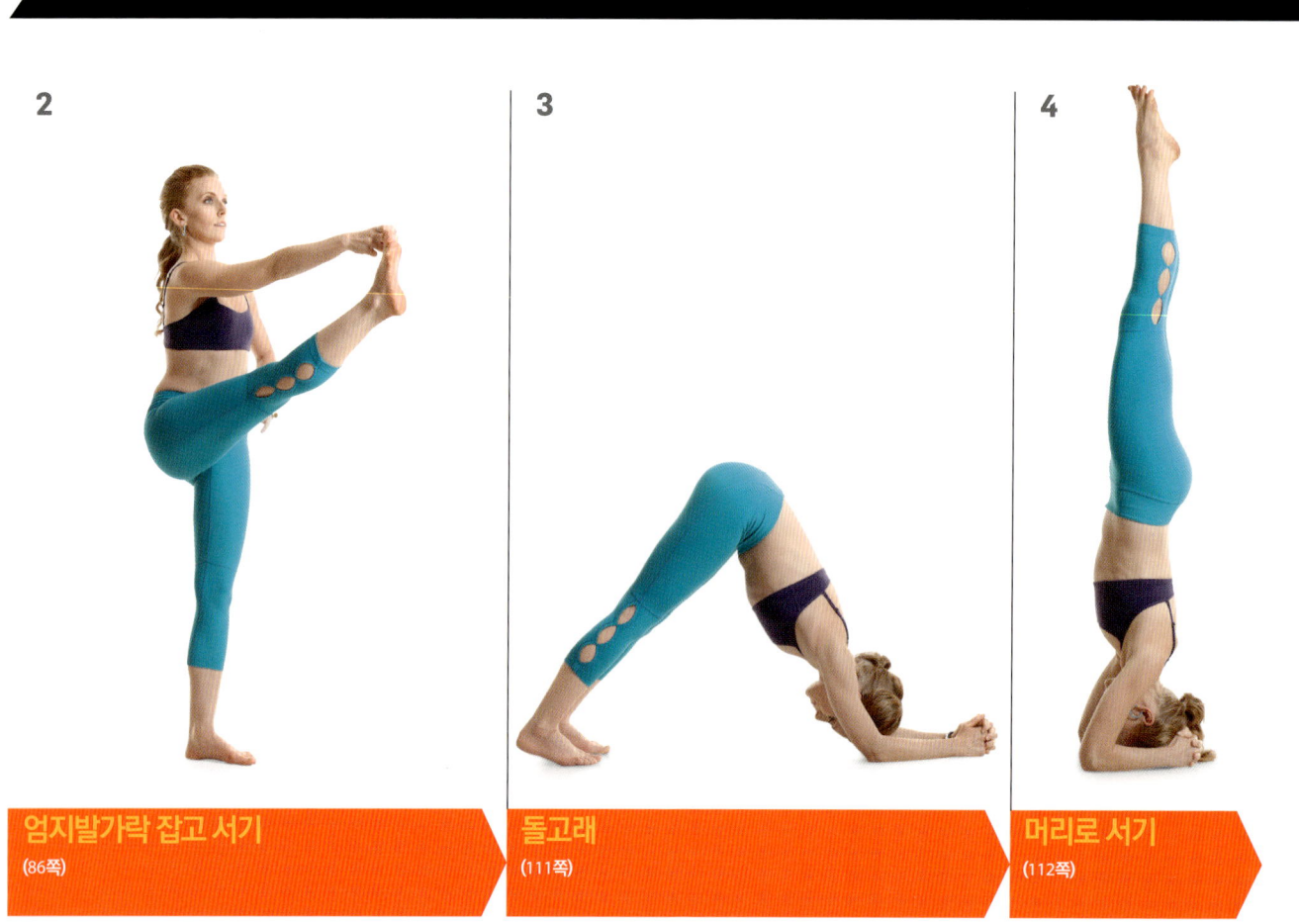

2 **엄지발가락 잡고 서기** (86쪽)

3 **돌고래** (111쪽)

4 **머리로 서기** (112쪽)

Chapter 7

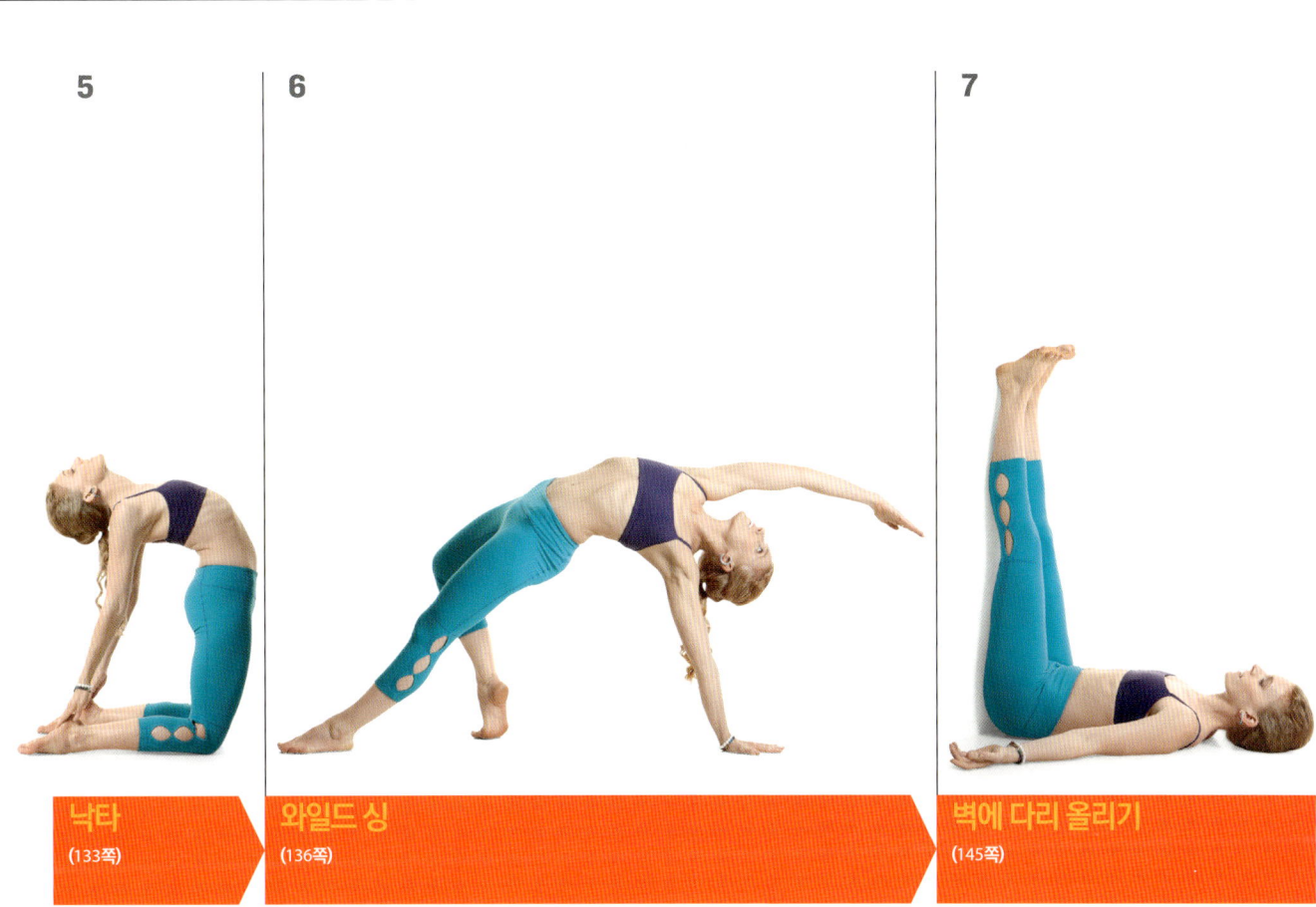

5
낙타
(133쪽)

6
와일드 씽
(136쪽)

7
벽에 다리 올리기
(145쪽)

소화

남자의 마음을 얻으려면 배부르게 먹이라는 말이

있다. 나는 이 말이 남녀를 불문하고 모두에게 적용된다고 생각한다. 맛있는 음식을 먹으면 누구나 기분이 좋아지니 말이다. 그러나 소화기관은 화려하고 자극적인 음식, 또는 낯선 음식이 들어오면 긴장한다. 이때 수분 섭취, 디톡스, 그리고 요가를 병행하면 몸의 시스템이 안정을 되찾아 탈이 난 배를 잠재울 수 있다. 특히 비틀기 자세는 내부 장기를 부드럽게 마사지하고 스폰지를 짜내듯 꽉 뒤틀어 아주 효과적으로 소화를 촉진한다. 그럼 이제 비틀기 자세를 함께 해보자!

팁
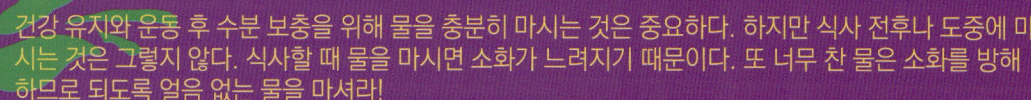
건강 유지와 운동 후 수분 보충을 위해 물을 충분히 마시는 것은 중요하다. 하지만 식사 전후나 도중에 마시는 것은 그렇지 않다. 식사할 때 물을 마시면 소화가 느려지기 때문이다. 또 너무 찬 물은 소화를 방해하므로 되도록 얼음 없는 물을 마셔라!

Chapter 7

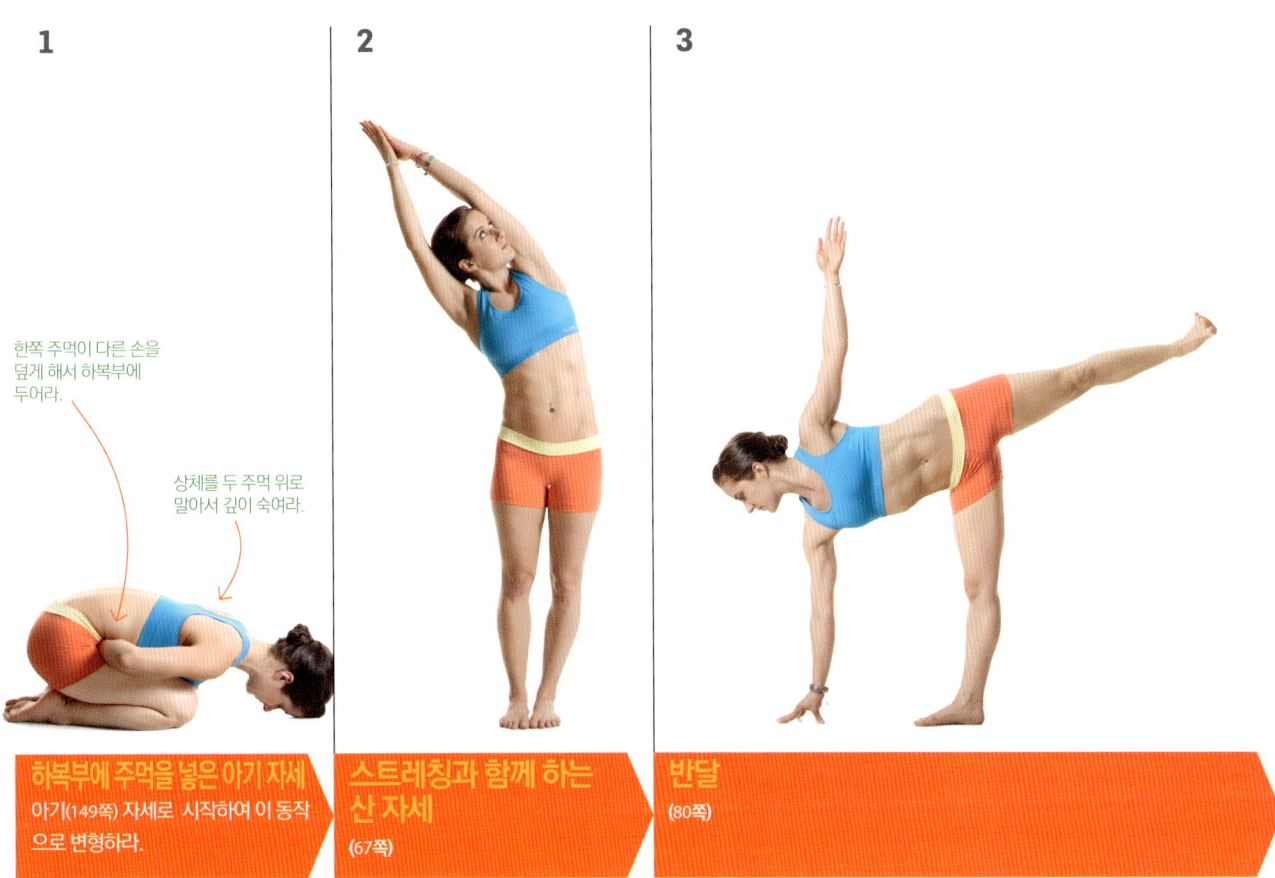

1
한쪽 주먹이 다른 손을 덮게 해서 하복부에 두어라.

상체를 두 주먹 위로 말아서 깊이 숙여라.

하복부에 주먹을 넣은 아기 자세
아기(149쪽) 자세로 시작하여 이 동작으로 변형하라.

2
스트레칭과 함께 하는 산 자세
(67쪽)

3
반달
(80쪽)

239

소화

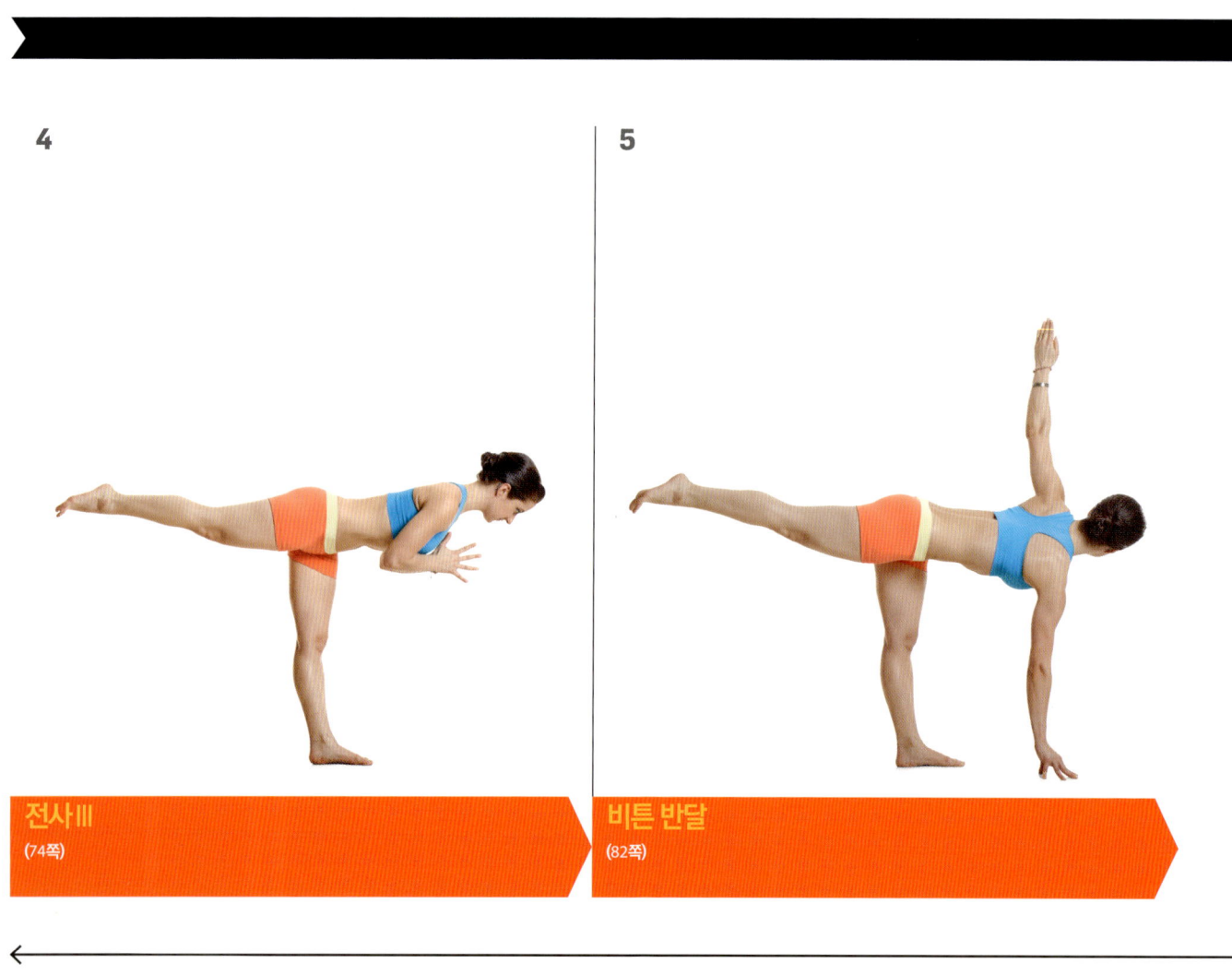

4 전사 III (74쪽)

5 비튼 반달 (82쪽)

Chapter 7

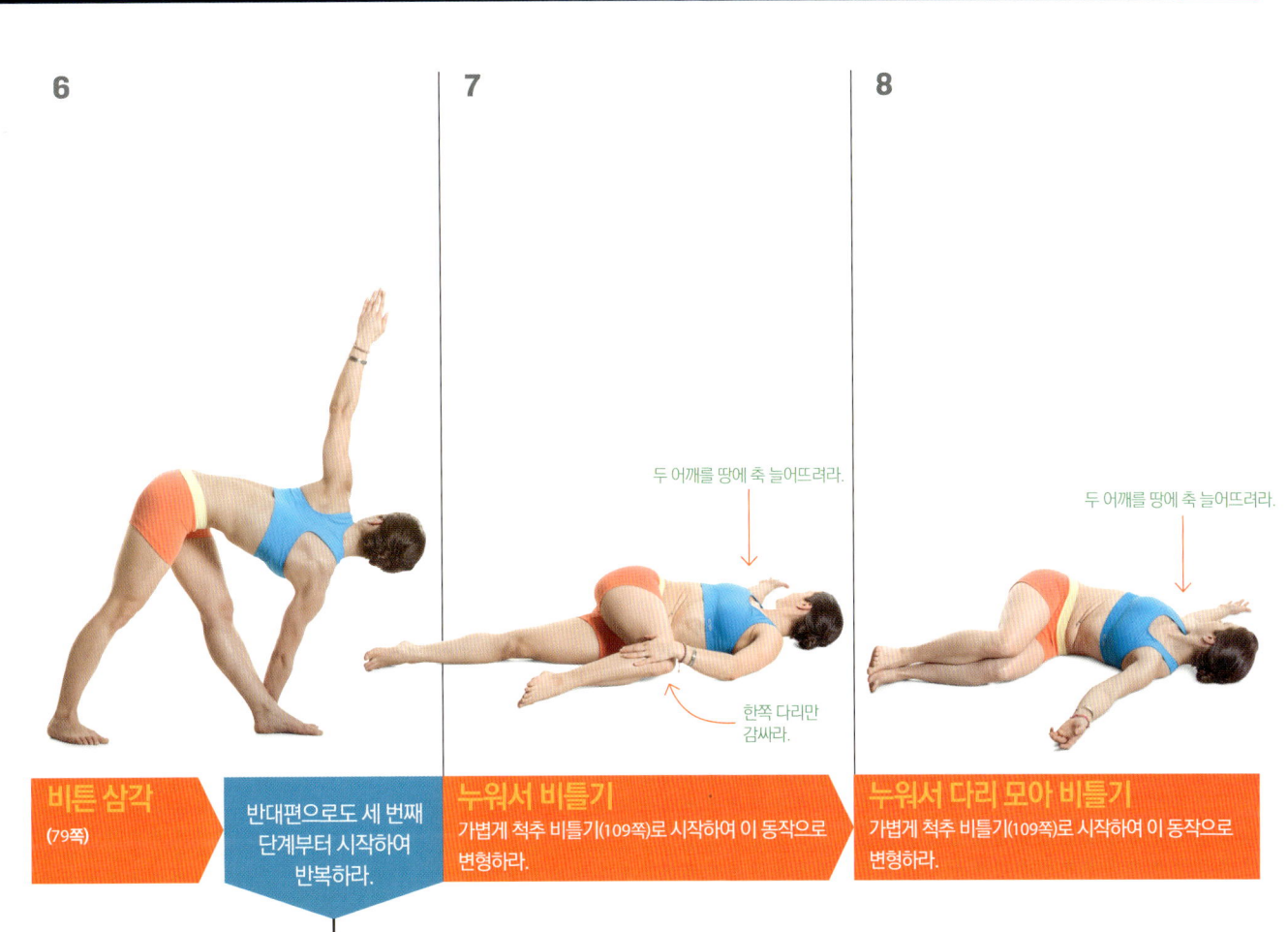

에너지

스트레스나 수면부족 때문에, 혹은 할 일이 너무 많아 에너지가 소진된 경험이 다들 한 번쯤 있을 것이다. 회복을 위한 요가는 몸에 활력을 불어넣어 내면에 있는 엄청난 양의 에너지를 끌어낸다. 엑스트라 라지 사이즈의 더블샷 카푸치노보다 저렴하고 훨씬 건강한 방법으로 말이다!

쿤달리니 요가는 반복 동작과 호흡을 통해 척추 안에 있는 에너지를 깨운다. 나는 로스앤젤레스에서 쿤달리니와 빈야사 요가를 접목해 가르치는 키아 밀러에게 에너지를 북돋울 때 가장 좋은 요가 동작이 무엇인지 물었고, 그녀는 내게 다음과 같은 연결동작을 추천했다. 버티는 시간이 너무 길다고 느껴지면 각자 상태에 따라 시간을 조절하되 자세를 제대로 유지하는 것에 더 집중하라. 에너지 흐름을 활성화해 당신을 짓누르는 일상의 압박에서 벗어나는 것이 이 연속동작의 목표이다. 이제 당신도 아침마다 활기차게 일어날 수 있다.

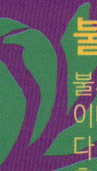

불의 호흡

불의 호흡은 내면의 에너지를 생성하고 복근을 단련하는 호흡법이다. 앉은 자세에서 코로 깊이 숨을 들이마시고 내쉰다. 숨을 꽉 차게 들이마신 다음 횡격막 힘을 이용해 몸 안의 모든 공기를 내뱉는다. 숨을 다 뱉어내고 난 다음 숨을 다시 강하게 들이마셨다가 횡격막을 펌프처럼 눌러 곧바로 숨을 내뱉는다. 호흡의 속도를 높여 숨을 들이마시는 과정이 거의 자동적으로 일어나게 한다. 누군가 당신의 코어를 살짝 친다는 느낌을 유지하며 숨을 내뱉는 것에 집중한다.

Chapter 7

1

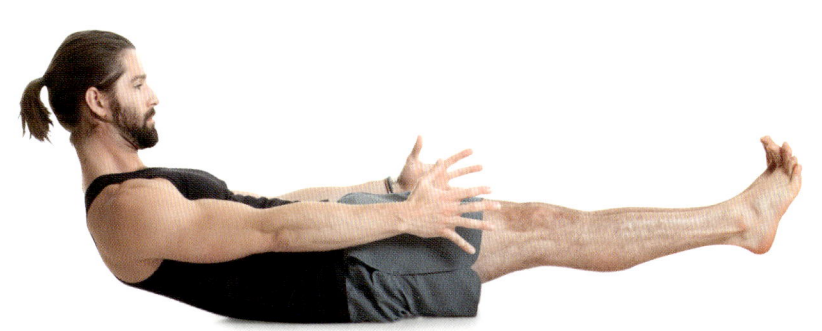

2

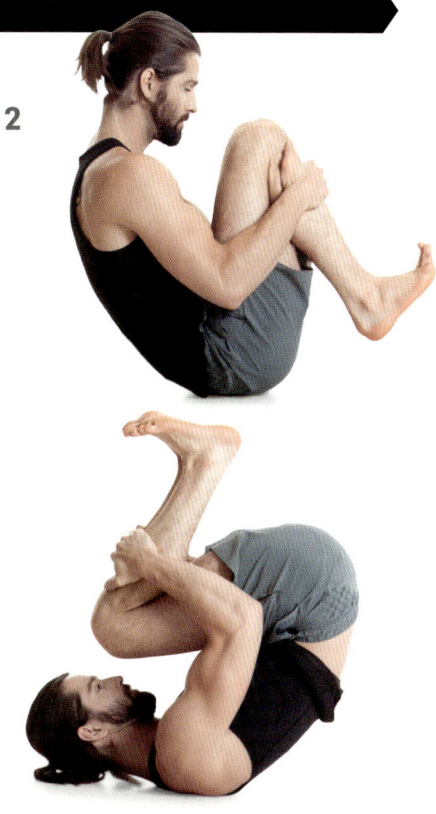

스트레칭
등을 대고 누워서 땅으로부터 30cm 정도 떨어진 지점까지 다리와 가슴을 올려라. 그리고 발가락 쪽으로 손가락을 뻗고 2분 동안 불의 호흡(51쪽)을 실천하라.

척추 굴리기
무릎을 가슴 쪽으로 끌어당겨 척추를 1분간 앞뒤로 굴린다.

에너지

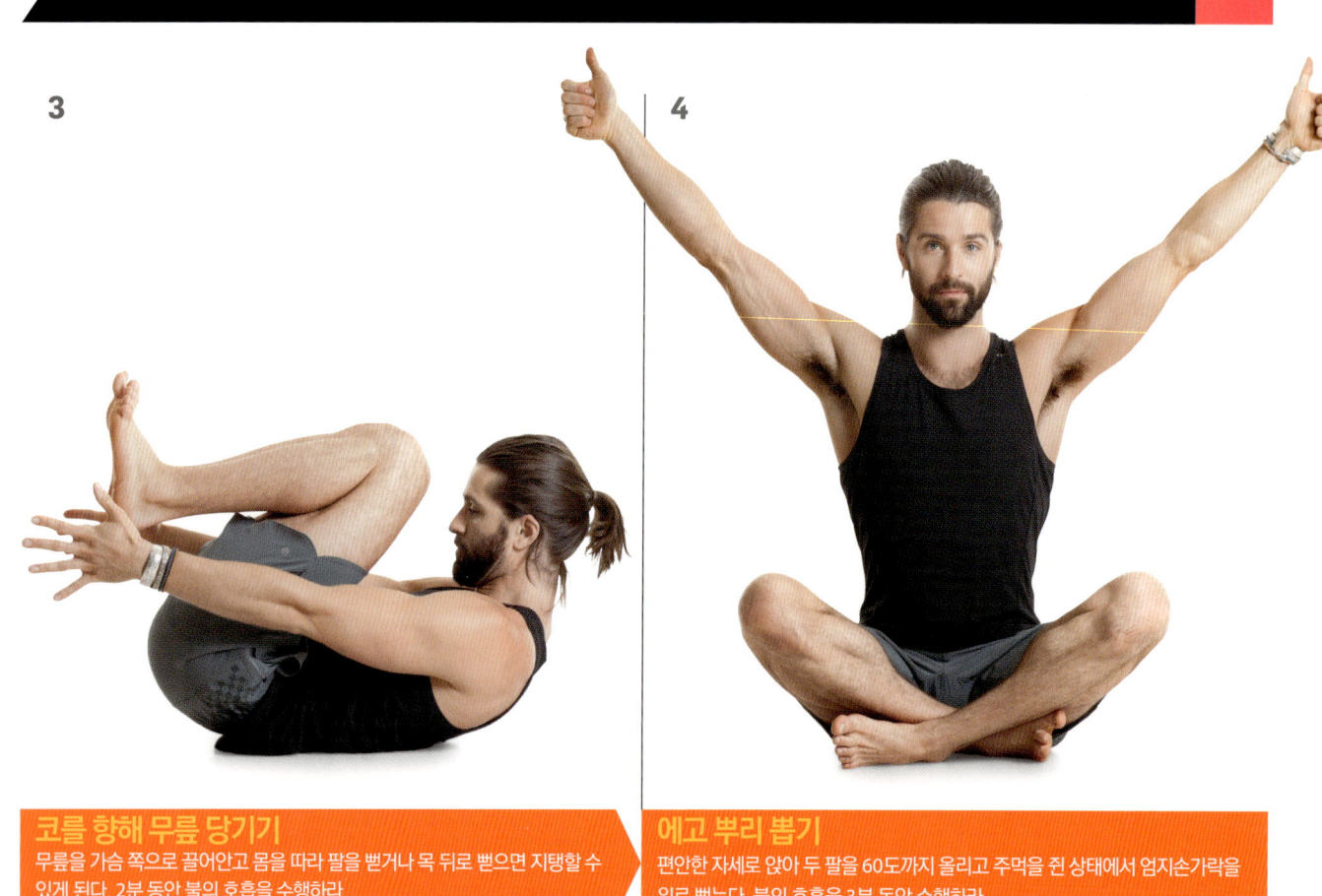

3

코를 향해 무릎 당기기
무릎을 가슴 쪽으로 끌어안고 몸을 따라 팔을 뻗거나 목 뒤로 뻗으면 지탱할 수 있게 된다. 2분 동안 불의 호흡을 수행하라.

4

에고 뿌리 뽑기
편안한 자세로 앉아 두 팔을 60도까지 올리고 주먹을 쥔 상태에서 엄지손가락을 위로 뻗는다. 불의 호흡을 3분 동안 수행하라.

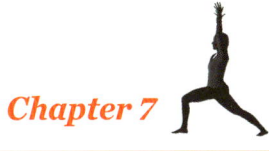

Chapter 7

리오 마스 이야기
LEO MARRS

알래스카 해안 섬에서 태어난 리오는 로스앤젤레스와 뉴욕을 오가며 활동하고 있다. 처음 요가를 시작할 때만 해도 요가가 '평생을 함께할 동반자'가 되리라고는 예상하지 못했지만, 결국 요가와 깊은 사랑에 빠져 후회 없는 삶을 살고 있다. 요가를 하면서 그는 오랫동안 몸에 겹겹이 쌓인 긴장감을 발견하고 그것을 한 겹씩 들어올리는 법을 터득했다.

리오에게 요가란 자기를 다스리고 발전시키는 방법이다. 매트와 그 아래 단단한 땅, 그 위에서 수행하는 요가 자세들은 언제나 변함없이 그 자리에 존재하며, 유일한 변수는 자기 자신뿐이다. 이러한 인식을 통해 그는 자신이 어떤 존재인지 비

> "요가를 수행하면서 내 몸과 마음이 함께 움직여 이 세상과 만난다는 것을 깨달았습니다. 몸의 움직임이 곧 마음의 움직임이며, 그 반대도 마찬가지입니다. 이를 깨달은 후로 더욱 균형 잡히고 활력 넘치는 삶, 목표의식이 충만한 삶을 살고 있습니다."

로소 깨달았으며 어떤 사람이 될지 스스로 선택할 수 있게 됐다.

사업가이자 활동가인 리오는 유명 작가와 철학자들의 사상을 대중문화에 녹여내는 작업을 하고 있다. 진리의 이미지를 표현하고 편한 움직임을 지향하는 의류 라인 'I.D./에볼루션 바이 인텔리전스 디자인I.D./Evolution by Intelligent Design'을 론칭했다. www.id-clothing.com

245

하이힐

다리가 길지도 키가 크지도 않은 나는 하이힐을

포기하지 못했다. 아찔한 하이힐, 높으면 높을수록 좋다! 하이힐을 신기만 하면 다리 라인은 아주 근사해진다. 그러나 거의 언제나 발의 통증을 참아야 하고 지나친 자신감 때문에 실수하기도 한다. 블랙 드레스에 새로 산 하이힐을 신고 세련된 레스토랑에서 우아하게 걸어 나오더라도, 차로 향하는 길에 삐끗 넘어지고 만다면 아무 소용이 없다. 그렇다고 뾰족한 구두를 향한 애정을 버리라는 말은 아니다. 이제 나올 간단한 연속동작은 종아리, 발목, 발가락의 근육을 강화하고 늘여준다. 이 동작을 연습하면 아찔한 높이의 구두를 신더라도 자신감 있고 균형 잡히게 걸을 수 있다.

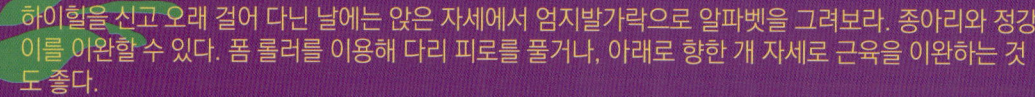

팁
하이힐을 신고 오래 걸어 다닌 날에는 앉은 자세에서 엄지발가락으로 알파벳을 그려보라. 종아리와 정강이를 이완할 수 있다. 폼 롤러를 이용해 다리 피로를 풀거나, 아래로 향한 개 자세로 근육을 이완하는 것도 좋다.

Chapter 7

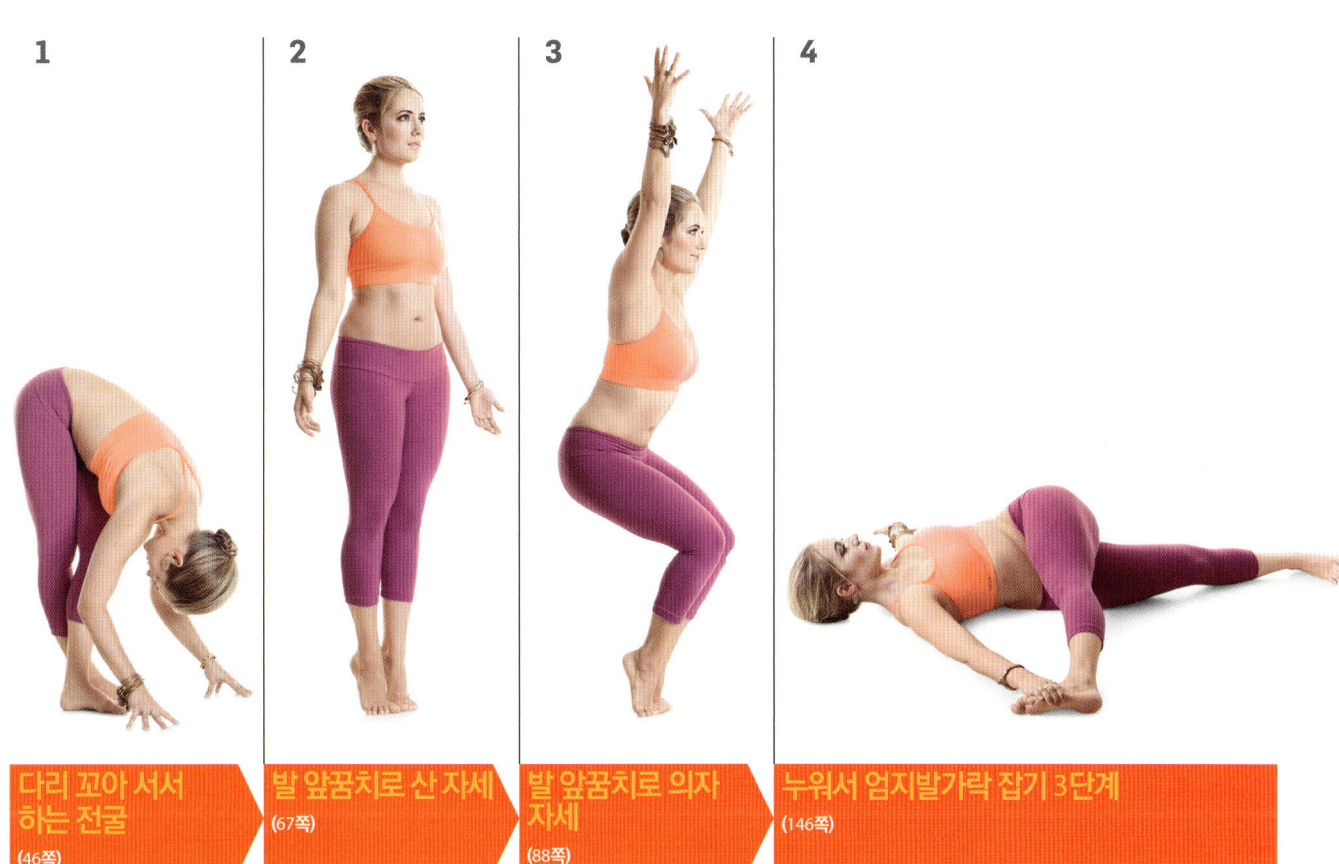

CHAPTER 8

운동선수를 위한 요가

운동실력을 극대화하는 동작들

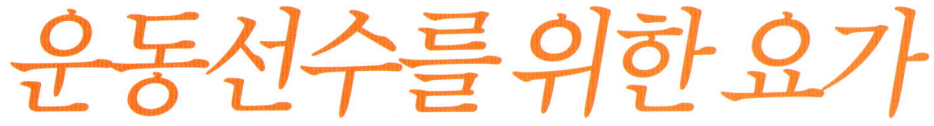

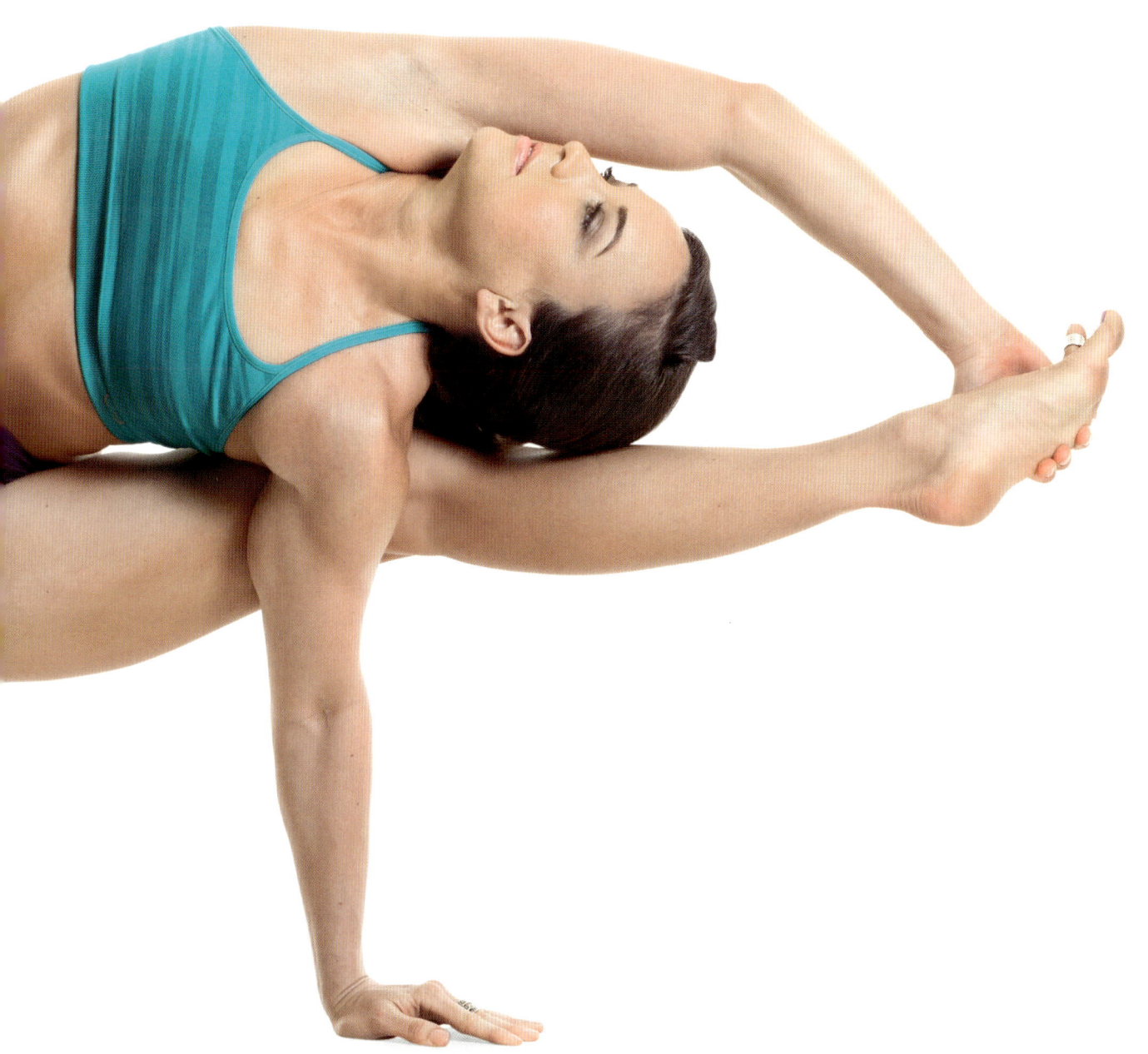

나는 스포츠 마니아다.

어릴 때부터 몸 쓰기를 좋아했고 캔자스 제이혹스 농구팀에 죽고 못 살았다. 경기에서 이기기 위해 몸을 내던지는 것은 지극히 자연스러운 일이었으며, 매번 땀에 흠뻑 젖을 때까지 경기장을 뛰어다녔다. 이제 에어조던 농구화와 무릎 상처들과는 작별했지만 여전히 제이혹스 팀의 경기를 보면 마음이 설렌다! 오늘날 나는 운동선수처럼 요가를 하고 있다. 요가는 나 자신의 신체 능력과 한계를 존중해야 한다는 깨달음을 주었다. 이는 다른 운동선수에게도 유효한 가르침이다. 운동선수는 요가를 통해 무리하지 않으면서 최상의 잠재력을 끄집어내 더 높이 도약할 수 있다.

요가는 또한 일류 운동선수들에게도 여전히 고민거리인 호흡법을 제대로 알려준다. 호흡 다스리기는 횡격막을 강화하는 동시에 인내력을 길러준다. 무엇보다 요가가 운동선수에게 유익한 이유는 부상 위험을 낮추고 고질적인 문제 부위를 치료해준다는 것에 있다. 고강도 스포츠와 균형을 이루고 몸의 힘과 유연성을 길러준다는 점에서, 요가는 완벽한 신체 테라피 요법이라 할 수 있다.

"요가 하면 대부분 유연성을 떠올린다. 운동선수에게는 몸을 부드럽게 만들어 스트레스 요인에 대한 적응력을 높인다는 얘기가 된다. 요가를 하면 기타 줄 같이 팽팽하던 근육이 고무줄처럼 유연해진다." 공인 침술사이자 스포츠 의학 전문가 겸 요가 강사인 티파니 크룩섕크는 이렇게 말한다. 크룩섕크에 따르면, 근육의 기능 범위를 넓히는 것은 근육 수축과 이완의 공간을 그만큼 확보해 부상을 예방할뿐 아니라 근육 자체의 힘을 강화한다. 즉 몸이 더 강해지고 운동실력이 향상된다. 엄청난 효과가 아닐 수 없다.

명심하라. 요가의 세계에서는 '승리'가 중요하지 않다. 경쟁심은 잠시 내려놓고, 유연함을 과시하려고 무작정 덤비지 말라. 크룩섕크는 다음과 같이 설명한다. "요가를 할 때 경기 스포츠 종목의 선수들이 가장 힘들어 하는 부분은 온 힘을 쏟아 부어 자

Chapter 8

운동실력을 향상시킬 루틴들

달리기와 사이클링 (258쪽)
아래로 향한 개
초승달 로우 런지 변형
Crescent Low Lunge Variation
외비틀기
바운드 앵글
다리 비틀기 변형 자세에서 하는 누워서 엄지발가락 잡기 Reclined Big Toe with Leg Twist Variation
앉은 전굴

테니스 (262쪽)
편안히 앉은 자세에서 옆구리 스트레칭
Comfortable Seat with Side Stretch
편안히 앉은 자세에서 스트랩을 활용한 소 얼굴
Cow Face Arms in Comfortable Seat with Strap
소와 고양이
무릎 향해 머리 숙이기
반쯤 누워 블록을 활용한 영웅 변형 자세 Half Reclined Hero Modified on a Block
바늘에 실 꿰기
가볍게 척추 비틀기

골프 (266쪽)
어깨 바늘에 실 꿰기 Shoulder Thread the Needle
편안히 앉은 자세에서 소 얼굴
Cow Face Arms in Comfortable Seat
반대편 팔다리를 뻗은 채 하는 소와 고양이
Cow and Cat with Opposite Arm and Leg Extention
산 자세에서 옆구리 스트레칭비튼 삼각
소 얼굴

축구 (270쪽)
아래로 향한 개
초승달 로우 런지에서 옆구리 스트레칭
Crescent Low Lunge with Side Stretch
산 자세에서 옆구리 스트레칭
발목 교차해 서서 전굴
Standing Forward Fold with Crossed Ankles
바늘에 실 꿰기
누워서 엄지발가락 잡기
가볍게 척추 비틀기

농구 (274쪽)
소와 고양이
로우 런지
블록을 활용한 영웅 Here on Block
누워서 엄지발가락 잡기
행복한 아기 변형 Happy Baby Modified
가볍게 척추 비틀기

수영과 조정 (278쪽)
강아지
소 얼굴
반달
비튼 삼각
쌍비둘기
누워서 하는 바운드 앵글
번갈아가며 하는 비강호흡

암벽등반 (282쪽)
소 얼굴
외비틀기
가볍게 척추 비틀기
무릎 향해 머리 숙이기
로우 런지 변형
편안히 앉아 등 뒤로 손 뒤집어 모으기
Comfortable Seat with Reverse Palm Work

특별 코너: 남자를 위한 요가 (286쪽)
서서 전굴
아래로 향한 개
전사 I
보트
누워서 엄지발가락 잡기

251

신을 한계로 밀어붙이려 하는 습성을 쉽게 버리지 못한다는 것이다." 요가를 정복하려 하기보다 요가의 이점을 얻는 것에 집중하라. 몸의 반응에 귀 기울이면서 적절히 자극을 가하되 통증을 참지는 말라. 당신은 유연한 근육조직을 만들려 하는 것이지 근육이 어디까지 늘어날 수 있는지 시험하는 것이 아니다. 만일 통증이 느껴진다면 무언가 잘못됐다는 뜻이다. 경기를 뛸 때처럼 자신을 밀어붙이기보다 침착함을 유지하며 호흡에 신경 쓰라! 요가로 근육을 이완할수록 경기장에서 진가를 발휘할 수 있다.

요가는 능동적·수동적 스트레칭 동작들을 다수 포함한다. 크룩섕크 말을 빌리자면 "능동적 스트레칭은 근육 조직 안에 온기와 유연성을 생성해 운동선수들에게 필요한 것과 유사하게 기능적인 근육 연장 메커니즘을 만든다." 반면 수동적 스트레칭과 오래 버티기 자세는 근육을 길게 늘이고 마음을 안정시킨다. 마음이 평온해지면 근육은 스트레칭과 강화 동작 사이에서 균형을 유지하게 된다. 운동선수들의 근섬유는 대부분 아주 제한적인 운동 범위 안에서만 움직이기 때문에 힘을 100% 사용하지 못하고 부상당하기도 쉽다. 능동적·수동적 스트레칭을 결합한 요가는 당신의 몸을 정상으로 되돌려놓아 정상적인 활동이나 고강도 활동을 할 때 느끼던 부담을 덜어준다.

마지막으로 요가는 신체적 이점을 제공할 뿐 아니라 당신을 정신적으로 무장시켜 한 차원 높은 단계로 끌어올린다. 앞서 나는 운동선수들의 '존zone'에 대해 이야기한 바 있다. 고양된 정신 상태를 의미하는 '존'은 꾸준한 요가 수행을 통해 더욱 정교해진다. 진정으로 목표에 집중하고 도달할 수 있도록, 균형감각을 개선하고 몸을 더 잘 다스릴 수 있도록, 추구하는 바에 깊이 몰두할 수 있도록 당신을 이끈다. 요가를 통해 호흡과 몸의 움직임을 연결할 수 있으면 운동할 때에도 몸과 마음을 합일할 수 있다. 크룩섕크에 따르면 "이것이야말로 스포츠 심리학에서 말하는 좋은 운동선수와 위대한 운동선수의 차이다." 경기에 앞서 호흡을 다듬어보자. 여유를 갖고 몸을 풀다가 당신의 순간이 찾아왔을 때를 놓치지 말라.

이 장에서 나는 크룩섕크의 조언을 토대로 특정 부위와 근육에 맞춘 요가 동작들을 소개할 것이다.

팁

아래 나올 자세들로 요가 루틴을 수행할 생각이라면, 몸 풀기용으로 태양경배 연속동작을 추가하고 전사와 사이드 앵글 같은 서기 자세를 추가하라. 어떤 운동을 하든지 호흡법을 병행하라. 번갈아가며 하는 비강호흡은 수영선수에게 효과적이지만 다른 종목 선수들에게도 폐활량을 강화할 수 있어 효과적이다.

Chapter 8

요가 때문에 통증을 느낀다면

요가는 힐링 운동법으로 유명하지만, 제대로 된 자세와 몸의 정렬에 소홀하면 근육, 결합조직, 신경, 혈관, 힘줄, 인대가 손상되고 관절과 뼈에 문제가 생기기도 한다. 그런데 우리가 언제 몸의 한계선을 넘어 부상의 위험에 처하는지 정확히 알기란 어렵다. 그래서 이 장에서는 요가 해부학과 재활 전문가인 질 밀러Jill Miller(yogatuneup.com)와 함께 부상 예방과 치료법에 관한 팁을 나누고자 한다.

밀러가 터득한 기본 원칙은 이러하다. '숨을 깊이 쉴 수 없으면 선을 넘은 것이다.' 내게도 이와 유사한 철학이 있다. 웃을 수 없다면 요가를 잘못 생각하고 있는 것이다. 또 눈앞에 별이 보이고 기절할 것 같다면 틀림없이 뭔가 잘못되고 있다는 뜻이다!

요가 때문에 통증을 느낀다면
요가튠업YOGA TUNE UP® 창업자 질 밀러

☐ 아프다는 사실을 받아들이기
☐ 전문가를 찾아 상담하기
☐ 전문가 조언을 따르기
☐ 요가 테라피스트를 찾기(iayt.org)
☐ 새로운 수행 동작을 익힐 때 자기 몸 상태에 집중하고, 아직 몸이 따라주지 않는 자세는 시도하지 않기

이제 요가를 할 때 흔히 발생하는 통증을 소개하면서, 안전하고 건강하게 요가를 수행할 수 있는 전략을 나누고자 한다.

1. 햄스트링

통증 원인: 햄스트링이 유연해지기를 바라며 요가를 찾는 사람들이 많다. 그러나 서서 전굴 자세에서 손으로 바닥을 짚을 수 있으려면 상당한 요가 내공이 필요하다! 건강한 골반과 유연한 햄스트링이 완성됐을 때에야 몸을 깊이 숙여 움직일 수 있다. 햄스트링 통증은 몸이 준비되지 않은 상태에서 무리하게 전굴 자세를 시도하다 생기는 경우가 흔하다. 아침에 일어나자마자 고난도의 앉은 전굴 자세를 시도하겠다고? 그리 좋은 생각이 아니다. 젖은 바닥에서 요가를 수행하는 것도 위험하다. 다리 찢기 자세에서 몸이 미끄러질 수 있기 때문이다. 근육을 늘이는 것은 중요하지만 수축하는 법도 마찬가지로 중요하다. 햄스트링도 예외가 아니다. 앉거나 선 자세에서 햄스트링을 살짝 수축해보자.

253

부상 예방·치료법: 햄스트링을 과도하게 움직이거나 정상범위 이상으로 늘일 경우, 햄스트링이 뼈에서 완전히 찢겨 나갈 수 있다(이런!). 엉덩이 아래에서 뚝 소리가 나거나 심각한 통증이 느껴진다면 반드시 병원 진료를 받고 몇 개월 동안 전굴 자세를 중단해야 한다. 통증에서 완전히 해방되려면 길게는 2년이 걸릴지도 모른다. 처음에는 장시간 걷거나 앉을 때 통증이 느껴질 것이다. 서서히 통증이 잦아들면서 메뚜기 자세 등을 통해 햄스트링을 다시 강화하고 싶다는 생각이 들 수도 있다. 그러나 무릎을 일자로 편 상태에서 스트레칭하는 것은 가급적 피해야 한다. 바운드 앵글 같은 앉은 자세, 또는 무릎을 굽힌 채 하는 앉아서 비틀기 변형 자세 등을 간단히 수행하며 천천히 회복하는 것이 바람직하다.

이미 샌드위치처럼 몸을 접을 수 있을 만큼 내공을 쌓은 사람이라면 다리, 메뚜기, 의자 자세에서 햄스트링을 단련해도 좋다.

2. 어깨 또는 회전근

통증 원인: 어깨는 주변에 20개 이상의 근육이 움직이고 있어 몸의 모든 관절 복합체 중에서 가장 활동량이 많은 부위다. 그만큼 부상당하기도 쉽다. 가장 큰 원인은 어깨를 잘못 사용하기 때문이다. 플랭크, 아래로 향한 개, 위로 향한 개, 팔다리로 버티는 막대 Four-Limbed Staff 자세 등을 할 때에는 반드시 어깨가 아닌 팔에 무게를 실어야 한다. 역동적이고 어려운 빈야사 플로우에 연결하기에 앞서 이 자세들을 따로 따로 연습할 필요가 있다. 어깨는 이미 일상 속에서 과도하게 자극 받고 있다. 이상한 자세로 잠을 자거나, 하루 종일 컴퓨터 앞에 앉아 있거나, 무거운 가방 또는 아이를 안고 다니거나, 자동차 핸들을 꽉 잡고 운전할 때, 어깨는 압박을 느낀다. 아랫부분 관절에 문제가 생겨도 어깨는 탈이 난다. 가령 손목이나 팔꿈치를 오래 움직이지 않거나 불안정한 자세에 두면, 몸의 역학이 흐트러져 어깨에 문제가 생기고 만다.

부상 예방·치료법: 회전근이 파열됐을 때에는 반드시 치료를 받아야 하므로 꼭 병원을 찾아라. 회전근은 위팔뼈를 여러 방향으로 움직이게 해주는 정교한 근육으로, 어깨를 움직이기 위해 반드시 필요하다. 회복 단계에서는 인내심을 가져라. 통증이 사라진 후에 어깨 강화 운동을 시작해 과도하게 늘어났을 근육과 힘줄을 다시 조인다.

상완골 머리 부분(골프공 모양으로 생긴 뼈 최상단)이 빠지지 않고 소켓 안에 위치하도록 하는 방법을 연습하라. 예를 들어 활 자세를 할 때 앞가슴과 어깨를 스트레칭한다. 전사 II나 삼각 자세 같은 서기 자세에서는 손바닥을 위로 뒤집은 다음 묵직한 케틀벨이 손바닥에 놓여 있다 생각하고 힘을 줘 어깨 뒷면을 강화한다.

산 자세에서 등을 일자로 세우고 두 손을 머리 위로 곧게 편 상태에서 5분 동안 자세를 유지할 수 있는지 시험해보라. 어깨와 윗등 근육이 아래로 향한 개 자세 또는 물구나무서기 자세에서 체중을 감당할 수 있을 만큼 강한지 말할 수 있다.

Chapter 8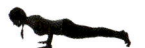

3. 목

통증 원인: 목은 7개의 얇은 경추로 이뤄졌으며, 1번과 2번 경추 사이를 제외한 뼈마디 사이에 물렁뼈 조직인 디스크가 존재한다. 구조적으로 볼 때 경추는 척추에서 가장 얇은 부분으로 몸의 무게를 지탱하기에 적합하지 않다. 요가를 할 때 목을 다치는 이유는 수행자가 어깨, 윗등, 코어를 골고루 사용하지 않고 머리에 체중을 다 실어 버려 연약한 목뼈에 무게가 쏠리기 때문이다. 머리로 서기를 할 때 고개가 지나치게 앞뒤로 기울 경우에도 목에 심각한 무리가 가해진다. 이러한 부정확한 자세는 경추와 디스크를 과도하게 압박해 디스크 파열을 유발한다. 마찬가지로 어깨로 서기를 잘못된 자세로 반복할 경우에도 목은 손상될 수 있다.

부상 예방·치료법: 줄에 매달린 인형을 떠올리며 머리를 척추 위에 정렬하는 방법을 터득하라. 컴퓨터 작업을 하거나 TV를 볼 때, 평소 대화할 때에도 머리의 위치를 항상 신경 써라. 언제나 고개가 한쪽으로 기운 사람을 본 적이 있을 것이다. 그것 역시 고쳐야 할 버릇이다! '컴퓨터 목'을 고치려면, 등이 높은 의자에 허리를 펴고 앉아 뒤통수가 의자 뒷면에 닿도록 한다. 운전할 때에도 마찬가지다. 그 상태에서 10초간 머리를 뒤로 누른 다음 10초간 쉬고 다시 10초간 누르는 동작을 반복한다. 하루에 최소 6번 이 동작을 수행하면 자세가 눈에 띄게 나아지고 통증도 줄어들 것이다.

머리로 서기 자세를 할 때 다음과 같은 방법으로 목의 스트레스를 최소화할 수 있다. 매트 두 장과 담요 두 장을 이용해 임시로 팔뚝 받침대를 만드는 방법이다. 팔과 어깨 위치를 살짝 높여 목에 가해지는 부담을 줄여준다. 먼저 담요 두 장을 각각 세 번씩 접은 다음, 매트로 담요를 하나씩 말아 커다란 직사각형 부리토 모양을 만든다. 두 매트를 벽과 맞닿게 바닥에 놓는다. 매트 위에 팔뚝을 올려놓고 두 손을 맞잡아 뒤통수를 보호한다. 발가락을 말아 올리면서 엉덩이를 위로 세워 돌고래 자세를 만든다. 발을 가볍게 들어올려 발뒤꿈치를 벽에 둔다. 정수리로 균형을 잡으면서 목 앞뒤의 긴장을 이완한다. 어깨를 이용해 머리와 목에 쏠리는 무게를 분산한다. 머리와 바닥 사이에 얇은 종이 한 장이 지나갈 수 있을 정도로 머리를 살짝 띄운다.

4. 허리

통증 원인: 허리는 관리하기 까다로운 부위다. 너무 안 움직여도, 너무 움직여도 다치기 때문이다. 허리가 안정적이려면 코어 근육이 받쳐줘야 한다. 복근과 등 근육 조직은 요가 자세를 수행하거나 일상 생활을 할 때 5개의 요추와 디스크가 제자리를 지키도록 도와준다. 코어가 받쳐주지 않는 상태에서 후굴이나 전굴 자세를 너무 오래 유지할 경우, 십중팔구 균형이 흐트러져 요가를 할 수 없는 상황이 벌어진다. 매트 위에서는 물론, 일상에서도 좋은 자세를 유지해 자기 자신을 보살피자.

부상 예방·치료법: 요가 자세를 할 때 허리를 보호하려면 복근을 조여 요추의 정렬이 과도하게 흐트러지거나 디스크에 무리가 가지 않도록 해야 한다. 복근을 깊이 활성화하는 간단한 기술을 소개하겠다. 우선 숨을 깊이 들이마시면서 배를 팽창시킨다. 숨을 참은 상태에서 배꼽을 안으로 끌어당긴다. 누가 당신의 배를 치더라도 끄떡없을 것처럼 복근을 단단하게 만든다. 숨을 내쉬며 배에 힘을 푼다. 이 동작을 여러 번 반복하면서, 숨을 들이마실 때 배에 힘을 주고 내쉴 때 이완하는 감각을 느낀다. 그리고 사바아사나와 아기 자세를 제외한 요가 자세들을 수행할 때, 호흡 단계에서 적절히 코어 힘을 유지한다. 이 기술을 터득해두면 복근을 이용해 몸을 안정적으로 쓸 수 있다.

골반과 엉덩이의 심부 근육을 이용해 척추를 보호하는 것도 중요하다. 엉덩이 근육, 천골, 골반 뼈를 포함한 골반 부위는 척추를 지탱하는 토대와 같다. 골반 균형이 틀어지면 당연히 척추와 허리 균형도 틀어진다!

허리를 다쳤다면, 척추를 과도하게 움직이는 동작은 삼가야 한다. 부드럽게 마사지를 하거나, 냉찜질을 하거나, 진통제 섭취를 권한다. 혹은 전문의와 상담하라. 디스크가 파열될 경우 회복하기까지 여러 달이 걸릴 가능성이 있다. 통증이 가라앉았을 때 가벼운 자세부터 다시 시작하고 복근 조이기를 최대한 활용하라. 아기 후굴Baby Backbends 자세는 허리 통증을 완화하는 데 아주 효과적이다. 무엇보다 늘 좋은 자세를 유지하도록 각별히 신경 써야 한다. 발목, 무릎, 골반을 일직선상에 두고, (아무리 멋져 보이더라도) 짝다리는 금물이다. 하이힐을 신기로 한 날에는 247쪽 나와 있는 자세들을 수행해 발목과 다리를 강화하라!

5. 무릎

통증 원인: 무릎은 몸 관절 가운데 위험에 가장 많이 노출된 부위다. 무릎 관절은 몸의 충격을 상당부분 흡수하는데도 놀라울 정도로 무방비 상태에 있다. 무릎이 과도하게 흔들리지 않도록 막아주는 것은 인대 몇 개가 전부이다. 몸을 프레즐처럼 꼬는 요가 자세들은 무릎 인대를 과도하게 늘려 무릎을 점점 약화시킨다. 또 골반이 너무 굳어 있을 경우 무릎에 손상이 가기 쉽다. 딱딱한 바닥에서 빈야사 요가를 수행하며 높이뛰기를 할 경우에도 무릎은 충격을 받는다. 충격이 덜 가는 바닥에서 요가를 하거나, 두꺼운 요가 매트에 투자하기를 추천한다. 또 무릎에 체중을 싣는 자세는 사람에 따라 상당한 문제를 일으킬 수 있다. 이때 매트나 담요를 추가해 충격을 완화하면 좋다.

부상 예방·치료법: 무릎에 통증을 느낀다면 모든 자세에서 무릎을 조금만 구부리거나 상황에 따라 무릎 스트레칭을 중단해야 한다. 부기가 있다면 운동을 쉬고 얼음찜질을 해 무리하지 않는 것이 좋다. 약한 무릎에 가장 안 좋은 자세는 측방 전단력을 가하는 자세, 쉽게 말해 무릎이 구부러지는 방향이 아닌 측면으로 힘을 가하는 자세이다. 서기 자세 상당수가 이러한 문제를 유발할 수 있다. 이때에는 무릎을 살짝만 구부려도 통증을 완화할 수 있다.

무릎이 튼튼하려면 무릎 위(허벅지와 엉덩이 근육)와 아래(종아리, 발목, 발 근육) 부분의 조직과 관절이 원활히 작용해야 한다. 이 중 한 군데라도 탈이 나면 체중 분산의 균형이 깨져 무릎에 과도한 압박이 가해진다. 요가를 할 때 특히 중요한 근육들은 다음과 같다.

Chapter 8

대퇴사두근: 무릎이 제대로 작동하는 데 가장 중요한 부위다. 무릎 문제 대부분이 이 부위의 탄력 불균형에서 비롯된다. 이 근육이 과도하게 긴장하면 무릎뼈를 위아래로 움직이거나 무릎을 자유롭게 움직일 수 없게 된다. 반대로 이 근육이 너무 풀어지면 무릎이 과도하게 늘어나거나 뒤로 구부러지는 증상이 발생한다. 서서 엄지발가락 잡기, 다리 찢기 변형, 초승달, 전사Ⅲ 등을 통해 대퇴사두근을 스트레칭하면 좋다.

허벅지 안팎 근육: 내전근과 둔근은 골반 안팎과 무릎에 가해지는 부담을 덜어준다. 다리 넓게 벌린 전굴, 반달, 허벅지 사이에 블록을 끼고 하는 의자 자세 등을 통해 이 근육을 유연하고 강하게 단련하자. 무릎이 안쪽으로 휘거나 바깥쪽으로 벌어지지 않게 조심해야 한다. 아랫다리 근육의 힘이 불균형하게 발달할 수 있기 때문이다. 마지막으로 장경인대가 너무 타이트해지지 않도록 해야 한다. 누워서 엄지발가락 잡기 3단계 동작을 추천한다!

달리기와 사이클링

원래 나는 마라톤 피니시라인에 맛있는 컵케이크라도 있어야 겨우 뛰던 사람이었다. 그런데 얼마 전부터 달리기에 맛을 들여 일주일에 서너 번씩 달리고 있다. 요가는 달리기와 사이클링을 완벽하게 보조하는 운동이다. 운동 루틴에 요가 자세를 몇 가지 추가하면 균형 감각을 기를 수 있다. 이뿐만이 아니다. 몸에 대한 감각이 살아나고 근육이 유연해져 보폭과 움직임의 범위가 넓어진다. 이제 나올 자세들은 페달을 밟거나 두발로 달리는 것처럼 반복적 움직임에 쓰이는 고관절 굴곡근, 햄스트링, 둔근, 장경인대의 긴장을 풀어준다.

팁

옆 사람의 실력이 부러워 힐끔거리고 있다면 다시 한 번 기억하자. 요가에서 승패는 중요하지 않다! 그 사람이 어떤 문제로 고민 중인지, 신체적으로 무엇을 타고났으며 과거 어떤 질병을 앓았는지, 당신은 알지 못한다. 피니시라인에 도착하기 위해서는 그저 당신 앞에 놓인 과제와 성과에만 집중해야 한다.

Chapter 8

1

2

어깨를 뒤로 당겨라.

엉덩이는 아래로 떨어트려라.

손가락끝으로 지탱하라.

아래로 향한 개
(68쪽)

초승달 로우 런지 변형
초승달 로우 런지(73쪽)에서 이 동작으로 변형하라.

달리기와 사이클링

3

외비둘기
(106쪽)

4

바운드 앵글
(102쪽)

Chapter 8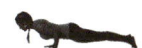

5

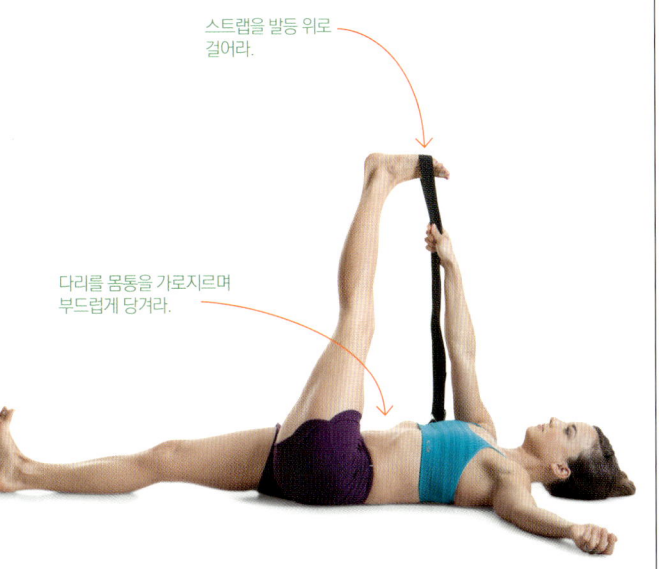

스트랩을 발등 위로 걸어라.

다리를 몸통을 가로지르며 부드럽게 당겨라.

스트랩을 이용한 누워서 엄지발가락 잡기 III
스트랩을 이용한 누워서 엄지발가락 잡기 III(146쪽)에서 시작하여 이 동작으로 변형하라.

6

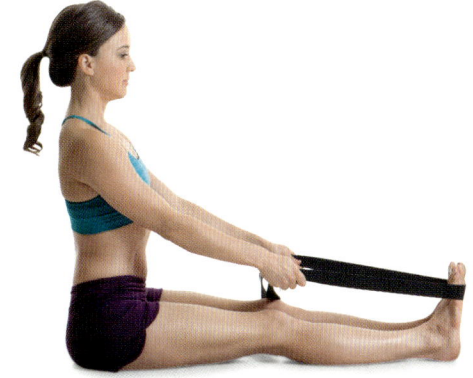

스트랩을 이용한 앉은 전굴
(95쪽)

테니스

테니스 선수에게 민첩한 두 다리와 건강한 어깨는

필수 요소이다. 요가를 시작하면 자기 몸에 귀 기울이고 현재에 집중하게 돼 몸 컨디션을 끌어올리고 최상의 성과를 낼 수 있다. 테니스 선수는 라켓으로 공을 받아낼 때의 충격으로 인해 좌우가 비대칭적으로 변형된다. 간단한 요가 동작을 곁들이면 코어 근육을 강화하고, 유연성을 키우고, 이전에 깨닫지 못했던 힘을 이용해 더 힘차게 공을 쳐낼 수 있다. 여기에서 소개하는 자세들은 어깨를 비롯해 척추, 골반, 회전근 운동에 효과적이다.

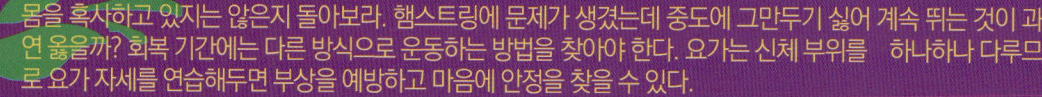

팁
몸을 혹사하고 있지는 않은지 돌아보라. 햄스트링에 문제가 생겼는데 중도에 그만두기 싫어 계속 뛰는 것이 과연 옳을까? 회복 기간에는 다른 방식으로 운동하는 방법을 찾아야 한다. 요가는 신체 부위를 하나하나 다루므로 요가 자세를 연습해두면 부상을 예방하고 마음에 안정을 찾을 수 있다.

Chapter 8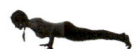

1

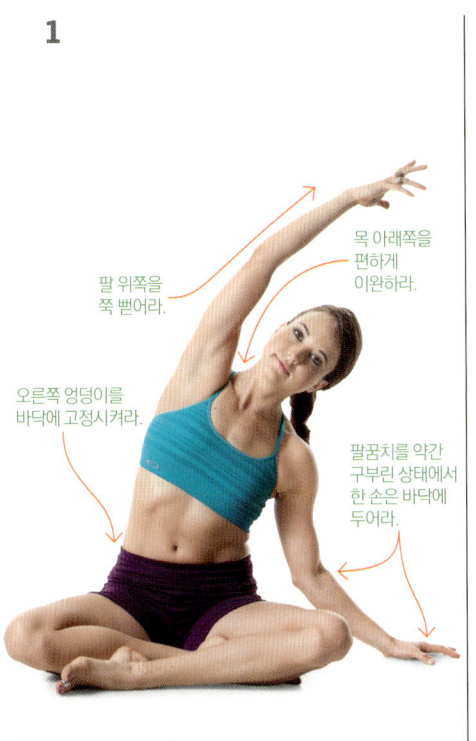

- 팔 위쪽을 쭉 뻗어라.
- 목 아래쪽을 편하게 이완하라.
- 오른쪽 엉덩이를 바닥에 고정시켜라.
- 팔꿈치를 약간 구부린 상태에서 한 손은 바닥에 두어라.

▶ 편안히 앉은 자세에서 옆구리 스트레칭
(93쪽)

2

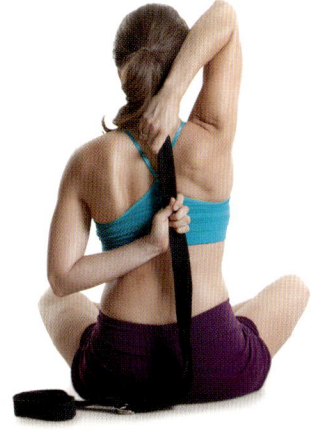

▶ 편안히 앉은 자세에서 스트랩을 활용한 소 얼굴
(103쪽)

3

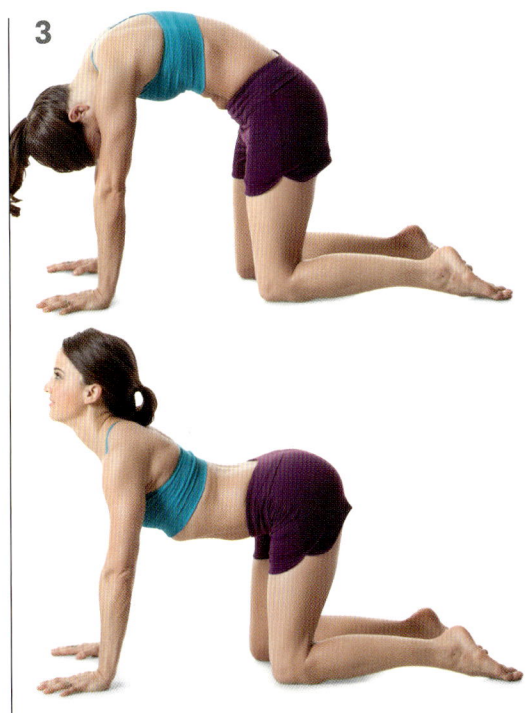

▶ 소와 고양이
(69쪽)

263

테니스

4

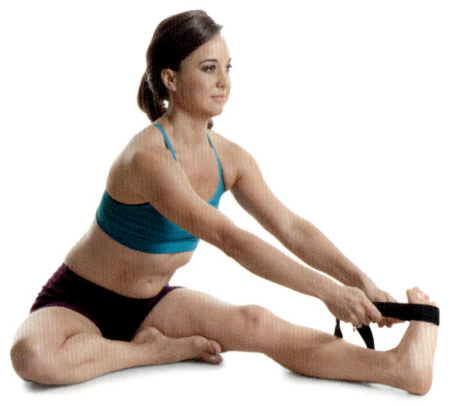

▶ 무릎 향해 머리 숙이기
(96쪽)

5

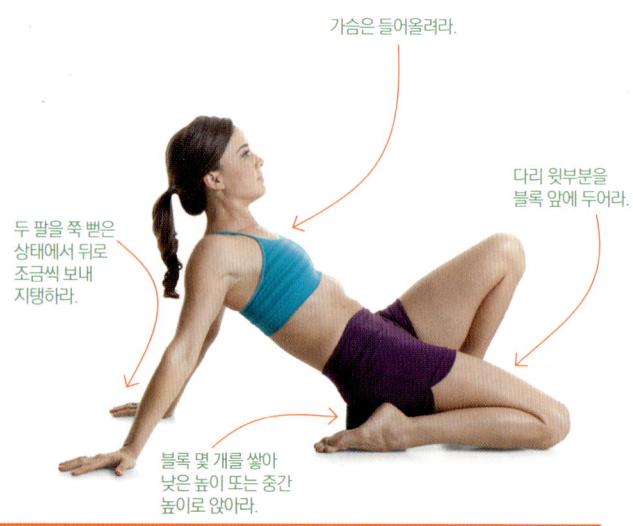

가슴은 들어올려라.

다리 윗부분을 블록 앞에 두어라.

두 팔을 쭉 뻗은 상태에서 뒤로 조금씩 보내 지탱하라.

블록 몇 개를 쌓아 낮은 높이 또는 중간 높이로 앉아라.

▶ 반쯤 누워 블록을 활용한 영웅 변형 자세
영웅(104쪽) 자세에서 시작하여 이 동작으로 변형하라.

Chapter 8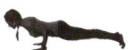

당신의 매트에만 집중하라

요가 실력을 더 높이기 위해 그룹 수업에 참여하기로 했다면, 명심하라. 그룹 요가는 새로운 영감을 불어넣을 수 있지만, 동시에 기를 죽일 수도 있다. 수업에 발레리나처럼 날씬하고 유연한 사람들이 가득하다면, 아마 당신은 '완벽한 몸'이 되고 싶다는 욕심에 사로잡힐 것이다. 자신을 의심하는 순간, 질투의 씨앗이 싹터 커다랗고 날카로운 괴물이 탄생하게 된다. 그 괴물은 결국 당신을 갈기갈기 찢어발기고 말 것이다. 당신 옆에 할머니가 있든 발레리나가 있든 전혀 중요하지 않다. 중요한 것은 지금 당신 매트 위에서 일어나고 있는 일이다. 이 사실에 집중한다면, 당신의 몸을 더 안전하게 지킬 수 있고 남을 부러워하느라 에너지를 허비하지 않는다. 복제품은 결코 원본을 따라갈 수 없다. 그러니 세상에 단 하나밖에 없는 당신 자신이 되어라!

6

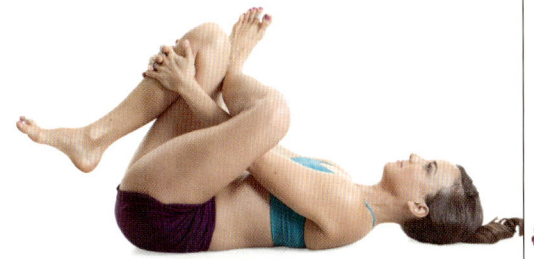

바늘에 실 꿰기
(108쪽)

7

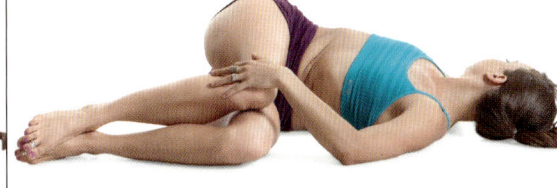

가볍게 척추 비틀기
(109쪽)

골프

골프는 스윙 동작을 위한 척추 건강과 떼어놓고 이야기할 수 없다. 테니스 선수와 마찬가지로 골프 선수는 한쪽으로만 충격을 감당하다 보니 나중에 척추와 어깨 불균형 문제가 발생하기 쉽다. 요가는 스윙 동작에 더 집중할 수 있도록 해주는 것은 물론, 스트레스 해소와 유연성 강화를 통해 전반적인 골프 실력을 높여준다. 여기서 소개할 자세들은 골프할 때 균형을 잘 유지할 수 있도록 회전근, 척추, 골반 운동에 집중한다.

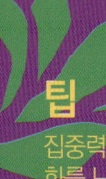

팁
집중력과 맑은 정신을 위해 34쪽에 나와 있는 3일 정화 방법을 시도하라. 3일 만에 슈퍼히어로가 된 것 같은 변화를 느낄 수 있다.

Chapter 8

1

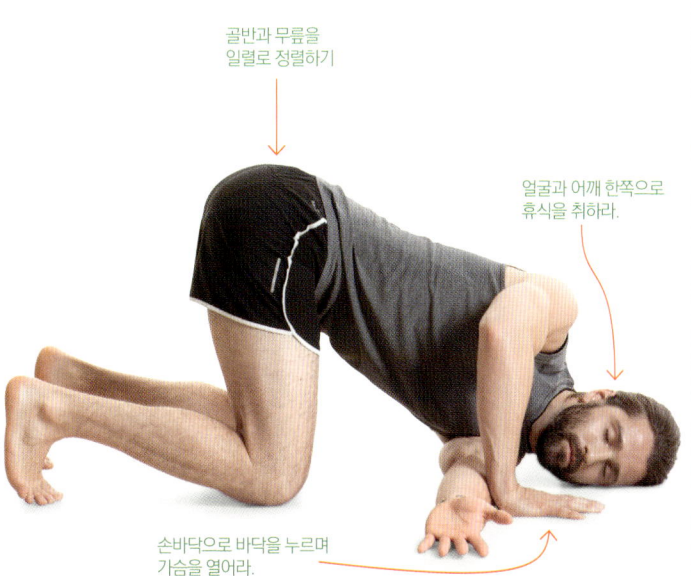

골반과 무릎을
일렬로 정렬하기

얼굴과 어깨 한쪽으로
휴식을 취하라.

손바닥으로 바닥을 누르며
가슴을 열어라.

어깨 바늘에 실 꿰기
바늘에 실 꿰기(108쪽)로 시작하여 이 동작으로 변형하라.

2

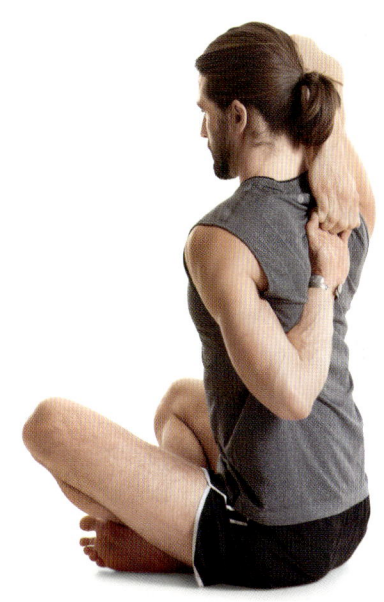

편안히 앉은 자세에서 소 얼굴
소 얼굴(103쪽) 자세에서 시작하여 편안히 앉은 자세(93쪽)로 다리를 꼬아라.

267

골프

3

← 서로 반대쪽 다리와 팔을 땅에 평행하게 들어올려라.

팔을 쭉 뻗어라.

발가락을 쭉 펴라.

시선은 아래로 똑바로 응시하라.

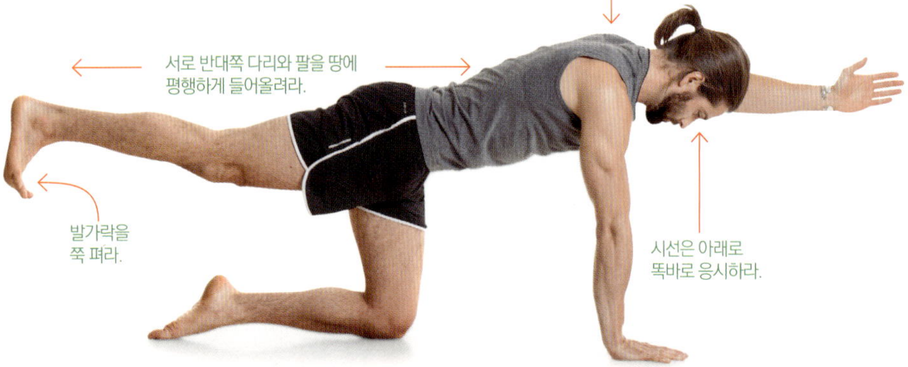

반대편 팔다리를 뻗은 채 하는 소와 고양이
소와 고양이(69쪽) 자세에서 시작하여 이 동작으로 변형하라.

4

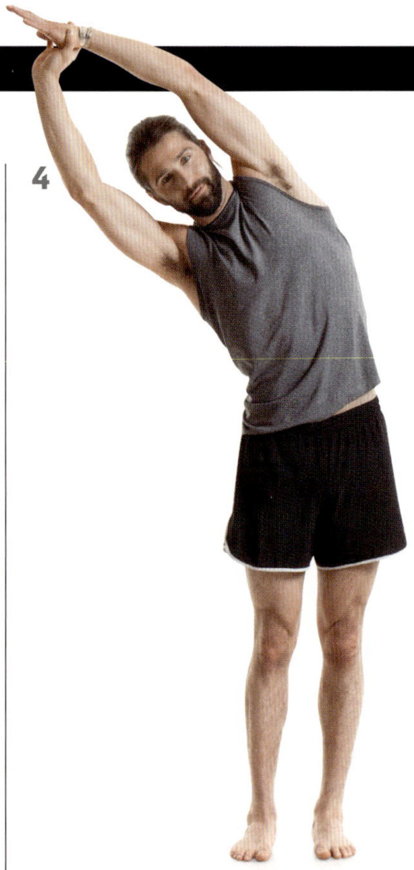

산 자세에서 옆구리 스트레칭
(67쪽)

Chapter 8

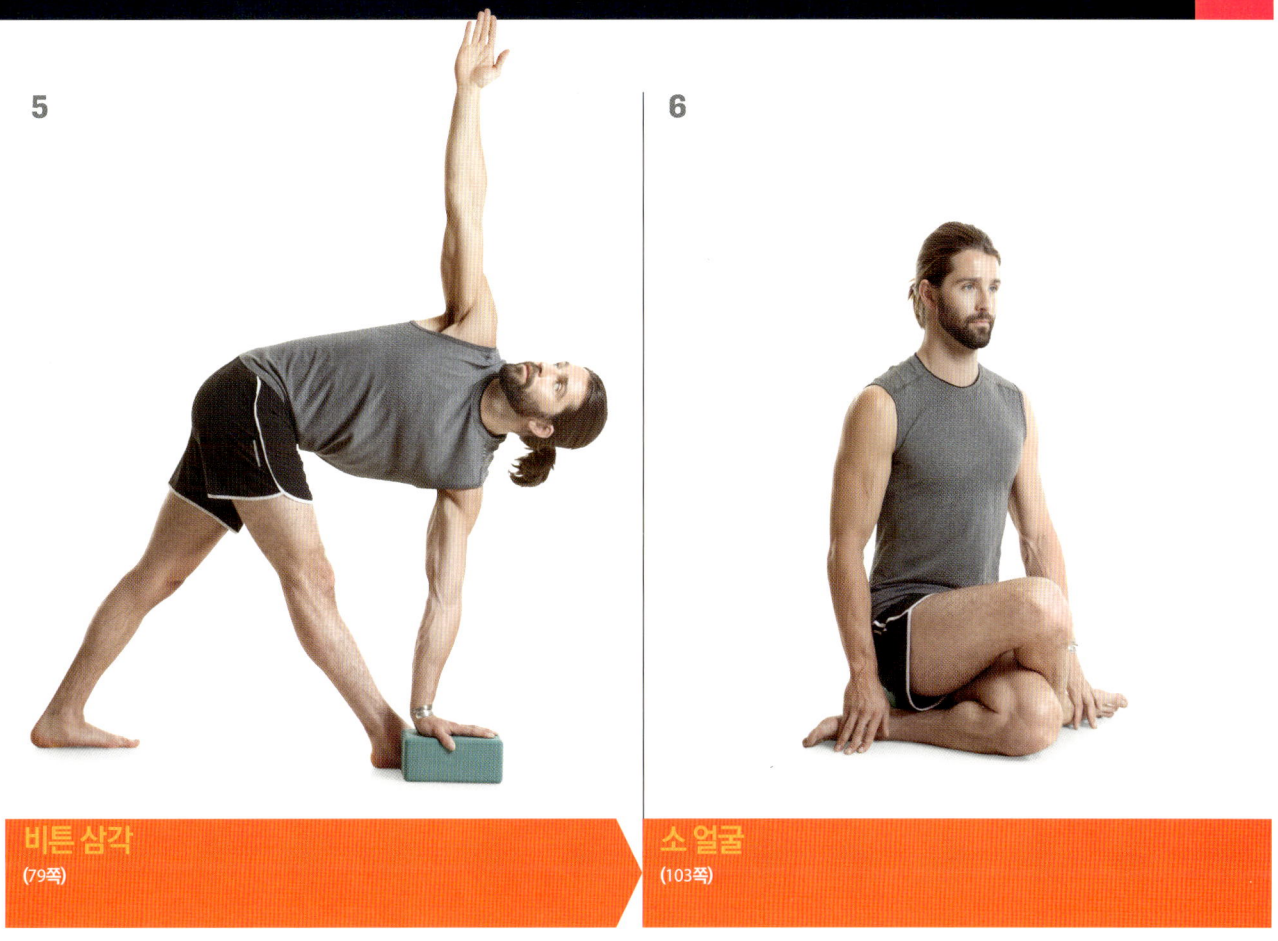

5 비튼 삼각 (79쪽)

6 소 얼굴 (103쪽)

축구

미국 여자 축구 국가대표팀에서 미드필더로 뛰었던 레슬리 오스본Leslie Osborne은 「요가저널」에 실은 글에서, 경기장에서의 정신적 압박감을 이겨낼 수 있었던 것은 모두 요가 덕분이었다고 고백했다. 정신적 문제를 이겨내게 하는 것은 요가가 지닌 힘의 일부에 불과하다. 무엇보다 축구선수는 공을 잘 찰 수 있게 다리가 튼튼해야 한다. 요가는 무릎, 정강이, 발목 주위의 결합조직을 강화해 허벅지와 햄스트링의 유연성을 키운다. 여기서 소개할 자세들은 다리의 스피드, 힘, 지구력을 높일 수 있도록 엉덩이, 허벅지, 햄스트링, 종아리 건강을 개선하는 것에 초점을 둔다.

"당신이 경쟁해야 할 유일한 사람은 바로 어제의 당신이다." —무명

Chapter 8

변형, 변형, 또 변형하라

요가는 기초부터 고급 단계까지 모든 자세를 변형할 수 있기에 누구에게나 유익하다.

요가 수행을 커다란 퍼즐 맞추기와 같다고 생각해보라. 수백 개의 조각들을 다 맞추기까지 꽤 오래 걸릴 것이다. 어떨 때에는 단번에 맞는 조각을 발견하겠지만, 모퉁이 조각 한두 개를 찾지 못해 한참 애를 먹기도 할 것이다. 지금까지 여러 자세들을 변형하는 방법을 다루었으니 각자 자유롭게 자세를 변형해도 좋다. 몸을 올바르게 정렬하고 균형을 잡기 위해 어려운 자세를 쉽게 변형하는 것은 부끄러운 일이 아니다. 안 맞는 조각들을 우겨넣는다고 퍼즐을 완성할 수는 없다. 그러니 창의력을 발휘해 조각을 이리저리 돌려가며 가장 좋은 위치를 연구해보라.

1

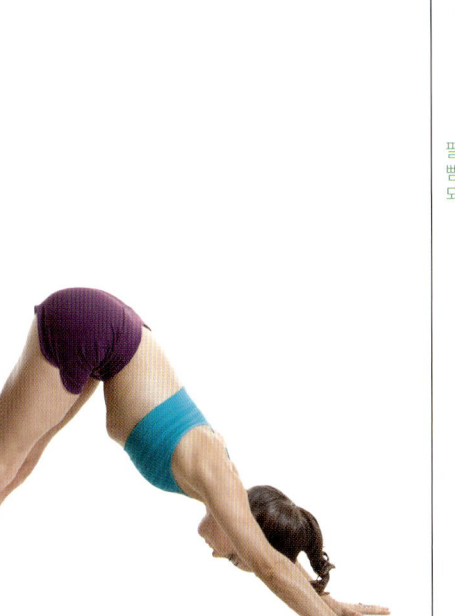

아래로 향한 개
(68쪽)

2

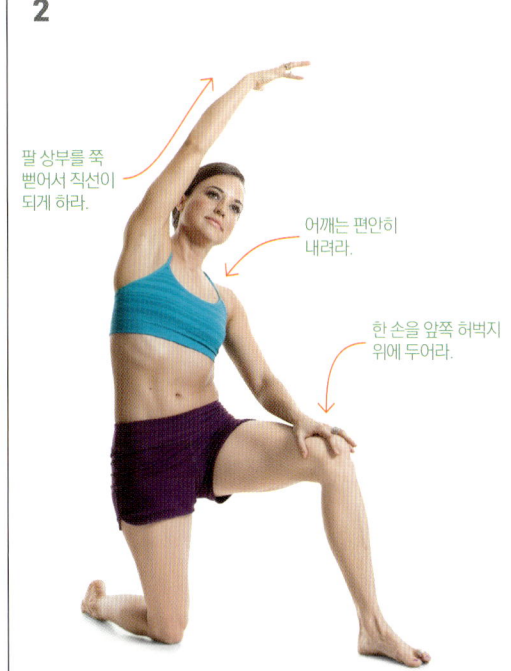

팔 상부를 쭉 뻗어서 직선이 되게 하라.

어깨는 편안히 내려라.

한 손을 앞쪽 허벅지 위에 두어라.

초승달 로우 런지에서 옆구리 스트레칭
초승달 로우 런지(73쪽)에서 시작하여 이 동작으로 변형하라.

축구

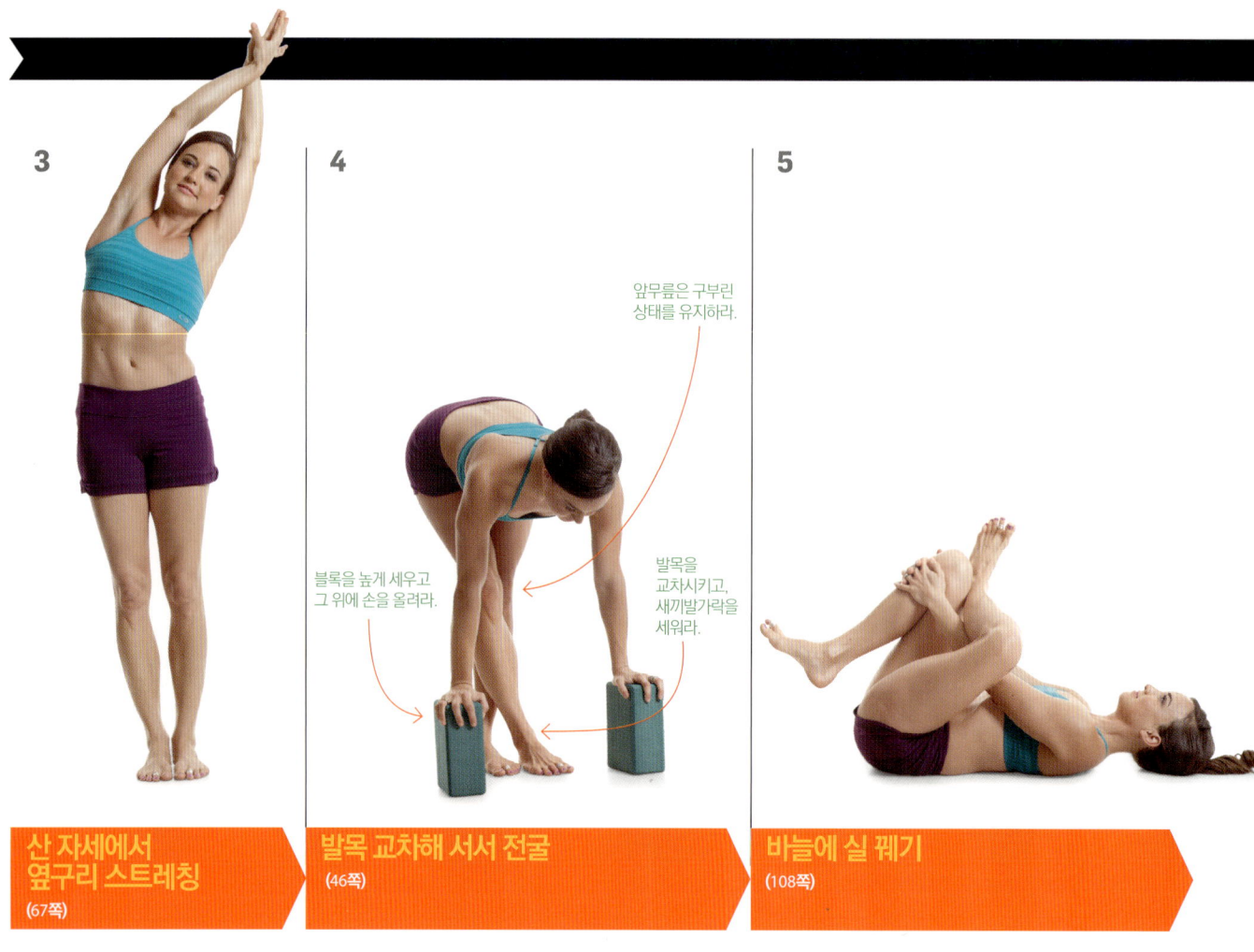

3 산 자세에서 옆구리 스트레칭 (67쪽)

4 발목 교차해 서서 전굴 (46쪽)

5 바늘에 실 꿰기 (108쪽)

Chapter 8

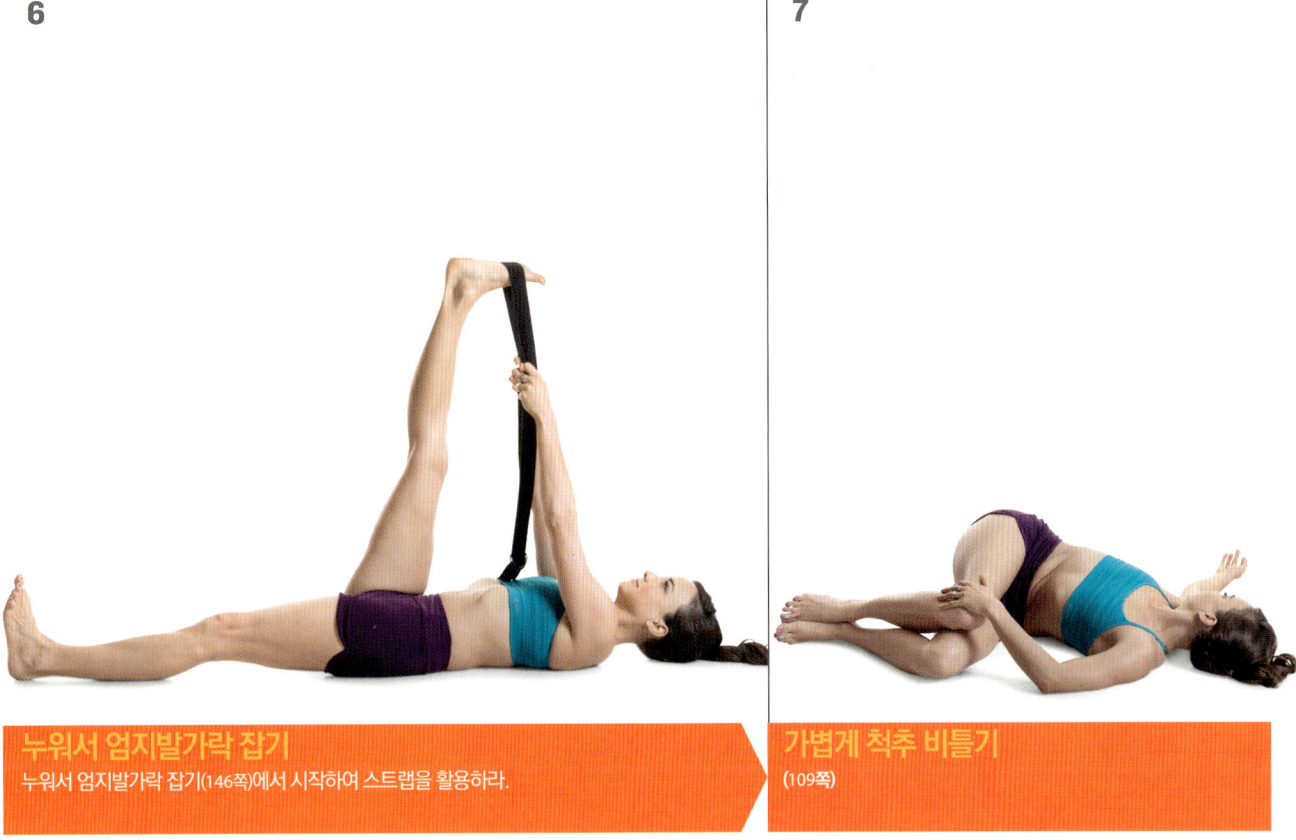

6

누워서 엄지발가락 잡기
누워서 엄지발가락 잡기(146쪽)에서 시작하여 스트랩을 활용하라.

7

가볍게 척추 비틀기
(109쪽)

농구

NBA 스타 선수였던 카림 압둘 자바Kareem Abdul-Jabbar는 20년 동안이나 현역으로 뛸 수 있었던 비결이 요가였다고 말한다. "요가를 하지 않았다면 선수 생활을 오래하지 못했을 것입니다. 농구는 기술 싸움입니다. 기술이 있느냐 없느냐에 성패가 달렸죠. 그런데 그 기술을 오래 유지할 수 있었던 것은 결국 요가 덕분입니다." 농구는 달리고 점프하는 동작으로 이뤄졌기 때문에 관절에 가해지는 충격을 흡수할 만큼 튼튼한 무릎과 골반을 필요로 한다. LA레이커스에서 스타 센터로 활약했던 카림 압둘 자바는 요가를 통해 "유연성을 높이고, 운동범위를 넓히고, 부상을 피하고, 힘을 더 효율적으로 쓸 수 있었다"고 말한다. 이제 소개할 자세들은 부상 예방을 위해 골반, 햄스트링, 장경인대, 척추를 집중 관리한다.

팁

'땀 일지'를 만들어라. 일주일에 최대 네 번, 땀이 날 때까지 몸을 움직인 다음 그 활동을 모두 기록하라. 매일 엄청난 경험을 하게 될 것이다. 요가, 친구들과의 농구 한 판, 오래 걷기, 무엇이든 좋으니 무조건 적어보라. 이를 위해 평소보다 한 시간 일찍 일어나야 할지라도 기꺼이 감수하라. 몸을 단련하면 그에 대한 보상이 따라온다!

Chapter 8

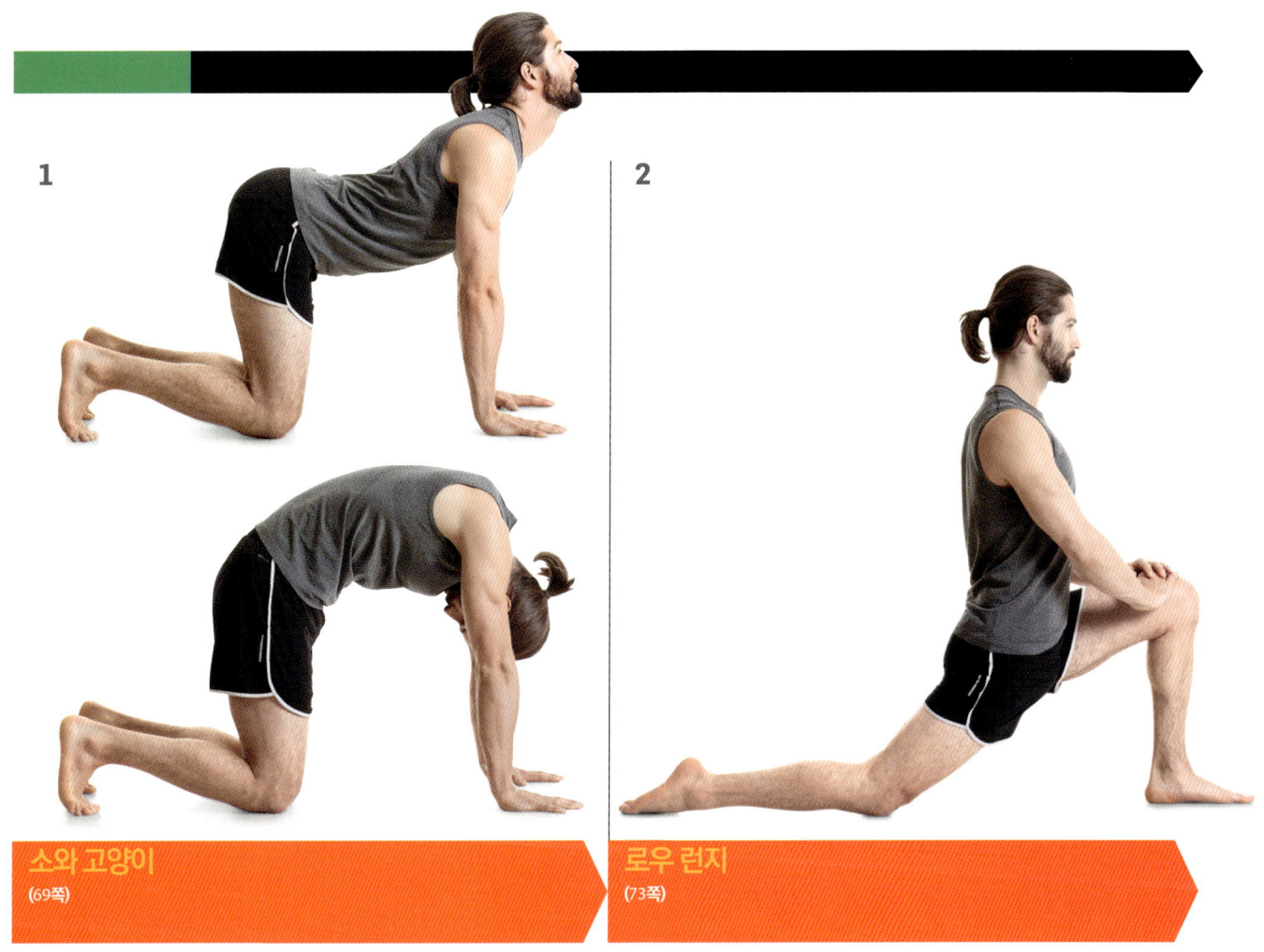

1 소와 고양이
(69쪽)

2 로우 런지
(73쪽)

농구

3

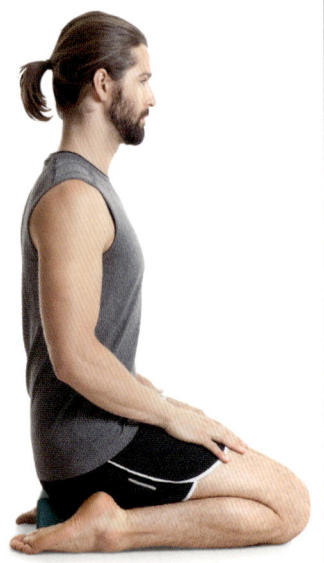

블록을 활용한 영웅
(104쪽)

4

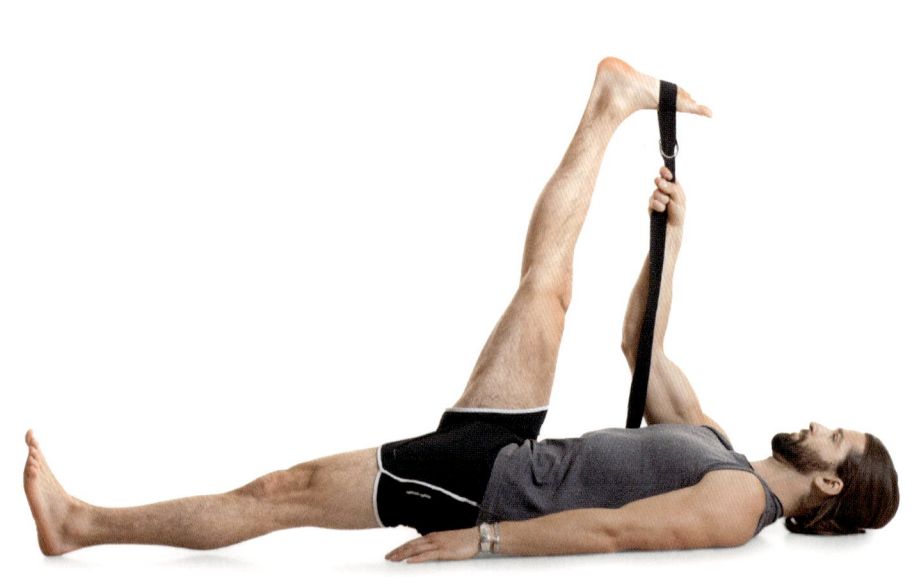

누워서 엄지발가락 잡기
(146쪽)

Chapter 8

5

두 발은 직각으로
힘을 준다.

양쪽 허벅지
바깥쪽을 잡고
땅 쪽으로 끌어당긴다.

6

행복한 아기 변형
행복한 아기(108쪽) 자세에서 시작하여 이 동작으로 변형하라.

가볍게 척추 비틀기
(109쪽)

수영과 조정

수영과 조정을 할 때 우리는 반복적으로 어깨를 회전하고 골반을 움직인다. 요가를 병행하면 움직임의 범위가 더 넓어져 체력과 유연성을 유지할 수 있다. 코어 힘도 함께 강해지고, 요가를 하며 얻는 깨달음을 통해 명상에 가까울 만큼 편안한 신체 리듬을 찾게 될 수도 있다. 이제 소개할 자세들은 회전근을 강화하고, 틀어진 척추를 중립상태로 되돌리고, 골반 유연성을 높인다.

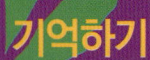

기억하기

당신은 특별하고 재능 있으며 축복 받았다. 요가는 두려움과 한계를 극복하도록 당신을 돕고 이끌 것이다. 닥터 수스Dr. Seuss는 이렇게 말했다. "지금, 당신은 당신이다. 그것보다 진실인 사실은 없다. 당신보다 당신다운 사람은 이 세상에 없다!"

Chapter 8

요가는 경쟁이 아니다

2012년 1월 「뉴욕타임스」에 "요가는 어떻게 우리 몸을 망가트리는가"라는 제목의 기사가 실렸다. 이 기사에는 요가를 하다 중상을 입은 여러 사례가 소개됐다. 요가 마스터 클래스를 가르치는 베테랑 강사 글렌 블랙Glenn Black은 요가가 수행자의 한계를 뛰어넘게 해 부상을 유발할 가능성이 아주 높으므로 일반인에게는 적합하지 않으며 건강하고 힘이 센 사람들만 수행해야 한다고 주장했다.

하지만 이러한 주장이 간과하고 있는 부분이 있다. 요가는 우열을 가르지 않는다는 사실이다! 삼각 자세를 가장 잘한다고 금메달이 주어지지도, 물구나무서기를 가장 오래 버틴다고 기록의 전당에 들어가지도 않는다. 당신을 움직일 수 있는 사람은 오직 당신뿐이다.

위 기사에서 글렌 블랙은 "아사나는 만변통치약이 아니며, 아사나를 배울 때 자존심을 내세우거나 결과에만 집착할 경우 문제가 발생할 수 있다"고 지적했다. 이 말에는 나 역시 동의하는 바이다. 결국 말을 달리하자면 '자존심을 내려놓고 수행하자'는 것이다. 어려운 자세를 시도하더라도 평온한 마음가짐으로 부담 없이 연습하라. 과시하려고 하는 순간 요가의 의미는 사라지고 부상 위험만 높아진다.

1

강아지
(156쪽)

2

편안히 앉은 자세에서 스트랩을 활용한 소 얼굴
(103쪽)

수영과 조정

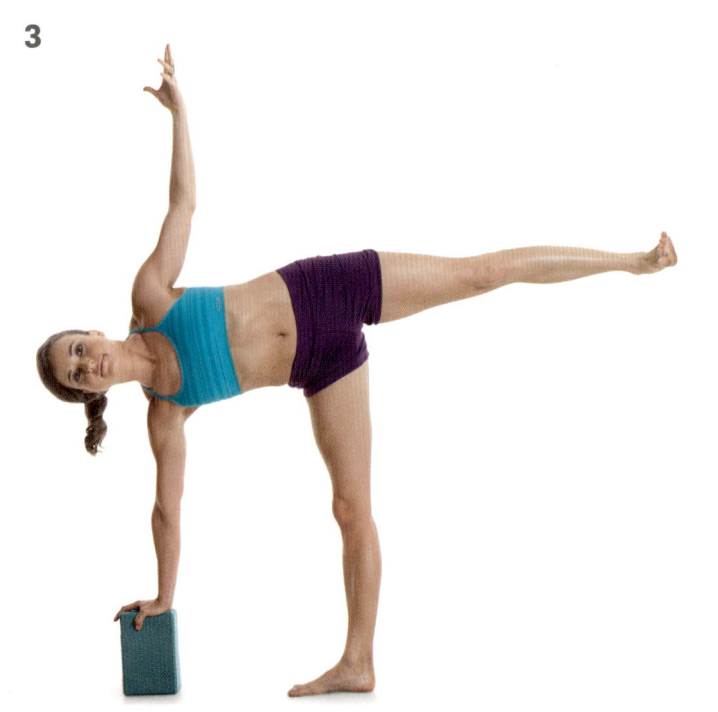

블록을 활용한 반달
반달(80쪽) 자세에서 블록을 더하여 하는 동작이다.

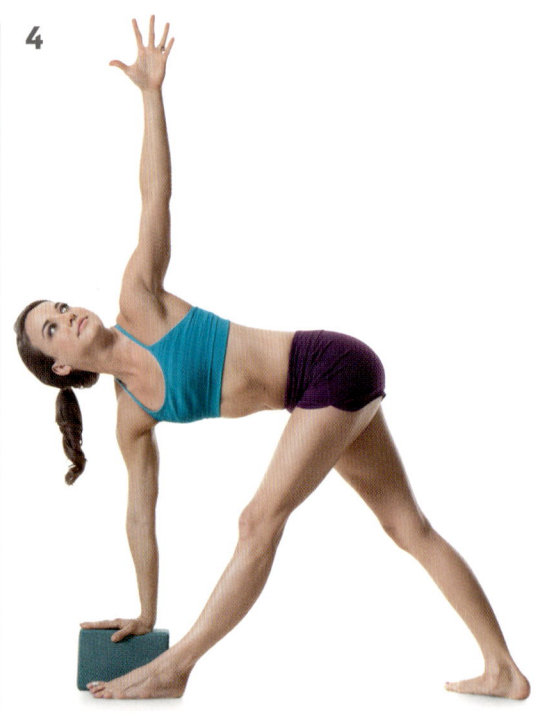

블록을 활용한 비튼 반달
(79쪽)

Chapter 8

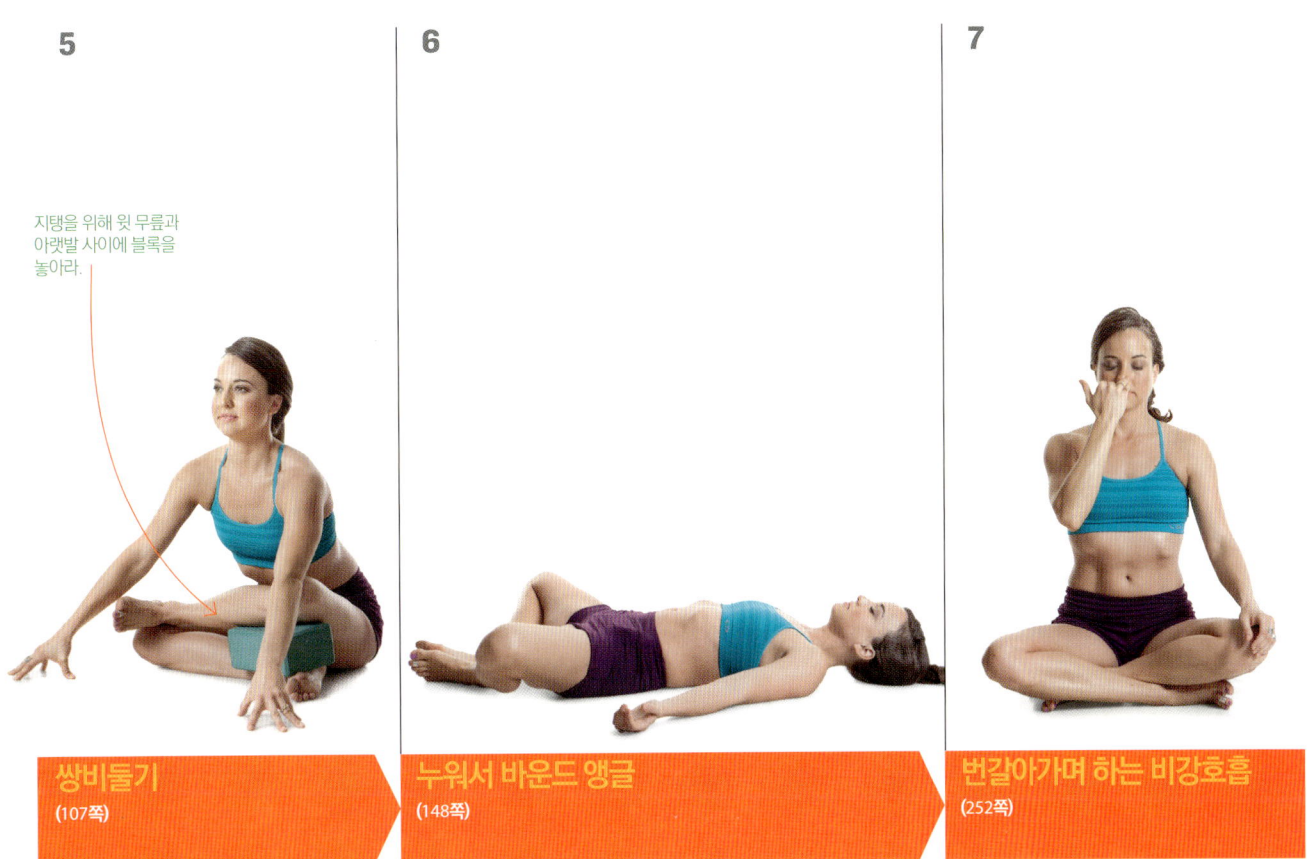

암벽 등반

암벽 등반가의 몸은 민첩해야 하고 특히 상체가 아주 강해야 한다.
요가는 등반가의 정신력을 강화해 가파른 절벽을 오를 때 몸이 마비되는 것 같은 공포를 이겨내도록 돕는다. 자세와 호흡에 집중할 때 몸은 이완되고 등반은 한결 수월해진다. 여기서 소개할 자세들은 매달리기와 오르기 동작에 필요한 회전근, 골반, 팔뚝 단련에 집중한다.

팁

'꿈 일기'를 시작하라. 이상형, 이루고 싶은 목표, 바라는 것들, 이 밖에 꿈에 그리는 모든 것들을 적어보자. 꿈을 이루고 싶다는 의욕을 불러일으키는 사진이나 다른 것들로 일기를 꾸며도 좋다. 꿈을 눈앞에 펼쳐 보이는 순간, 그 꿈과 같은 삶을 살게 된다! 최선을 다한다면 언젠가 모든 것이 이뤄질 것이다.

Chapter 8

1
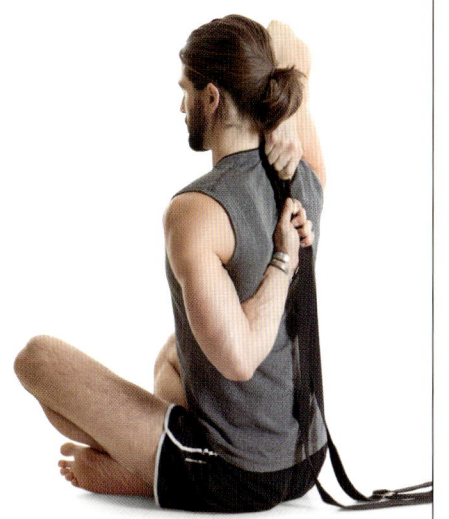
편안히 앉은 자세에서 스트랩을 활용한 소 얼굴
(103쪽) 소 얼굴 자세에서 스트랩을 활용하라.

2
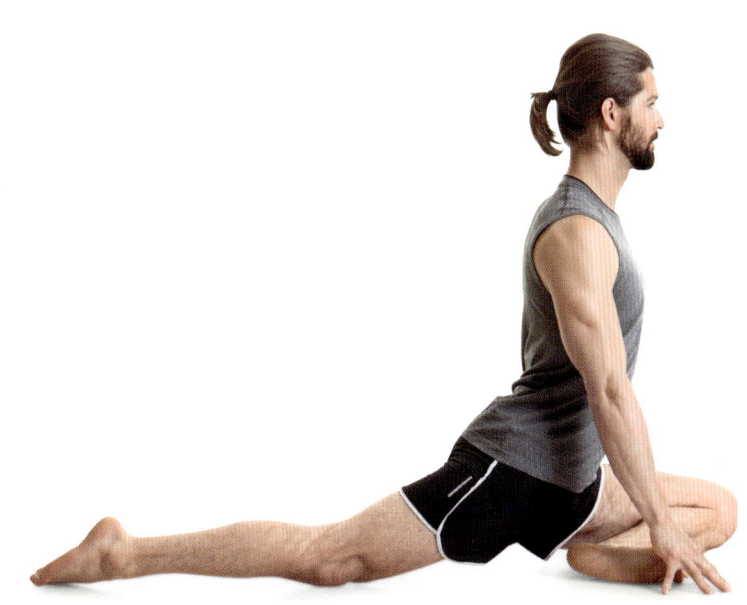
외비둘기
(106쪽)

283

암벽 등반

3

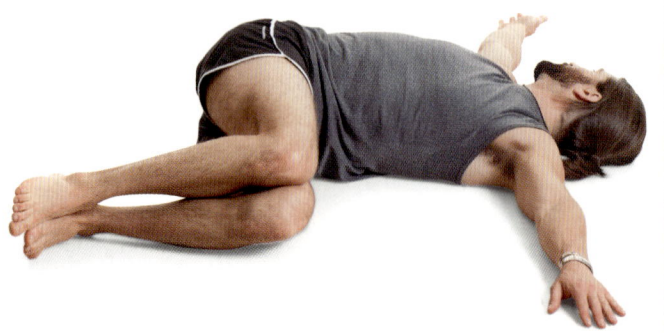

가볍게 척추 비틀기
(109쪽)

4

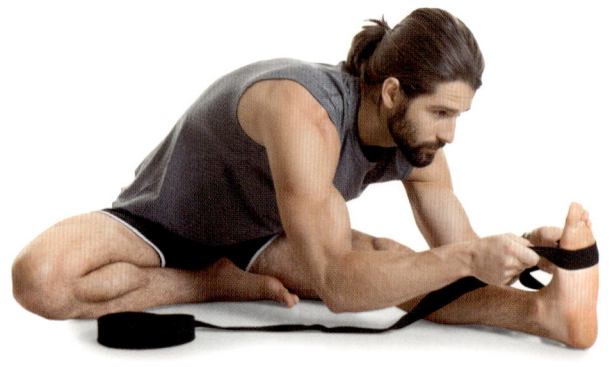

무릎 향해 머리 숙이기
(96쪽)

Chapter 8

5

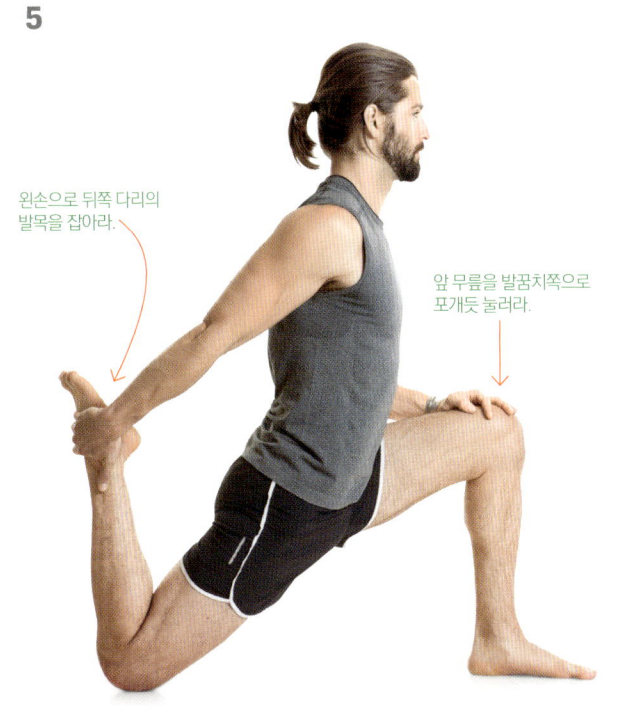

왼손으로 뒤쪽 다리의 발목을 잡아라.

앞 무릎을 발꿈치쪽으로 포개듯 눌러라.

로우 런지 변형
로우 런지(73쪽)로 시작해서 이 동작으로 변형하라.

6

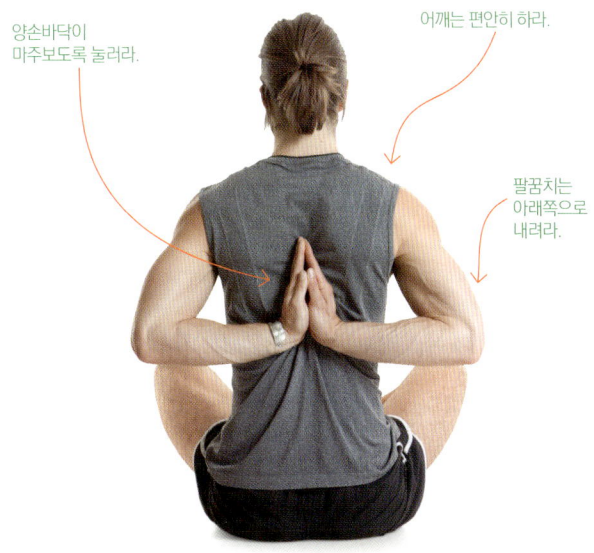

양손바닥이 마주보도록 눌러라.

어깨는 편안히 하라.

팔꿈치는 아래쪽으로 내려라.

편안히 앉아 등 뒤로 손 뒤집어 모으기
편안히 앉기(93쪽) 자세에서 시작하여 이 동작으로 변형하라.

특별 섹션

남자를 위한 요가

보통 남자가 요가를 좋아한다고 말할 때 그 의미는 여자친구가 딱 달라붙는 요가복을 입고 요가하는 모습을 좋아한다는 뜻에 가까울 것이다. 하지만 남자라고 요가를 못 할 이유는 없다. 물론 마초 성향을 타고난 남자라면 레깅스 차림의 젊은 여자에게 지도받아야 한다는 사실이 패티큐어를 하고 돌아다니는 것만큼이나 어색하게 느껴질 것이다. 내가 진행하는 요가 수업에 자신만만하게 도전장을 내밀었던 덩치 큰 근육남들이 더러 있었다. 나는 상급반이 처음이라면 힘들 수 있다고 늘 경고하지만, 그들은 "괜찮습니다. 운동 좀 할 줄 압니다."라고 대수롭지 않게 대꾸한다. 그러나 태양경배 연속동작을 두 번만 반복해도 어느새 그들은 땀을 뻘뻘 흘리고 있다!

그들에게 이 말을 해주고 싶다. 요가는 그냥 '하는' 것이 아니라 '수련하는' 것이다. 이기거나 정복할 수 있는 대상도 아니다. 트로피도 금빛 배지도 주어지지 않는다. 가까이에서 자신의 몸을 점검하는 신체 활동일 뿐이다. 그러나 이를 시작하고 나면 몸 안의 변화를 감지하게 되고, 웨이트 트레이닝 실력이 얼마나 출중하든 간에 그동안 있는지조차 몰랐던 근육을 쓰게 된다. 직장에서나 집에서나 주변을 바라보는 시각이 변하고, 집중력이 높아진다. 게다가 부상을 예방하고 치료하는 법을 깨우친다. 뱁티스트 파워 빈야사 요가Baptiste Power Vinyasa Yoga의 창시자이자 NFL 필라델피아 이글스의 수석 코치 출신인 배런 뱁티스트는 이렇게 설명한다. "남성은 근육 긴장, 특히 골반, 햄스트링, 어깨 부위의 근육 긴장 때문에 통증을 호소하는 경우가 많고, 이로 인해 부상을 입거나 몸이 약해질 수 있다. 종목을 불문하고 한 가지 스포츠를 과도하게 훈련하면 스트레스가 쌓여 결국 더 심각한 부상을 입게 된다. 요가는 힘과 유연성을 동시에 길러주는 전신 운동이다. 운동하는 남성들에게 이 두 가지는 필수 요소로, 하나만 없어도 반드시 문제가 생긴다."

"요가 덕분에 적게 다치고 덜 아플 수 있었다. 요가는 최고의 예방책이다." —카림 압둘 자바

Chapter 8

요가로 효과 본 남자의 이야기

제이슨 와콥 JASON WACHOB,
마인드바디그린 창립자

나는 전형적인 요가 수행자라고 할 수 없다. 무엇보다 나는 남자다. 키가 큰 남자. 대학 때 농구를 했고 프래터니티(대학교 남학생들의 사교 클럽—옮긴이) 회장을 지냈다. 졸업하고서는 월가 트레이더로 5년간 일했다. 농구를 하면서 여기저기 다쳤던 몸은 한 살씩 나이를 먹어가면서 탈이 나기 시작했다. 툭하면 어깨가 빠지거나 피로골절을 입었고, 디스크 문제가 심각해졌다. 서른일곱 살, 리바운드나 덩크슛을 하면 무조건 어깨가 나가 버려 농구 게임을 도무지 할 수 없는 지경에 이르렀다. 상태는 심각했다. 그리고 지금으로부터 몇 년 전, 허리 디스크가 엇나가 몸을 가누지 못할 만큼 고통에 시달리게 됐다. 날 진료한 두 명의 의사는 모두 내게 수술을 권했다.

나는 운동하다 다친 몸을 위해 새로운 운동을 시작하고 싶었고, 되도록 아내와 함께 하고 싶었다. 그렇게 빈야사 플로우 수업에 들어갔다. 몸을 이리저리 숙이면서 빠르게 움직여야 했다면 겁이 났을 것이다. 그러나 요가는 천천히 긴 호흡으로 움직이는 동작들로 이뤄져 깊게 스트레칭할 수 있었고 제대로 운동하고 있다는 느낌이 들었다. 놀랍게도 나는 수술하지 않고도 허리 디스크의 고통에서 해방됐다. 분명 요가의 덕도 조금 봤을 것이다.

아직도 반신반의한가? 그렇다면 다음 페이지에서 요가는 남자 운동이 아니라는 믿음에 반박하는 다섯 가지 이유를 읽어보라.

개별 자세

1

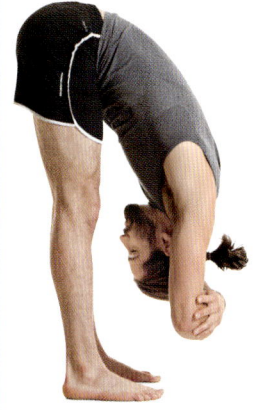

서서 하는 전굴
운동을 시작할 때는 워밍업을 잘 해야 한다.

2

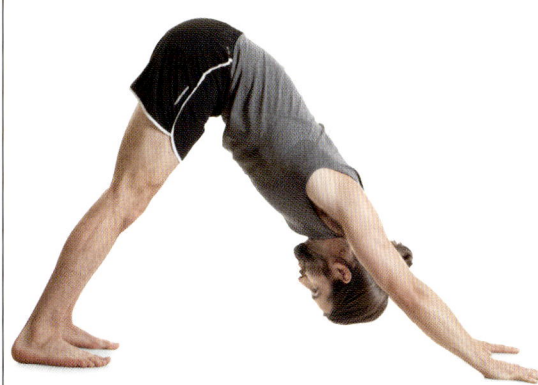

아래로 향한 개
엉덩이와 햄스트링의 만성 조임, 허리 통증, 어깨의 팽팽함을 완화하는 동작이다.

287

남자를 위한 요가

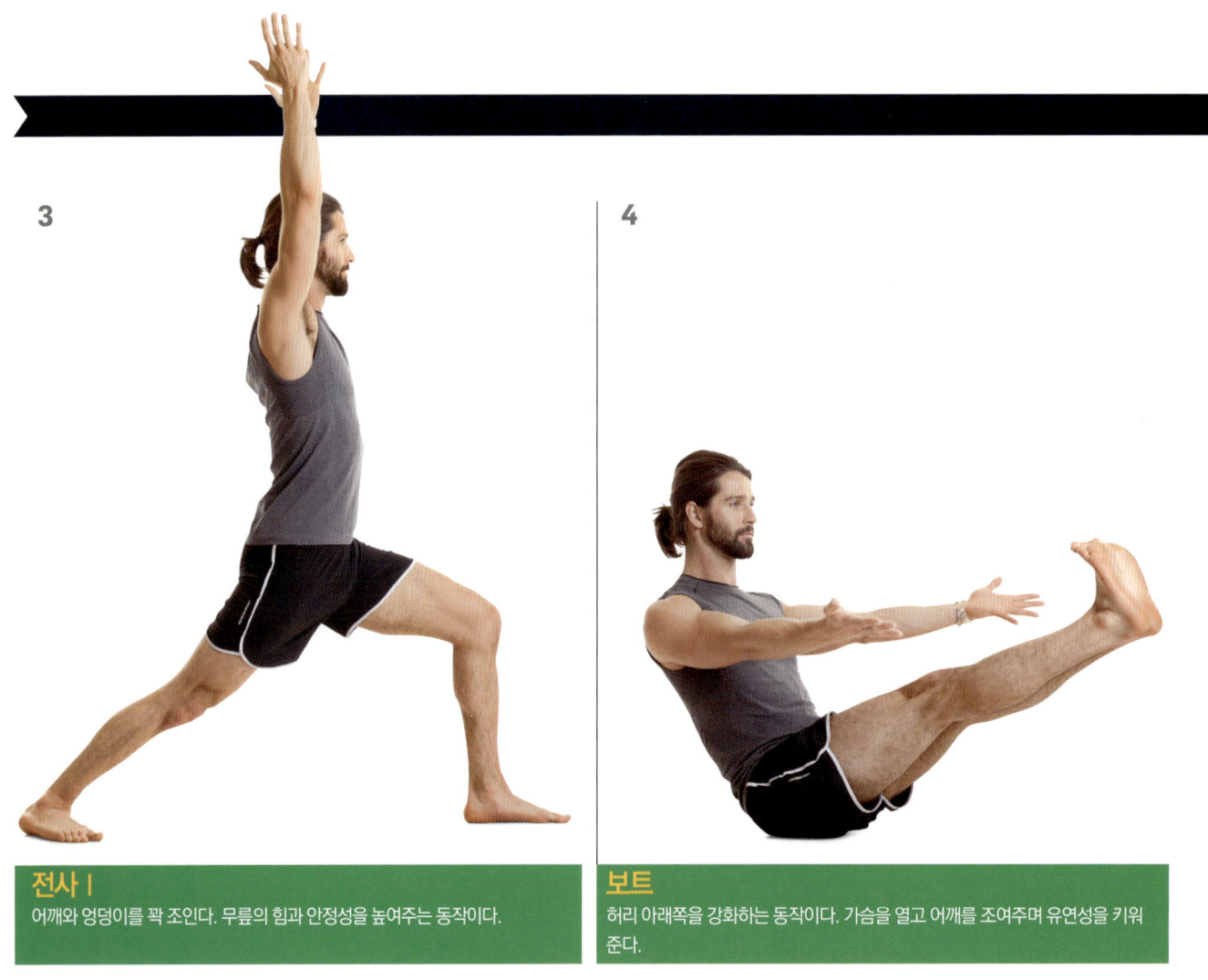

3

전사 I
어깨와 엉덩이를 꽉 조인다. 무릎의 힘과 안정성을 높여주는 동작이다.

4

보트
허리 아래쪽을 강화하는 동작이다. 가슴을 열고 어깨를 조여주며 유연성을 키워준다.

Chapter 8

5

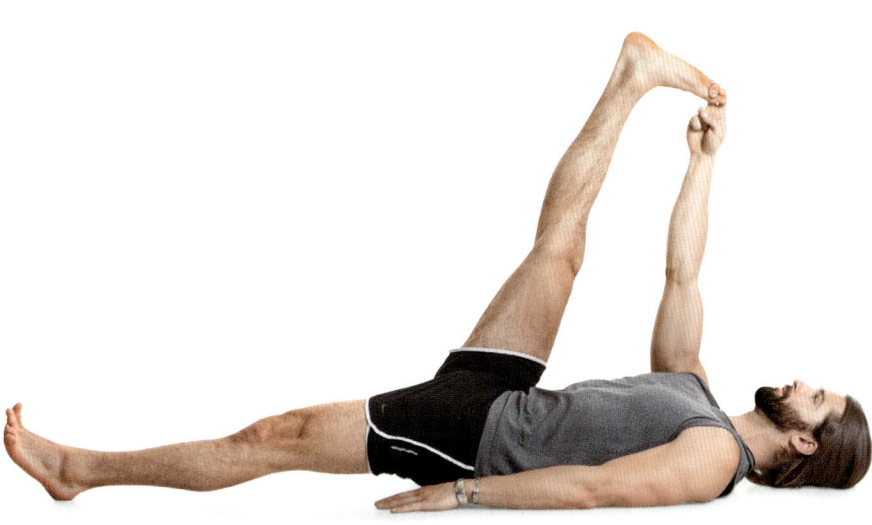

누워서 엄지발가락 잡기
햄스트링, 엉덩이, 그리고 장경인대를 스트레칭한다.

남자도 요가를 해야 하는 다섯 가지 이유

1. 상체가 탄탄해진다. 웨이트 트레이닝을 끊은 지 2년이 넘었는데도 몸이 더 강해지고 근육은 더 선명해졌다. 모두 요가 덕분이다. 기본 연속동작으로 플랭크를 하는 것만으로 상체 운동 효과를 톡톡히 볼 수 있다.

2. 식스팩이 생긴다. 윗몸 일으키기와 크런치 같은 복근운동은 대부분 한 가지 동작만 반복하며 몸에 익숙해지면 재미와 효과가 떨어진다. 요가는 다른 신체 부위와 근육을 함께 쓰면서 코어를 단련하기 때문에 근육을 탄탄하고 유연하게 만드는 데 아주 효과적이다. 식스팩을 기대해도 좋다.

3. 스트레스를 해소할 수 있다. 여성에 비해 남성은 스트레스를 쌓아두는 편이다. 그리고 건강하지 않은 방식으로 해소하곤 한다. 그 결과 수면부족, 집중력 결여, 나쁜 식습관, 과음 같은 문제가 발생한다. 요가를 하면 내면의 스트레스를 가까이에서 들여다볼 수 있다. 꾸준히 요가를 하면 집중력을 다잡고 마음의 안정을 되찾아 직장, 집, 그 어느 곳에서든 만족스러운 결과를 얻을 것이다.

4. 운동과 데이트를 동시에 할 수 있다. 신혼 시절 아내와 나는 함께 즐길 수 있으면서 몸매를 가꿔줄 운동이 무엇일지 고민했다. 웨이트 트레이닝은 그다지 로맨틱해 보이지 않았고, 달리기는 내 무릎 상태로는 무리였다. 요가는 우리 부부의 바람과 꼭 들어맞았다. 함께 할 수 있고, 지루하지 않고, 아내도 좋아라 했다. 엄청난 이득을 본 셈이다.

5. 인연을 만날 수 있다. 싱글이라면, 요가 수업만큼 인연을 만들기 좋은 곳도 없다. 일단 남녀비율이 남자에게 아주 유리하다. 조금 더 솔직히 말하자면, 요가에 집중하는 여자들에게 둘러싸이는 경험은 이른 저녁 술을 퍼마시는 것보다 훨씬 낫다! 물론 요가 수업을 헌팅 장소로 생각해서는 안 되지만 꾸준히 참석하다 보면 좋은 인연을 만날 확률이 꽤 높다. 먼저 이 책으로 자신감과 기본 체력을 쌓으며 인연을 기다리자.

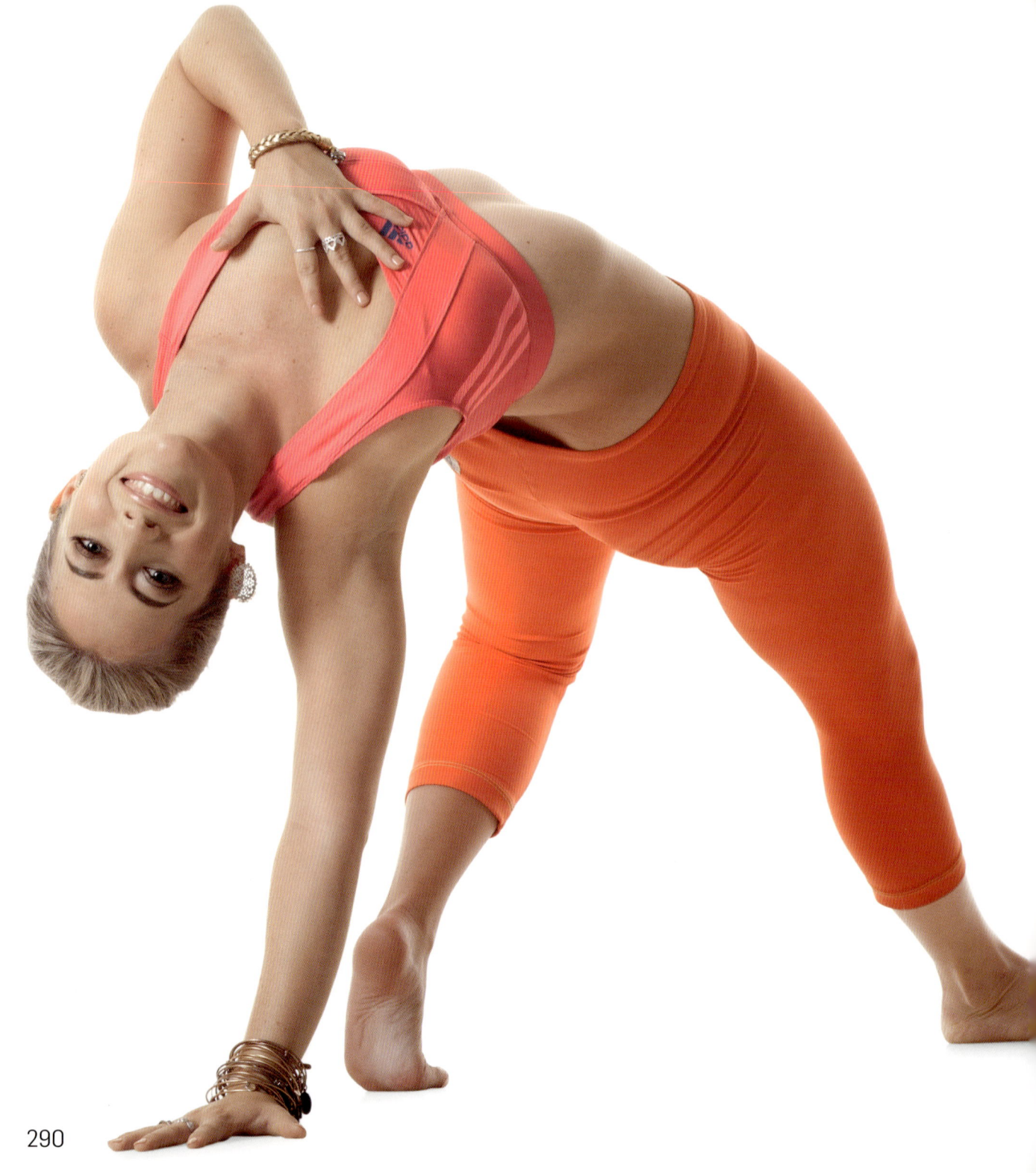

CHAPTER 9

정서 건강을 위한 요가

몸과 마음의 행복을 극대화하는 동작들

평생 꽃길만 걸을 수 있다면,

샤랄라한 요정 가루(동화 『피터팬』 속 팅커벨이 하늘을 날 때 주변에 반짝이는 가루—옮긴 이)와 긍정적인 기운으로 모든 근심 걱정을 날려버릴 텐데! 안타깝게도 우리의 현실은 그렇게 밝지도 명랑하지도 않다. 복잡하고 혼란스럽고, 어떨 때에는 꼼짝달싹 못하게 우리를 옭아맨다. 살다 보면 누구나 한 번쯤 어느 지점에 이르러 일종의 우울증이나 정서 문제를 겪는다.

2011년 「생명심리사회 의학」에 실린 연구 결과에 따르면, 요가를 오래 할수록 공포, 분노, 피로가 눈에 띄게 감소했다. 연구진은 일반 여성들로 이뤄진 두 집단을 대상으로 기분 상태를 점검하는 설문조사를 진행했는데, 한 집단은 2년 넘게 요가를 수행했고 다른 집단은 요가 경험이 전혀 없었다. 요가를 오래 한 집단은 그렇지 않은 집단보다 정신질환, 긴장으로 인한 불안, 분노로 인한 적개심, 피로에 대한 자가 진단율이 평균적으로 낮았다.

연인에게 차여 일상이 망가졌다면, 하루를 시작할 목적이 필요하다면, 또는 그저 기분이 좋아지고 싶다면, 요가가 당신을 도울 수 있다. 암흑기에 있다고 너무 좌절하지 말라! 내게도 그러한 때가 있었지만, 돌이켜보면 불빛 하나 없던 암흑 속에서도 언제나 귀중한 깨달음을 얻었다. 요가 수행은 칠흑 같이 어두운 동굴에서 저 멀리 보이는 한 줄기 빛과 같다. 이 장에 나올 연속동작들은 도움이 필요한 당신에게 손을 내밀고 있다.

Chapter 9

마음을 좋게, 편안하게 만들어주는 동작들

불안(300쪽)
코브라
낙타
활
비틀어 무릎 향해 머리 숙이기
편안히 앉아 무드라 경배 Comfortable Seat with Salutation Mudra
번갈아가며 하는 비강호흡

가벼운 우울증세(304쪽)
서서 전굴
아래로 향한 개
전갈
돌고래
머리로 서기
위로 향한 활
와일드 싱

불면증(308쪽)
소와 고양이
앉아서 전굴
쟁기
어깨로 서기
벽에 다리 올리기
송장(사바아사나)

어지럼증(312쪽)
앉아서 목 스트레칭 Seated Neck Stretch
앉아서 승모근 스트레칭 Seated Trapezius Stretch
산
전사 II
앉아서 명상 Seated Meditation
송장(사바아사나)

심신 안정하기(316쪽)

1) 연속동작 1
번갈아가며 하는 비강호흡
소와 고양이
팔을 C자로 만들어 서서 전굴 Standing Forward Fold with C Arms
다리 넓게 벌린 전굴
앉아서 전굴
바운드 앵글
누워서 바운드 앵글
벽에 다리 올리기

2) 연속동작 2
아래로 향한 개
코를 향해 무릎 숙이기
전사 I
전사 II
삼각
반달
앉은 반 물고기
측면 까마귀
아기 자세

실연(324쪽)
태양경배 A
보트에서 반 보트
여신
하늘을 나는 비둘기
가슴에 손 모은 채 앉아서 명상하기 Seated Meditation with Palms Over Heart
쌍비둘기
무릎 아래 볼스터를 끼운 송장(사바아사나) Corpse(Savasana) with a Bolster Under the Knees

293

무드라

누구나 이 자세를 알 것이다. 무드라는 고대 조각상 이나 회화는 물론 현대 요가 수업이나 뮤직비디오에도 자주 등장한다. 이 아름다운 제스처는 단순히 보기 좋은 것 이상으로 의미 있다. 손으로 하는 동작이지만 정신력을 강화하며 요가 수행을 한 차원 높이 끌어올린다. 여기서는 가장 많이 쓰이고 입문자에게 유용한 무드라 자세를 골라 소개하고자 한다.

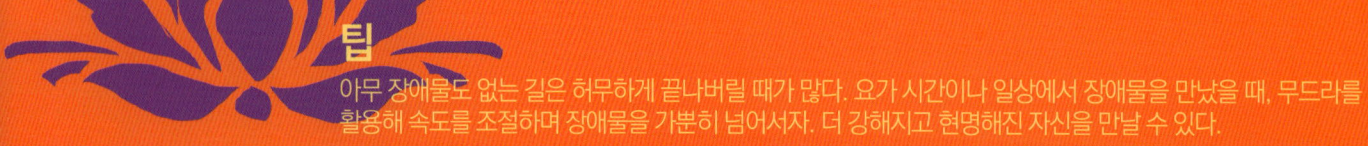

팁
아무 장애물도 없는 길은 허무하게 끝나버릴 때가 많다. 요가 시간이나 일상에서 장애물을 만났을 때, 무드라를 활용해 속도를 조절하며 장애물을 가뿐히 넘어서자. 더 강해지고 현명해진 자신을 만날 수 있다.

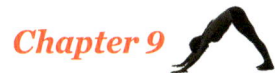

경배 무드라(기도 자세 ANJALI MUDRA)

이것은 당신의 요가 수행 또는 명상적인 정신 상태의 시작을 장려하는 완벽한 방법이다. 경배 무드라는 우리가 의도를 둔 곳에 모든 해답이 있다는 것을 상기시킨다.

- 엄지손가락을 흉골에 가볍게 대고 가슴 앞으로 손바닥을 모아라.
- 두 손바닥이 마주보게 하여 서로 단단하고 고르게 눌러라.
- 고개를 살짝 숙이고 가슴을 들어올리면서 어깨를 부드럽게 유지한다.

지혜 무드라(기야나 무드라 GYANA MUDRA)

이 무드라는 무엇이 옳고 그른지 구별하는 데 도움을 준다. 그것은 집중을 돕고 기억력과 정신 집중력을 향상시켜준다.

- 엄지손가락 끝을 집게 손가락 끝에 갖다 대라.
- 손가락 끝의 도톰한 아랫부분을 부드럽게 눌러라.
- 만약 여러분이 에너지나 힘을 찾고 있다면 손바닥을 위로 회전시키고, 여러분이 진정하고 집중하기를 원한다면 손바닥을 아래로 돌려라.

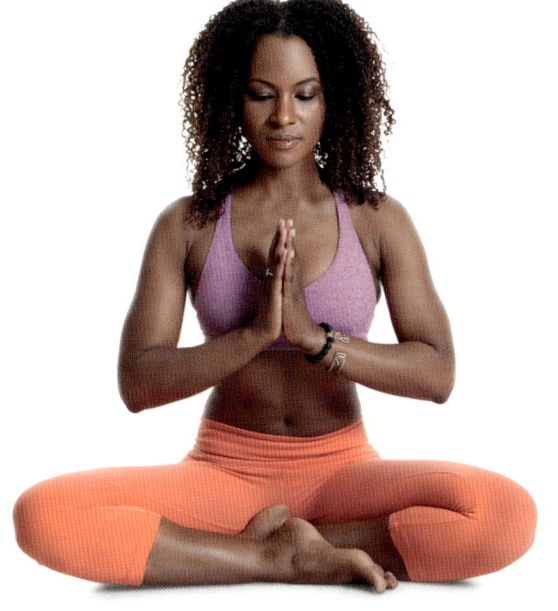
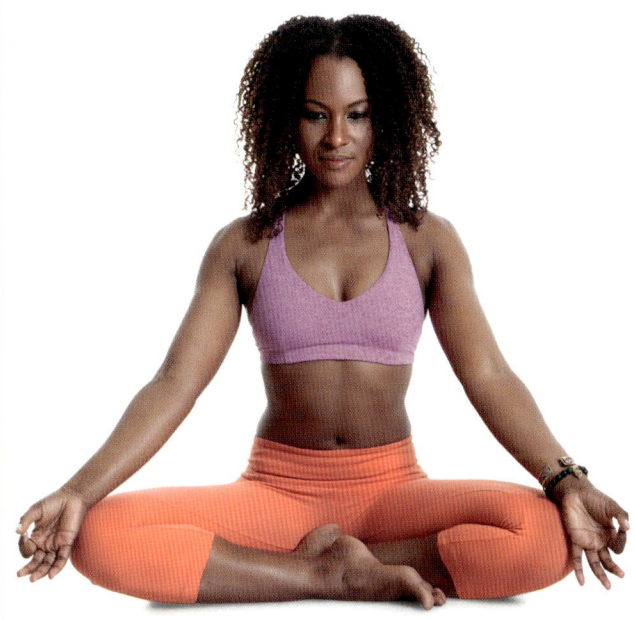

무드라

연꽃 무드라

연꽃은 진흙에서 자라나 수면 위에서 아름답게 피어난다. 가장 어두운 곳에서 아름다움이 탄생한다는 진리를 상징하며 요가의 정신을 대표하는 이미지이기도 하다. 연꽃 무드라는 당신 내면에 있는 아름다움을 일깨운다.

- 손바닥 아랫부분을 가슴 앞에서 모으고 두 손 엄지손가락을 붙인 다음 새끼손가락도 붙인다.
- 연꽃잎을 만든다 생각하고 손가락 마디를 뻗어 손가락을 벌린다.

번개 무드라(바즈라프라다마 무드라 VAJRAPRADAMA MUDRA)

이마에 번개 흉터를 지닌 해리포터에게 굳이 묻지 않더라도, 이 무드라를 통해 번개의 위력을 알 수 있다. 이 무드라는 최고의 신 제우스만큼 흔들리지 않는 자신감을 끌어내 스스로에 대한 믿음을 회복하고 공포를 이겨내도록 돕는다.

- 깍지 낀 두 손바닥을 가슴 중앙에 놓고 엄지손가락은 위를 향해 벌린다.

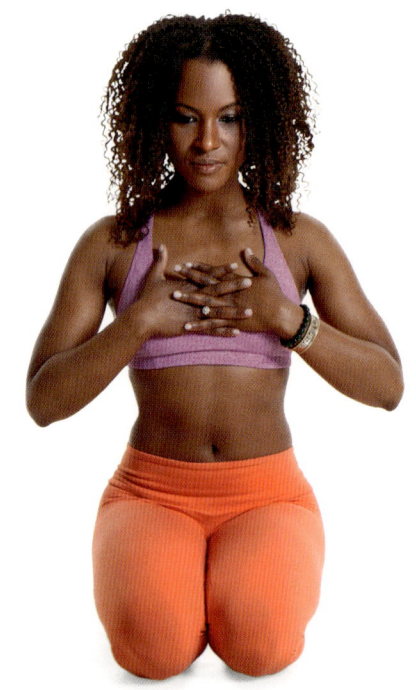

Chapter 9

깨달음의 무드라

이 무드라는 전사 I 과 III 자세에서 주로 쓰이며 합일을 상징한다. 두 손을 마주 잡을 때 당신은 주변 존재들과 하나가 되고 당신의 내면과도 다시 연결된다.

- 엄지와 검지를 제외한 손가락을 깍지 낀다.
- 검지를 일자로 펴고 엄지는 검지와 멀어지게 살짝 아래로 내린다.

담대함의 무드라
(아바야 무드라 ABHAYA MUDRA)

이 무드라를 마스터하면 담대하고 신중하게 행동할 수 있다. 이 무드라는 전사 자세와 함께 주로 쓰여 신중하고 평화롭게 자세를 유지하도록 돕는다. 또 인내심, 겸손함, 강인함을 일깨운다.

- 팔을 올려 손을 어깨 높이에 둔 상태에서 팔꿈치에 힘을 빼고 손바닥은 정면을 향한다.

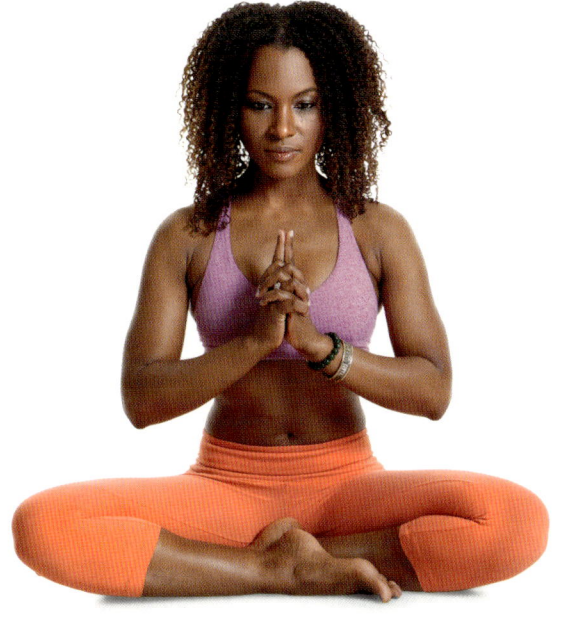

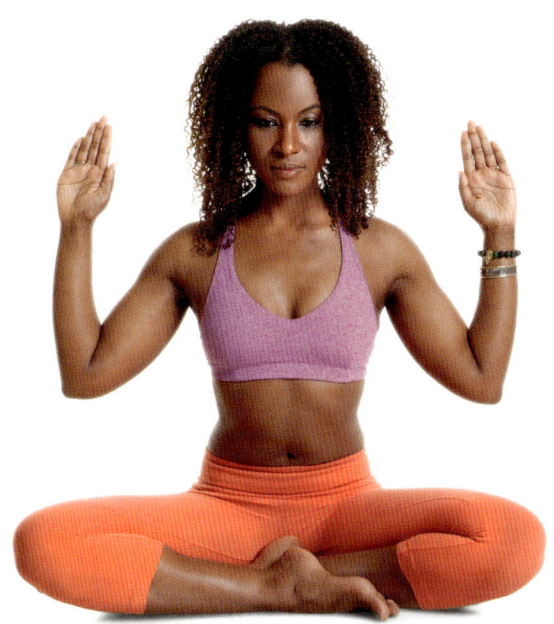

차크라 *Chakra*

요가에서는 우리 몸에 7개의 '차크라'가 있다고 말한다. 차크라는 '바퀴'란 뜻으로 에너지의 중심을 가리킨다. 차크라를 활짝 열어 에너지가 원활히 흐르도록 하는 것은 마음의 균형과 활력을 유지하는 데 아주 중요하다. 차크라에 신경 써서 요가를 수행한다면, 문제 부위를 집중 관리하고 막힌 에너지를 뚫을 수 있다. 여기서는 차크라에 집중할 수 있게 해주는 자세들을 골라보았다. 놀랄 만큼 기분이 좋아질 것이다!

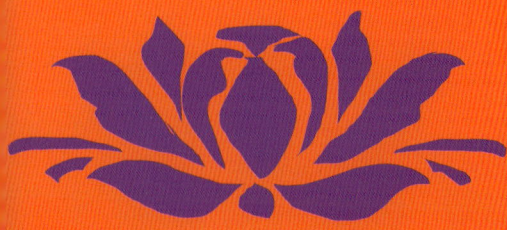

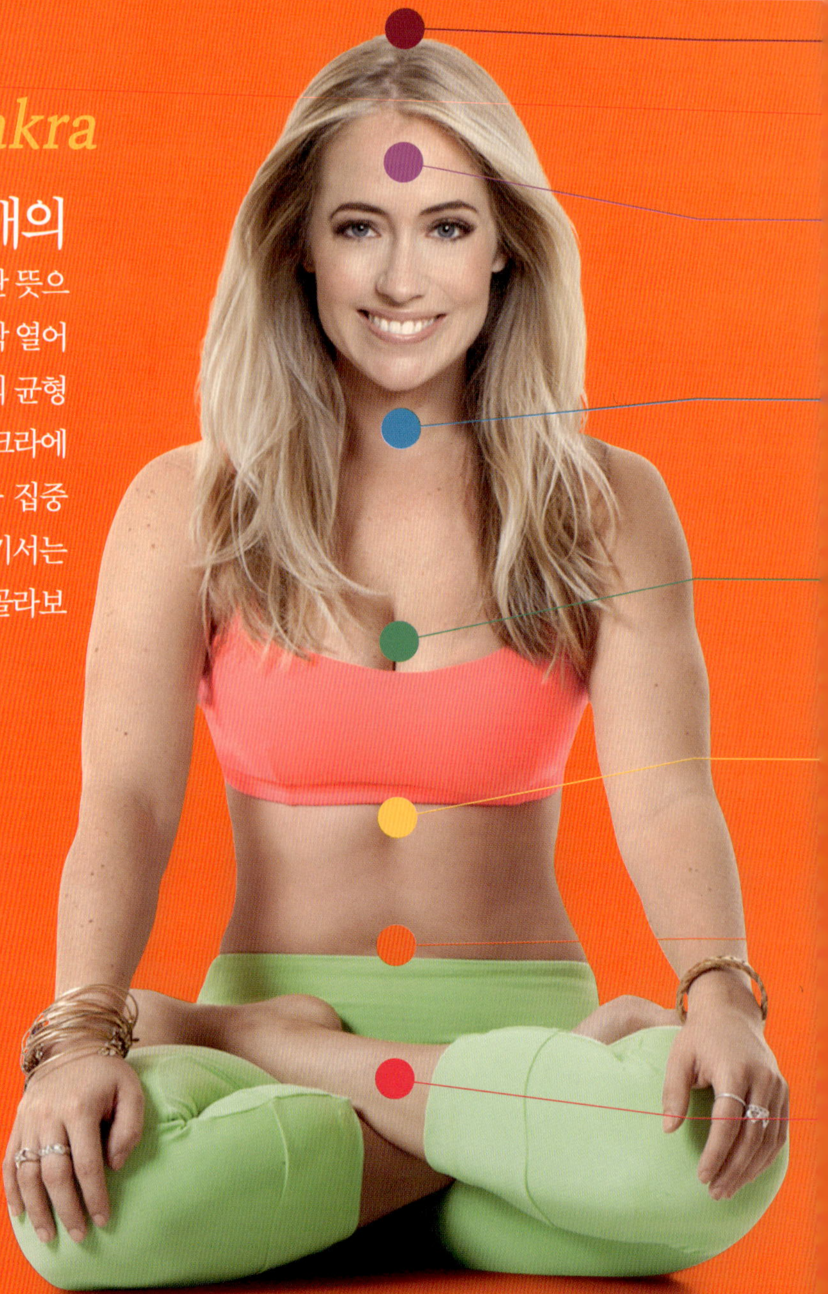

Chapter 9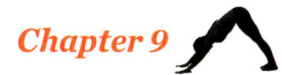

● **왕관 차크라:** 최상부에 있는 차크라로 영혼과 온전히 연결되는 능력을 상징

위치:	연관 감정:	해결할 수 있는 고민들:	함께 하면 좋은 자세: 명상
정수리	내면과 외면의 아름다움, 영혼과의 연결, 순수한 기쁨	물욕, 영적인 의심 또는 무관심	왕관 차크라는 가장 높이 존재하는 에너지를 의미한다. 침술학에서는 '시xi' 지점으로 불리며 모든 에너지가 비롯되는 원천을 가리킨다. 명상과 호흡법을 적극 활용해 모든 차크라가 조화를 이뤄 몸을 움직이는 상태의 합일을 추구하라. 건강하고 충만하고 영적으로 성숙한 상태에 조금 더 가까이 다가가자. 처음에는 5분 동안 짧게 명상하다 익숙해지면 최대 20분 동안 명상한다.

● **제3의눈(또는 이마) 차크라:** 집중력과 거시적으로 볼 수 있는 능력을 상징

위치:	연관 감정:	해결할 수 있는 고민들:	함께 하면 좋은 자세: 눈을 감고서 하는 모든 자세
눈 위 이마	직관, 상상력, 지혜, 사고력과 의사결정 능력	두통, 악몽, 집중력 결여, 눈 피로, 창의력 결핍	눈을 감고 나무 자세로 균형을 잡거나, 한 곳을 응시하며 산 자세로 서보자. 이제 막 요가에 입문했다면, 아직 한 번도 성공하지 못한 자세를 아름답게 해내는 자신의 모습을 머릿속에 그려도 괜찮다. 당신이 그 자세를 할 수 있으며 또 그렇게 되리라는 사실을 깨우칠 것이다.

● **목 차크라:** 소통 능력을 상징

위치:	연관 감정:	해결할 수 있는 고민들:	함께 하면 좋은 자세: 쟁기, 어깨로 서기, 다리 자세
목	의사소통, 감정 또는 진실에 대한 표현	흡연, 알레르기, 노래나 연설로 인한 과도한 목 사용, 말더듬, 갑상선 문제	이 자세들은 목을 스트레칭하고 어깨를 열어 목 차크라를 해방시킨다. 팁: 터키석 목걸이를 착용하면 이 차크라의 힘을 보충할 수 있다!

● **가슴 차크라:** 사랑 능력을 상징

위치:	연관 감정:	해결할 수 있는 고민들:	함께 하면 좋은 자세: 낙타, 위로 향한 활, 독수리, 활 자세
심장 바로 위 가슴 부분	사랑, 기쁨, 내면의 평화	부끄러움, 외로움, 용서하기, 호흡 문제, 사랑이나 동정심 결여	가슴을 열거나 뒤로 넘어가는 자세는 가슴 차크라를 아주 효과적으로 해방시킨다. 특히 후굴 자세들은 신뢰와 자신감을 키워 진정으로 너그러운 사람이 되게 한다. 두려움을 없애고 싶다면 이 자세들을 추천한다.

● **명치(또는 배꼽) 차크라:** 자신감과 삶에 대한 통제력을 상징

위치:	연관 감정:	해결할 수 있는 고민들:	함께 하면 좋은 자세: 까마귀, 물구나무서기, 위로 향한 활, 보트 자세
위가 있는 복부 윗부분	자존감, 자신감, 자부심	소화불량, 식이장애, 낮은 자존심, 부당한 피해로 인한 마음의 상처, 완벽주의로 인한 스트레스	이 자세들은 위험을 감수하고 신중히 수행해야 한다는 공통점이 있다. 이 자세들을 연습하면 신체적·정서적 두려움을 몰아내고 불안함을 극복하고 자신감을 키울 수 있다.

● **천골 차크라:** 합일 능력, 타인과 새로운 경험에 대한 포용력을 상징

위치:	연관 감정:	해결할 수 있는 고민들:	함께 하면 좋은 자세: 소 얼굴, 바운드 앵글, 와이드 앵글 자세
배꼽보다 5센티미터 아래에서 안으로 5센티미터 들어간 지점	풍요로움, 웰빙, 기쁨, 성욕	과도한 업무 스트레스, 난임, 성생활 문제	엉덩이와 사타구니를 쓰는 자세들은 긴장을 완화하고 해방감을 준다. 무리해서 자세들을 하기보다 몸을 바로 정렬해 자연스럽게 자세를 완성하자. 길고 차분하게 자세를 유지하는 것에 신경 쓴다.

● **뿌리 차크라:** 근원과 안정감을 상징

위치:	연관 감정:	해결할 수 있는 고민들:	함께 하면 좋은 자세: 산, 전사 I · II, 역전사, 사이드 앵글 같은 서기 자세들, 아기 자세나 송장 자세 같은 회복 자세들
척추 밑 부분	경제적 독립, 재정상태, 끼니 해결 등 기본 의식주와 관련된 안정감	잦은 이동에 따른 스트레스, 이사 적응, 이별, 이혼, 해고 등으로 인한 고통	서기 자세는 몸의 뿌리를 단단히 고정하는 동시에 곧고 강하게 서는 방법을 일깨운다. 서기 자세를 할 때, 두 발을 몸의 기본 토대라 생각하고 그 위에 몸을 바로 세워 에너지를 쌓아보라. 회복 자세는 부산한 마음을 잠재우고 몸을 자연스레 이완한다.

불안

불안은 중학교에서 애들을 괴롭히던 아이들을 닮았다. 기분 좋게 등교한 날, 못된 아이가 슬그머니 다가와 방심한 순간에 당신을 기습 공격한다고 생각해보아라. 불안도 이와 비슷하게 당신을 괴롭힌다. 공포와 걱정이 늘 곁을 맴돌아 자신감과 행복을 느낄 겨를이 없다. 불안은 처음부터 눈에 드러나지는 않지만, 시간이 갈수록 쌓여 삶을 어렵게 하고 우울증을 유발한다. 여기서 소개할 연속동작들은 후굴 자세를 통해 가슴과 배 아래쪽 급소를 안전한 방식으로 열어 담대함을 길러준다. 이 자세들을 익히고 나면 깊이 호흡하며 가슴과 허파를 개방해 스트레스를 떨칠 수 있다. 숨을 들이마시고 마음을 편안하게 먹어보라. 불안을 다스릴 주인은 바로 당신이다.

팁
사람들이 언제나 같은 감정을 느끼지는 않는다. 그러니 모두의 마음에 들려고 애쓰기보다 있는 그대로 받아들이고 내려놓는 편이 낫다. 생각이 너무 많으면 좋을 것이 없다. 바로 지금이 꽉 붙들고 있던 것들을 내려놓을 때이다.

Chapter 9

1
2

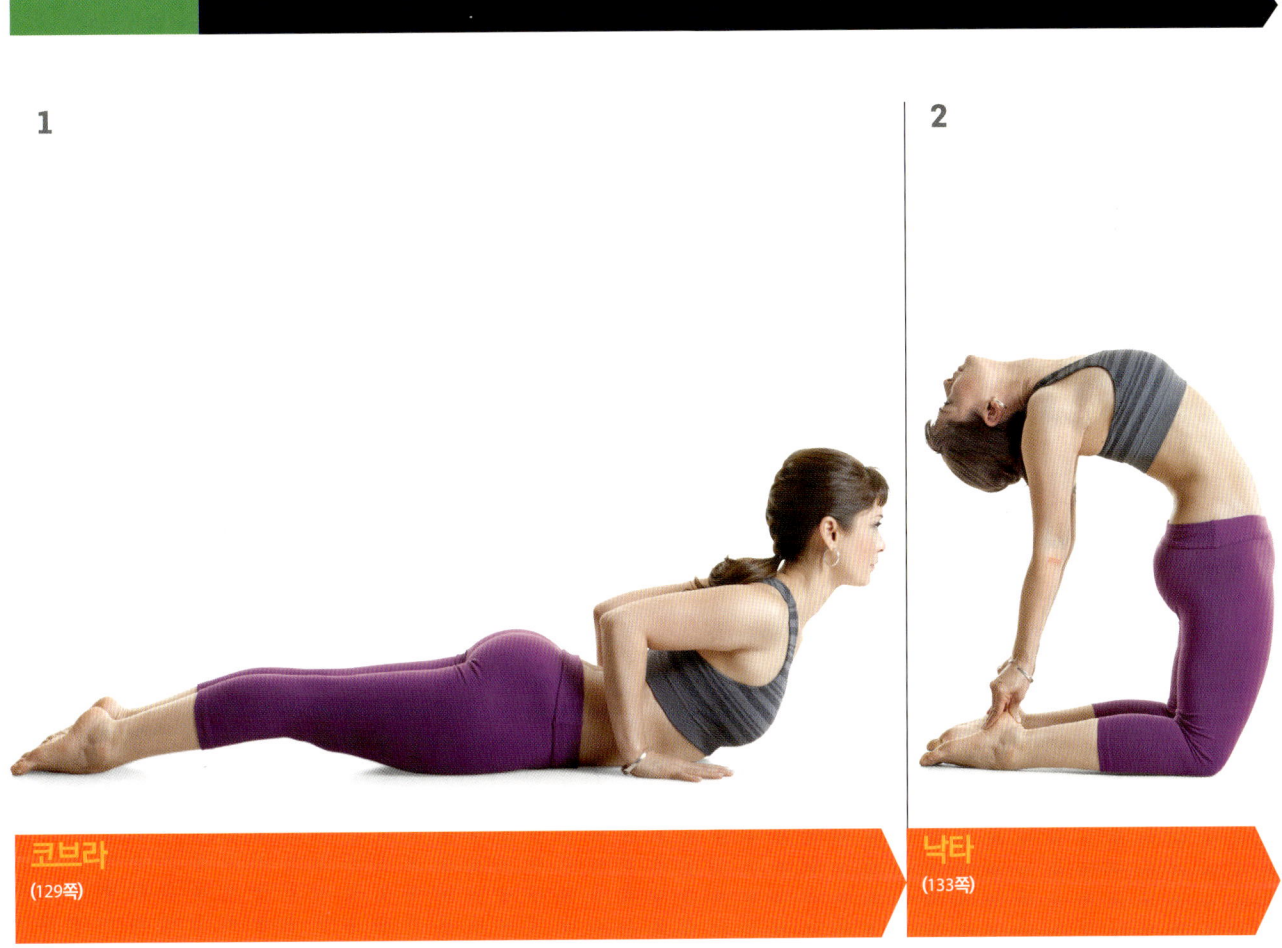

코브라
(129쪽)

낙타
(133쪽)

불안

3

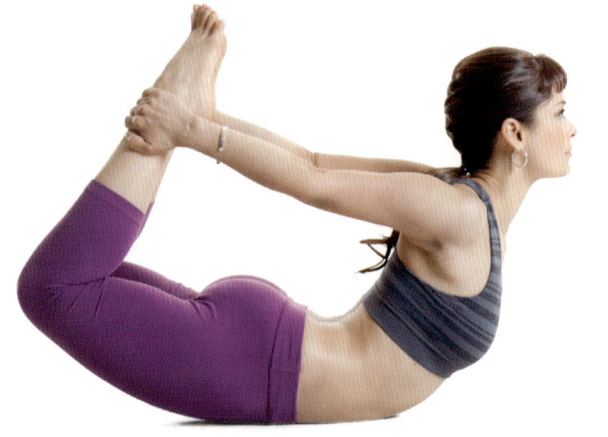

활
(132쪽)

4

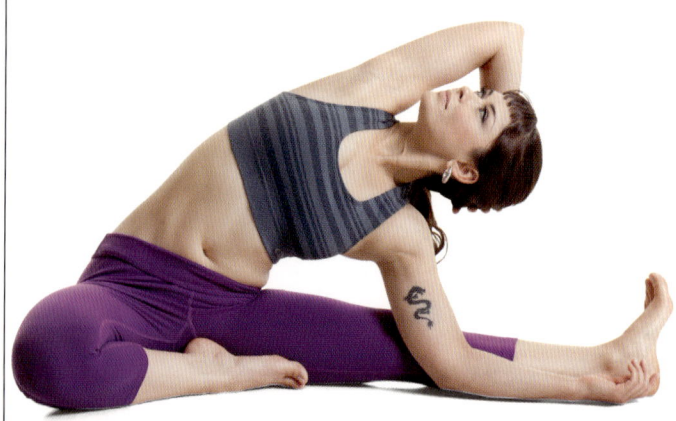

비틀어 무릎 향해 머리 숙이기
(97쪽)

Chapter 9

5

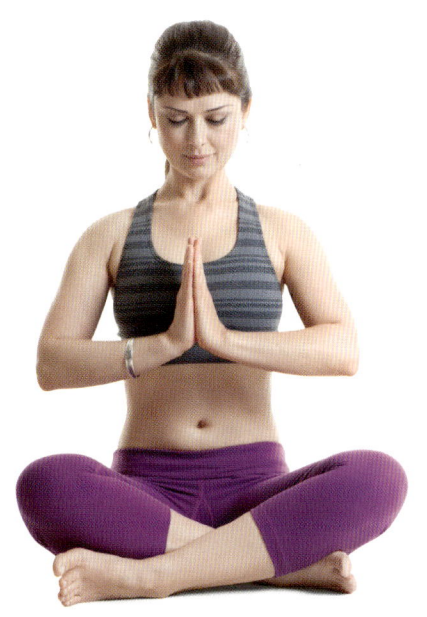

> 편안히 앉아 무드라 경배
> (pages 93 and 295쪽)

6

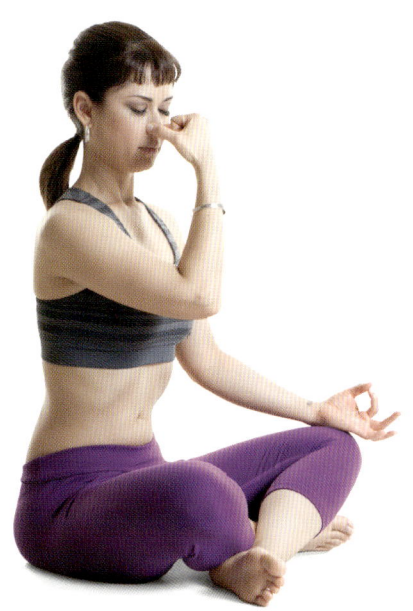

> 번갈아가며 하는 비강호흡
> (252쪽)

가벼운 우울증세

나는 지금껏 요가를 하면서 단 한 번도 기분 전환에 실패한 적이 없다. 그냥 누워 있고 싶다는 심정으로 요가 교실에 들어선 날에도, 마지막 사바아사나 자세를 마치고 일어나면 온몸을 감싸고 있던 피로와 갑갑한 껍데기에서 벗어나 새로 태어난 불사조가 된 것만 같다. 활력이 되살아나고 무엇보다 시야가 새로워진다. 앞서 나는 요가 루틴을 시작하기에 앞서 초점을 맞출 목적을 정하라고 말한 바 있다. 우울한 날에는 기쁨을 목적으로 삼아 자세와 호흡법을 수행할 때마다 기쁨을 조금씩 삶 속으로 되돌려 놓자.

　재미 있는 요가 자세들로 몸에 활기를 불어 넣는 것만으로 가벼운 우울증세에서 빠져 나올 수 있다. 물구나무서기 같은 자세를 할 때는 천진난만한 어린 아이로 돌아간 것 같고, 후굴 자세를 할 때는 엔도르핀이 나와 기분이 좋아질 것이다. 우울함을 느끼는 사람들에게 이 연속동작을 추천한다. 템포가 되살아나 마음속에서 아름다운 노래가 다시 흐르기 시작할 것이다.

팁
감사함으로 하루를 시작하자. 양치하고 옷을 입을 때 마음속으로 감사할 이유를 하나씩 생각해보라. 부모님, 친구들, 새로 산 옷, 어제 저녁 맛있었던 식사 등. 감사한 것들을 생각하며 하루를 시작하면 가지지 못한 것들에 대한 미련이 줄어든다.

Chapter 9

1 서서 하는 전굴
(46쪽)

2 아래로 향한 개
(68쪽)

가벼운 우울증세

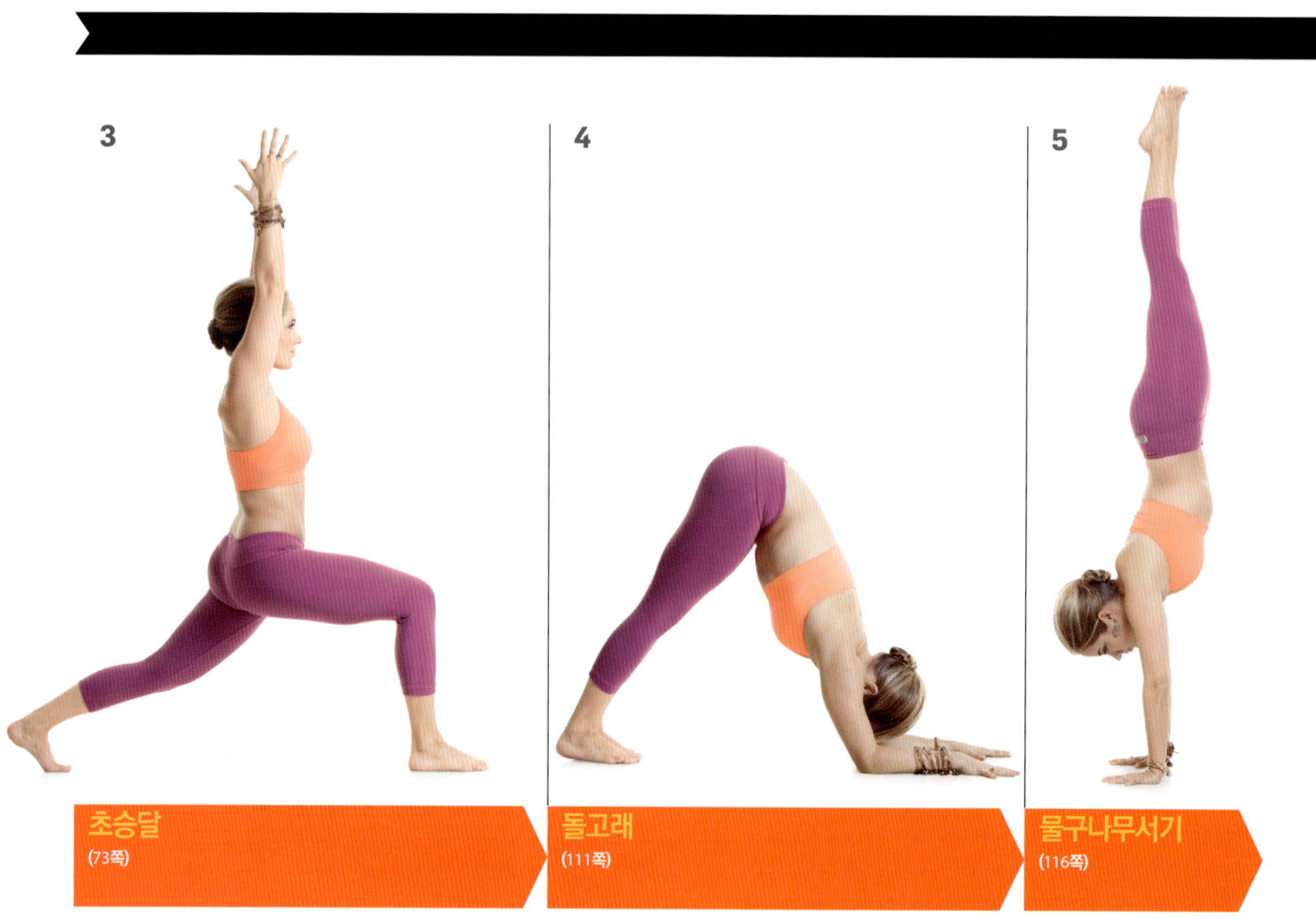

3 초승달 (73쪽)

4 돌고래 (111쪽)

5 물구나무서기 (116쪽)

Chapter 9

6

위로 향한 활
(135쪽)

7

와일드 싱
(136쪽)

불면증

침대 밑에 도사리고 있는 악당, 잠을 훔쳐가는 괴물.
불면증은 그 정도로 무시무시하다! 불면증은 스트레스와 불안을 살찌운다. 요가 수행자들이 쓰는 말을 빌리자면 "끊임없는 마음의 요동", 쉼 없이 달리는 생각들을 증폭한다. 오늘밤부터 이 연속동작을 연습한다면, 마음을 평온하게 가라앉히고, 신경기관을 이완하고, 잠에 들지 못해 성가시던 수많은 밤들과 작별할 수 있다. 이제 뒤척이지 않고 편안하게 잠드는 마법을 배울 차례다!

팁

- 더 편안하게 자고 싶다면 빛을 최대한 차단하고, 잠들기 한 시간 전부터 외부 자극을 최소화하라. 이메일 응답, 웹 서핑, TV 시청 등은 마음에 계속 자극을 가해 긴장 상태를 유지하게 한다. 또 빛에 노출되면 수면을 돕는 멜라토닌이 잘 분비되지 않는다. 어쩔 수 없이 밝은 공간에서 자야 한다면 좋은 안대를 마련하라.
- 잠들기전 발바닥과 관자놀이에 생참기름을 살짝 발라보자. 참기름에는 스트레스 증상을 완화하고 마음을 가라앉히는 효능이 있다.

Chapter 9

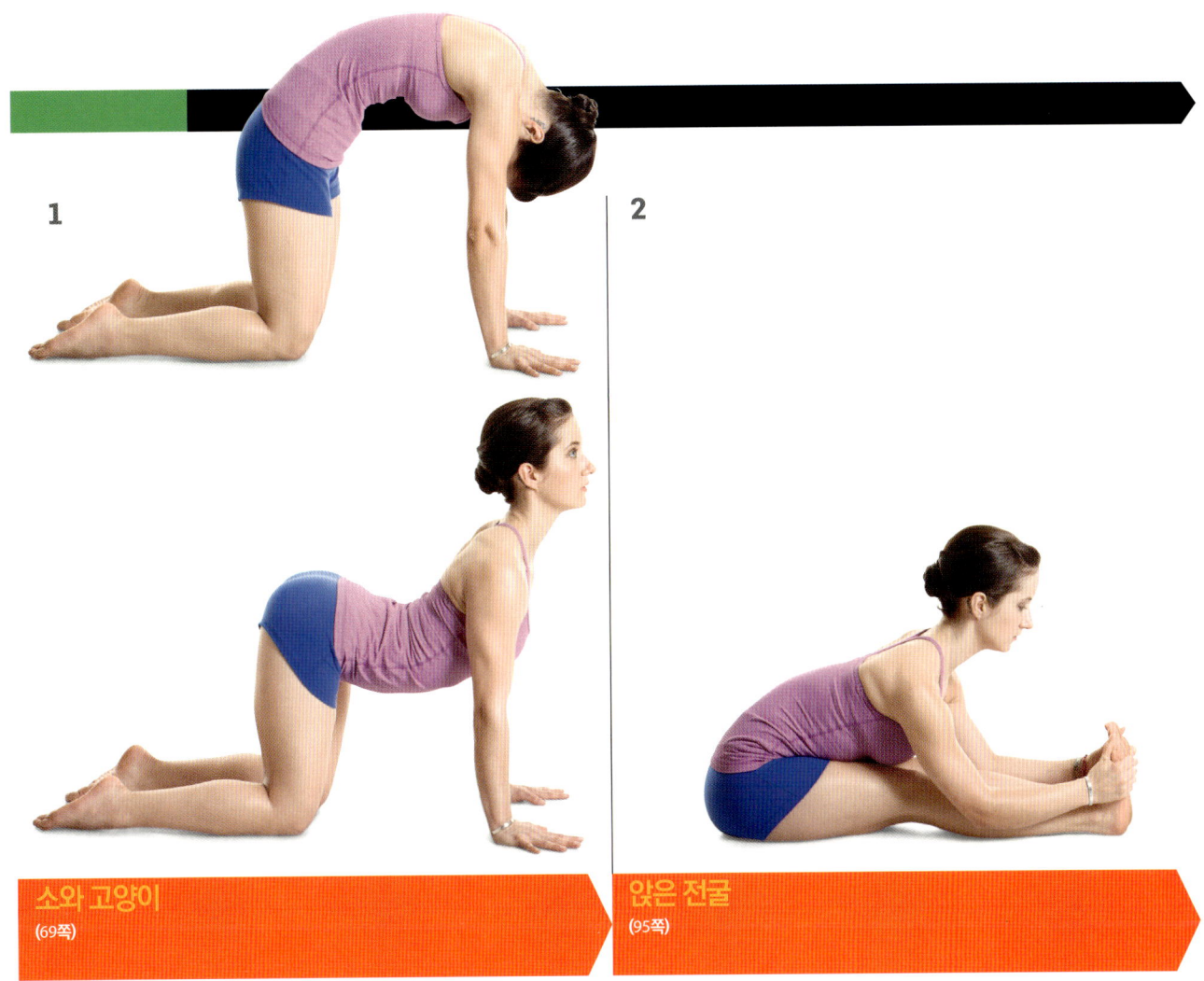

1 소와 고양이
(69쪽)

2 앉은 전굴
(95쪽)

불면증

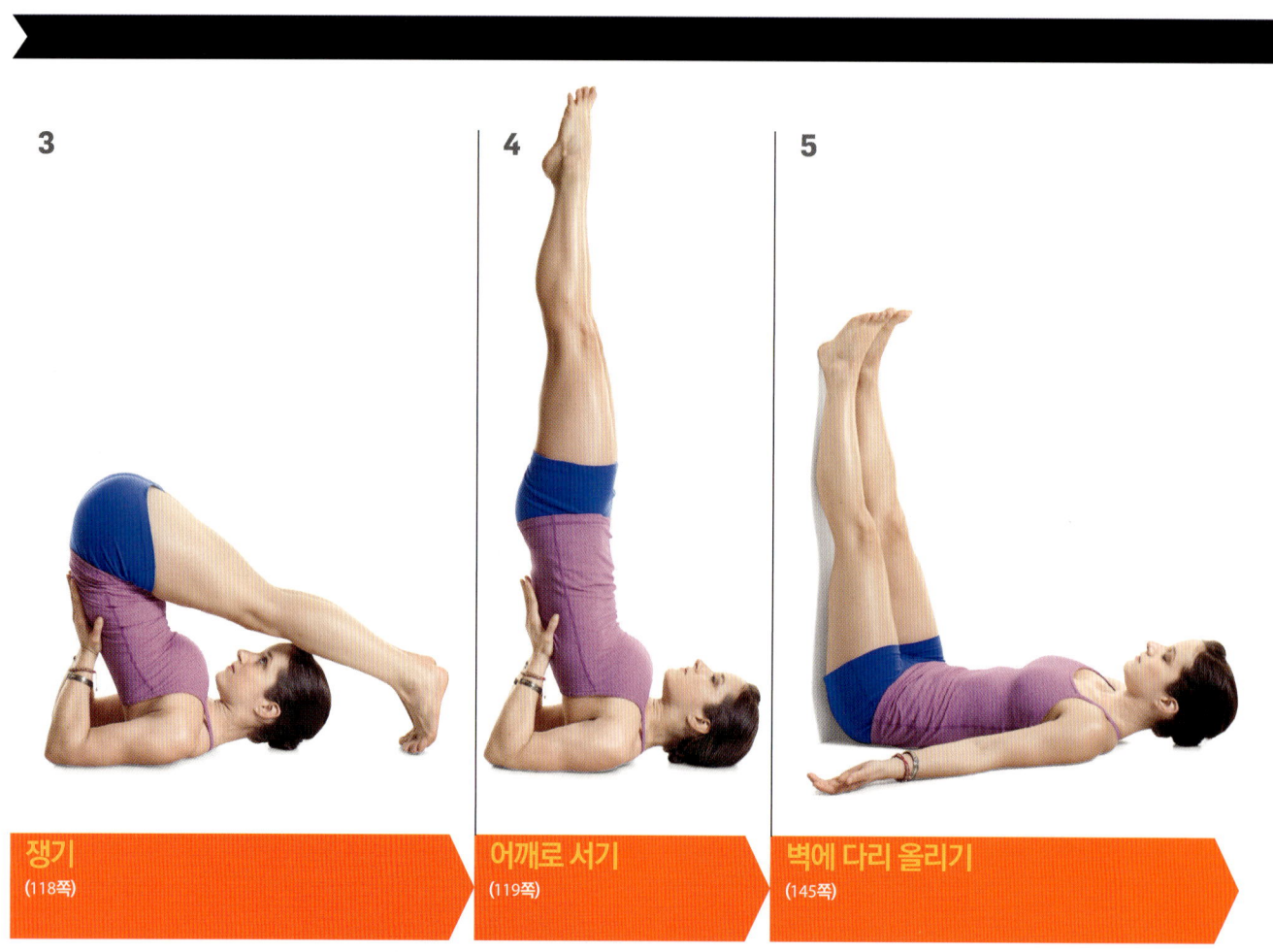

3 쟁기 (118쪽)

4 어깨로 서기 (119쪽)

5 벽에 다리 올리기 (145쪽)

Chapter 9

6

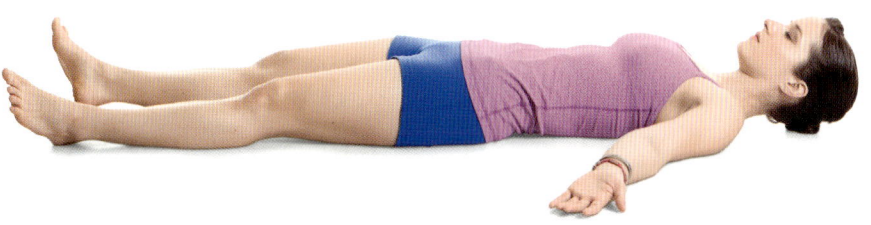

송장 (사바아사나)
(149쪽)

어지럼증

어지럼증을 유발하는 원인은 많다. 내이 감염, 척추 이상, 턱관절 장애, 이 밖에 스트레스와 불안도 어지럼증을 일으킨다. 나는 다섯 달 동안 어지럼증에 시달린 적이 있어 그 괴로움을 잘 알고 있다. 어지럼증으로 고생하는 요가 강사라니, 조금 이상하지만 말이다. 당시 나는 좌우로 흔들리는 보트 위를 걷는 것 같았다. 균형을 잡을 수도 가만히 있을 수도 없었다. 정말 끔찍했다. 내 어지럼증의 원인은 불안 때문인 것으로 밝혀졌다. 나는 불안을 쫓아내기 위해 턱과 목을 스트레칭해 스트레스와 긴장을 풀었고, 매일 조용히 명상했다. 전사 자세를 오래 유지하면서 내가 얼마나 굳게 서 있을 수 있는지 다시 확인했다. 어지럼증으로 고통 받고 있다면 이제 소개할 연속동작이 나와 같이 당신에게도 도움을 줄 것으로 믿는다.

팁
남들을 만족시키거나 그들과 어울리기 위해 당신이 어떤 말과 행동을 하는지 하나씩 적어본 다음, 그 중 무엇이 당신의 정체성과 가치관에 부합하는지 구별해 '건강한 경계선'을 만들어보라. 그리고 요가 수행을 통해 자신있게 당신의 진짜 모습을 드러내라!

Chapter 9

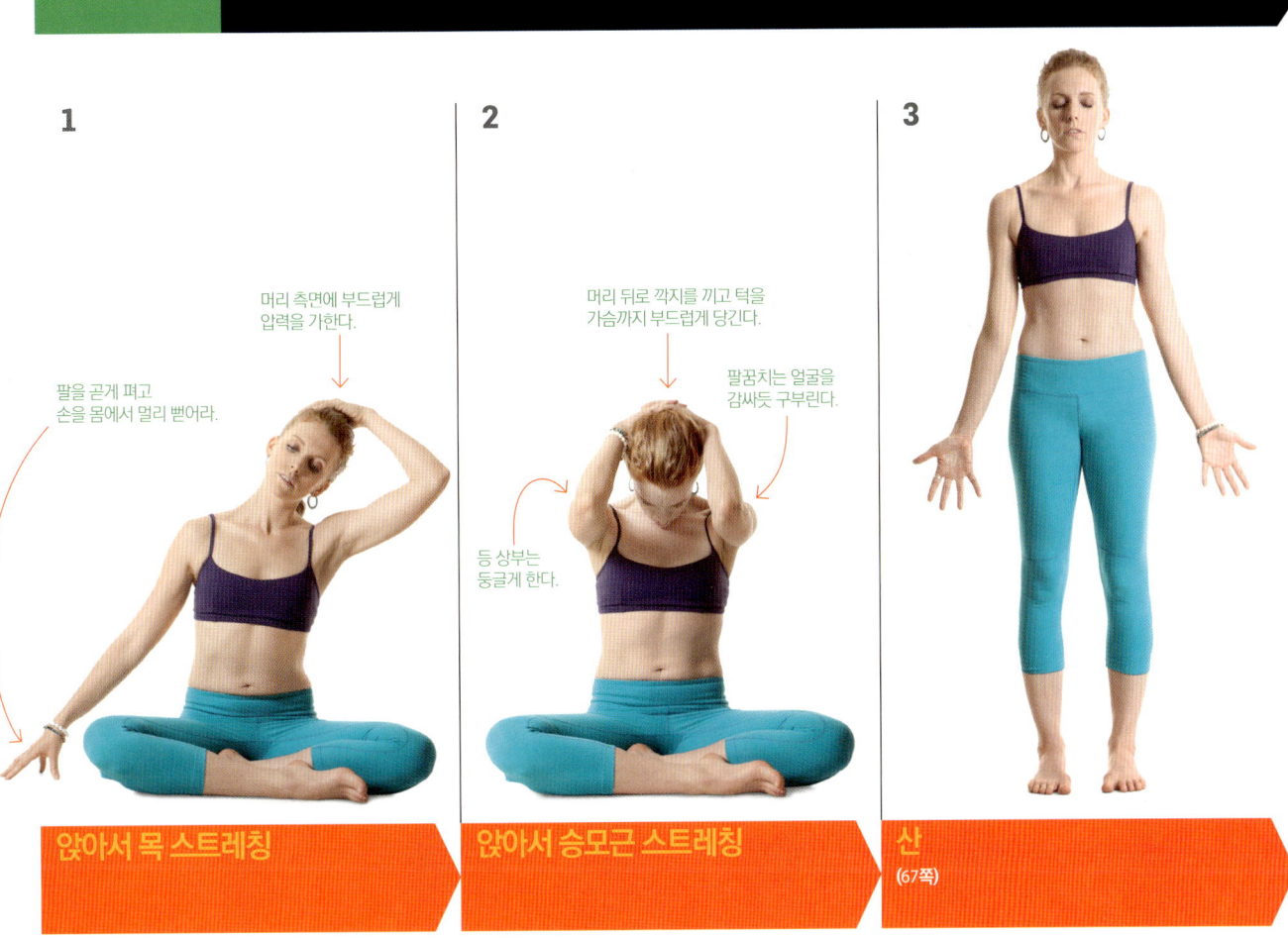

어지럼증

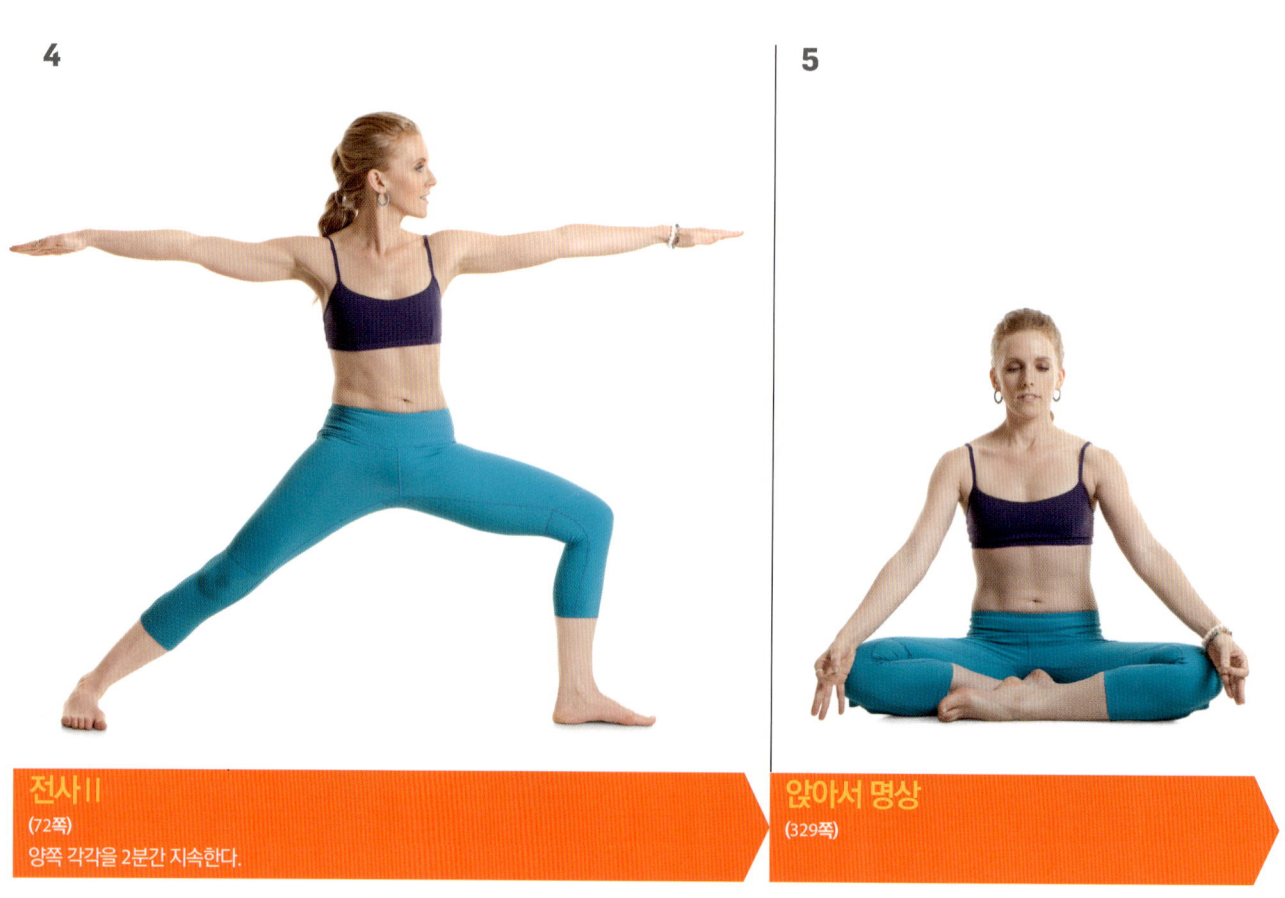

4

전사 II
(72쪽)
양쪽 각각을 2분간 지속한다.

5

앉아서 명상
(329쪽)

Chapter 9

6

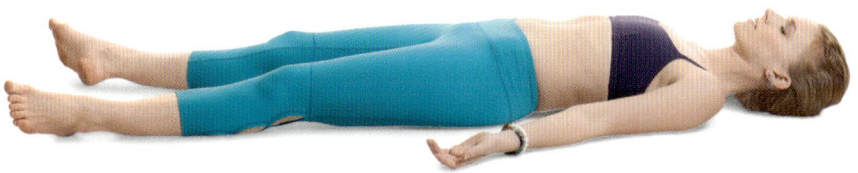

송장(사바아사나)
(149쪽)

심신 안정하기

쉼없이 움직이는 이 세상에서 느긋해지기란 참 어렵다. 하루 종일 전화를 붙들고 있거나, 각종 회의와 모임에 참석하느라 정신없고, 이메일, 문자 메시지, SNS를 매번 확인해야 하는 것은 말할 것도 없다. 그러나 우리 모두는 이 모든 소음을 잠재우고 머리를 비우는 것이 얼마나 중요한지도 잘 알고 있다.

스스로에게 물어보아라. 나는 충분히 느긋한가? 혹시 각종 소음에 시달리느라 30초도 가만히 있을 수 없는가?

어떤 대답을 했든 상관없다. 당신을 위해 두 종류의 연속동작을 모두 준비했으니 말이다. 첫 번째 연속동작은 기회만 주어진다면 느긋해질 수 있는 사람들에게 적합하다. 이 자세를 연습하면 활기가 되살아날 것이다.

두 번째 연속동작은 느긋해지고 싶으나 잠시도 가만히 있지 못하고, 하다못해 가구배치라도 바꿔야 직성이 풀리는 사람들을 위한 것이다. 그러한 사람들은 에너지가 넘치는 아이들이 그러해야 하듯이 방전되었음을 인정해야 한다. 몸을 열심히 움직이고 난 다음에는 아무것도 하지 않는 재충전의 시간이 필요하다.

> "마음을 들여다보아야 시각이 또렷해진다. 바깥만 보는 사람은 꿈을 꾸지만, 안을 보는 사람은 깨어난다."
> ―칼 융 CARL JUNG

Chapter 9

연속동작 1

1

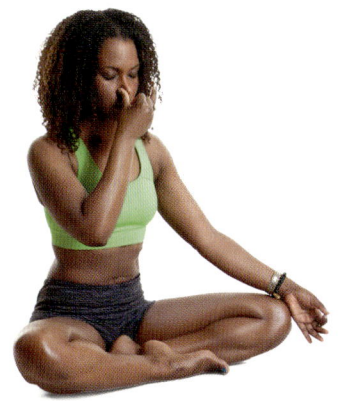

번갈아가며 하는 비강호흡
(252쪽)

2

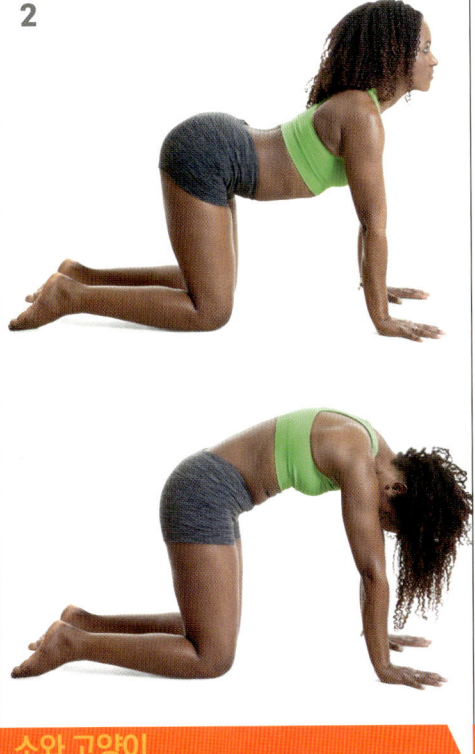

소와 고양이
(69쪽)

3

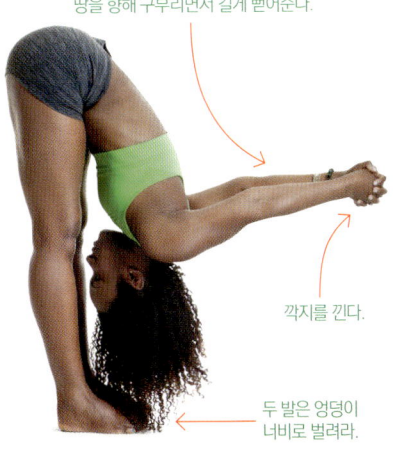

팔을 최대한 서로 밀착시키고 땅을 향해 구부리면서 길게 뻗어준다.

깍지를 낀다.

두 발은 엉덩이 너비로 벌려라.

서서 하는 전굴(46쪽)에서 시작하여 이 동작으로 변형하라.

심신 안정하기

연속동작 1 계속

4

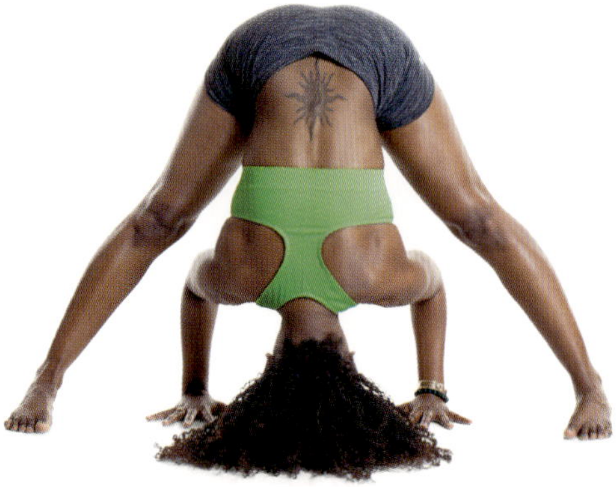

다리 넓게 벌린 전굴
(84쪽)

5

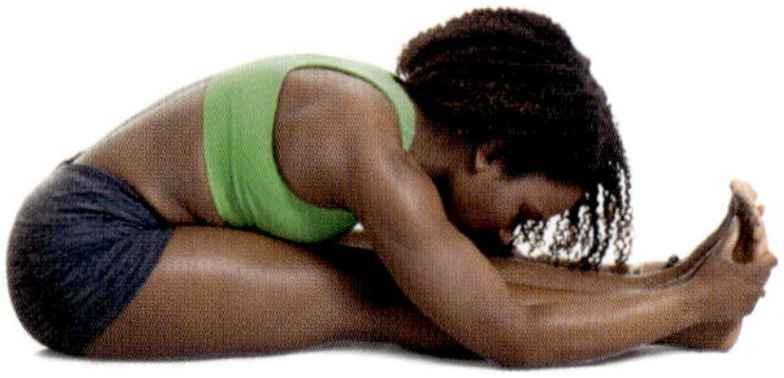

앉은 전굴
(95쪽)

6

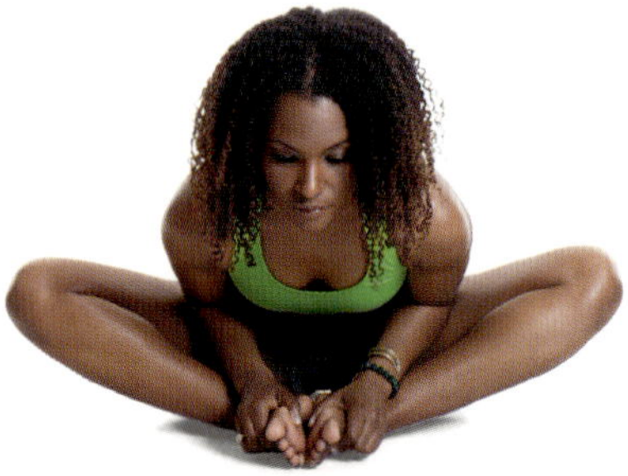

바운드 앵글
(102쪽)

Chapter 9

7

8

누워서 바운드 앵글
(146쪽)

벽에 다리 올리기
(145쪽)

심신 안정하기

연속동작 2

1

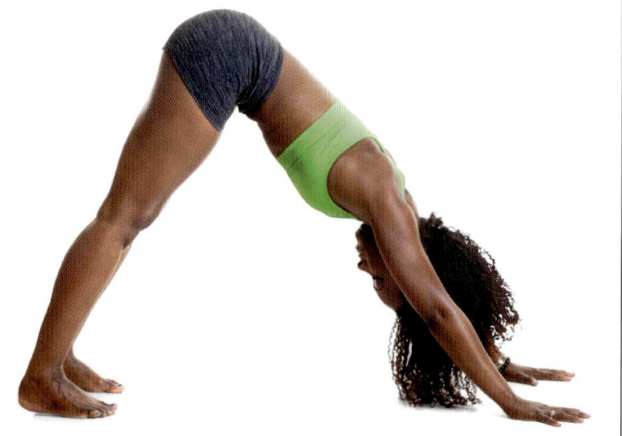

아래로 향한 개
(68쪽)

2

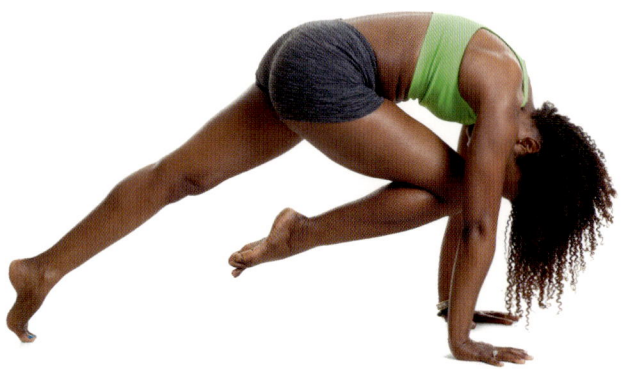

코를 향해 무릎 숙이기
(158쪽)

Chapter 9

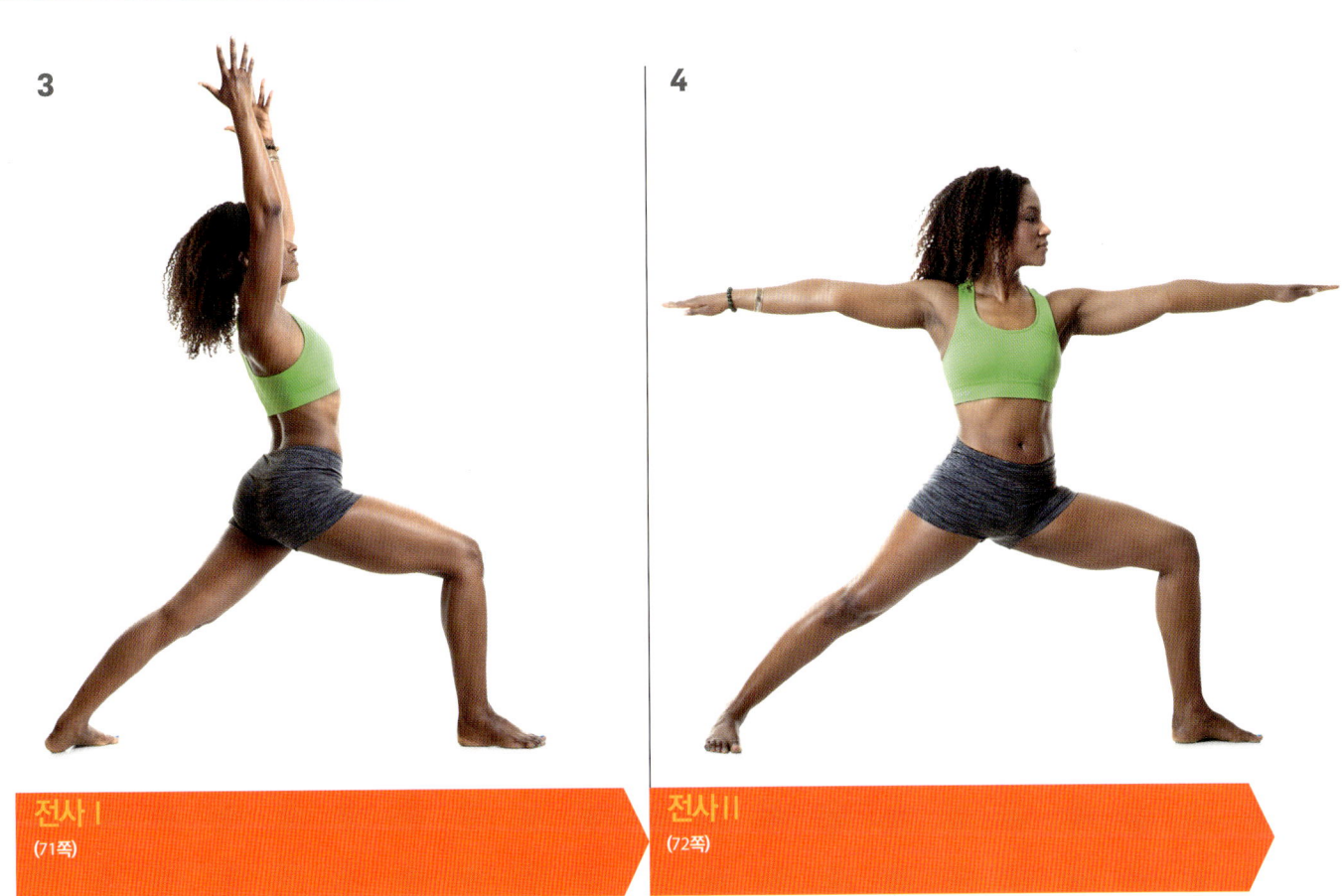

3 전사 I (71쪽)

4 전사 II (72쪽)

심신 안정하기

연속동작 2

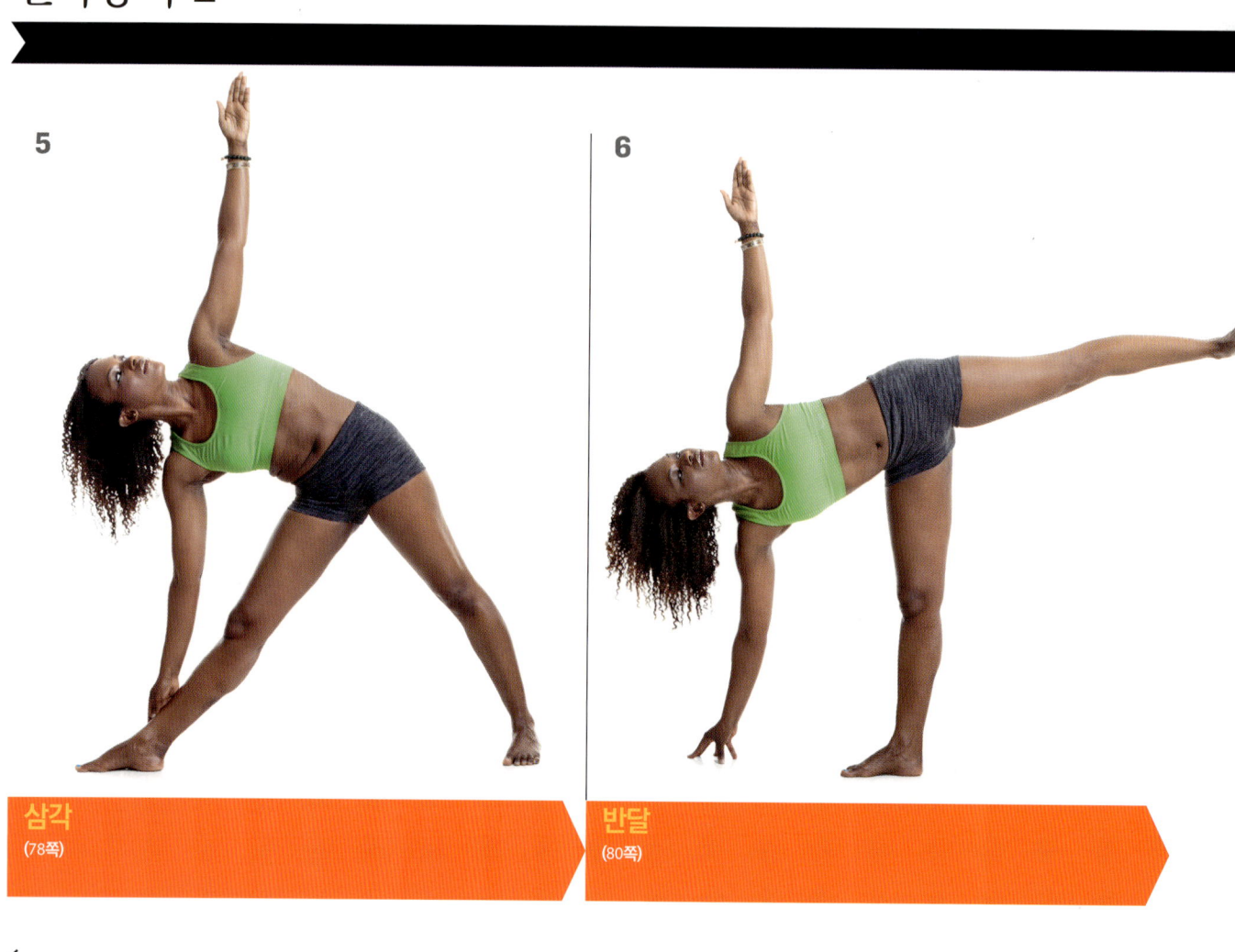

5 삼각 (78쪽)

6 반달 (80쪽)

Chapter 9

| 7 | 8 | 9 |

앉은 반 물고기 (99쪽) → **측면 까마귀** (122쪽) → **아기 자세** (149쪽) → 연속동작 2의 모든 동작을 반복한다.

실연

사랑에 빠졌을 때 우리는 행복을 주체하지 못해

지붕 위에 올라 노래라도 부를 수 있을 것만 같다. 하지만 얼마 안 있어 눈물이 말라붙은 얼굴로 침대에 웅크린 채 세상이 무너지는 절망감에 빠지기도 한다. 어쩌면 실연은 가장 고통스러우며 이렇다 할 치료법도 없는 상처라 할 수 있다. '시간이 약'이라거나 '세상은 넓고 남자는 많다'는 등의 조언이 있기는 하지만, 이것만으로는 부족하다. 가끔은 아주 구체적인 도움이 필요하다. 이 연속동작은 이별의 상처를 치유해 마음 깊은 곳에서부터 온전함을 느낄 수 있도록 만들어졌다. 자신감을 되찾아줄 것이며, 당신의 행복은 철저히 당신 손에 달렸다는 사실을 일깨워줄 것이다. 당신의 마음은 당신의 것이다. 누구도 당신의 마음을 깨트릴 수 없다.

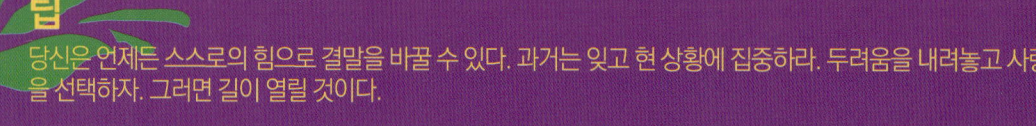

팁
당신은 언제든 스스로의 힘으로 결말을 바꿀 수 있다. 과거는 잊고 현 상황에 집중하라. 두려움을 내려놓고 사랑을 선택하자. 그러면 길이 열릴 것이다.

Chapter 9

1

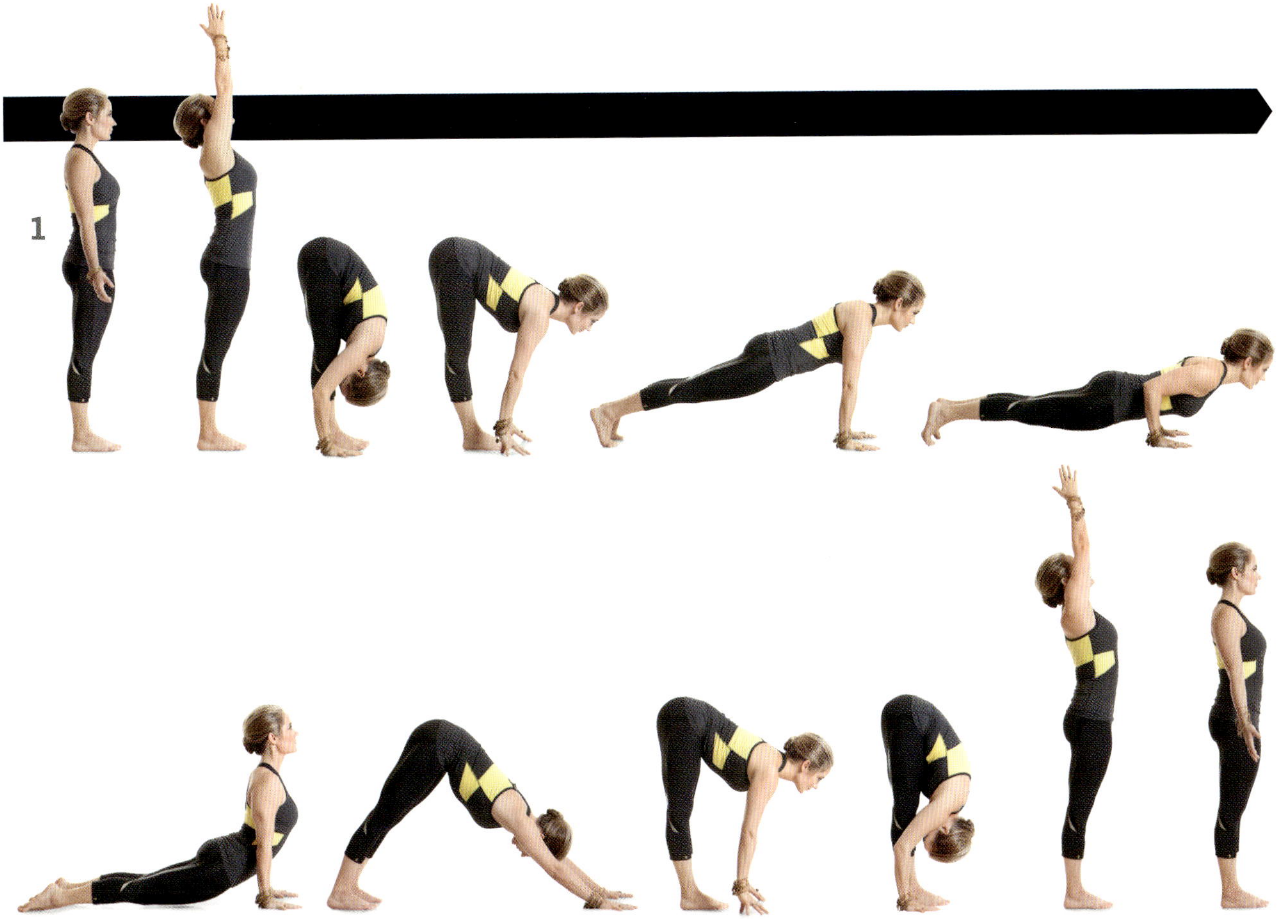

태양경배 A
(44쪽)

실연

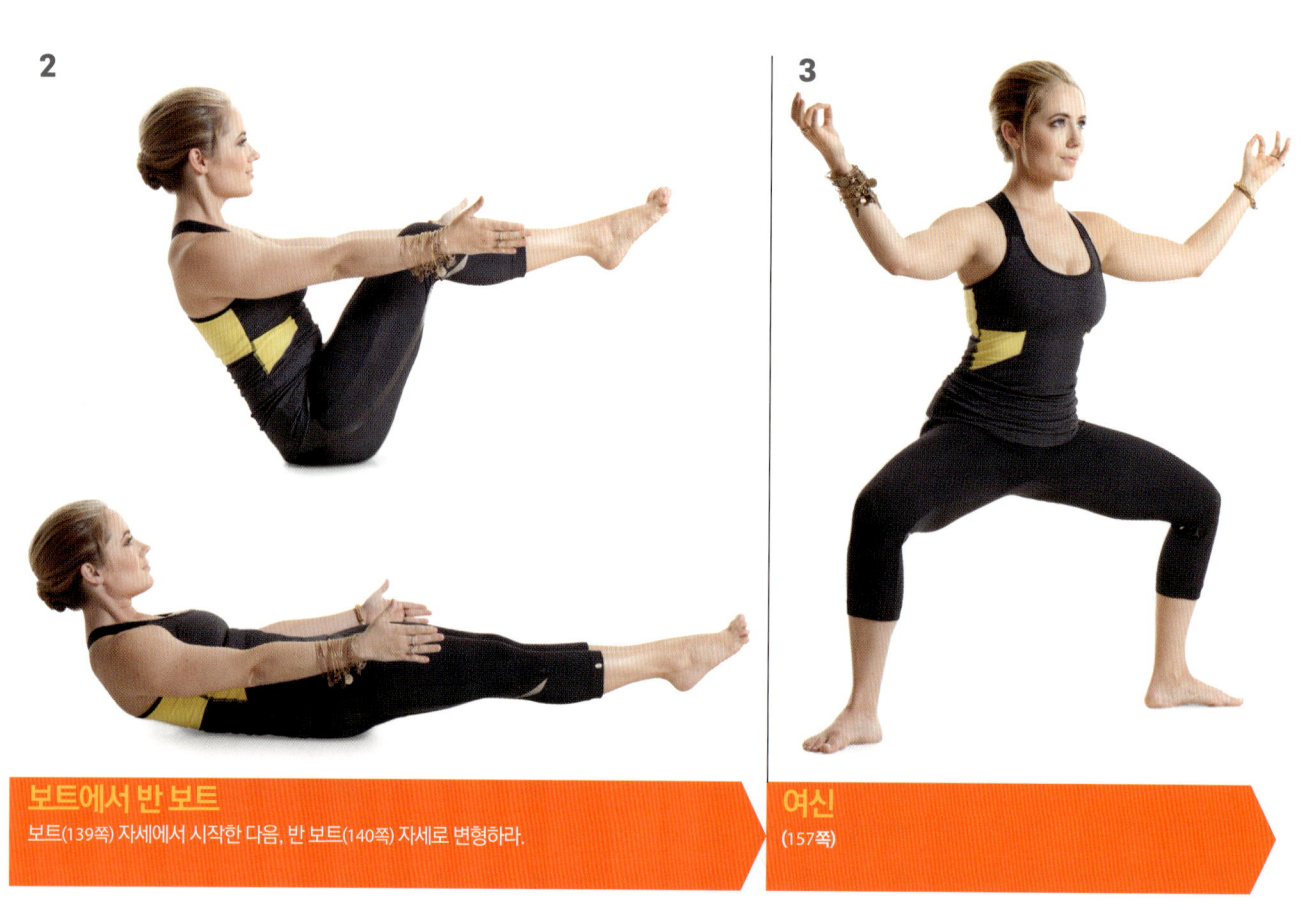

보트에서 반 보트
보트(139쪽) 자세에서 시작한 다음, 반 보트(140쪽) 자세로 변형하라.

여신
(157쪽)

Chapter 9

4

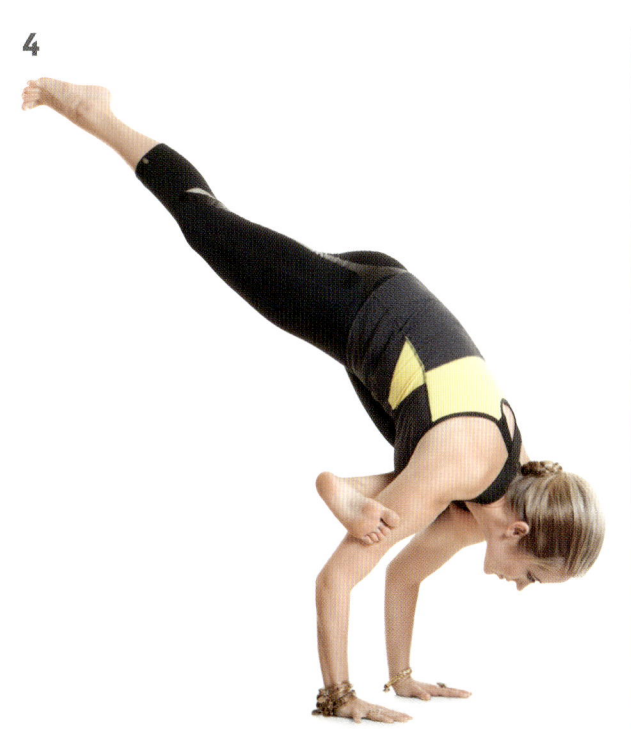

하늘을 나는 비둘기
(125쪽)

5

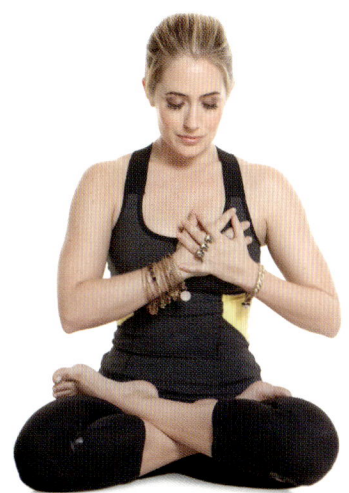

두 손바닥을 가슴 위에 올리고 앉아 명상
(329쪽)

실연

6
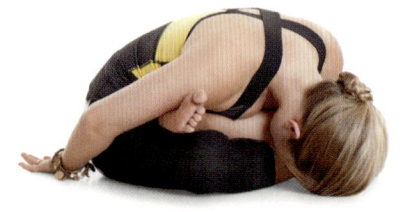

쌍비둘기
(107쪽)

7
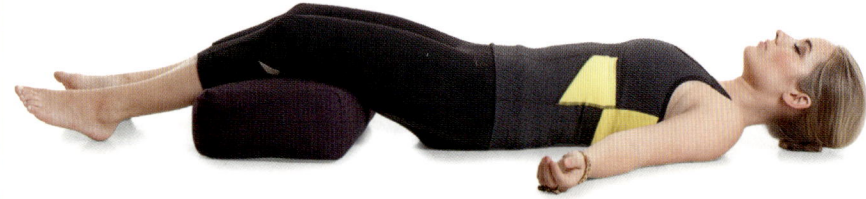

무릎 아래 볼스터를 끼운 송장 (사바아사나)
송장 자세(149쪽)로 시작한 다음, 무릎 아래에 볼스터를 두고 하라.

Chapter 9

명상

나는 여기서 명상법 강사 개리 골드먼Gary Goldman의 공감 가는 명상 비유를 공유하고자 한다. 불완전한 유리로 만들어진 병 안에 있다고 상상해보라. 바깥세상을 왜곡된 모습으로 볼 수밖에 없다. 우리 대부분은 세상을 있는 그대로 보지 못한다. 명상의 목표는 세상을 있는 그대로 인식하는 법을 터득하는 것이다. 명상은 우리를 가로막는 유리병과 달리 어떠한 판단도 왜곡도 불완전함도 없이 세상을 있는 그대로 보게 한다.

요가와 명상을 통해 우리는 몸의 시스템과 태도를 다시 가다듬어 스스로를 더 잘 이해하게 된다.

명상은 건강한 마음을 가꿔줄 뿐 아니라 주변 사람들에게도 유익하다. 세상을 바라보는 시선이 또렷해질수록 타인에게 더 너그러워지기 때문이다. 매일 겪는 어려움에 더 성숙하게 반응할 수 있고 스트레스와 불안에 더 잘 대처할 수 있다.

파라 요가Para Yoga 창립자이자 명상 전문가인 로드 스트라이커Rod Stryker는 이렇게 말한다. "우리 존재는 이미 온전하다. 오직 필요한 것은 우리의 온전함을 인식하는 명료한 정신이다."

간단하게 명상하기

먼저 평온하고 조용한 장소를 찾는다. 은은한 조명이 있어도 좋다. 그다음에는 방해 받지 않을 시간을 고른다. 휴대폰, 컴퓨터, 기타 모든 전자기기를 잠시 꺼 명상에만 집중한다. 매일 같은 시간에 명상을 수행해 하루 루틴으로 만들면 명상에 대한 기대감이 생길 것이다.

편안한 자세 찾기

연꽃 자세로 명상하는 사람들이 많다고 당신도 반드시 그래야 하는 것은 아니다. 척추를 올곧게 펴고 정신을 바로 차리는 것이 중요하다. 몇 분 동안 책상다리를 하고 앉아 있어도 불편하지 않다면 그 자세에서 명상을 시도하라. 아니면 의자에 앉아 두 발을 바닥에 내려놓고 허리를 곧게 편 채 명상하는 것도 좋은 방법이다. 손은 허벅지에 편안하게 올려놓는다. 다만 등을 대고 누워 버리면 잠에 들기 쉬우니 조심하라!

- 연꽃 자세
- 푹신한 방석에 앉기
- 바닥에 담요를 깔고 무릎 꿇고 앉기
- 의자에 앉기

이완하기

마음의 초조함을 떨쳐내는 것은 명상의 주요 목표 중 하나이다. 잠시 시간을 내 여유를 되찾자. 몸의 어느 부분이 긴장했는지 마음속으로 살피고 부드럽게 그 긴장을 덜어낸다. 몸 안에 고요한 공간을 만들어 몸을 이완한다.

호흡하기

명상을 할 때는 호흡에 신경 써야 한다. 너무 빠르진 않은지, 충분히 안정적인지, 또 깊은지를 수시로 확인하라. 너무 빠르다면 호흡의 속도를 늦춰 숨결을 고르게 만들어라. 호흡할 때 특별히 주목해야 할 신체 부위는 비강, 목구멍, 복부이다. 비강을 통하는 숨결에 집중하면 직관력을 높일 수 있다. 마음이 또렷해지고 분별력이 생기기 때문이다. 목구멍을 통하는 숨결에 집중하는 것은 당신의 마음을 더 높은 인식의 차원으로 끌어올린다. 숨을 들이마시고 내쉴 때 복부의 반응에 집중하는 복식호흡은 우리를 깊이 뿌리내리게 한다. 몸과 마음을 합일하고 자신감을 불어넣는다. 그날그날 명상할 때마다 몸 상태에 따라 필요한 부위에 집중하면 된다.

처음 1분 동안은 앉아서 호흡에만 집중한다. 호흡법에 점점 익숙해지면 이 시간을 5~10분으로 늘려라. 호흡에만 신경 쓸 때 명상에 집중하기 어렵다면, 마음속으로 구체적 대상을 떠올리거나 만트라에 집중하는 것도 좋다. 격한 감정을 제거해주고 마음에 평온을 가져다줄 대상을 정해보자. 만트라를 활용하는 방법은 간단하다. 숨을 들이마실 때 '인in'이란 단어를 생각하고 내쉴 때 '아웃out'이란 단어를 생각한다. 아니면 숨을 들이마실 때 '아이I'를, 내쉴 때 '엠am'을 떠올린다.

팁

명상법 강사 개리 골드먼은 명상의 과정을 다음과 같은 장면으로 시각화했다. 처음 명상을 시작할 때, 당신의 마음은 상류 폭포에서 떨어지는 급류와 같다. 아주 거칠고 예측할 수 없어 이리저리 부서지기 바쁘다. 산 아래로 더 내려가면 빠르게 흐르지만 한결 잠잠해진 강물로 변한다. 시간이 흘러 더 아래로 내려가 바닷물과 만나게 되면 광활하고 고요한 상태가 된다.

팁

당황하지 말라! 명상은 어려우며 마스터하기까지 상당한 시간이 걸린다. 인간의 마음은 본능적으로 생각하려 들고 움직이고 싶어 한다. 명상 전문가 로드 스트라이커는 마음의 흐트러짐을 인식하는 것도 명상의 일부라고 강조한다. 그러니 포기하지 말라. 마음이 잠시 흐트러져도 괜찮다. 그 사실을 그대로 받아들여 명상을 계속 수련하고, 마음의 평정을 찾는 호흡에 집중해 번잡한 생각을 하나씩 잠재우자.

CHAPTER 10
요가와 호르몬

타고난 신체 리듬의 균형을 맞추고,
내면과 외면을 기분 좋게 하기

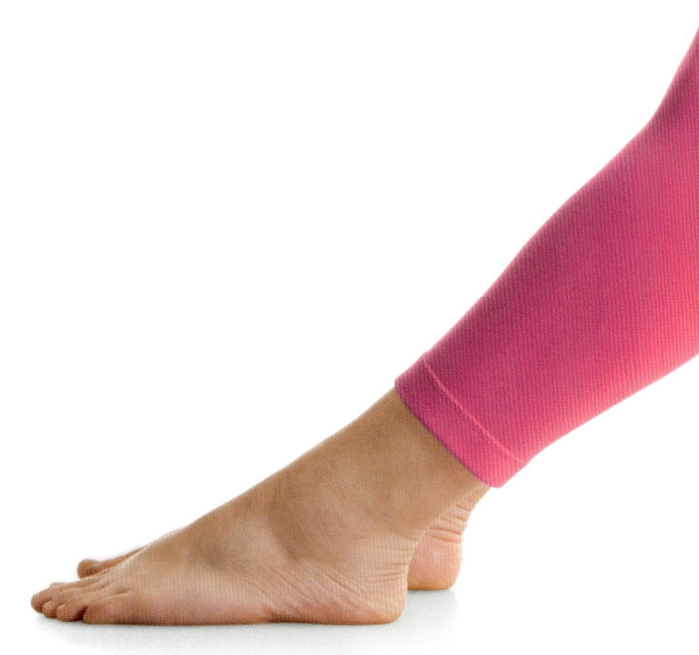

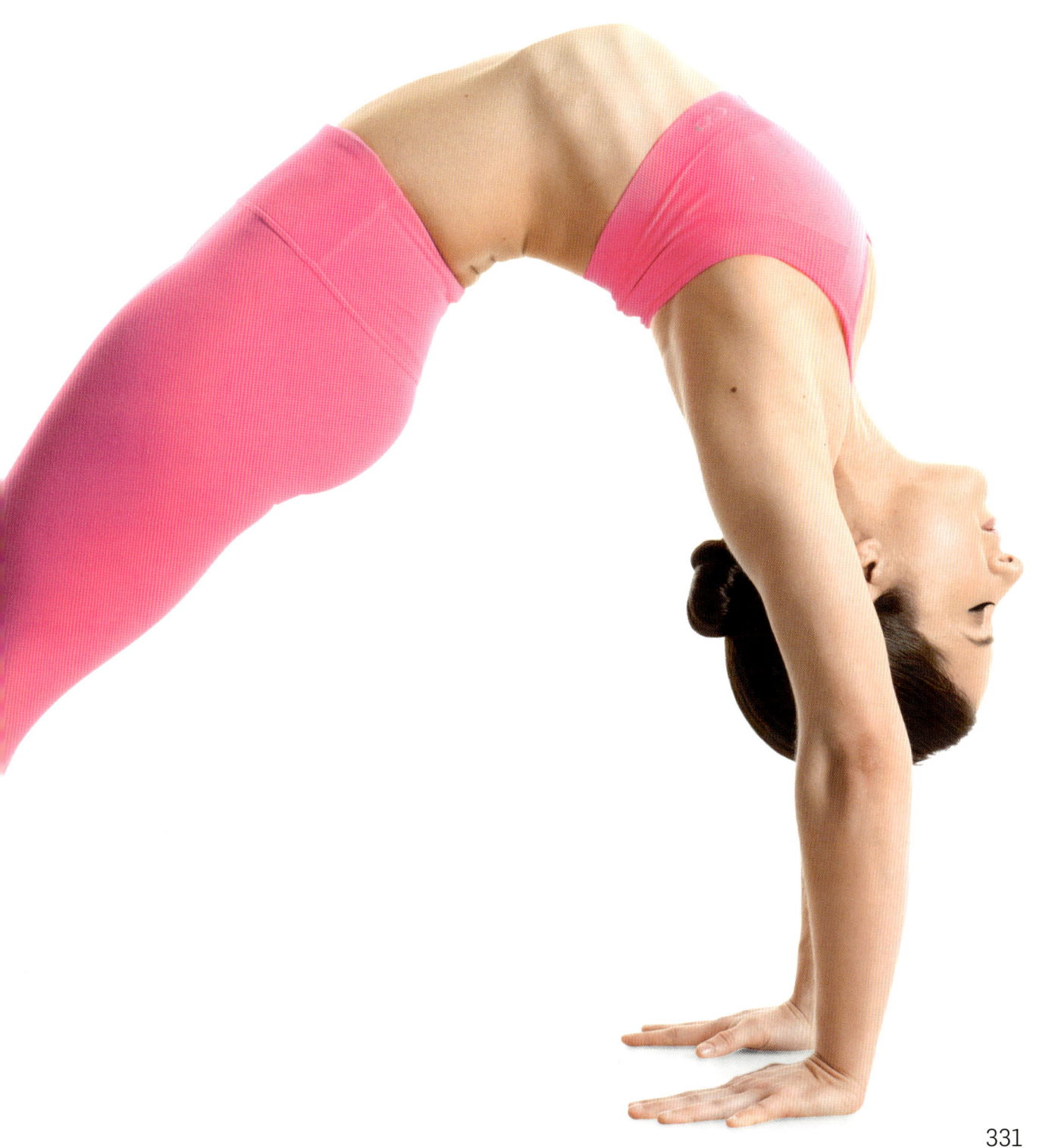

'이게 다 호르몬 때문이라고!'

호르몬 변화는 강력하고 때로는 변덕스럽다. 호르몬이 요동 칠 때 당신은 순식간에 힘이 솟아나 기분이 좋아지지만, 눈 깜짝할 새 온 세상이 당신을 속이는 것만 같은 불신에 빠지기도 한다. 나 역시 호르몬의 영향으로 예민해질 때면 내 안의 두 자아가 충돌한다. 누군가를 향해 아무런 필터 없이 독설을 쏟아내고 싶은 기분에 사로잡히는 순간, 천사처럼 차려 입은 요가 요정이 그라놀라를 우걱우걱 씹으며 나타나 말한다. "그 사람이 당신을 괴롭히는 것은 그의 마음이 불안정하기 때문이에요. 그 사람과 지금 이 상황을 이해하고 그냥 넘겨버려요." 요정의 말에 공격 태세였던 작은 악마는 물러난다. 두 자아가 이야기를 주고받는다는 것 자체가 호르몬 변화의 부작용이기는 하지만, 이렇게 대부분 요정의 합리적인 목소리가 승리해 아무도 상처 입지 않고 상황은 종료된다.

본질적으로 요가는 말을 내뱉기 전 우리를 잠시 멈춰 세워 다시 한 번 생각하게 한다. 스트레스를 줄여 호르몬을 균형 잡힌 상태로 만들고, 짜증, 팽만감, 피부 트러블처럼 흔한 월경전 증후군(PMS)을 없애거나 완화하기도 한다. 당신 안의 요가 요정이 밀리고 있다는 생각이 들 때, 이 연속동작들을 수행해보라.

Chapter 10

균형 잡힌 상태를 위한 연속동작들

팽만감(334쪽)
블록을 활용한 영웅
가볍게 척추 비틀기
앉은 반 물고기 변형 Modified Seated Half-Fish
떠받친 다리 뻗기 Supported Bridge with Extended Legs
바람 빼기 Wind Relieving
무릎 향해 머리 숙이기
벽에 다리 올리기

월경전 증후군(338쪽)
볼스터를 활용한 앉은 전굴 Seated Forward Fold on a Bolster
볼스터를 활용한 외비둘기 Single Pigeon on a Bolster
볼스터를 활용한 뒤집어 비틀기 Revolved Bolster Twist
등을 떠받친 채 누워서 하는 바운드 앵글 Supported Reclined Bound Angle
등을 떠받친 채 하는 벽에 다리 올리기 Supported Legs Up the Wall

갱년기(342쪽)

1) 안면홍조 증상

등을 떠받친 채 누워서 하는 영웅 Supported Reclined Hero
의자를 활용한 반 쟁기 Half Plow with a Chair

2) 불안·짜증·불면증

서서 전굴
다리 넓게 벌린 전굴

3) 피로

떠받친 다리

여드름과 잡티(346쪽)
태양경배 A
태양경배 B
서서 전굴
의자
비튼 의자
비튼 초승달
돌고래
팔뚝으로 균형 잡기
머리로 서기
아기 자세

팽만감

'팽만감', 듣기만 해도 속이 불편해지는 말이다.
생리할 때가 슬그머니 다가오면 평소보다 많이 먹은 것도 아닌데 바지가 끼는 경험을 해보았을 것이다. 혹은 몸에 안 맞는 음식을 먹었을 때 몸이 팽만감으로 이상신호를 보내기도 한다. 어떤 경우에서든지 팽만감이 느껴지면, 배를 문지르며 괜찮아지기만을 바라는 것 외에는 할 수 있는 방법이 많지 않다.

다행히도 여기서 부기를 가라앉히고 배를 편안하게 해줄 테라피 자세들을 많이 소개하고자 한다. 비틀기 자세는 소화를 촉진하고, 거꾸로 서기 자세는 갇혀 있던 가스와 독소를 배출한다. 앞으로는 배가 불편할 때 이 연속동작을 해보자.

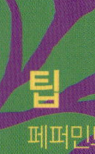

팁
페퍼민트 에센셜 오일을 준비해 식사 후 몇 방울을 삼키면 소화에 좋고 입안이 상쾌해진다. 혹은 배에 떨어트려 부기를 진정시킬 수도 있다. 근육통이 있을 때에도 효과적이다.

Chapter 10

1
블록을 활용한 영웅
(104쪽)

2
가볍게 척추 비틀기
(109쪽)

3
앉은 반 물고기 변형
앉은 반 물고기(99쪽) 자세에서 시작하여 이 동작으로 변형하라.

- 뒷어깨를 뒤로 당겨라.
- 앞쪽 팔로 정강이와 허벅지 바깥쪽을 감싸라.

팽만감

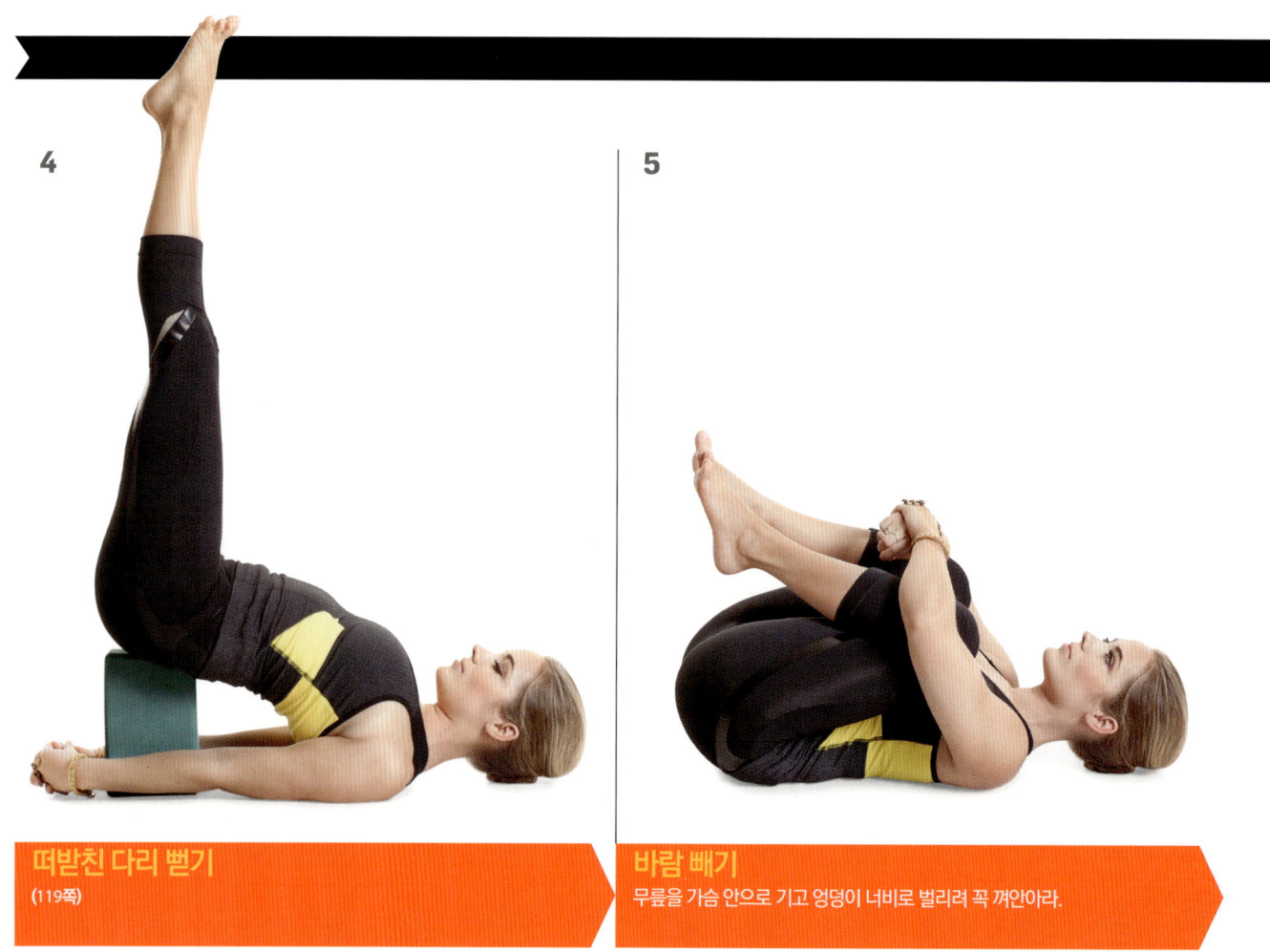

4

> **떠받친 다리 뻗기**
> (119쪽)

5

> **바람 빼기**
> 무릎을 가슴 안으로 기고 엉덩이 너비로 벌리려 꼭 껴안아라.

Chapter 10

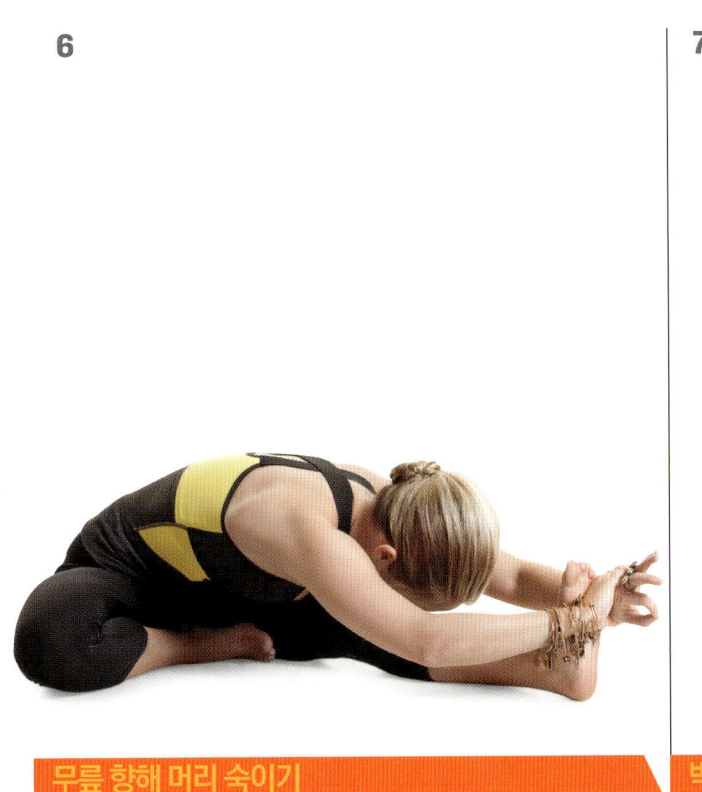

6

무릎 향해 머리 숙이기
(96쪽)

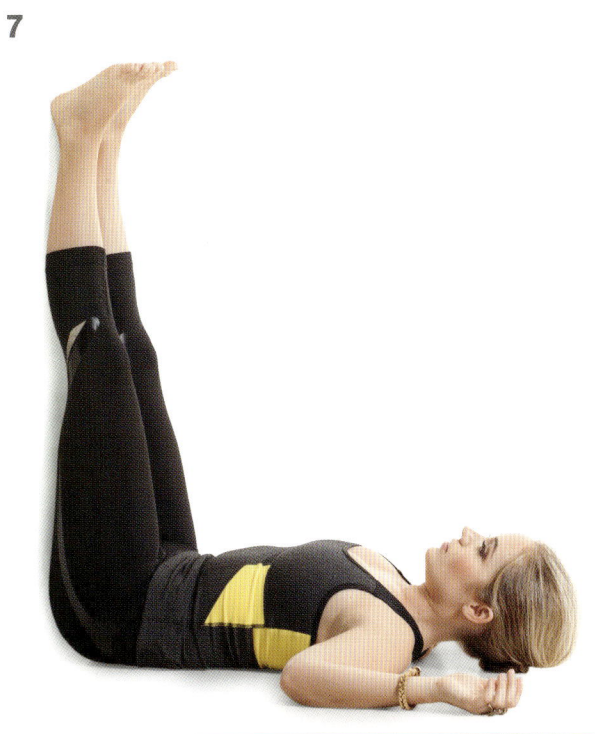

7

벽에 다리 올리기
(145쪽)

월경전 증후군

충격적으로 들릴지 모르겠지만, 월경전 증후군
이 시작되면 초콜릿 까먹기는 시작에 불과하다. 아이스크림 한 통을 거뜬히 비울 수도 있는데, 문제는 설탕을 과다 섭취하면 통증만 더 심해진다는 사실이다. 혈당이 급격히 높아졌다가 떨어지면 두통은 심해지고 식욕은 더 폭발한다. 이때 요가 매트를 펼친다는 것은 TV 앞에 누워 드라마 재방송을 보는 것에 비하자면 전혀 솔깃하지 않다. 그래도 눈 딱 감고 이 연속동작을 한 번 시도해보라. 볼스터나 접은 담요를 미리 준비해두자. 도구를 쓰면 조금 더 기분이 좋아질 것이다. 그러나 결국 요가는 도전의 과정이라는 사실을 기억하자. 이제 아이스크림 통은 잠시 내려놓고 변덕스러운 기분과 작별할 시간이다.

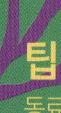

팁
동료 강사가 알려준 비법을 공유하자면, 쌀알로 채운 베개를 전자레인지에 돌린 다음 통증 부위에 올려놓으면 효과적이다. 회복 자세를 할 때 이완 효과를 더 높이고 싶다면 배에 따뜻한 베개를 올려놓아라.

Chapter 10

1

얼굴은 옆을 보게 해서 돌려라.

팔은 편하게 두어라.

볼스터를 다리 위에 두어라.

볼스터를 활용한 앉은 전굴
앉은 전굴(95쪽) 자세에서 시작하여 이 동작으로 변형하라.

2

얼굴은 옆을 보게 해서 돌려라.

앞발 앞에 볼스터를 길게 해서 둔다.

볼스터를 활용한 외비둘기
외비둘기(106쪽) 자세에서 시작한 다음, 이 동작으로 변형하라.

월경전 증후군

3

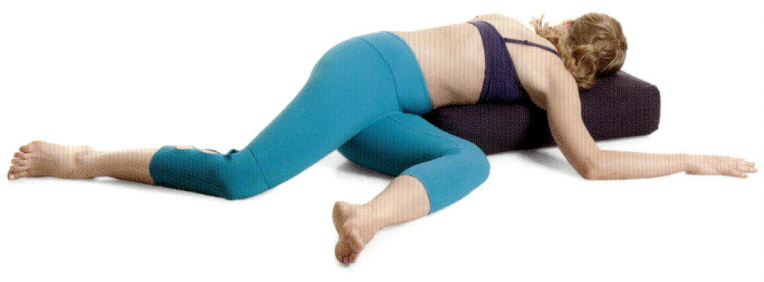

볼스터를 활용한 뒤집어 비틀기
양 무릎을 90도 각도로 구부린 상태에서 위쪽 허벅지를 안으로, 아래쪽 허벅지를 뒤로 보낸 상태를 유지하면서 볼스터 밑바닥에 옆으로 앉는다. 몸통을 앞 허벅지에서 멀리 하여 비틀고 얼굴을 쉬게 한다.

4

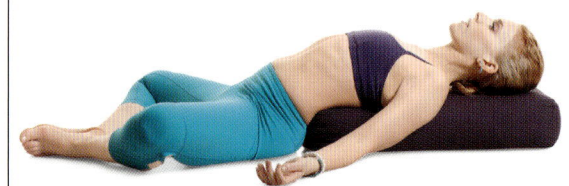

등을 떠받친 채 누워서 하는 바운드 앵글 (148쪽)

Chapter 10

요가와 생리 기간

생리 기간에 요가를 해도 되는지에 대해 오랫동안 찬반논쟁이 격렬하다. 일부 강사들은 거꾸로 서기 자세만 하지 않으면 괜찮다고 말한다. 그런가 하면 아쉬탕가 요가의 선구자인 파타비 조이스는 그 기간에 여성 수행자들이 '레이디스 홀리데이'를 가져야 한다고 주장했다.

개인적으로 나는 생리 기간에 요가를 쉬어도 좋다고 생각한다. 솔직히 말해 그날에는 초콜릿 트러플 바를 먹으러 손을 뻗는 것 외에는 거의 모든 움직임이 스트레칭처럼 고역이기 때문이다. 딱 달라붙는 요가 바지에 생리대가 불룩 튀어나와 있는 모습도 신경 쓰지 않을 수 없다.

실제 나는 생리가 시작되기 전 며칠과 생리를 시작한 날에는 아예 일을 쉬기도 한다. 보통 때에는 몸을 확 뒤집어 물구나무서기를 서슴지 않지만, 그날에는 소파에 몸을 파묻은 채 한 손에 책을 들고 초콜릿 아이스크림을 마음껏 퍼먹곤 한다. 생리 기간에 코어를 강화한다고 골반을 올렸다 내렸다 하면 난소는 항복의 비명을 내지를 것이다. 물론 여기서의 '항복'은 요가의 기본 주제 중 하나이며 이에 익숙해질 필요가 있다. 나는 매일 빠짐없이 요가를 하는 수행자들을 존경한다. 그러나 아무리 열정적인 수행자이더라도 때로는 휴식기를 가질 수 있다.

생리 기간에 요가를 쉬는 것은 자기 몸에 대한 존중의 차원에서 이뤄져야 한다. 일부 강사들은 생리할 때 거꾸로 서기 자세를 하면 혈류가 막히므로 해서는 안 된다고 주장한다. 정말 그런지는 모르겠지만, 몸 안에서 무언가 나오려 할 때 굳이 몸을 뒤집거나, 비틀거나, 쥐어짜거나, 이 밖에 어떤 식으로든 몸을 불편하게 만들어 그 흐름을 막을 필요가 없다는 주장은 나름 일리가 있어 보인다. 푹신한 볼스터 위에 편히 눕거나, 가볍게 산책하고, 달콤한 초콜릿을 먹으며 행복하게 보낼 수도 있는데 말이다.

진지하게 말하자면(물론 초콜릿 이야기가 농담이란 뜻은 아니다!), 생리 기간에는 스스로를 아주 많이 존중해야 한다. 생리 기간에 우리 몸은 정화되고, 요가의 연속동작과 같은 신체 사이클을 새로 시작하게 된다. 나는 늘 학생들에게 움직이기 전에 잠시 멈춰 스스로를 관찰하라고 말한다. 몸을 움직이기 전, 지금 당신의 몸과 마음에서 어떠한 일이 일어나고 있는지 파악하라.

그래서 결론이 무엇이냐고? '레이디스 홀리데이'가 필요하다면 당연히 휴식을 선택하라. 몸이 보내는 신호를 무시하지 말라. 멈춰서 스스로를 관찰하고 받아들이고 존중하고 휴식하라. 당신은 그럴 자격이 있다. 이것이 결론이다.

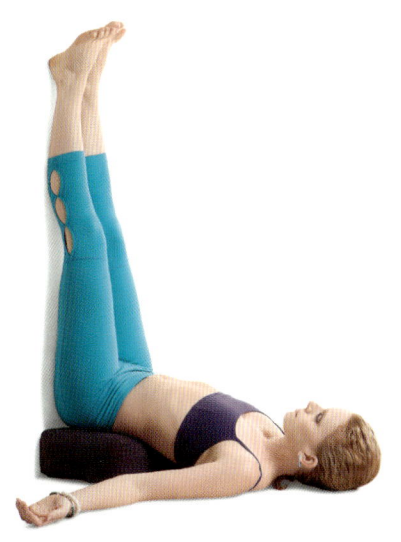

5

등을 떠받친 채 하는 벽에 다리 올리기
(145쪽)

갱년기

갱년기를 겪고 있는 학생에게 이메일을 보내 갱년기 증상 완화에 특별히 좋은 요가 자세가 무엇이었는지 물어본 적이 있다. '사바아사나가 최고죠!'라는 답변이 왔다. 틀린 말이 아니다! 갱년기는 혼란스럽고 때로는 고통스러운 증상들, 이를테면 안면홍조, 불안, 짜증, 불면증 따위를 동반한다. 이를 피해갈 사람은 아무도 없다. 그러니 이 시기를 너무 부정적으로 생각하기보다 삶의 통과의례로 받아들이자. 매달 돌아오는 생리 기간에 스스로를 소중히 다뤄야 하듯이 시간이 흘러 자연스레 갱년기에 접어들 때에도 자기 몸을 존중해야 한다. 자신과 몸이 한 팀이 되어 움직이면 확실히 기분이 더 좋아질 것이다. 눈앞의 상황과 화해했거나 적어도 타협했다면, 이제 소개할 자세들로 스스로를 대접하자. 특별히 여기에서는 연속동작을 제시하는 대신 증상별로 도움이 되는 자세들을 하나씩 소개하려 한다.

팁

아주 많은 여성이 거꾸로 서기 자세를 할 때 갱년기 증상이 많이 나아졌다고 말한다. 이 책에 실린 연속동작 중 하나를 연습하고 물구나무서기와 머리로 서기 자세로 옮겨간 다음, 충분히 오래 회복자세를 유지하며 요가 루틴을 마무리해보라. 불안이 사라지고 깊은 쉼을 경험할 수 있다.

Chapter 10

피부의 열감(熱感)
이 예상치 못한 화염방사기는 갱년기 여성들을 고통에 빠지게 한다. 이를 완화하는 열쇠는 시원하게 해주는 동작에 집중하고 다양한 소품을 사용하는 것이다.

1

담요 두 장을 베개 받침 위에 겹겹이 깔아라. 그리고 엉덩이를 그 받침대 앞 땅에 위치시켜라.

두 무릎이 서로 닿은 상태를 유지하라.

등을 떠받친 채 누워서 하는 영웅
누워서 하는 영웅(104쪽) 자세로 시작한 다음, 이 동작으로 변형하라.

2

두 발을 평평하게 해서 의자 좌석 위에 두어라.

두 다리를 쭉 뻗은 상태를 유지하라.

의자를 활용한 반 쟁기
반 쟁기(118쪽) 자세로 시작한 다음, 이 자세로 변형하라.

갱년기

불안, 과민성, 불면증
이 자세들은 불안을 없애주고, 마음을 평안하게 하며, 신경계를 진정시키는 데 도움을 줄 것이다.

1

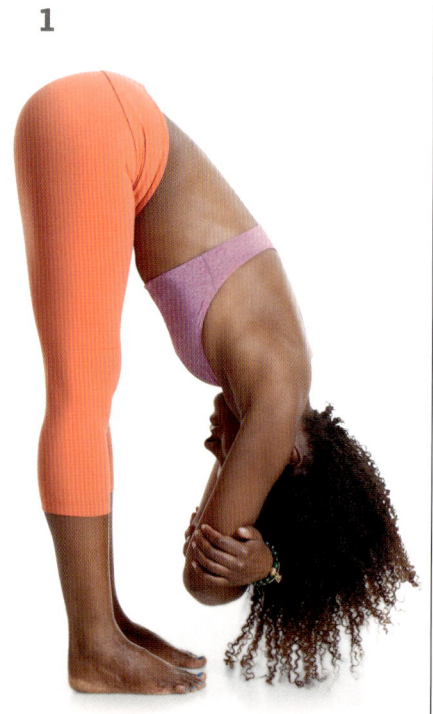

서서 하는 전굴
(46쪽)

2

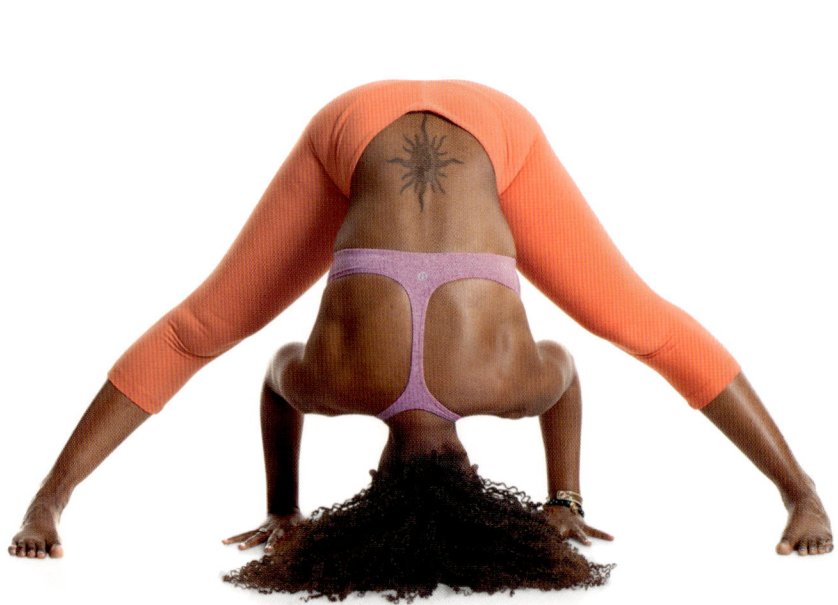

다리 넓게 벌린 전굴
(84쪽)

피로

이 자세는 가슴과 심장을 열어 새로운 에너지의 느낌을 전해준다.

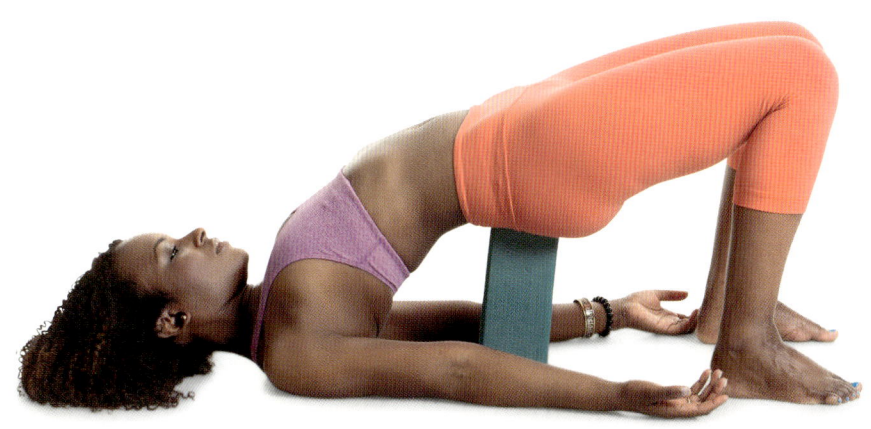

떠받친 다리
(134쪽)

여드름과 잡티

피부 트러블을 완벽히 숨길 방법은 없다.

챙이 넓은 모자로 365일 얼굴을 가리고 다닐 수는 없으니 말이다. 여드름에 좋다는 제품들은 피부를 너무 건조하게 만들거나 벗겨짐 또는 붉어짐 같은 부작용으로 오히려 문제를 악화시킬 수 있다. 요가는 피부과 전문의처럼 피부를 드라마틱하게 바꿔주지는 못하지만 피부 불순물을 없애줄 수는 있다. 특히 혈액순환을 돕는 거꾸로 서기 자세는 산소와 기타 영양분을 피부에 제공해 노화를 유발하는 활성산소를 제거하고 피부세포 재생을 촉진한다. 이 자세를 하고 나면 싱그럽게 빛나는 얼굴을 기대해도 좋다.

만성 트러블로 고민하고 있다면 식습관을 돌아볼 필요가 있다. 4장에 나온 신선하고 영양가 높은 식사 레시피를 참고하라. 몸의 시스템이 제자리를 찾도록 며칠 동안 디톡스를 시도하는 것도 방법이다. 건강한 식습관과 함께 비틀기 자세를 꾸준히 수행하면 몸 안의 노폐물과 독소가 빠져나갈 것이다. 마지막으로 땀 흘리기의 중요성을 기억하라! 땀을 흘려야 모공이 열리고 독소가 빠져나간다. 요가 후에는 좋은 클렌저로 세안하고, 요가 후는 물론 평소에도 물을 충분히 섭취하라.

팁

- 천연 잡티 제거제인 티트리 오일이나 유기농 코코넛 오일을 고민 부위에 몇 방울 떨어뜨리면 좋다. 티트리 오일은 지성피부에 적합하고 코코넛은 항균 효능이 뛰어나다.
- 간식으로 청포도를 즐기자. 청포도에는 비타민C, 마그네슘, 칼륨이 많이 함유돼 얼굴을 맑게 해준다.
- 마음껏 마시자! 카모마일티를 하루에 여러 잔 마시면 몸 안을 정화하는 효과를 볼 수 있다. 또 카모마일 성분은 피부 염증을 제거한다. 카모마일 로션 제품도 유사한 효능이 있다.

Chapter 10

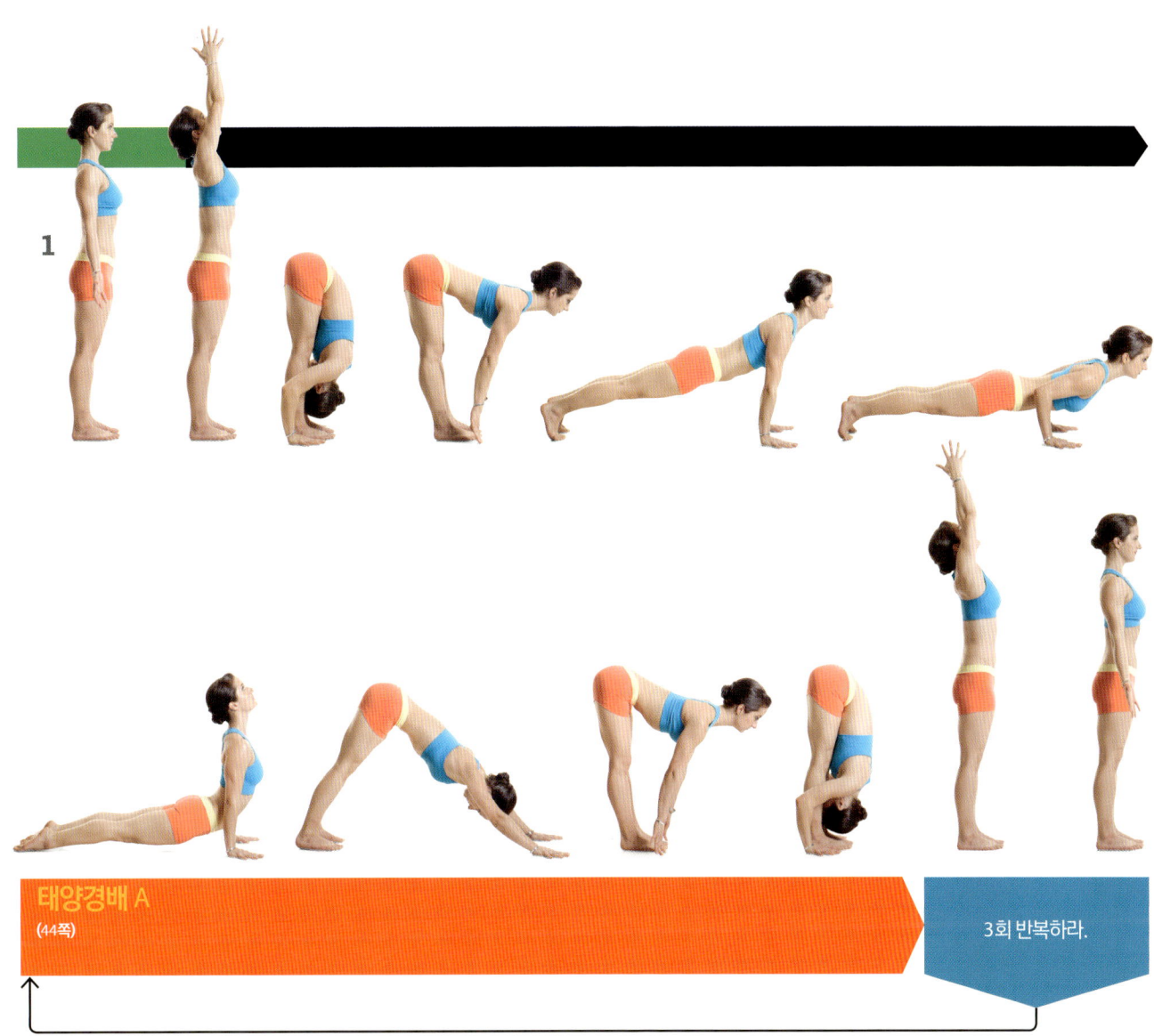

태양경배 A
(44쪽)

3회 반복하라.

여드름과 잡티

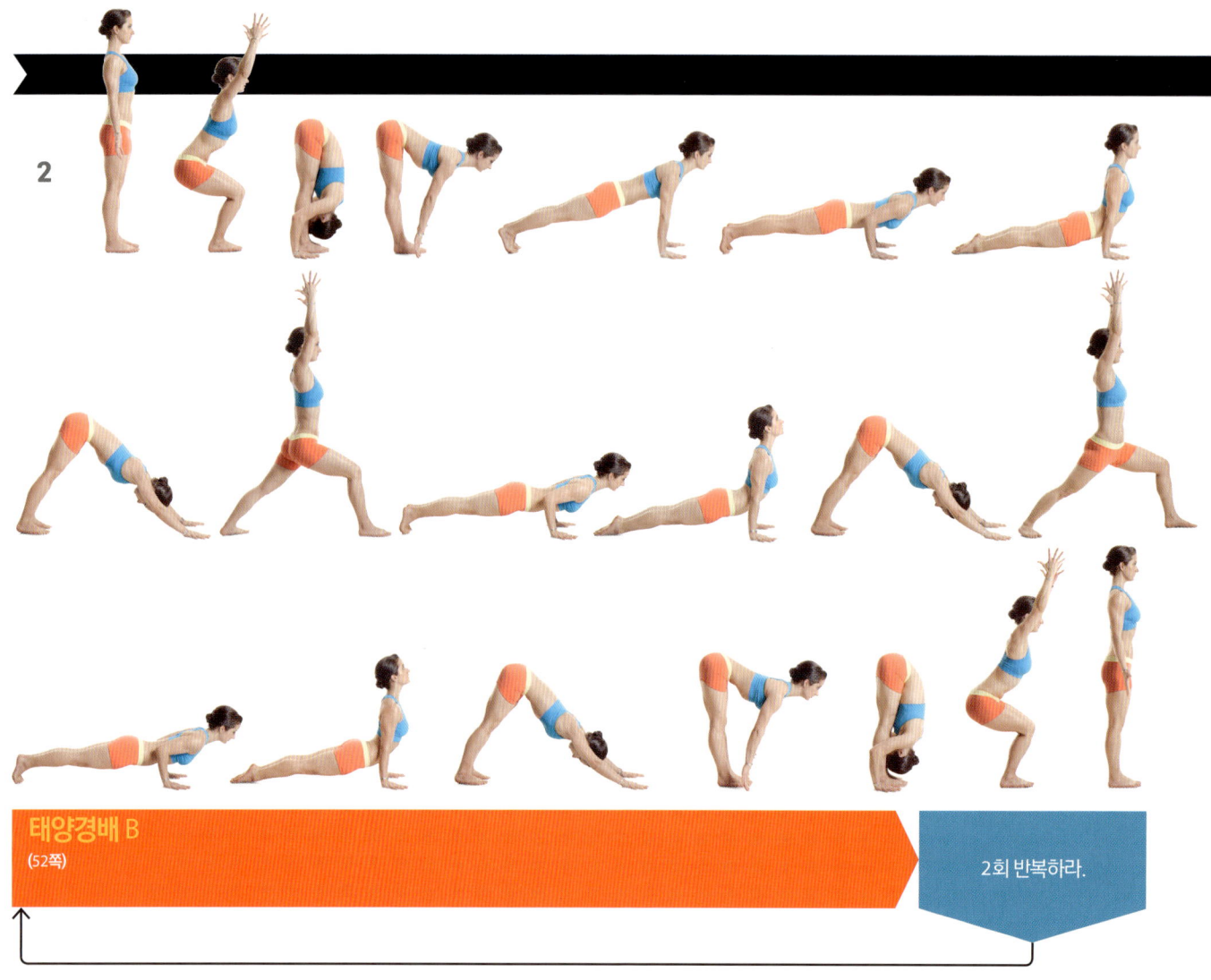

2

태양경배 B
(52쪽)

2회 반복하라.

Chapter 10

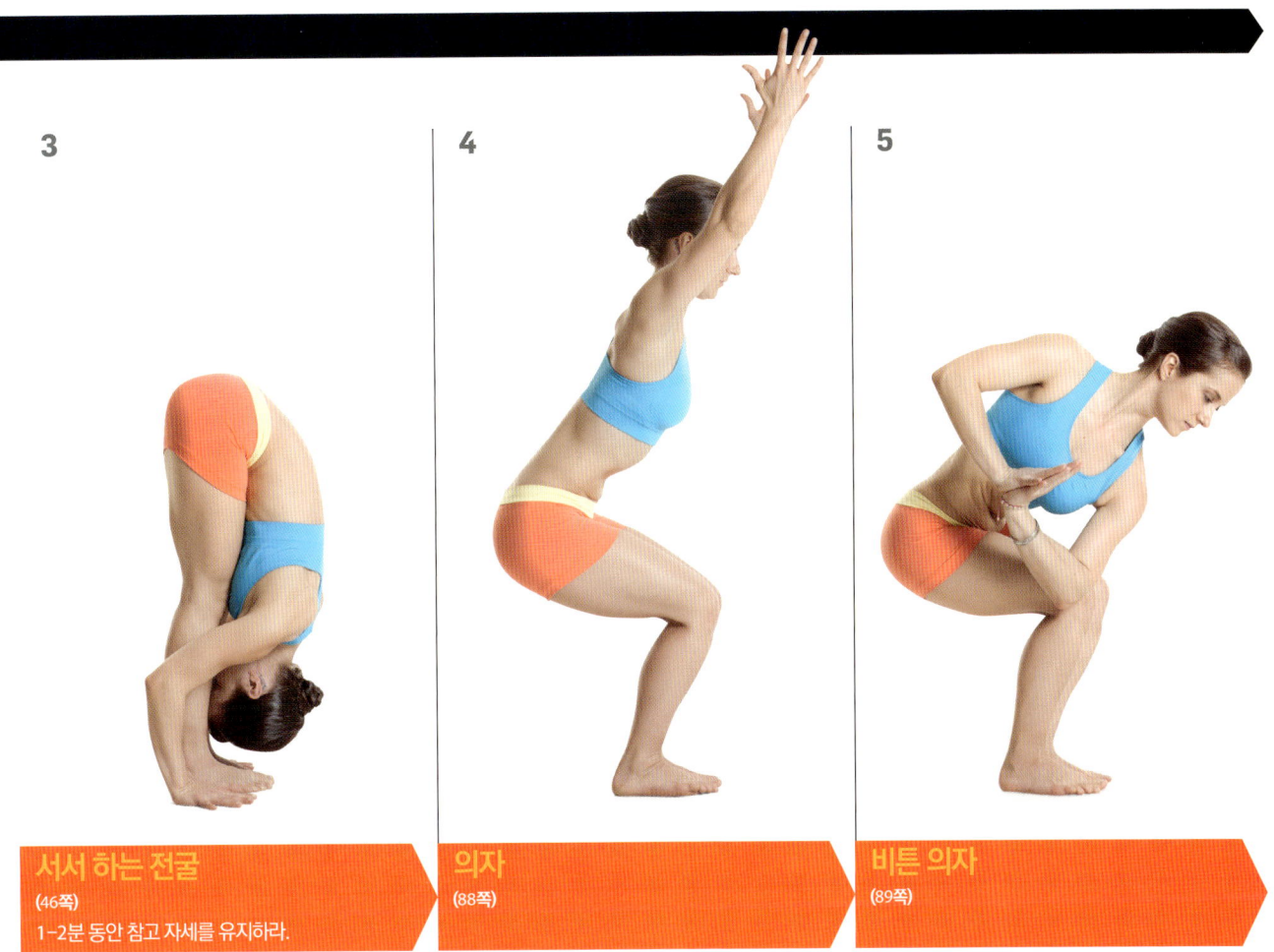

3 서서 하는 전굴
(46쪽)
1-2분 동안 참고 자세를 유지하라.

4 의자
(88쪽)

5 비튼 의자
(89쪽)

여드름과 잡티

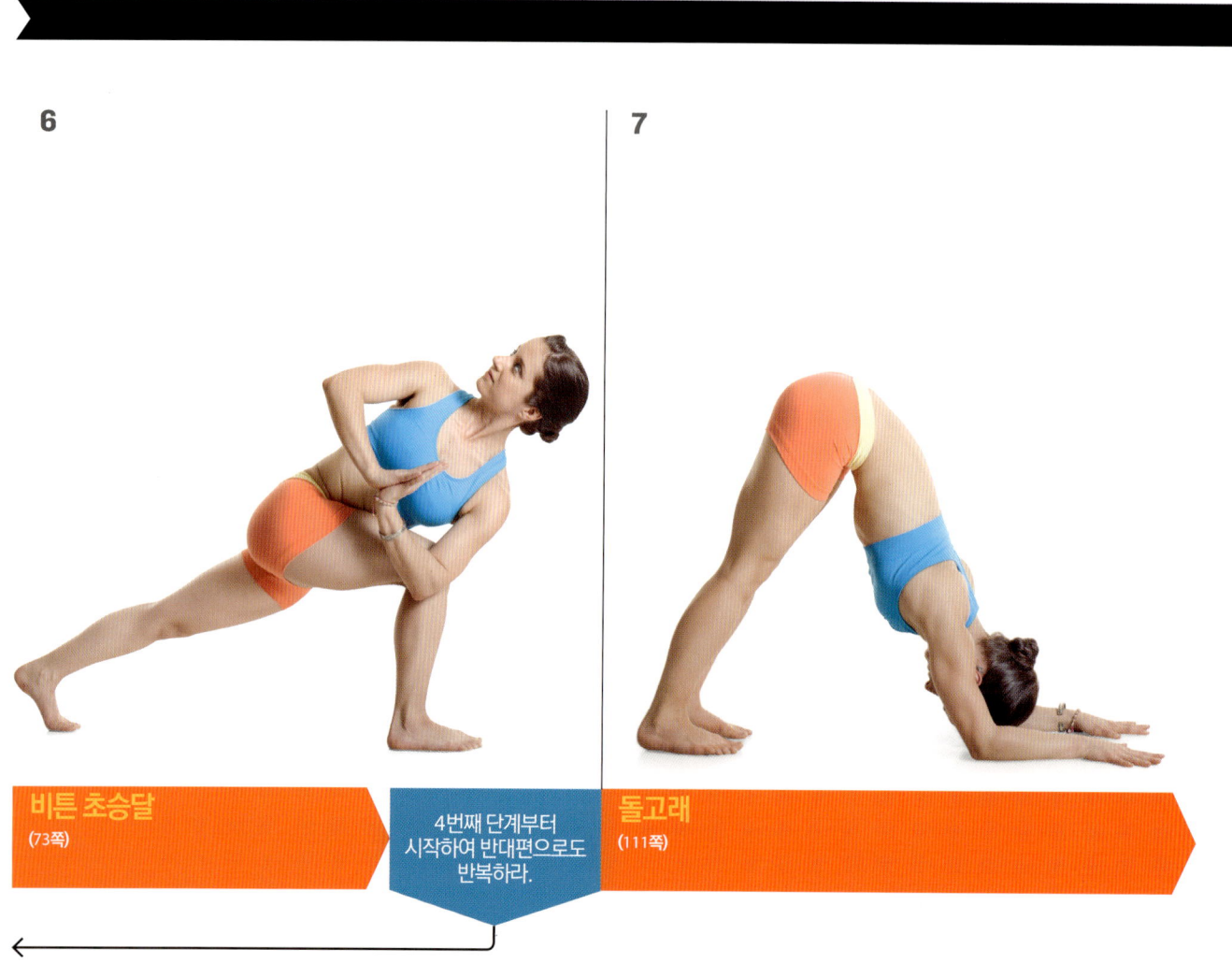

Chapter 10

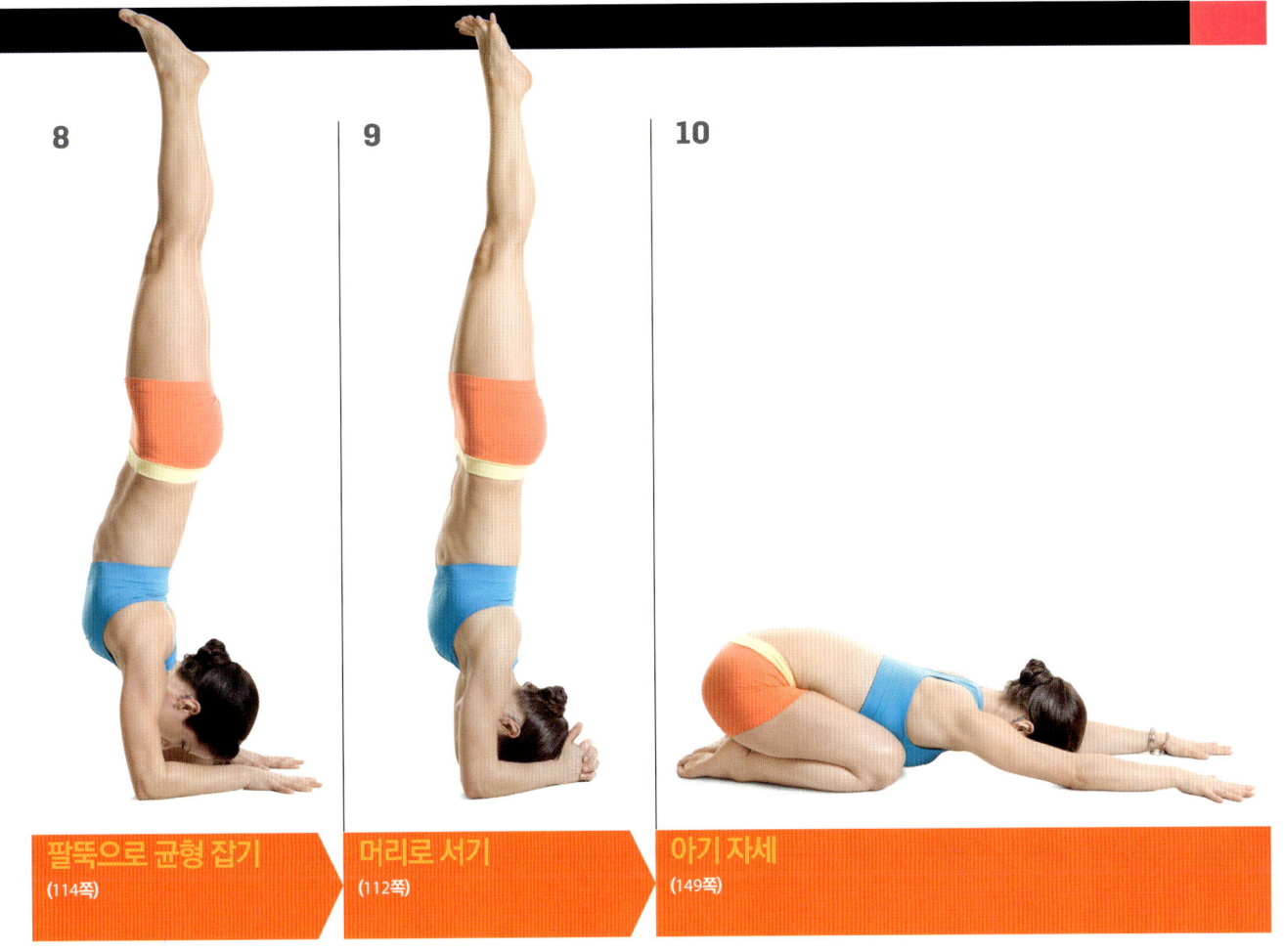

8 팔뚝으로 균형 잡기 (114쪽)

9 머리로 서기 (112쪽)

10 아기 자세 (149쪽)

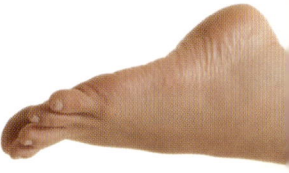

CHAPTER 11
엄마들을 위한 요가

건강한 임신기와 산후를 위한 자세들

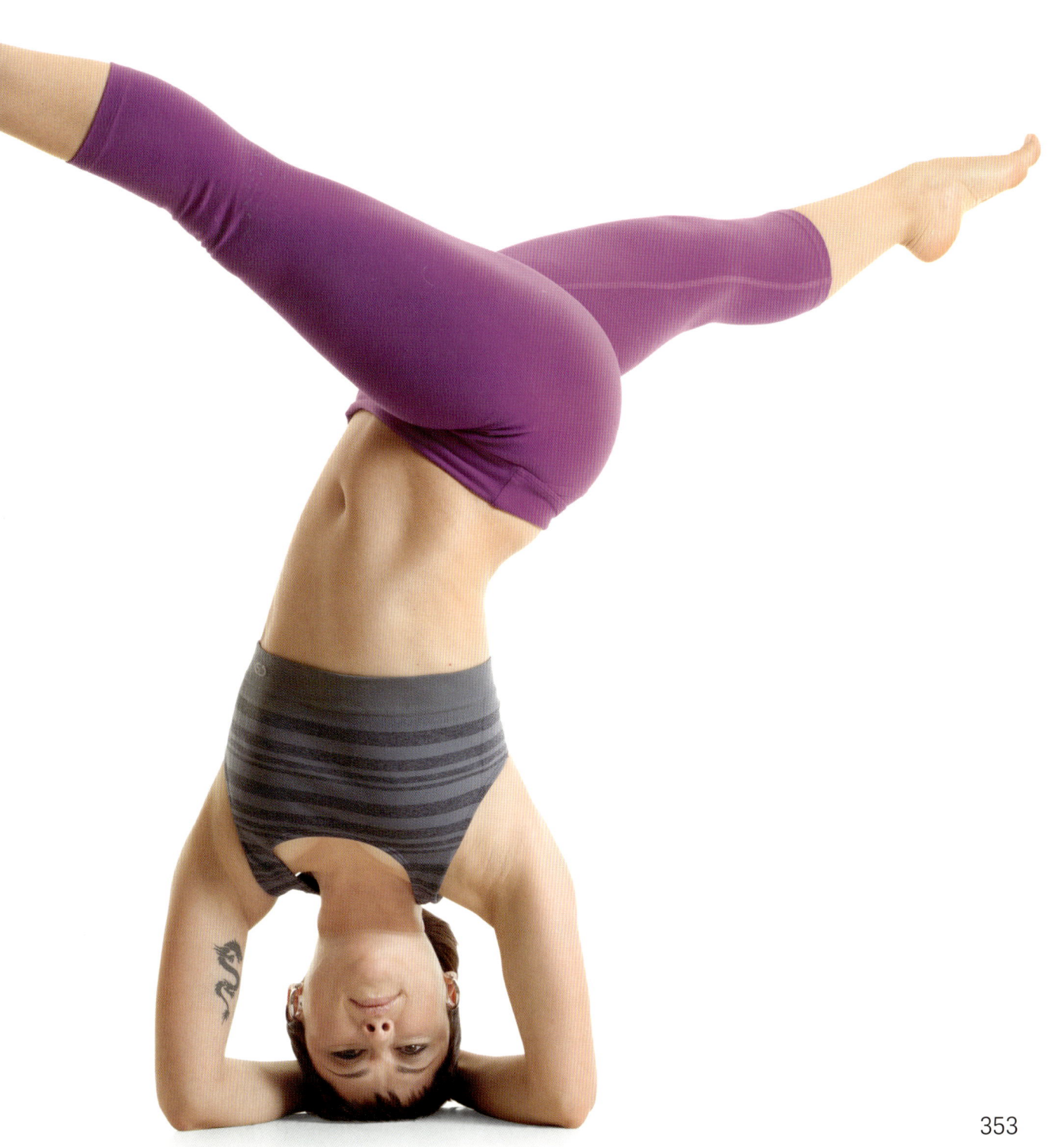

요가는 몸을 강화하고 정신을 맑게 하고

영혼을 북돋운다. 그런데 임신한 여자에게는 어떨까? 2010년 「삶의 질 연구」 저널에 실린 연구에 따르면, 임신기에 많이 하는 운동들과 비교했을 때 요가는 사회·심리·환경 영역에서 임산부의 삶의 질을 더 많이 개선했다.

나는 이 연구 결과에 아주 동의한다. 지금껏 나는 임신 초기부터 만삭에 이르기까지 많은 여성들이 요가 수업에서 부드러운 루틴을 따라하거나 땀을 흘리며 고강도 연속동작을 수행하는 모습을 보았다. 요가는 임신 기간 동안 느끼는 신체적 통증을 완화할 뿐 아니라, 안정감과 재미, 무엇보다 마음의 평온함을 불러일으킨다. 아기를 품고 있는 여성에게 과도한 스트레스는 무엇보다 위험하다. 꾸준히 요가를 수행하면 정확히 이 문제를 해결할 수 있다.

게다가 요가는 출산의 고통을 줄여준다! 이것이야말로 진정한 보상이라 할 수 있다. 2008년 「임상시험 보완요법」에 실린 연구에 따르면, 요가는 출산 과정과 산후 2시간 동안 산부가 느끼는 안정감을 높이고 고통을 줄이며 진통 시간을 단축하기까지 한다. 나라면 무조건 요가를 할 것이다!

몸 상태에 맞는 수준의 요가 수행법을 찾아 연습하자. 당신의 몸과 아기가 당신에게 고마워할 것이다!

Chapter 11

임신과 산후를 위한 연속동작들

임신기(356쪽)

소와 고양이
반대편 팔다리 뻗기|Opposite Arm-Leg Extension
머리를 떠받친 아기 자세|Child's Pose with Supported Head
플랭크 또는 포어암 플랭크
아래로 향한 개
블록을 활용한 초승달 로우 런지|Crescent Low Lunge with Blocks
블록을 활용한 전사Ⅲ|Warrior Ⅲ with Blocks
전사Ⅱ
사이드 앵글
앉은 자세에서 스트랩 스트레칭|Seated Strap Stretch
와이드 앵글
갈비뼈 회전하며 바운드 앵글 자세|Bound Angle Pose with Rib Circles
송장(사바아사나)

엄마와 나(364쪽)

보트
다리 내리기|Leg Lowers
의자
아래로 향한 개

임신기

나는 임신 후 요가에 입문한 여성들을 많이 알고 있다. 내게 요가를 배웠던 지아다 드 로렌티스Giada de Laurentiis는 임신 6개월 차에 접어들었을 때 주치의로부터 헬스장에 가지 말라는 경고를 받았다. 움직임을 자제해 스트레스를 줄여야 한다는 이유에서였다. 운동을 좋아해 수 년 째 헬스장에 드나들었던 지아다는 이를 계기로 요가를 시작했다. 나는 그녀를 위해 몸을 충분히 움직이면서 이완할 수 있는 연속동작을 개발하기로 했고, 임신기와 산후 요가 전문가인 헤더 시니거 Heather Seiniger에게 도움을 요청했다. 당시 우리가 개발한 것과 유사한 연속동작을 여기 실었다. 참고로 지아다는 이 연속동작으로 요가에 푹 빠졌다! 그동안 수많은 예비 엄마들이 그러했듯이, 지아다 역시 요가를 통해 가슴을 열고, 호흡의 안정을 찾고, 어깨를 이완할 수 있었다. 게다가 임신으로 불어난 체중 때문에 막혔던 다리의 혈액순환을 개선했다.

몸 상태와 주치의의 권고에 따라 달라지긴 하겠지만, 임신 전 요가 경험이 있다면 임신 도중 꽤 강도 높은 요가를 수행할 수도 있다. 그런 경우가 아니라면 각자 속도에 맞춰 기분 전환과 안정을 느낄 수 있을 정도로만 가볍게 요가를 수행한다. 되도록 매일 하기를 추천한다!

임신 기간을 위한 팁

- 앉고 서서 하는 모든 자세에서 두 발을 엉덩이 너비로 벌려라.
- 비틀기 자세는 피하라. 하고 싶다면 아주 살짝만 비틀고 가슴 윗부분을 회전하는 것에 집중하라.
- 초기 3개월 동안에는 거꾸로 서기 자세를 금하라. 임신 전 고난도 거꾸로 서기 자세를 수월하게 했었다면, 임신 중후반기에 거꾸로 서기를 시도해도 괜찮다.
- 임신 후기에는 복직근을 보호해야 하므로 후굴 자세를 할 때 살짝만 몸을 굽힌다.

Chapter 11

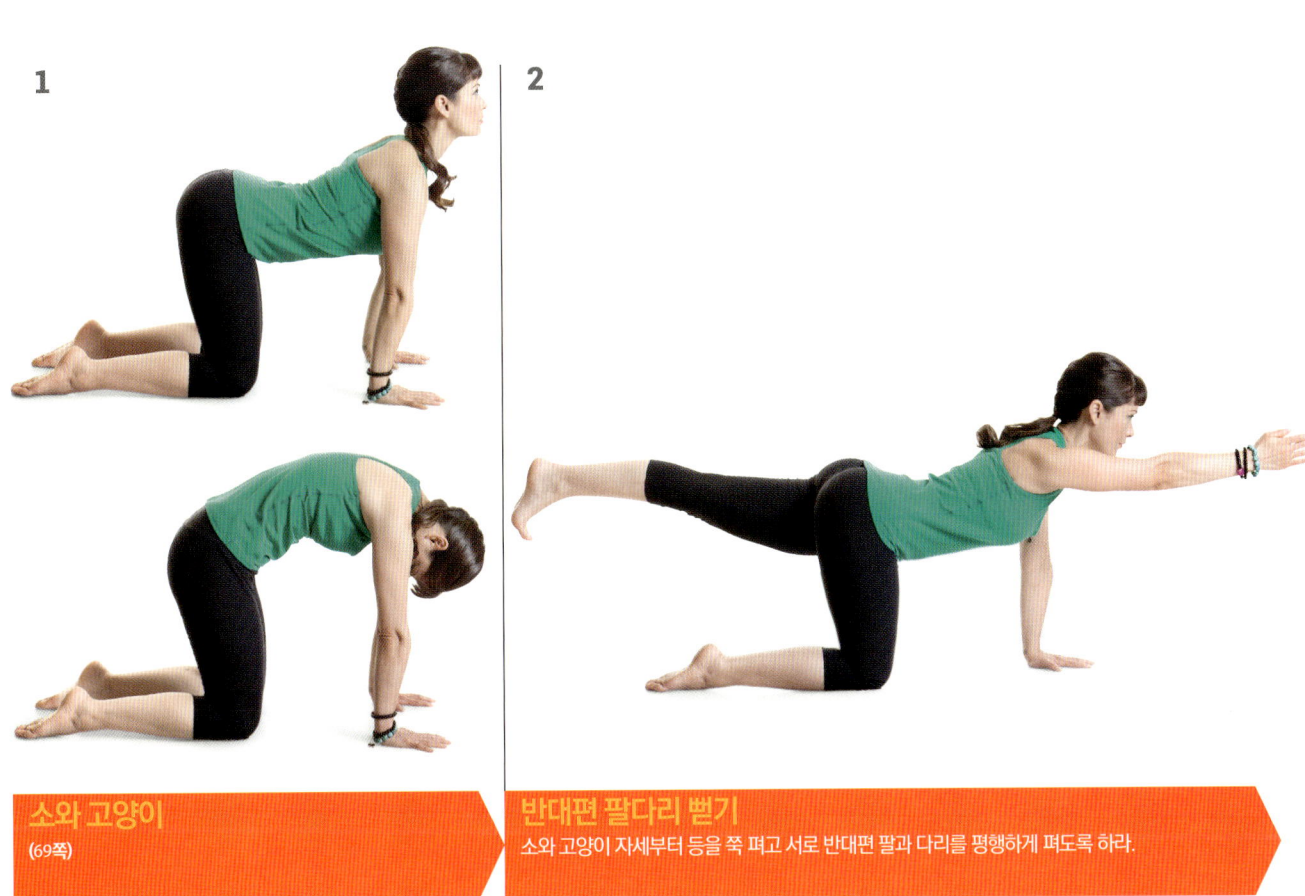

소와 고양이
(69쪽)

반대편 팔다리 뻗기
소와 고양이 자세부터 등을 쭉 펴고 서로 반대편 팔과 다리를 평행하게 펴도록 하라.

임신기

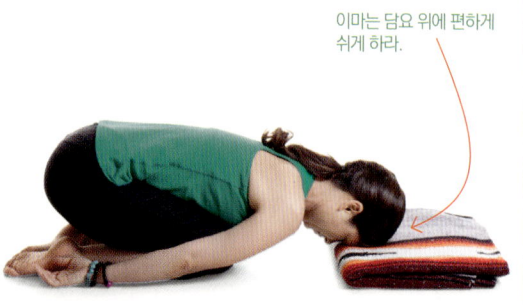

3

이마는 담요 위에 편하게 쉬게 하라.

머리를 떠받친 아기 자세
아기 자세(149쪽)에서 시작한 다음 이 동작으로 변형하라.

4

플랭크 또는 포어암 플랭크
(141 or 142쪽)

Chapter 11

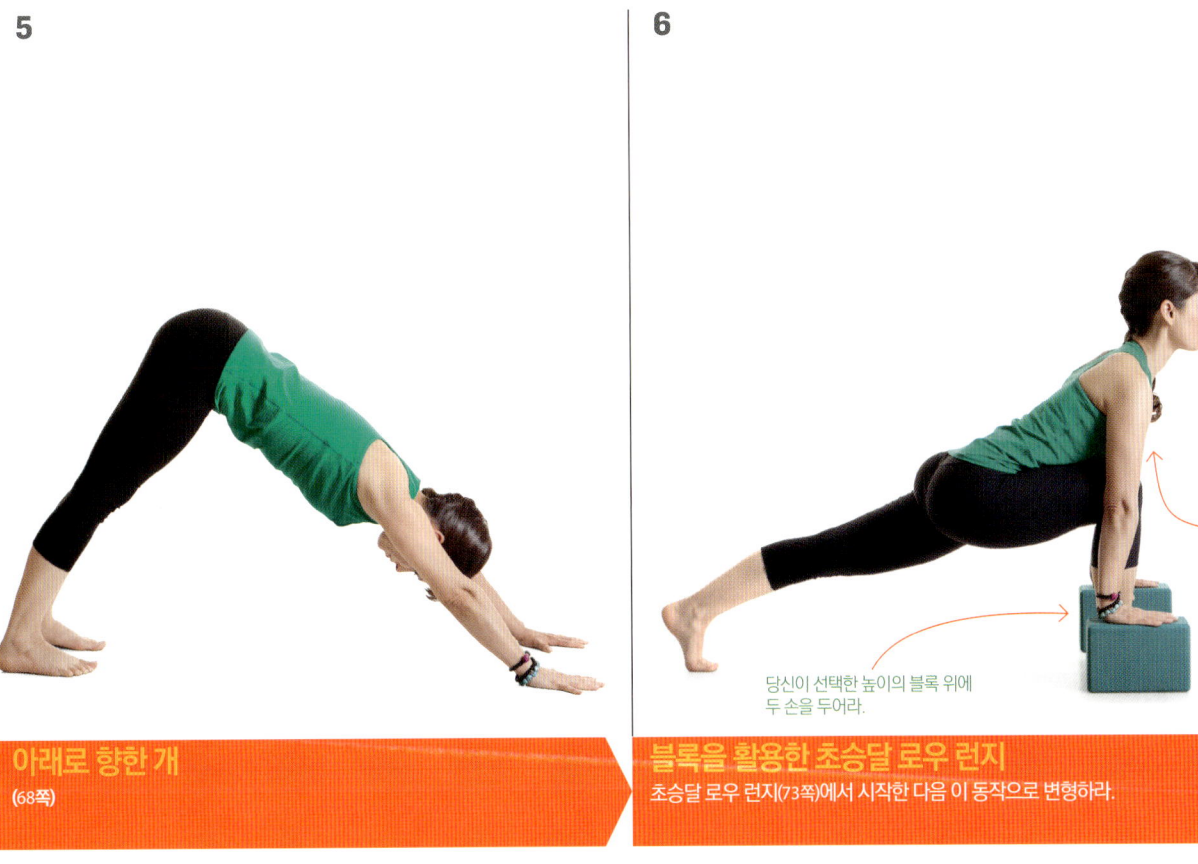

5

아래로 향한 개
(68쪽)

6

블록을 활용한 초승달 로우 런지
초승달 로우 런지(73쪽)에서 시작한 다음 이 동작으로 변형하라.

가슴을 펴라.

당신이 선택한 높이의 블록 위에 두 손을 두어라.

임신기

7

편안한 높이로 양손을
블록 위에 두어 지탱하라.

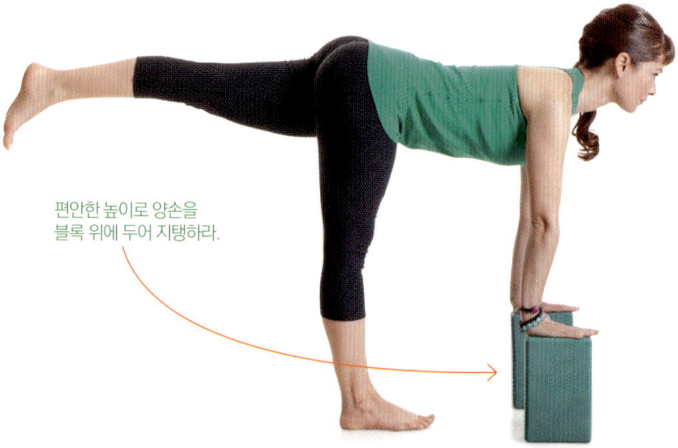

블록을 활용한 전사Ⅲ
전사Ⅲ(74쪽) 자세로 시작하여 이 동작으로 변형하라.

8

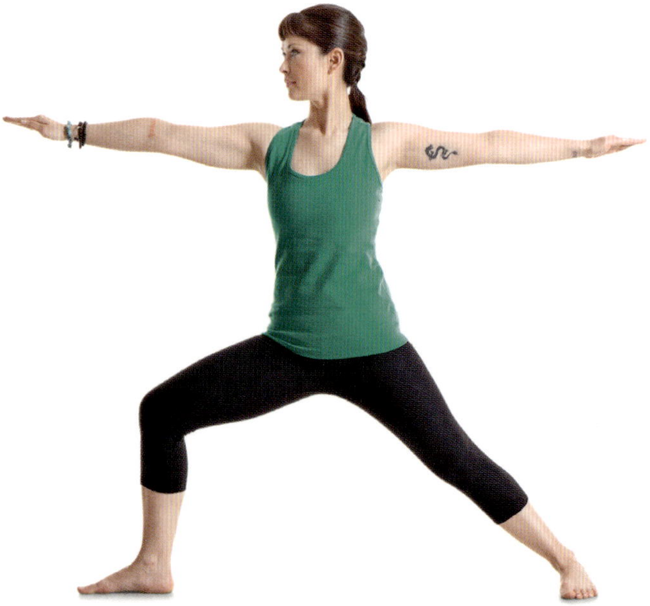

전사Ⅱ
(72쪽)

Chapter 11

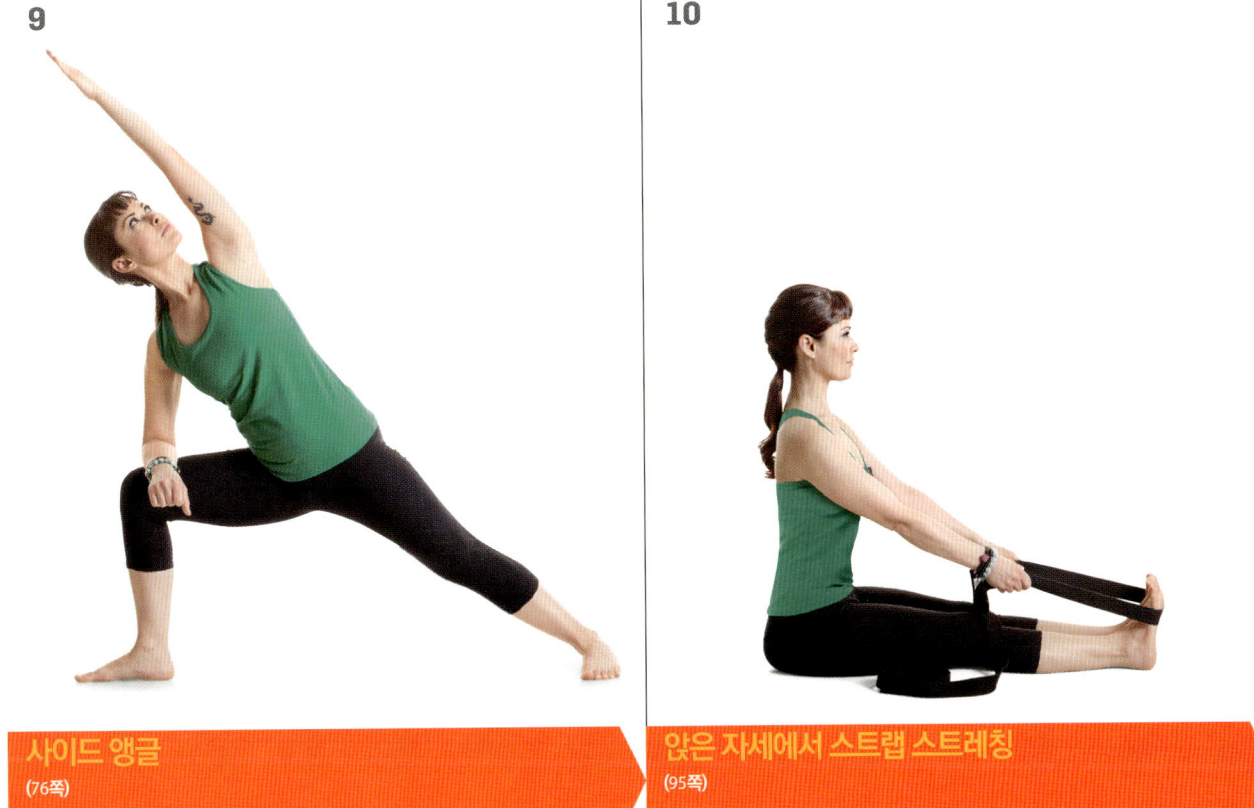

9

사이드 앵글
(76쪽)

10

앉은 자세에서 스트랩 스트레칭
(95쪽)

임신기

11

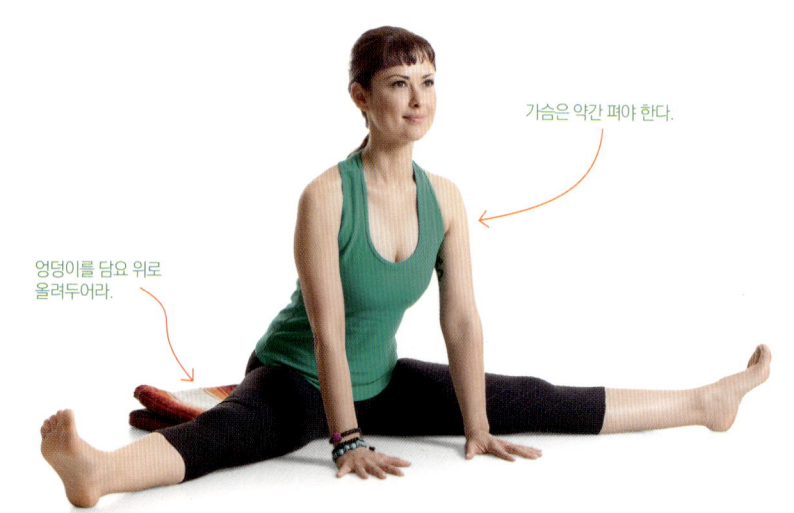

가슴은 약간 펴야 한다.

엉덩이를 담요 위로 올려두어라.

앉은 자세에서 스트랩 스트레칭
다리 넓게 벌려 앉은 전굴(100쪽) 자세에서 시작하여 이 동작으로 변형하라.

12

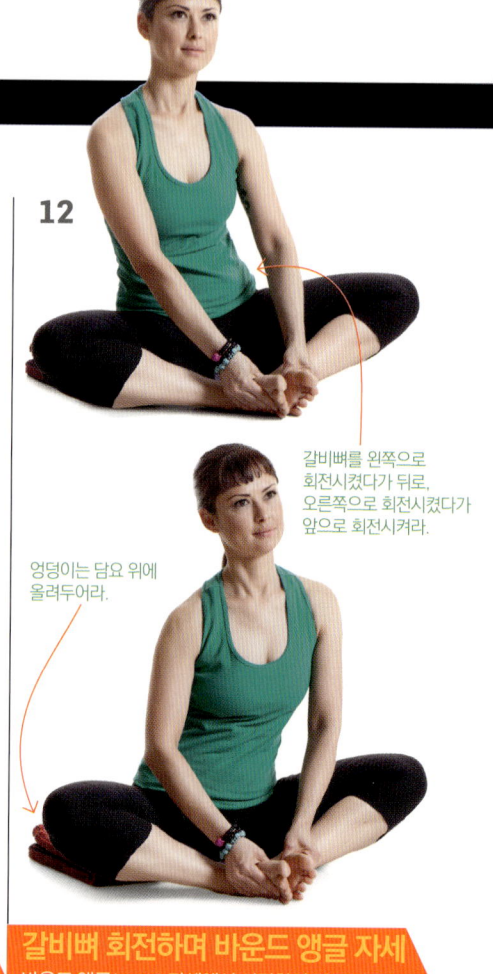

갈비뼈를 왼쪽으로 회전시켰다가 뒤로, 오른쪽으로 회전시켰다가 앞으로 회전시켜라.

엉덩이는 담요 위에 올려두어라.

갈비뼈 회전하며 바운드 앵글 자세
바운드 앵글(102쪽) 자세에서 시작하여 이 동작으로 변형하라.

Chapter 11

조심히 스트레칭하기

임신 기간에는 호르몬 분비의 영향으로 관절과 인대가 이완되고 연화된다(임신 후기에는 렐락신이, 28~30주 기간에는 프로게스테론이 많이 분비된다). 평소보다 몸이 더 유연해진다는 말이다. 그러나 요가 동작을 할 때 유연성의 70% 정도만을 쓰는 것이 좋다. 깊이 스트레칭해야 시원하다고 느끼더라도 조금 자제하자. 너무 늘어나버린 고무줄을 한 번 생각해보라. 몸을 지나치게 늘이는 것보다는 강하게 유지하는 것이 더 중요하다.

평온하고 침착하게

호흡을 편안히 유지하며 내쉬는 호흡에 집중하라. 마음이 차분해지고 평온해질 것이다. 과도하게 열이 나는 것 같으면 팔을 아래로 내린 다음 입으로 숨을 내쉬어라.

13

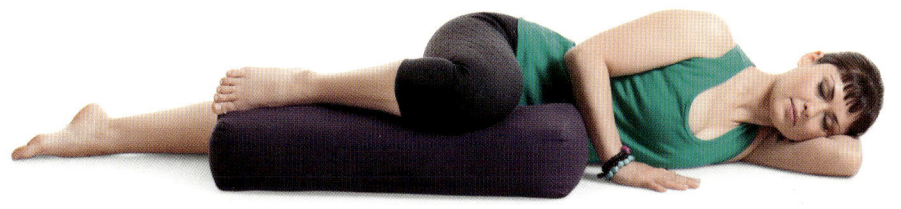

볼스터를 이용한 송장 (사바아사나) 자세
송장 자세(149쪽)에서 시작하되 볼스터를 활용하라.

엄마와 나

출산 후 아기를 돌보느라 도무지 요가를 할 시간이 나지 않는가? 걱정할 필요 없다. 아기와 함께 하면 되니까! 아기와 함께 하는 요가 루틴을 만들고 나면, 땀을 흘리며 살을 빼는 순간에도 모두의 웃음이 넘쳐날 것이다! 여기서 소개하는 자세들을 따라하면 출산 전과 같이 요가를 할 수 있으며 동시에 아기도 계속 돌볼 수 있다.

팁

- 출산 후 요가를 다시 시작할 때에는 천천히 속도를 내야 한다. 아기를 품에 안고 있다 보면 가슴과 어깨가 안으로 굽는 경향이 있으므로, 가슴을 열고 어깨를 내리는 동작에 집중하도록 하자.
- 근력을 기르고 싶다면, 포대나 캐리어를 이용해 앞가슴에 아기를 놓고 산책하기를 권한다. 아기는 당신과 가까이 붙어 있어 좋아라 할 것이고, 당신은 아기 무게만큼 운동 효과를 높일 수 있다.

Chapter 11

1

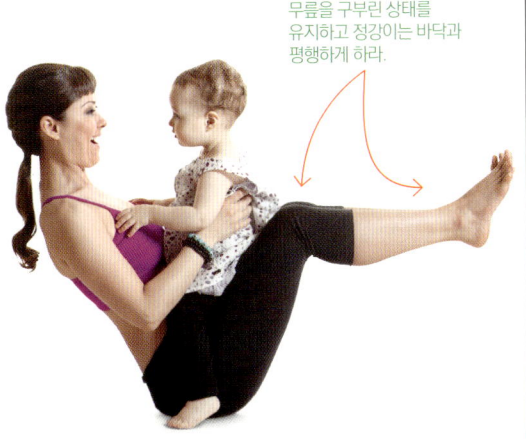

무릎을 구부린 상태를 유지하고 정강이는 바닥과 평행하게 하라.

보트
(139쪽)

2

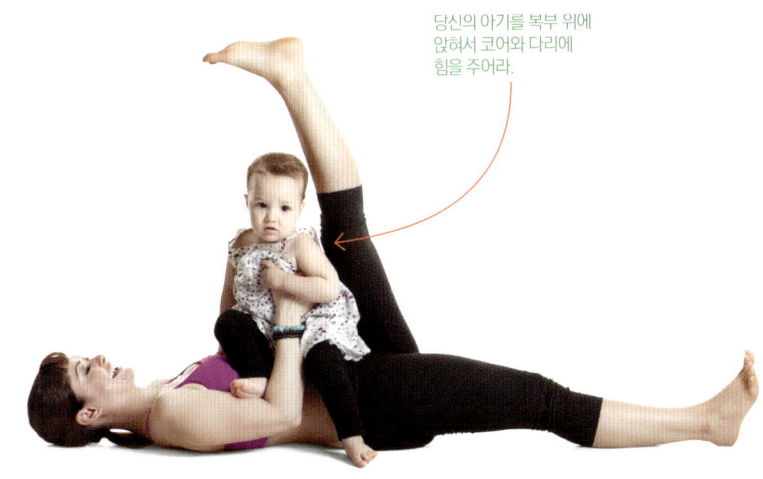

당신의 아기를 복부 위에 앉혀서 코어와 다리에 힘을 주어라.

다리 내리기
코어에 힘을 주는 데 아기를 이용하고 꼬리뼈는 길게 늘여라.

엄마와 나

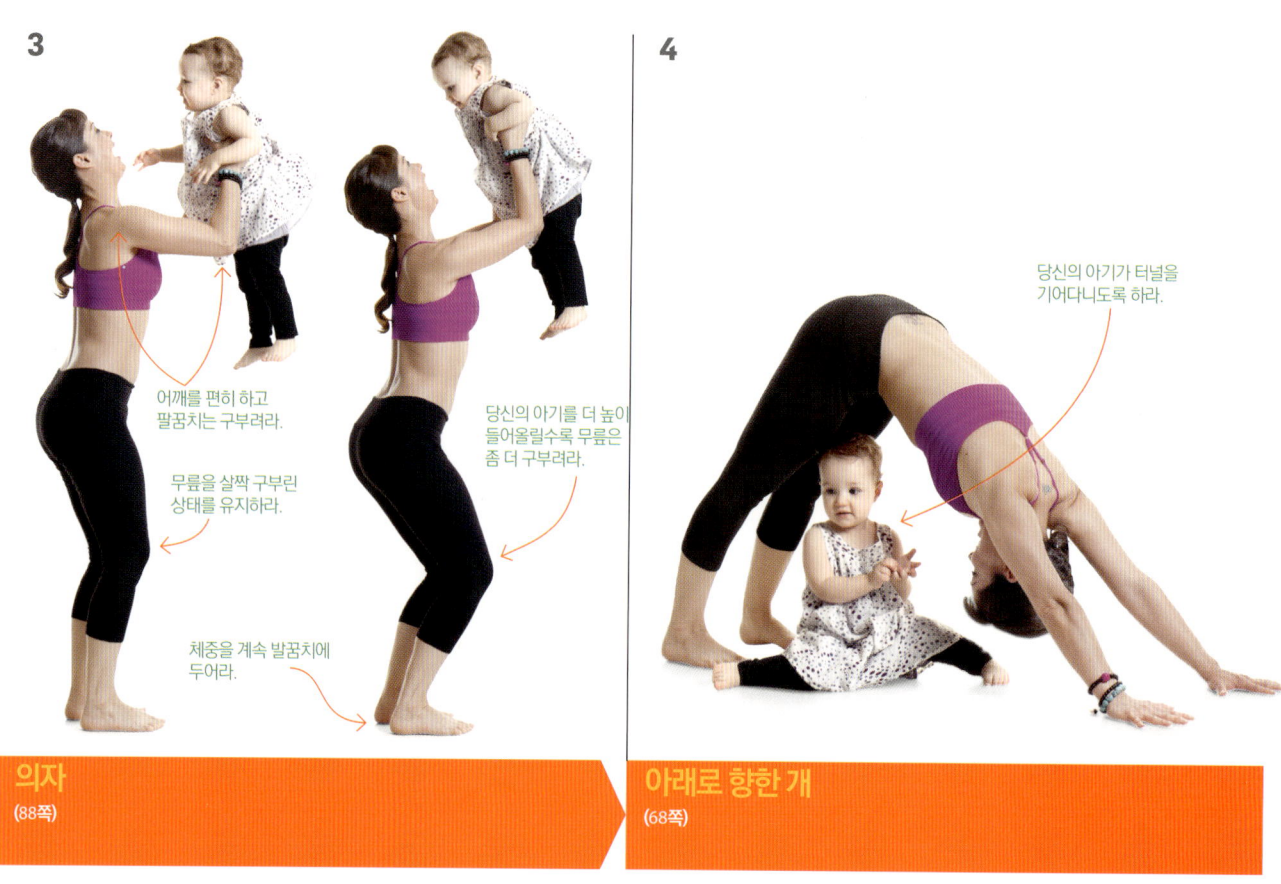

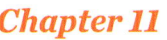

Chapter 11

지젤 마리 이야기 GISELLE MARI

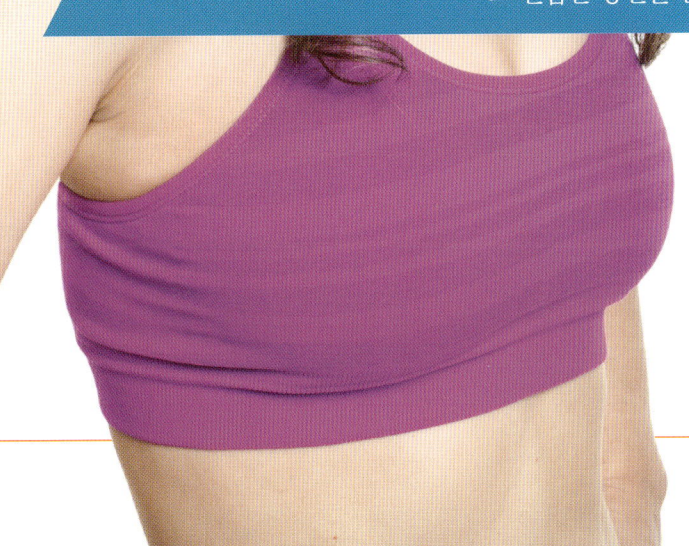

지젤 마리는 고급 자격증을 가진 지바묵티(jivamukti) 요가 강사다. 요가의 길은 90년대 초에 시작되었다. 약간 야성적인 아이였던 그녀는 일찌감치 지바묵티 요가법에 이끌려 미국 서부 전역에서 즐겁게 강의하고 있는 그녀의 스승 샤론 개논과 데이비드 라이프와 함께 폭넓은 공부를 시작했다. 요가는 지젤에게 육체의 경직성이 마음의 경직성 때문에 생기는 것이라는 것을 보여주었다. 그녀는 매일 자신의 몸이 가장 높은 자아를 위한 수단이라는 것을 상기하며, 가치 있는 것을 위한 어떤 보호장치처럼, 건강한 신체를 가지고 있는 동안 그것을 관리하고자 노력한다! 그녀가 가장 좋아하는 요가 자세는

"요가의 실천은 흥미로우면서도 도전적이다. 요가는 신체적으로, 정신적으로, 정력적으로, 그리고 정신적으로 어두운 존재의 구석에 빛을 비출 수 있다. 여느 좋은 관계처럼, 그 연습은 당신을 긴장하게 하고 겸손하게 할 수 있다."

비틀기와 거꾸로 서기다. 그것이 세계관을 바꾸고 제시되고 있는 것의 양면을 보도록 해주기 때문이다. 지젤은 샌프란시스코를 거점으로 활동하며, 현재 미국뿐만 아니라 전 세계의 요가 콘퍼런스와 축제에서 역동적이고 통찰력 있는 수업과 워크숍을 진행하고 있다. 여러 요가 전문 매체에서 특집으로 그녀를 기사화했고, 요가 저널(Yoga Journal)과 요가 인터내셔널(Yoga International) 같은 잡지의 표지에 출연하는 영광을 누리기도 했다.

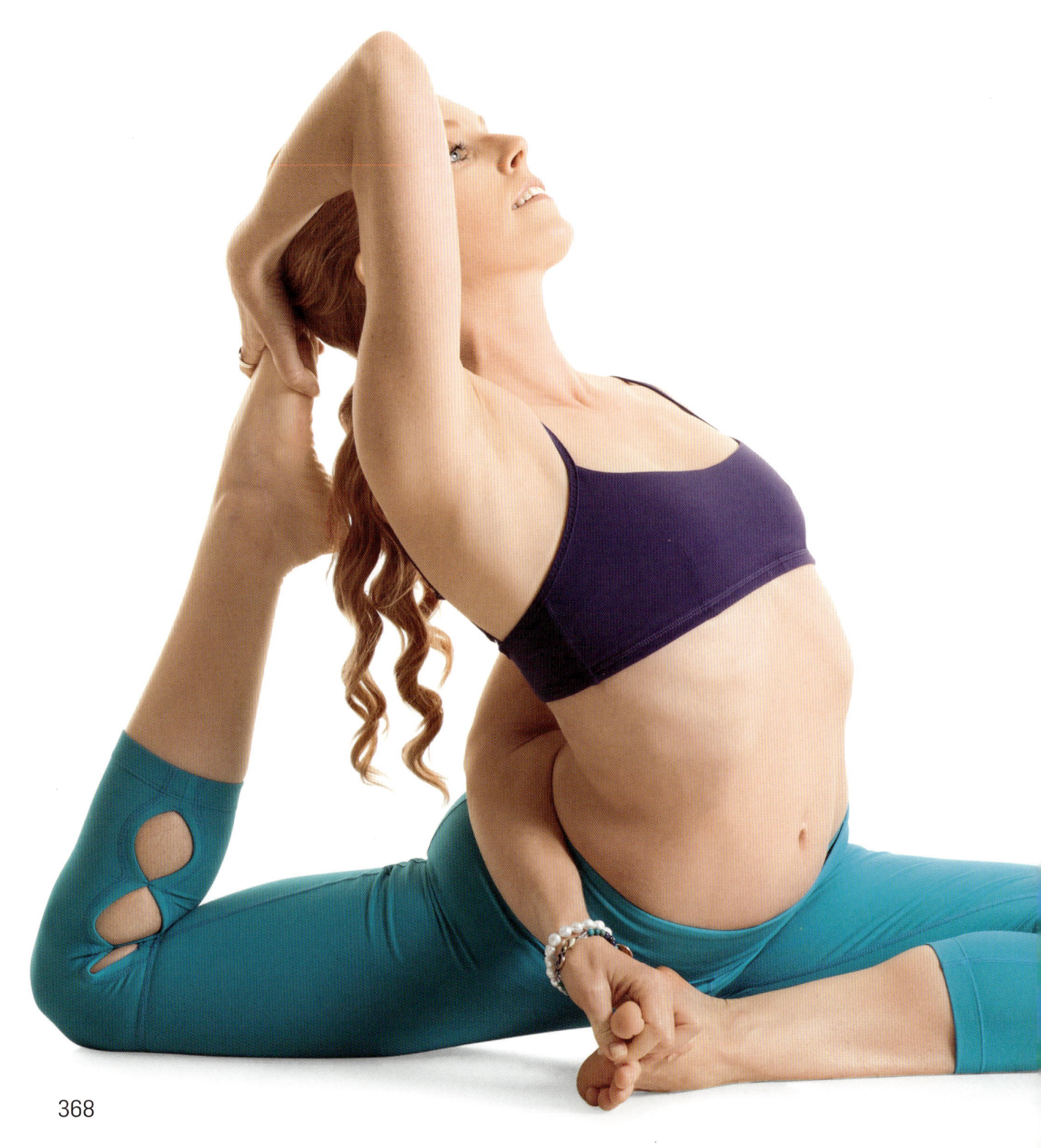

CHAPTER 12

섹스를 위한 요가

매트에서 침대로 가는 루틴으로 당당해지기

그렇다. 여기서는 '섹스'를 위한 요가를

이야기하고자 한다. 지금까지 당신은 필수 요가 자세와 루틴을 익혔다. 조금 더 건강하고 의식적인 챙겨먹는 식습관을 만들었다. 꾸준히 할 수 있는 자세와 연속동작을 마스터했다. 예전보다 몸이 날씬해지고 마음의 균형이 잡혔다고 느낄 것이다. 이제 당신은 공식적으로 좋은 상태에 도달했다. 이제는 요가를 통해 성생활 만족도를 높일 차례다! 2010년 「성의학 저널」에 실린 연구에 따르면, 요가는 여성의 욕망, 흥분, 윤활작용, 오르가즘, 성적 만족도를 높여주고 성관계 시 고통을 덜어준다.

요가는 몸과 마음과 영혼을 합일하고 동시에 발전시키는 삼중 효과를 발휘한다. 섹스(정확히는 섹스 만족도)도 마찬가지다.

요가를 통해 당신은 파트너와 육체적으로 강력히 이어진다. 성욕은 본능적으로 서로에게 끌리게 한다. 페로몬이 발동하면 더 이상의 말은 필요 없다. 진정으로 멋진 섹스 경험은 바위처럼 단단하고 잘 빠진 복근에 반응하는 것이기도 하지만, 육체적 감각보다 심오한 차원에서 마음이 작용하는 것이기도 하다. 원나잇은 스릴 넘치고 야릇한 행위이다. 그러나 정말 의미 있게 몸과 마음이 이어져 서로 신뢰하게 되면, 안전하게 서로의 몸을 탐구할 수 있다. 좋아하는 것과 그렇지 않은 것을 파트너에게 당당히 말할 수 있다. 새로운 체위를 시도하거나, 이전에 했던 체위를 단순히 반복하며 그 즐거움을 만끽할 수도 있다.

누군가에게 육체적 매력을 느끼고 그와 정신적으로도 깊이 연결됐다면, 이제 비로소 영적인 합일을 이룰 차례다. 성적 관계를 맺는 대상과 영적으로 연결된다는 것은 서로 같은 에너지를 공유해 두 몸이 진정으로 하나가 된다는 뜻이다. 이때 섹스는 단순한 육체 활동을 뛰어넘어 두 사람이 가장 깊고 순수한 방식으로 하나가 되는 경험으로 발전한다. 요가는 즐겁고 소중한 이 경험으로 당신을 이끌 것이다.

더 나은 섹스를 위한 연속동작들

자신감·에너지·지구력(372쪽)

1) 남성
화환
바운드 앵글
플랭크
메뚜기

2) 여성
행복한 아기
다리를 넓게 벌려 앉은 전굴
반달
강아지 스트레칭

친밀함과 관능(378쪽)

1) 파트너 자세
등대고 앉아서 명상Seated Meditation Bond
앉아서 서로의 허벅지 안쪽 잡고 비틀기
Seated Inner-Thigh Twist
앉아서 파트너와 비틀기
Seated Partner Twist
올라탄 부처Buddha Straddle
행복한 부처Buddha Bliss
사랑을 담아 껴안기Loving Embrace
다이아몬드 찾기Digging for Diamonds
감싸는 담요Bound Blanket
프레첼 사바아사나Pretzel Savasana

옴-가즘

프랑스 사람들이 오르가즘을 '라 쁘띠 모르트la petite mort', '작은 죽음'이라고 부르는 것은 적절하다. 오르가즘은 몸의 감각이 한계를 뛰어넘어 온몸이 무장 해제되는 순간이다. 눈앞에 기적이 펼쳐지고, 시의 언어마저 시시해지고, 영적으로 충만해지는 순간이다. 요가 용어로 '프라나prana'라고 하는 '생명력'이 폭발하는 순간이기도 하다. 몸 밖으로 생명력이 터져 나오는 것은 잠깐 동안의 죽음, 말하자면 완벽한 항복을 뜻한다.

오르가즘은 소금 캐러멜로 완벽히 맛을 낸 초코 크림을 맛보거나, 높은 곳에서 떨어질 때의 왠지 모를 쾌감과 닮았다고밖에는 설명할 수 없지만, 이러한 느낌이 사랑을 표현한다는 것은 분명하다. 불행히도 이 놀라운 경험을 바란다고 무조건 얻을 수 있는 것은 아니다. 오르가즘을 느끼기 어려운 이유들은 많은데, 상대에 대한 신뢰나 안정감이 부족할 경우, 충분히 몸을 내어주지 못하거나 제대로 호흡하지 못할 경우, 몸이 충분히 깨어나지 못한 경우가 대표적이다. 요가는 이러한 문제들을 해결해 당신이 매트 위에서나 밖에서, 그러니까 침대 위에서도 영적인 각성 상태에 도달하도록 돕는다. 호흡 조절(프라나야마)을 마스터하고 나면 당신은 현재 순간에 충실할 수 있다. 어수선한 마음을 가라앉혀 지금 눈앞에 있는 즐거움에 오롯이 집중할 수 있다.

이 호흡 루틴을 파트너와 함께 시도해보라. 마음이 평온해지고 서로에게 즉각적으로 연결될 것이다.

파트너 호흡법

파트너와 알몸으로 올라탄 부처 자세를 한다고 생각해보라. 서로 부드럽게 껴안은 상태에서 눈을 감는다. 입을 벌려 숨을 들이마시고 내쉬는 호흡에 집중한다. 호흡이 안정을 찾았으면 파트너의 호흡과 조화를 이룬다. 한 사람이 내쉴 때 다른 사람이 들이마시고, 한 사람이 들이마실 때 다른 사람이 내쉰다. 호흡에 리듬이 생겼으면 이제 골반을 움직인다. 숨을 들이마실 때 등을 굽히고 내쉴 때 파트너 쪽으로 골반을 갖다 댄다. 삽입 없이 서로의 엉덩이를 밀착하고 호흡을 유지한다.

진정한 오르가즘을 위한 명상법

절정에 도달하지 못하는 것은 대부분 마음을 비우지 못하기 때문이다. 이때 성욕을 다시 끌어올릴 최고의 방법은 명상이다. 눈을 감고 호흡의 속도를 늦춘다. 호흡이 차분해졌으면 몸 안에 남아 있는 모든 공기를 한 번에 빠르게 뱉어낸다. 천천히 1에서 4까지 세며 숨을 들이마신다. 2까지 세며 내쉰다. 이 사이클을 3~5번 반복한다. 이제 당신의 몸은 준비를 끝냈다!

자신감, 에너지, 지구력

침대 위에서 자신감 넘치는 사람만큼 섹시한 상대는 없다. 스쿼트를 열심히 해 탱글탱글한 엉덩이를 만들 수 있을지 몰라도, 스스로 섹시하다고 믿지 않으면 누구도 알아줄 리 없다. 요가는 몸에 힘을 기르고 매력적인 몸매를 만들어 육체적 매력을 키우는 동시에, 당신의 몸이 완벽하며 당신에게 딱 어울린다고 용기를 준다.

자신의 성적 매력을 진정으로 믿는다면, 이제 섹스를 위한 요가를 시작할 때이다. 자신감 넘치는 태도를 갖췄으니 이에 어울리게 몸을 쓰는 법을 익힐 필요가 있다. 허리 강화 자세는 경련이나 피로함 없이 몸을 움직이게 한다. 골반 열기 자세는 혈액순환을 개선해 오르가즘 확률을 높이고 몸의 움직임 범위를 넓힌다. 코어 강화 자세는 앉거나 흔드는 자세에서 더 오래, 더 강하게 몸을 움직일 수 있게 한다. 간단히 말하자면, 요가를 할수록 에너지가 생겨 (더 나은) 섹스를 즐길 수 있다!

당신과 연인이 더 길게, 더 재밌게 시간을 보낼 수 있도록 해줄 자세들을 소개하겠다.

개별 자세

남자

1

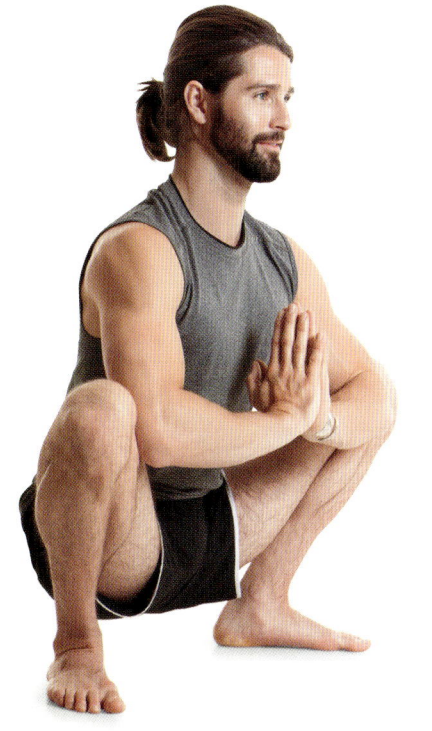

화환
(70쪽)

2

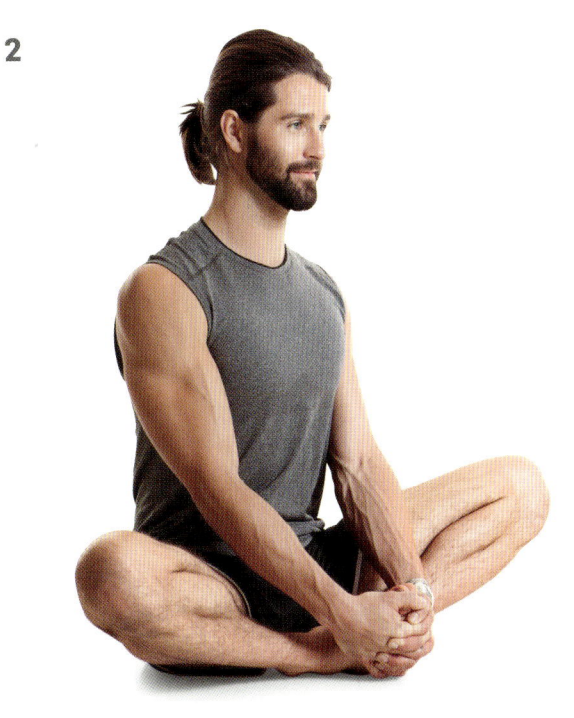

바운드 앵글
(102쪽)

Chapter 12

자신감, 에너지, 지구력

남자

3

플랭크
(141쪽)

4

메뚜기
(131쪽)

Chapter 12

여자

1

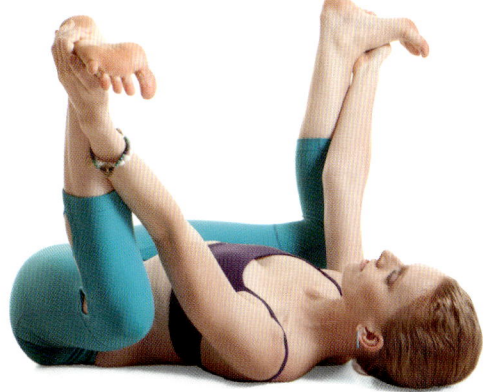

행복한 아기
(108쪽)

2

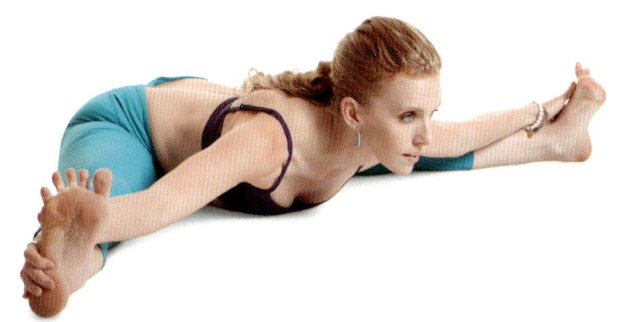

다리를 넓게 벌려 앉은 전굴
(100쪽)

자신감, 에너지, 지구력

여자

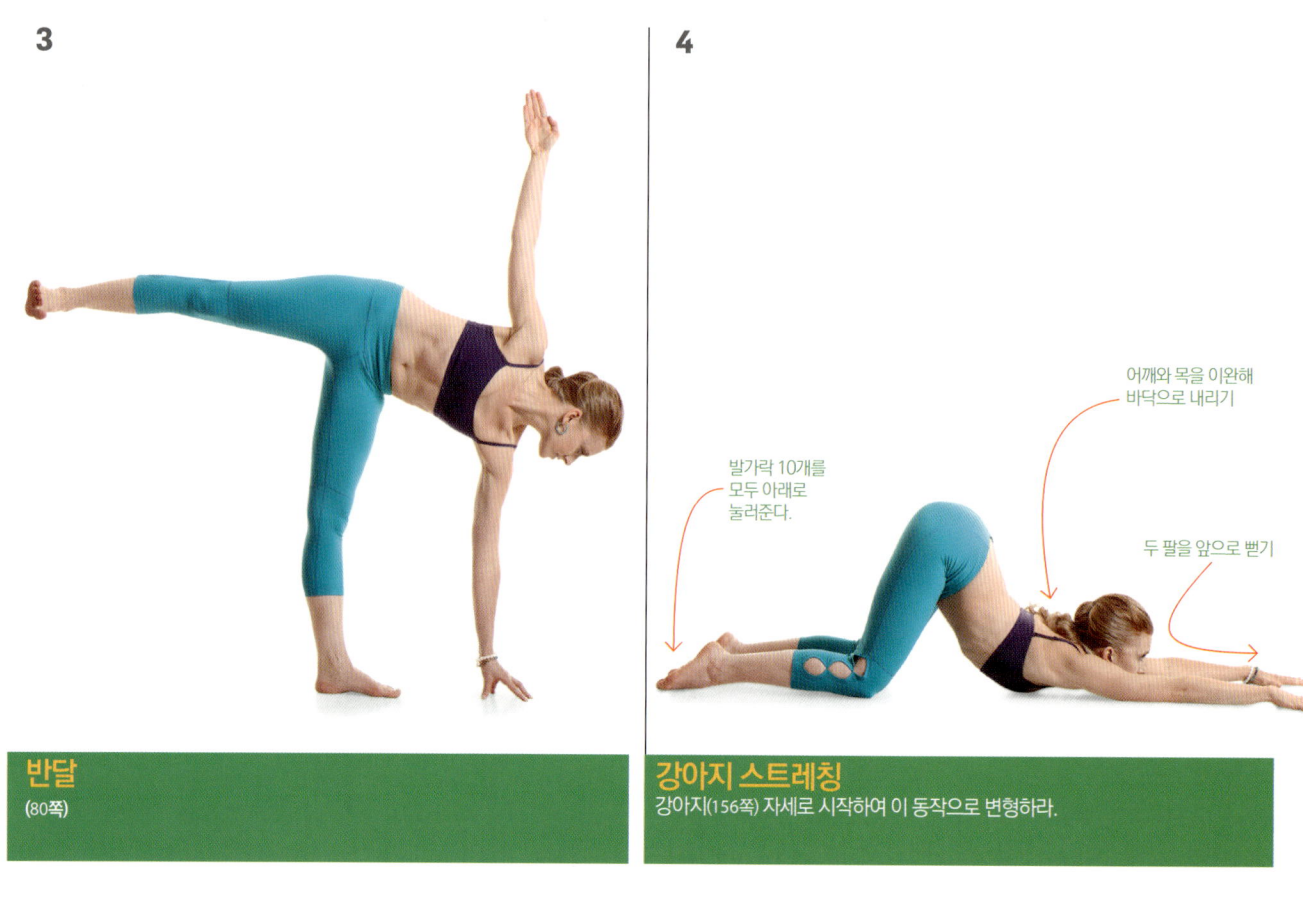

3

반달
(80쪽)

4

강아지 스트레칭
강아지(156쪽) 자세로 시작하여 이 동작으로 변형하라.

- 발가락 10개를 모두 아래로 눌러준다.
- 어깨와 목을 이완해 바닥으로 내리기
- 두 팔을 앞으로 뻗기

Chapter 12

메리 클레어 스위트 이야기
MARY CLAIRE SWEET

메리 클레어는 어릴 때 부모에게서 요가를 소개 받았다. 청소년 시절 발레와 재즈 수업을 들으며 요가를 병행했다. 힘든 10대를 보낸 그녀는 20대에 접어 들어서야 숨겨진 요가의 매력을 깨달았고, 그 이후로 자신의 삶을 사랑하게 됐다.

그녀에게 요가는 무엇이든 가능케 하는 무한한 다양성을 의미한다. 모든 이가 동일한 수준의 사랑과 발전과 경험을 공유할 수 있다는 사실은 그녀가 요가를 계속하는 원동력이다. 또 그녀는 요가를 통해 더욱 강해지고 중심 잡힌 삶을 살고 있다. 평소 공상에 잠기거나 현실과 동떨어졌다 느낄 때가 많지만, 요가 아사나 덕분에 현재 순간에 다시 뿌리 내릴 수 있다고 그녀는 말한다. 과거에 발목을 잡히지 않으면서 무한한 가능성이 펼쳐질 미래를 내다볼 수 있다는 것이다.

몸을 움직여 좋은 체형을 유지하는 것은 중요하지만, 마음을 단련하는 것도 이에 못지않게 중요하다. 메리 클레어는 감사하는 마음으로 명상한 덕에 늘 긍정적일 수 있다고 말한다. 부정적인 생각보다 이미 충분히 가진 것들에 집중할 때, 바라던 것들이 더 많이 현실로 이뤄진다. 나아가 그녀는 건강과 몸에 대한 자신감도 모두 요가 덕분이라고 말한다. 과거에는 자신의 몸을 바라보면서 고

> "아플 일이 거의 없고, 아침에 눈을 떠 밤에 자연스레 잠에 듭니다. 허리나 관절이 아프지도 않고 아주 또렷하게 세상을 인식합니다. 몸과 마음이 강력하고 분명하게 연결되었기에 면역체계가 보내는 아주 작은 신호까지도 감지할 수 있습니다. 이렇게 건강할 수 있는 것은 매일 요가를 한 덕분이라고 생각합니다."

쳐야 할 부분만 생각했지만, 이제는 조금 더 효율적으로 쓰기 위해 몸을 점검한다.

메리 클레어는 네브래스카주 오마하에 있는 빈야사 스튜디오 '로투스 하우스 오브 요가Lotus House of Yoga'를 운영하고 있다. 그녀의 수업은 재미있고 도전의식을 불어넣으며 삶에 대한 사랑으로 가득하다.

친밀함과 관능

아무리 뒤태가 섹시한들 파트너와 합이 맞느냐는

또 다른 문제이다. 소통이 원활하지 못하면 침대에서 합이 맞기란 거의 불가능하다. 밖에서 각자의 생활을 바삐 소화하다 집에 들어왔을 때 서로의 사이클이 바로 맞물리기는 어렵기 때문이다. 마주보고 앉아 기진맥진할 때까지 이야기를 나눌 수도 있지만, 어쩌면 함께 요가를 하는 것이 정답일지 모른다. 서로 다른 직장 생활과 의견에서 비롯된 거리를 좁히고, 다시 하나가 되게 하는 언어를 '발화'할 수 있을 것이다.

말로 표현하기 어렵다면, 요가 매트를 펼친 다음 함께 몸을 움직이고 호흡해보자. 심장박동수가 서서히 오를 때 땀을 흘리며 스트레스를 풀 수 있고, 다시 내려갈 때 마음을 차분히 가라앉힐 수 있다. 그러고 나면 다시 심장박동수를 높일 준비를 마친 셈이다! 요가는 마음을 비워 관계를 맺는 일에만 집중하도록 해준다. 게다가 함께 호흡하고 땀 흘리는 것은 아주 매력적인 전희가 될 수 있다. 놀이하듯 서로의 리듬과 몸을 탐구해보라. 서로의 심장과 밀착하는 것은 그 자체로 치유하고 유혹하는 행위이다.

팁

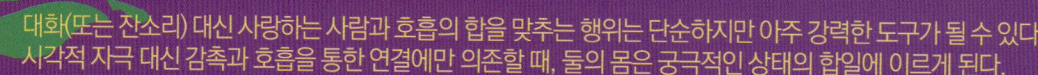

대화(또는 잔소리) 대신 사랑하는 사람과 호흡의 합을 맞추는 행위는 단순하지만 아주 강력한 도구가 될 수 있다. 시각적 자극 대신 감촉과 호흡을 통한 연결에만 의존할 때, 둘의 몸은 궁극적인 상태의 합일에 이르게 된다.

Chapter 12

사랑을 나누기 위한 닫기 자세

티셔츠에 어떤 문구를 박고 싶은지 묻는다면 이렇게 답하겠다. '연인들에게 물라 반다를!' 요가 중독자럼 보이겠지만, 이 메시지는 결코 틀린 말이 아니다. 14쪽에서 다뤘듯이 '뿌리잠금root lock'이란 의미의 물라 반다는 생식기와 항문 사이에 있는 부위를 수축하는 동작이다. 이 부위에는 치골미골근이 있는데, 요가 도중 몸을 들어올리거나 자세를 가볍게 유지하기 위해 몸에 추가로 힘을 줄 때 이 근육을 쓰게 된다. 치골미골근에 힘을 주는 것은 소변을 보다 멈추는 느낌과 비슷하다고 한다. 이 근육은 골반 깊숙이 있어 외음부와도 바로 이어진다. 따라서 이 근육을 쓸 수 있으면 생식기 부위의 힘과 혈액순환을 통제할 수 있다.

치골미골근의 탄력을 높이면 섹스할 때의 기쁨, 능력, 감각이 커진다. 오르가즘을 더 깊게 느낄 수 있고, 질 탄력을 높여 파트너에게 잊지 못할 경험을 선사할 수 있다. 이 근육을 완벽히 통제할 수 있으면 오르가즘에 앞선 '미니가즘'에 한 발자국 더 가까워져 더 오래 관계를 맺고 함께 절정에 올랐을 때의 행복을 극대화할 수 있다.

1

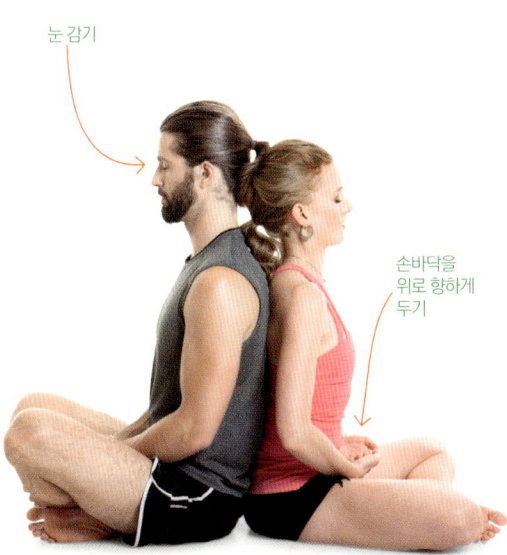

등대고 앉아서 명상

편안히 앉기 자세(93쪽)에서 등을 맞댄다. 허리를 곧게 편 상태에서 상대의 등과 뒤통수를 밀어낸다는 느낌으로 가볍게 힘을 준다. 손바닥은 위로 향하게 한 채 무릎 위에 올려둔다. 눈을 감고 호흡의 합을 맞춘다. 천천히 깊게 숨을 완전히 들이마셨다가 내쉰다.

2

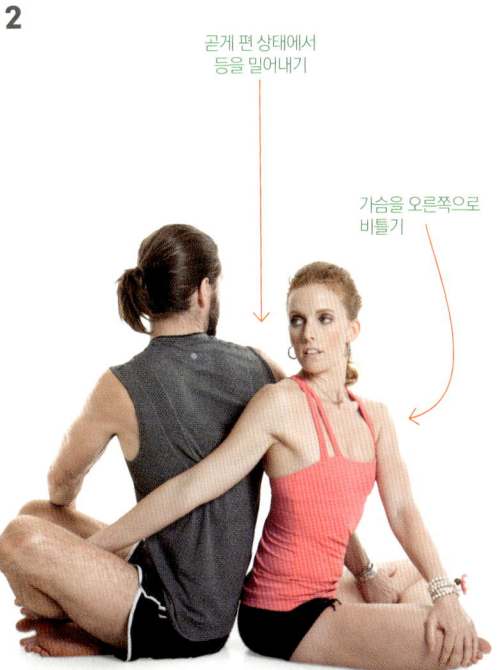

앉아서 서로의 허벅지 안쪽 잡고 비틀기

허리를 곧게 편 상태에서 등을 맞대고 앉는다. 오른팔을 상대의 왼쪽 허벅지로 뻗고 왼팔은 자신의 오른쪽 허벅지에 놓는다. 허벅지를 살짝 누르거나 손을 상대의 안쪽 허벅지로 내린다. 허리는 계속 곧게 편 상태에서 왼손으로 왼다리를 바닥으로 누르고, 가슴은 오른쪽으로 비튼다. 방향을 바꿔 위 동작을 반복한다.

친밀함과 관능

3

골반을
바닥으로
내리기

가슴 들어올리기

가슴
가볍게 열기

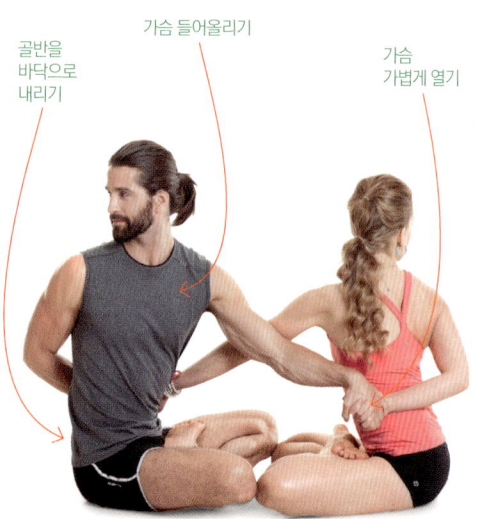

앉아서 파트너와 비틀기

앉은 자세(93쪽)나 연꽃 자세(329쪽)에서 서로 무릎을 대고 마주보고 앉는다. 오른팔을 등 뒤로 가져가 손을 엉덩이 쪽에 둔다. 왼팔을 앞으로 뻗고 가슴을 오른쪽으로 돌리면서 왼손으로 상대방의 오른손을 잡는다. 서로의 팔을 가볍게 끌어당긴다.

4

눈을 감고 눈썹 사이를
가볍게 맞댄 상태에서
호흡의 합을 맞추기

발목
교차하기

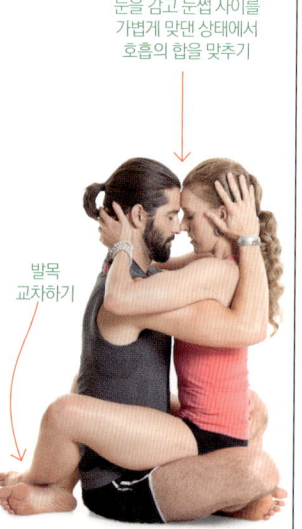

올라탄 부처

상대방과 마주본 채 무릎 위에 올라탄다. 두 다리로 상대방의 몸통을 감싸고 손바닥으로 서로의 머리를 감싼다.

5

골반을
바닥으로
내리기

아랫배에 힘주기

목 이완하기

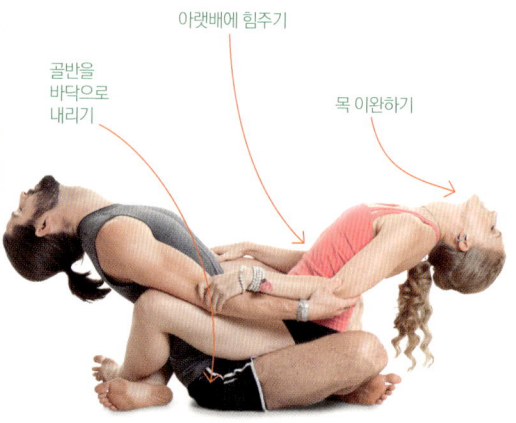

행복한 부처

올라탄 부처 자세에서 서로의 팔뚝(또는 팔꿈치 위)을 붙든다. 골반을 아래로 붙인 상태에서 아랫배에 힘을 준다. 숨을 깊이 들이마시며 가슴을 들어올린 다음 숨을 내쉬며 상체를 뒤로 젖힌다. 가슴을 젖히고 팔은 일자를 유지한 채 자세를 유지한다.

Chapter 12

요가 체위

책을 잠시 내려놓을 때가 찾아왔다. 지금까지 당신은 성욕을 자극하고 오래, 강하게 유지할 수 있는 방법을 배웠다. 이제 이 방법의 효과를 시험할 순간이다! 좋아하는 요가 자세들을 침대 위에서 시도하며 성생활을 창의적으로 즐겨보라! 당신의 놀이에 순위를 매길 사람은 없다. 그러니 자유롭게 창의력을 발휘하면서 깊게 호흡하고 몸을 놀려라. 그리고 요가 교실에서 하던 아래로 향한 개 자세에 '섹시함'을 더해보라.

아기 놀이 Child's Play
여성: 아기 자세(149쪽)에서 엉덩이를 뒤꿈치 위로 살짝 들어올린다. 바닥에 부드러운 물체를 놓아 그 위에 이마를 댄다. 팔은 몸 앞으로 뻗는다.

남성: 여성 뒤에서 다리를 넓게 벌려 앉은 다음 페니스를 삽입한다. 더 깊이 삽입하고 싶으면 상대방의 어깨를 잡는다.

69번 고가도로 Route 69 OverPass
여성: 남성의 머리 위에 올라타 그의 발쪽으로 몸을 숙인다. 그가 골반을 쉽게 들어올릴 수 있도록 그의 엉덩이 밑에 손을 둔다.

남성: 다리 자세(134쪽)로 누워 두 팔을 몸 옆에 둔다.

터널 다리 Tunnel Bridge
여성: 다리 자세(134쪽)로 눕는다.

남성: 여성 다리 사이에 무릎을 꿇고 그녀의 엉덩이를 들어올린다. 삽입 후에도 그 상태를 유지한다.

행복한, 아기! Happy, Baby!
여성: 행복한 아기 자세(108쪽)에서 시작한다. 엉덩이를 살짝 들어올리거나 등 밑에 베개를 둔다.

남성: 여성을 마주보고 무릎을 꿇은 상태에서 그녀의 발을 잡은 채 삽입한다. 가볍게 힘줘 그녀의 엉덩이와 밀착한다.

아래로 향한 개 스타일 Downward Doogie Style
여성: 아래로 향한 개 자세(68쪽)에서 시작한다. 상대방의 키를 고려해 자세를 적절히 조절한다.

남성: 여성보다 넓게 발을 벌린 상태에서 여성 뒤에 선다. 뒤에서 삽입한 다음, 그녀 몸 위로 가슴을 숙여 손으로 그녀를 애무하거나, 똑바로 서서 그녀 엉덩이를 잡는다.

쟁기로 밭 갈기 Plow the Field
여성: 쟁기 자세(118쪽)에서 다리를 일자로 곧게 뻗어 변형한다. 종아리 또는 발목을 잡아 다리를 살짝 뒤로 잡아당겨 엉덩이가 약간 올라가도록 한다.

남성: 두 손을 여성의 몸통 한쪽에 놓은 상태에서 플랭크 자세(141쪽)를 만든다. 그 위치에서 페니스를 삽입해 몸을 앞뒤로 천천히 움직인다.

6

손을 상대방의 허리로 뻗기

사랑을 담아 껴안기
바운드 앵글 자세(102쪽)에서 시작한다. 다리 넓게 벌려 앉은 전굴 자세로 앉은 상대방이 발바닥으로 당신의 발목을 누른다. 팔과 가슴을 상대방의 허벅지 위로 숙인다. 상대방이 당신의 머리와 등 위로 가볍게 상체를 숙여 팔로 당신의 허리나 골반을 잡는다. 역할을 바꿔 위 동작을 반복한다.

친밀함과 관능

7

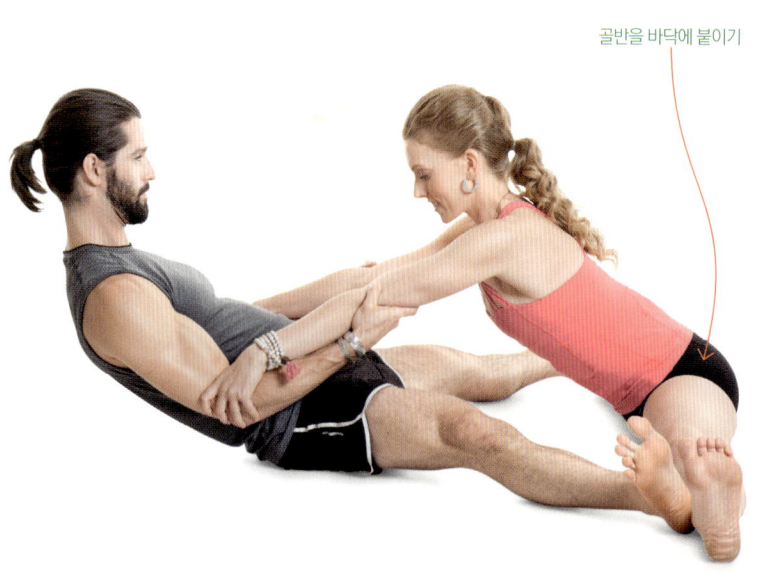

골반을 바닥에 붙이기

다이아몬드 찾기

서로 마주 본 채 다리 넓게 벌려 앉은 전굴 자세(100쪽)에서 시작한다. 발뒤꿈치의 바깥날이 상대방의 발 또는 발 안쪽에 닿게 한다. 서로 팔을 붙잡는다. 한 사람이 뒤로 내려가면 다른 사람이 골반을 바닥에 붙인 채 등을 일자로 편 상태에서 상체를 앞으로 숙인다. 역할을 바꿔 위 동작을 반복한다. 이때 서로 어떤 느낌이 드는지, 언제 더 깊이 잡아당기고 내려갈 것인지를 이야기한다.

8

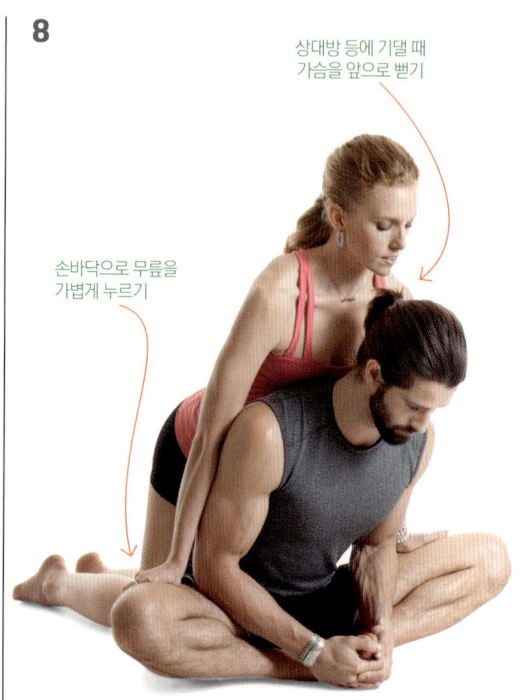

상대방 등에 기댈 때 가슴을 앞으로 뻗기

손바닥으로 무릎을 가볍게 누르기

감싸는 담요

상대방이 바운드 앵글 자세(102쪽)로 앉는다. 상대방 뒤에서 무릎을 꿇는다. 무릎으로 상대방의 골반을 감싸 바닥으로 내린다. 손바닥을 상대방의 허벅지 윗부분에 올려놓는다. 역할을 바꿔 위 동작을 반복한다.

Chapter 12

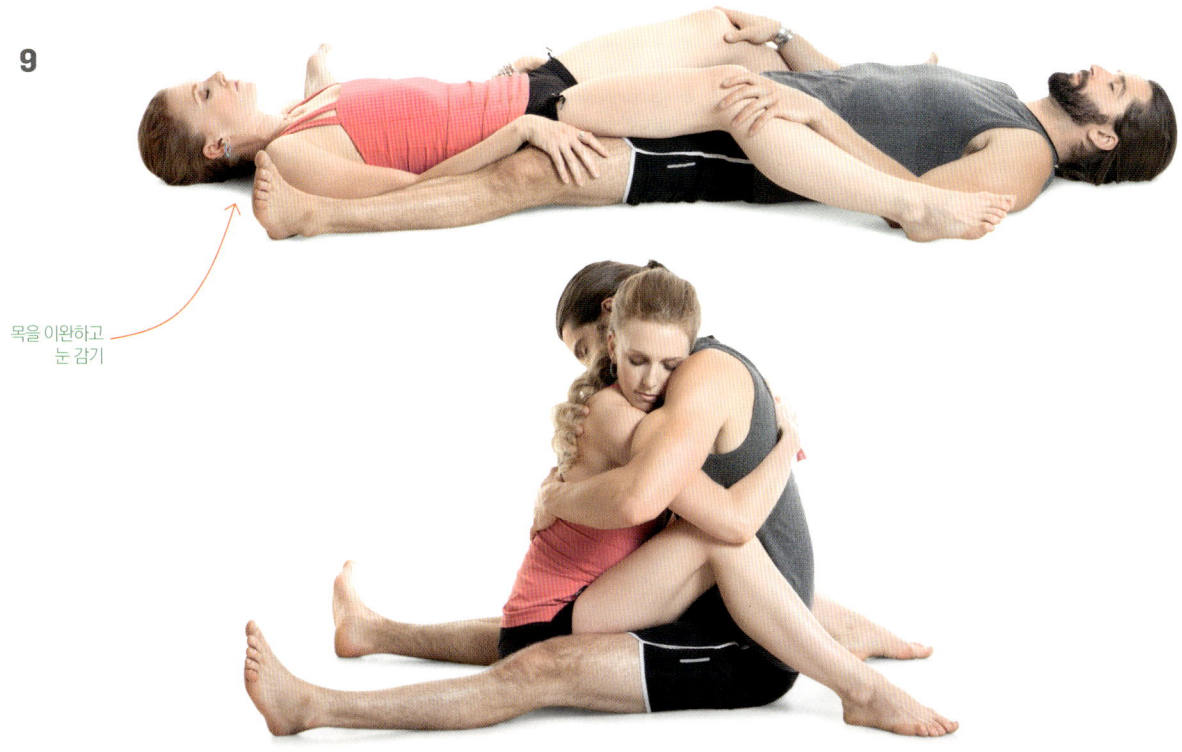

9

목을 이완하고
눈 감기

프레첼 사바아사나

상대방이 골반 너비만큼 다리를 벌린 채 눕는다. 상대방 골반과 마주본 상태에서 두 다리를 상대방 다리 위에 겹쳐 두 발을 상대방 가슴 옆에 놓는다. 그대로 등을 대고 누워 5분간 휴식한다. 이후 서로의 발을 마사지한 다음 함께 일어나 앉은 자세에서 껴안는다.

CHAPTER 13

삶을 위한 요가

다음 단계로 도약하기 위한 모든 것

새끼 새가 나는 법을 배우기 위해

둥지를 떠나야 하듯이, 진정으로 요가 경험을 넓히고 싶다면 이제 이 책을 덮고 직접 모험에 나서야 한다. 이 책에는 다양한 연속동작이 실려 있지만, 진정한(그리고 광활한) 요가의 세계는 이보다 훨씬 더 다양한 가능성을 품고 있다. 기대해도 좋다! 이 책에 소개된 자세들보다 훨씬 더 아름다운 비틀기와 돌기 자세, 다리 찢기와 거꾸로 서기 자세를 탐험하면서 끊임없이 도전하고, 재미를 느끼고, 마음을 가라앉히고, 웃게 될 것이다.

삶을 위한 요가

새끼 새가 나는 법을 배우기 위해 둥지를 떠나야 하듯이, 진정으로 요가 경험을 넓히고 싶다면 이제 이 책을 덮고 직접 모험에 나서야 한다. 이 책에는 다양한 연속동작이 실려 있지만, 진정한(그리고 광활한) 요가의 세계는 이보다 훨씬 더 다양한 가능성을 품고 있다. 기대해도 좋다! 이 책에 소개된 자세들보다 훨씬 더 아름다운 비틀기와 돌기 자세, 다리 찢기와 거꾸로 서기 자세를 탐험하면서 끊임없이 도전하고, 재미를 느끼고, 마음을 가라앉히고, 웃게 될 것이다.

홈트레이닝도 좋지만, 요가 수업에서 얻는 전문 강사의 코칭은 훨씬 더 좋다. 집 주변에 전문 강사가 가르치는 요가 스튜디오가 있는지 찾아보라. 강사에게 궁금한 부분을 직접 물어볼 수 있고, 함께 요가를 배우는 사람들과 끈끈한 커뮤니티를 만들 수도 있다.(내가 가르치는 학생들은 모두 가족처럼 친한 사이가 됐다!)

아직 둥지를 떠날 준비가 되지 않았거나 주변에 괜찮은 스튜디오가 없다면, 요가저널yogajournal.com, 요가글로 등 괜찮은 온라인 사이트의 도움을 받아도 좋다. 요가글로를 방문하면 다양한 길이, 난이도, 유형의 수업을 들을 수 있고 매일 새로운 영상을 스트리밍할 수 있다. 게다가 아주 저렴하다! 한 달에 18달러만 지불하면 요가글로를 무제한으로 이용할 수 있다. 요가 스튜디오 수업들은 대부분 1회당 이 정도 금액을 내야 한다. 경제 사정이 괜찮다면, 자신감을 쌓고 몸을 자각할 수 있도록 일대일 수업을 몇 차례 수강하는 것도 고려해보아라.

주변에 요가 스튜디오가 많다면, 어느 곳이 가장 좋을지 조사해야 한다. 지인들에게 물어보거나 온라인 리뷰를 확인하라. 또 직접 방문해 그곳의 분위기를 느끼고 마음에 드는지 판단하라. 걸어가거나 자전거를 타고 갈 수 있을 만큼 가까운 곳을 고르는 것이 가장 이상적이다. 그래야 핑계를 댈 수 없으니 말이다! 최종 결정을 내리기 전 이곳저곳을 경험해보아도 된다. 나는 처음 요가 수업을 들었을 때 나쁜 인상을 받았는데, 사실은 강사 때문에 살짝 겁을 먹었기 때문이었다. 친구 손에 이끌려 다른 수업으로 옮기지 않았더라면 요가를 아예 관두고 말았을 것이다. 두 번째 수업에서 만난 강사는 마음에 쏙 들었다. 처음 만난 강사나 수업만으로 요가 전체를 판단하지 말라. 제대로 된 짝을 만날 때까지 계속 도전하라. 당신에게 딱 맞는 요가 수업은 분명히 존재한다.

당신의 요가 유형은?

'언제 하든 즐거운 요가'가 가장 바람직한 답변일 것이다! 특정 유형의 요가만 고집할 필요는 없다. 다양한 유형을 두루 경험하는 것은 요가 실력을 쌓는 데에도 좋고 재미도 더해준다. 그러나 각자가 선호하는 요가 유형은 존재할 수 있으므로 주요 유형별 특징을 간략히 소개하고자 한다.

팁: 경제 사정이 넉넉하지 않다면, 할인받을 방법이 있는지 알아보라. 대다수 스튜디오는 낮에 열리는 수업료를 낮게 책정한다. 어떤 곳은 프론트데스크 업무나 스튜디오 청소 또는 정돈의 대가로 요가 수업료를 면제해준다. 프론트데스크 직원에게 이러한 방법이 가능한지 물어보라. 의외로 좋은 기회가 찾아올지 모른다.

요가 에티켓

그룹 요가 수업을 들을 생각이라면, 아래 팁을 참고해 효과를 극대화해보자!

Chapter 13

아난다
- **특징**: 명상에 집중할 수 있는 쉬운 자세들
- **대상**: 요가에 막 적응하고 있거나, 속도를 늦춰 명상에 집중하고 싶은 입문자들
- **옴 요소**: 수업 시작과 끝에 챈팅
- **운동 난이도**: 하

아누사라
- **특징**: 자세에 깊이 집중하며 가슴을 여는 후굴에 초점
- **대상**: 재미있게 요가를 배우고 싶은 사람들
- **옴 요소**: 수업 시작과 끝에 소형 오르간 반주와 이야기를 곁들인 기도 형식의 챈팅
- **운동 난이도**: 중상

아쉬탕가
- **특징**: 빠른 속도의 움직임과 호흡을 접목한 활동적인 '플로우'
- **대상**: 투지와 의욕이 넘치는 사람들, 고난도 요가 수행으로 눈에 보이는 성과를 얻고 싶은 사람들
- **옴 요소**: 주로 수업 시작과 끝에 길고 간단한 챈팅을 실시
- **운동 난이도**: 상

비크람
- **특징**: 40도가 넘는 온도에서 26개 자세를 반복해 많은 양의 땀을 배출
- **대상**: 땀을 뻘뻘 흘려야 운동했다고 느끼는 사람들
- **옴 요소**: 챈팅 없음
- **운동 난이도**: 상

하타
- **특징**: 모든 형태의 아사나(자세들)를 포함한 일반 요가
- **대상**: 어떤 수업을 들을지 판단이 서지 않거나, 요가를 전반적으로 배우고 싶은 사람들
- **옴 요소**: 강사 재량
- **운동 난이도**: 중상

아헹가
- **특징**: 몸의 정렬에 집중해 다른 수업에서보다 자세들을 더 오래 유지
- **대상**: 강사 지망생, 몸의 정렬을 개선하고 싶거나 부상에서 회복 중인 사람들
- **옴 요소**: 강사 재량
- **운동 난이도**: 중상

쿤달리니
- **특징**: 호흡과 동작 기술을 접목한 앉은 자세들로 주로 구성
- **대상**: 에너지와 집중력을 높이고 깊은 명상을 원하는 사람들
- **옴 요소**: 깊은 명상과 에너지 활동을 위해 수업 시작과 끝에 여러 번의 챈팅을 실시
- **운동 난이도**: 중

파워
- **특징**: 연결동작들을 빠르게 수행하고 많은 양의 땀과 에너지를 소모하는 역동적인 운동
- **대상**: 운동선수, 운동을 좋아하는 사람들
- **옴 요소**: 강사 재량
- **운동 난이도**: 상

빈야사
- **특징**: 호흡과 움직임을 결합한 활동적인 자세들
- **대상**: 음악과 함께 제대로 된 운동을 하고 싶은 사람들
- **옴 요소**: 수업 시작과 끝에 짧은 챈팅이나 옴을 실시
- **운동 난이도**: 중상

삶을 위한 요가

1. 수업 전 수분 섭취

요즘에는 대다수 수업이 빈자리 없이 꽉 차고 이미 열기로 가득한 공간에서 이뤄진다. 요가 도중에 물을 섭취하는 행위는 몸 안의 타파스(열)와 단련을 방해하기 때문에 아예 물병을 들고 오지 못하게 하는 강사들도 많다. 게다가 물을 너무 많이 마시면 몸을 비틀거나 뒤집을 때 배 안에 물이 출렁이는 소리가 들려 난감할 수 있다. 수업 전에 적당히 물을 섭취하고 수업 중에는 충분히 땀을 배출하도록 하자. 수분 보충은 수업이 끝난 후에 해도 좋다. 다만, 실내 온도가 40도 이상인 비크람 요가 수업을 들을 때에는 반드시 물병을 챙겨야 한다.

2. 저녁은 수업 마치고

처음 요가 수업을 들은 날, 나는 아무것도 모른 채 파스타 한 접시를 다 비우고 짧은 청바지 차림으로 스튜디오에 갔다. 청바지가 땀에 흠뻑 젖은 느낌도 싫었지만, 무엇보다 수업 내내 뱃속이 정말 불편했다. 요가 연속동작을 할 때에는 배에 아주 약간의 음식이 남아 있더라도 문제가 생길 수 있다. 무언가를 먹고 싶다면, 수업 시작하기 2시간 이전에 과일, 프로틴바, 아몬드버터를 바른 통밀빵 등 간단한 음식을 먹는 것이 낫다. 그래야 요가 수업과 그 이후의 식사가 훨씬 즐거울 것이다.

3. 미리 도착하기

수업 첫날이라면 서류를 작성해야 할 수 있으므로 몇 분 더 일찍 도착해 관련 업무를 보고 미리 자리를 잡아라. 인기 강사 수업은 일찍 자리가 찰 수 있으므로 더 일찍 가는 편이 좋을 것이다. 수업 시작 전 홀로 매트에서 마음을 차분히 가라앉히며 일상 모드에서 요가 모드로 전환하는 것도 아주 바람직하다.

4. 바로 말하기

부상당한 부위가 있으면 강사에게 말해두어라! 수업 전에 미리 말하거나 수업 도중 알려도 좋다. 통증이 느껴지거나 몸에 문제가 생겨 자세를 제대로 따라할 수 없다면, 또는 특정 부위 문제 때문에 자세를 변형하고 싶다면, 그 사실을 강사에게 알려도 무방하다. 그것이 강사와 당신 자신에게 솔직하고 예의를 갖추는 방법이다.

5. 휴대폰 반입 금지

말 그대로 '반입 금지'해야 한다. 진동이나 무음 상태로 옆에 두는 것은 소용없다. 휴대폰뿐 아니라 아이팟, 무선호출기, 블랙베리 등 무엇이든 간에 사물함 또는 요가 공간 밖에 놓는 습관을 들여라. 그렇지 않으면 아무리 신경 쓴다 한들 한 번쯤 깜빡하고 말아 모두가 평화롭게 사바아사나를 하는 동안 당신의 휴대폰이 울려대는 불상사가 일어날 수 있다! 그러면 공간의 평온함이 와장창 깨질 뿐 아니라, 강사와 주변 학생들의 따가운 시선을 견뎌야 할 것이다. 요가를 하는 동안에는 바깥세상과 단절되는 것에 익숙해지자.

6. 신발 벗기

요가 스튜디오 대부분에는 신발 보관함이 있다. 바닥에 요가 매트를 깔고 그 위에 손과 얼굴을 갖다 대는 동작들이 있기 때문에 요가 공간은 항상 청결해야 한다. 또 신발을 벗는 것은 요가에 예의를 갖추는 행위이기도 하다. 고가의 신발을 도난당할까 염려된다면 별도의 가방에 보관하라. 또각거리며 교실에 들어오는 것만큼은 피하도록 하자!

7. 도구는 미리 챙기기

스트랩, 블록, 담요 같은 도구가 필요할 것 같으면 수업 시작 전에 미리 챙겨 놓으라. 다른 학생들이 팔다리를 꼬며 연속동작에 열중하는 동안 그 틈을 비집고 도구를 챙기러 움직일 필요도 없는 데다 필요할 때 바로 자세를 변형할 수 있어 유용하다. 도구를 사용한다고 해서 자세가 '만만해지는' 것은 결코 아니며 부끄러운 일도 물론 아니다. 요가를 자기 몸에 적합하게 만드는 수단이라고 생각하라. 기분을 더 좋게 할 수 있다면 언제든 자세를 바꿔도 좋다.

8. 지각했을 때

일부 스튜디오는 일정 시간이 지나면 수업 입장을 금지한다. 다들 한 번쯤 그렇지만 어쩔 수 없이 늦는 경우가 생긴다면, 초반 명상이 다 끝난 후까지 기다려라. 대부분의 요가 교실에는 들여다 볼 수 있는 창이 있어 안의 상황을 파악할 수 있다. 늦게 들어갔을 때에는 매트를 요란스럽게 펼치거나, 사물함 열쇠 또는 가방을 쿵 내려놓지 않게 조심하라. 조용히 들어가 자리를 찾아라. 자리가 부족하다면 다른 학생들에게 자리를 조금만 내달라고 양해를 구해도 괜찮다. 다만, 공손한 태도여야 한다.

9. 충분히 휴식하기

밖에 나가 쉴 틈 없이 움직이더라도 요가 수업 직후에는 5분 동안 사바아사나 자세로 휴식하기를 권한다. 요가는 무조건 땀을 내거나 무리하게 몸을 쓰라고 다그치지 않는다. 요가는 힘과 이완의 과정을 합일해 우리 몸의 균형을 맞춘다. 일정상 요가 수업을 끝까지 들을 수 없다면, 나가기 전 사바아사나 자세를 혼자 수행한 다음 다른 학생들을 방해하지 않게 조용히 자리를 떠도 좋다. 수업을 끝까지 함께 하더라도 마지막에 홀로 사바아사나를 수행하면 스튜디오를 나서는 순간 몸이 새로워지는 느낌을 받을 수 있다. 필요하다면 안대로 두 눈을 가리고 단 5분이라도 자기만의 세상에서 쉼을 만끽하자.

요가 복장

원칙상 요가를 할 때는 원하는 옷을 입으면 된다. 편한 옷이면 된다. 다만 너무 헐렁한 옷은 피해야 하는데, 자세를 따라 하다 몸이 옷에 걸릴 수 있기 때문이다. 반면 스판덱스 소재의 옷을 입으면 강사가 당신 몸의 정렬을 바로 확인할 수 있다는 장점이 있다. 무엇보다 마음에 드는 옷을 입었는지가 가장 중요하다. 요가를 하는데 괜히 복장 때문에 신경을 쓸 필요는 없으니 말이다.

나는 직업상 대중에게 노출되는 일이 많다. 꾸준히 블로그에 글을 올리고 요가글로에서 매주 온라인 강의를 하다 보니 사람들의 관심을 받기 쉽다. 여느 패셔니스타가 그러듯이 나 역시 다음과 같은 질문을 수도 없이 받는다. "뭘 입으면 좋을까요?" 요가를 할 때에는 반드시 입어야 할 브랜드도, 꼭 지켜야 할 스타일도 없다. 그러나 요가 패션도 흥미롭고 스스로 표현하는 수단이 될 수 있다! 매일 같이 검은 레깅스에 똑같은 탑을 입는다면 멋있어 보이긴 하겠지만, 독창적이고 컬러풀한 패션을 시도할 때 기분이 좋아지는 것도 사실이다.

평소 나는 이메일을 통해 "그 바지를 어디서 사셨나요?"와 같은 질문을 많이 받는다. 이에 지금부터는 내가 좋아하는 브랜드와 매장을 추천하고자 한다. 당신에게도 만족스러운 쇼핑이 되길!

동물을 위한 요가
POSES FOR PAWS

나는 동물들이 내 삶에 베풀어준 사랑에 보답하고자 2008년 자선단체 '동물을 위한 요가'를 공동 창립했다(나는 반려견 아쉬와 6년째 함께 하고 있다.) '동물을 위한 요가'는 매해 동물 보호소와 보호단체에 전달할 후원금을 모금하고 있다. 요가 행사를 주최하거나 토삭스ToeSox, 타이니 디보션스Tiny Devotions 같은 회사들과 협업해 보호소들을 후원하고 있으며, 동물들을 돕고 치유한다는 목표를 위해 노력하고 있다. 자세한 정보는 www.posesforpaws.com 에서 확인할 수 있다.

삶을 위한 요가

1. 얼터내티브 어패럴 Alternative Apparel
이 멋진 브랜드는 아주 '힙'하고 친환경적이기까지 하다. 이 브랜드 제품들은 다양한 색깔, 디자인, 옵션을 갖췄다. 기능성 요가복이 아니어도 괜찮다면 평상시에 입어도 될 만큼 디자인에 신경 쓴 옷들도 있다. 스튜디오와 길거리에 모두 어울리는 이 제품을 선택한다면, 스튜디오에서 요가를 마음껏 하다 숄을 걸친 다음 부츠를 신고 길거리를 돌아다녀도 아무 문제없을 것이다. alternativeapparel.com

2. 룰루레몬
캐나다에서 건너온 이 기발한 브랜드는 미국에서 열풍을 일으켰다. 미국 전역에 140개가 넘는 매장을 열었고 온라인에서도 인기를 끌고 있다. 제품들을 둘러보면 요가 수행자들이 왜 이 브랜드에 열광하는지 바로 알 수 있다. 특히 엉덩이 라인을 기가 막히게 살려주는 그루브 팬츠Groove Pant가 아주 유명하다. 이 밖에 눈길을 사로잡는 탑, 커버업, 재킷, 후드티, 남성을 위한 요가복을 판매하고 있다. lululemon.com

3. 엘리자베타 로지아니 Elisabetta Rogiani
엘리자베타 로지아니는 LA에서 활동하는 이탈리아 디자이너로 섹시함을 살려주는 옷을 만든다. 나는 그녀 브랜드의 레깅스를 특히 좋아하는데, 몸매를 돋보이게 해 운동 의욕을 높여줄 뿐 아니라, 무지개처럼 다채로운 색깔들로 이뤄졌기 때문이다. 그녀는 버터처럼 부드러운 원단만을 고집하며, 고객에게 직접 전화를 걸어 친절히 주문 내역을 확인하기도 한다. 그녀와 잠시 수다 떨 준비를 해두는 것이 좋다. 차우, 달링! rogiani.com

4. 비욘드요가
이 브랜드 제품들은 디자인이 우아하고 몸의 장점을 부각해 모든 체형에 적합하다. 나는 여든 살의 요가 수행자가 이 브랜드 제품을 착용했을 때의 모습을 잊지 못한다! 여성의 몸을 감싸안는 디자인에 아주 부드러운 원단이 특징이다. 봄/여름에는 강렬하고 밝은 색깔, 가을/겨울에는 조금 더 깊고 어두운 색깔로 시즌별 제품들을 선보이고 있다. iambeyond.com

5. 하드테일포레버
캘리포니아에 본사를 둔 이 브랜드는 산타모니카에서 매장을 운영 중인데, 이곳을 방문하면 세련된 디자인과 재미있는 패턴으로 멋을 낸 제품들에 눈이 팔려 몇 시간이고 쇼핑하게 될 것이다. 이 지역 주민이 아니라면, 요가 스튜디오나 노드스트롬Nordstrom, 블루밍데일즈Bloomingdale's 같은 대형 백화점 매장에서 이 브랜드 제품들을 만나볼 수 있다. 이 브랜드는 패션에 관심이 많은 요가 수행자들을 위해 요가와 일반 라이프스타일 의류를 함께 선보이고 있다. hardtailforever.com

6. 체이서 Chaser
로커 스타일의 티셔츠를 만드는 이 브랜드는 부들부들한 원단에 핑크 플로이드Pink Floyd, 저니Journey 같은 유명 밴드 이름을 프린팅한 디자인으로 유명하다. 나는 스튜디오로 가는 길에 이 브랜드 제품을 커버업으로 걸쳐 입고는 한다. 수업을 마친 후 청바지와 함께 입어도 잘 어울린다. chasebrand.com

7. 티키 Teeki
이 멋진 브랜드는 지속 가능한 패션을 지향한다. 요가

Chapter 13

복부터 비키니에 이르기까지 모든 제품이 재활용된 물병으로 만들어졌다! 착용감을 고려한 디자인과 눈길을 끄는 패턴은 그야말로 높이 평가할 만하다. 이 옷을 입고 나면 모두가 선망하는 눈길로 당신에게 말을 건넬 것이다. *teeki.com*

8. 키라그레이스Kiragrace

이 고급스러운 브랜드는 루시 액티브웨어Lucy Activewear, 빅토리아시크릿Victoria's Secret, 갭Gap 같은 유명 브랜드를 개발한 키라 카르마진Kira Karmazin이 론칭했다. 이 브랜드를 통해 카르마진은 여성 내면의 아름다움과 힘을 표현하는 여신 콜렉션Goddess Collection을 선보였다. 나는 독창적이면서 난해하지 않은 그녀의 디자인을 무척 좋아한다. *kiragrace.com*

기타 요가 장비 브랜드

1. 가이암

매트, 도구, 피트니스 장비, 의류, 요가 DVD까지, 가이암에는 무엇이든 있다. 내 요가 DVD도 물론 있다. 가이암은 아주 유용한 원스톱 매장이다. 홀푸드마켓 Whole Foods Markets 같은 대형 마트에서도 이 브랜드 제품들을 많이 만나볼 수 있다. *gaiam.com*

2. 만두카

만두카는 요가 매트계의 캐딜락과 같다. 이 브랜드 제품인 블랙 매트 PRO는 2미터 15센티미터가 넘고 4.5킬로그램에 달해 엄청난 존재감을 발산한다! 그러나 이 매트 위에서의 요가 경험은 두고두고 생각날 만큼 근사하다. 또 이 브랜드는 친환경적인 매트, 도구, 가방 등을 함께 판매한다. *manduka.com*

3. 요기토즈

산타모니카에 본사를 둔 이 회사는 친환경적이면서 혁신적인 제품을 지향하며 언제나 유행을 선도한다. 사장인 수잔 니콜스Susan Nichols는 요가 매트 위에 올리는 미끄럼 방지 수건을 유행시켰고, 이제는 전 세계 요가 스튜디오에서 이 제품을 볼 수 있다. 요기토즈의 스키드리스 타월은 땀 흘리기를 즐기는 요가 수행자들에게 안성맞춤이다. 또 요기토즈가 출시한 스트랩 스트레치Strap Stretch는 거꾸로 서기, 팔로 균형 잡기, 어깨로 지탱해야 하는 모든 자세를 배울 때 무척 유용하다.

4. 토삭스Toesox

토삭스가 출시한 발가락 분리형 미끄럼 방지 양말은 전 세계 필라테스와 요가 스튜디오에서 흔히 볼 수 있다. 샌디에이고에 본사를 둔 이 소규모 회사는 사회활동에도 적극적이다. 감사하게도 나는 여러 해 동안 이 브랜드 홍보대사를 맡았는데, 그동안 이 회사는 '동물을 위한 요가'(동물 보호소를 위해 내가 개인적으로 진행하는 자선 프로젝트)와 연계해 핫핑크 토삭스를 특별히 출시하는가 하면, 유방암 인식 개선을 위한 제품들을 따로 선보이기도 했다. 나 자신을 위하면서 동시에 남까지 도울 수 있다는 것은 정말 대단한 일이다! *toesox.com*

우먼즈헬스 요가 대백과
건강한 몸과 마음을 위한 요가 수행과 이론의 모든 것

발 행 일 2020년 7월 23일
1판 1쇄 2020년 7월 27일
지 은 이 캐스린 뷰딕, 우먼즈헬스 편집부
옮 긴 이 송예슬
발 행 처 프로제
발 행 인 김영두
마 케 팅 이영옥
디 자 인 이가민
주   소 부산광역시 수영구 광남로 160-1 2층 편집부
이 메 일 proje@doowonart.com
팩   스 070-8224-4322
인스타그램 @projebooks

ISBN 979-11-86220-45-0

The Women's Health® Big Book of Yoga: The Essential Guide to Mind/Body Fitness by
Kathryn Budig, contributing editor Women's Health
© 2012 Kathryn Budig
All rights reserved.

Korean translation edition © 2020 by Proje
"Women's Health is a registered trademark of Rodale Inc."
This translation published by arrangement with Rodale Books,
an imprint of the Random House, a division of Penguin Random House LLC
Through Bestun Korea Agency, Seoul, Korea.
All rights reserved.

이 책의 한국어 판권은 베스툰 코리아 에이전시를 통하여
저작권자인 Rodale Books, an imprint of the Random House, a division of Penguin Random House
LLC와 독점 계약한 도서출판 프로제에 있습니다.

저작권법에 의해 한국 내에서 보호를 받는 저작물이므로
어떠한 형태로든 무단 전재와 무단 복제를 금합니다.

정가는 뒤표지에 기재되어 있습니다.
교환 및 환불은 구입하신 곳에 문의해주십시오.